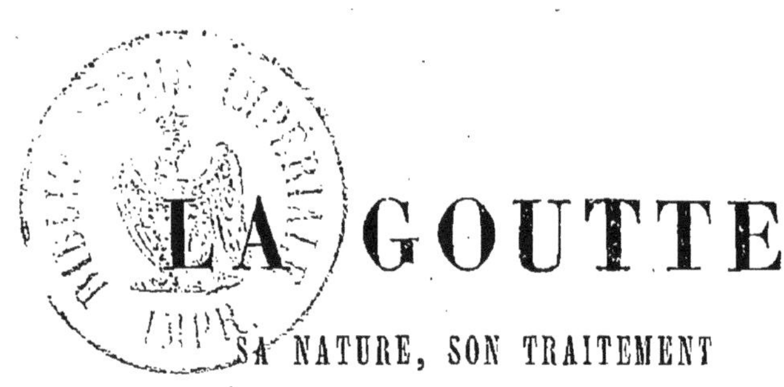

LA GOUTTE

SA NATURE, SON TRAITEMENT

ET

LE RHUMATISME GOUTTEUX

PARIS. — IMPRIMERIE DE E. MARTINET, RUE MIGNON, 2.

LA GOUTTE

SA NATURE, SON TRAITEMENT

ET

LE RHUMATISME GOUTTEUX

PAR

ALFRED BARING GARROD

Membre de la Société royale de Londres, membre du Collége royal des médecins,
Médecin de l'hôpital de King's College,
Professeur de matière médicale et de thérapeutique à King's College.

Ouvrage traduit de l'anglais

Par Auguste OLLIVIER

Chef de clinique et sous-bibliothécaire à la Faculté de médecine de Paris

ET ANNOTÉ

PAR J. M. CHARCOT

Agrégé à la Faculté de médecine de Paris, médecin de l'hospice de la Salpêtrière,
Chevalier de la Légion d'honneur, etc.

Accompagné de 26 figures et de 8 planches.

PARIS

ADRIEN DELAHAYE, LIBRAIRE-ÉDITEUR

PLACE DE L'ÉCOLE-DE-MÉDECINE

1867

AVERTISSEMENT

Sans vouloir rabaisser le mérite d'ailleurs très-réel de quelques-uns des écrits qui, de nos jours, ont été publiés sur la pathologie de la goutte, antérieurement aux recherches de M. Garrod, on peut dire qu'ils n'ont pas modifié d'une manière vraiment décisive l'histoire de cette maladie, et qu'après eux les choses sont restées à peu près dans l'état où le traité de Scudamore les avait laissées. Si l'importance d'une étude approfondie des altérations que subissent, aux diverses époques de l'affection, certains tissus et surtout les diverses humeurs de l'économie, avait été presque unanimement reconnue, on s'était borné cependant, en général, à produire sur ce sujet des hypothèses plus ou moins fondées ; le nombre des observations exactes était resté fort restreint. Il est incontestable que les beaux travaux de chimie et d'histologie pathologiques qui ont déjà vulgarisé parmi nous le nom de M. Garrod, inaugurent pour la théorie de la goutte l'ère des connaissances positives.

L'ouvrage dont nous donnons aujourd'hui la traduction renferme un exposé très-complet des résultats auxquels ont conduit ces travaux, et, à ce point de vue, il se recommande à l'attention de tous les médecins qui s'attachent à suivre les progrès réalisés dans le domaine pathologique, par l'intervention des méthodes exactes d'observation. Mais ce qui le distingue tout particulièrement, à nos yeux, c'est que l'auteur a su presque toujours y concilier avec bonheur les données de la recherche scientifique avec celles que fournit l'observation clinique proprement dite. Aussi l'accusation de chimiatrie plusieurs fois formulée à propos de ce livre nous a-t-elle toujours paru profondément injuste. Il suffira de parcourir les chapitres consacrés à l'étiologie et au traitement de la goutte pour reconnaître que M. Garrod sait s'arrêter à temps sur la pente des déductions, et s'en tenir, quand il le faut, à la constatation empirique des faits.

Dans un chapitre malheureusement trop court, mais rempli d'ailleurs de remarques originales, l'auteur a donné une description très-intéressante du rhumatisme goutteux, qu'il désigne encore sous le nom d'*arthrite rhumatoïde*. Le lecteur est ainsi mis à même d'apprécier les différences radicales qui séparent cette affection de la goutte avec laquelle on la confond encore trop souvent.

En joignant au texte quelques annotations, nous répondons au désir exprimé par l'éditeur français ; nous avons cru aussi pouvoir témoigner par là de notre estime particulière pour l'œuvre patiente et consciencieuse de M. Garrod. Dans la rédaction de ces notes nous avons fait de nombreux emprunts à la littérature médicale contemporaine, surtout aux publications anglaises, si riches en documents précieux concernant la goutte et le rhumatisme ; plusieurs fois, en outre, l'occasion s'est présentée d'utiliser nos propres observations. Deux planches inédites, annexées à l'ouvrage, sont destinées à mettre en lumière certains détails sur lesquels nous avons plus particulièrement insisté.

A ma prière, mon ami, M. le docteur Ollivier, a bien voulu se charger du travail de traduction ; de plus il m'a communiqué plusieurs faits intéressants que j'ai mis à profit dans les notes : je ne saurais trop le remercier du concours dévoué qu'il m'a prêté dans cette circonstance.

J. M. Charcot.

Paris, février 1867.

A MONSIEUR

LE DOCTEUR WATSON, F. R. S.,

PRÉSIDENT DU COLLÉGE ROYAL DES MÉDECINS DE LONDRES,

MÉDECIN EXTRAORDINAIRE DE LA REINE.

CHER DOCTEUR WATSON,

C'est avec plaisir que je saisis l'occasion de vous dire combien j'apprécie les services que vous avez rendus à la profession médicale, autant par votre excellent exemple que par vos admirables écrits; je suis heureux de pouvoir en même temps vous remercier des bons procédés dont vous avez souvent usé à mon égard.

J'avoue que j'aurais été plus heureux si l'ouvrage que je vous dédie eût été moins indigne de vous; mais j'espère que, malgré ses imperfections, vous voudrez bien l'agréer comme le résultat de patientes recherches sur la nature d'une maladie qui compte parmi ses victimes bien des hommes illustres, et qui intéresse par conséquent, au plus haut degré, l'humanité tout entière.

Je suis, cher docteur Watson,

Votre très-dévoué

A. B. GARROD.

Décembre 1862.

PRÉFACE

L'accueil favorable que le public médical a fait au présent ouvrage, et l'écoulement rapide de la première édition, ont engagé l'auteur à redoubler d'efforts pour rendre son livre plus utile ; à l'ancien texte il a ajouté les résultats de ses nouvelles recherches sur la nature et le traitement des maladies qui ont fait l'objet de ses études. Des additions considérables, surtout en ce qui concerne le point de vue pratique, ont été faites à l'ouvrage primitif, dont le volume, cependant, n'a pas été sensiblement augmenté ; quelques détails historiques et des passages sans importance majeure ont été seuls supprimés.

Pendant le temps qui s'est écoulé depuis la publication de la première édition, l'auteur a rencontré maintes fois l'occasion de vérifier les opinions qu'il avait alors émises, et toujours il a pu se convaincre davantage de leur exactitude.

84, Harley street, Cavendish square.
Décembre 1862.

PRÉFACE DE LA PREMIÈRE ÉDITION

La littérature anglaise est déjà fort riche en ouvrages sur la goutte, et, lorsqu'un auteur se décide à augmenter encore le nombre des écrits de ce genre, on est en droit d'attendre de lui l'explication des motifs qui l'ont dirigé.

Il y a maintenant douze ans que je poursuis une série de recherches sur la goutte et le rhumatisme; j'ai déjà fait connaître, dans les *Transactions médico-chirurgicales*, une partie des résultats auxquels je suis arrivé. C'est surtout pour rassembler en un corps ces résultats et pour les exposer avec tous les détails qu'ils comportent, que le présent volume a été écrit.

Le vaste champ qui m'était ouvert comme médecin d'un hôpital de Londres m'a fourni les moyens d'examiner de près les phénomènes les plus importants de la goutte, et de les étudier plus que ne l'eût permis la pratique civile. J'ose espérer que mes recherches serviront à jeter quelque lumière sur la pathogénie de cette maladie, et pourront conduire à une méthode de traitement à la fois plus rationnelle et plus heureuse.

Les parties de l'ouvrage où j'ai plus particulièrement consigné les résultats de mes propres recherches sont les chapitres consacrés à l'étude de l'état du sang et des caractères de l'urine, ainsi que ceux où je traite de l'anatomie pathologique et de la nature intime de la goutte. L'influence du plomb comme cause prédisposante de la goutte a été l'objet d'une étude assez étendue, de même que le traitement des formes chroniques de la maladie.

Il me reste, en terminant, à exprimer mes remercîments au Conseil d'*University College* pour l'obligeance avec laquelle il a mis à ma disposition les préparations de son musée anatomique, dont quelques-unes ont été représentées dans les planches de cet ouvrage.

84, Harley street, Cavendish square.

Novembre 1859.

TABLE DES CHAPITRES.

CHAPITRE PREMIER.

CHAPITRE II.

CHAPITRE III.

CHAPITRE IV.

CHAPITRE V.

CHAPITRE VI.

CHAPITRE VII.

CHAPITRE VIII.

CHAPITRE IX.

CHAPITRE X.

CHAPITRE XI.

CHAPITRE XII.

CHAPITRE XIII.

CHAPITRE XIV.

CHAPITRE XV.

CHAPITRE XVI.

FIN DE LA TABLE DES CHAPITRES.

EXPLICATION DES PLANCHES.

PLANCHE I.

Fig. 1. Oreille d'un goutteux sur laquelle existait une petite concrétion d'urate de soude au niveau du bord externe de l'hélix; c'était la seule trace de dépôts tophacés extérieurs qu'il fût possible de constater chez le malade (voyez les pages 82 et 597).

Fig. 2. Oreille d'un autre goutteux, présentant plusieurs concrétions au niveau de l'hélix (voyez les pages 84 et 512).

Fig. 3. Gros orteil d'un goutteux : dépôts considérables d'urate de soude devenus superficiels; veines avoisinantes augmentées de volume; le gros orteil tout entier est enflammé (voyez les pages 90, 154 et 155).

PLANCHE II.

Avant-bras sur lequel les concrétions goutteuses ont acquis un développement considérable; la bourse séreuse olécrânienne est énormément distendue par la matière tophacée (voyez les pages 90 et 207).

PLANCHE III.

Fig. 1. Articulation fémoro-tibiale d'un goutteux, récemment ouverte montrant la couche blanche d'urate de soude qui recouvre le cartilage articulaire du fémur, du tibia et du péroné (voyez la page 219).

Fig. 2. Coupe horizontale d'un pouce. Elle permet de voir, au niveau des cartilages articulaires et des ligaments, une mince couche de dépôt tophacé déterminant l'ankylose et tendant à devenir superficielle (voyez la page 215).

Fig. 3. Coupe verticale d'un doigt montrant les mêmes détails que la figure 2; on constate de plus que, sous l'influence de la compression exercée par l'urate de soude, le tissu osseux des phalanges s'est en partie résorbé; on voit même un petit dépôt qui infiltre la substance de l'os (voyez les pages 215 et 219).

PLANCHE IV.

Fig. 1. Main d'une femme chez qui l'arthrite rhumatoïde était de date récente (voyez la page 612).

Fig. 2. Rein atrophié d'un goutteux.

a Surface externe, montrant l'atrophie de la substance corticale (voyez les pages 209 et 262).

b Coupe du même rein laissant voir les stries blanches d'urate de soude dirigées dans le sens des tubes urinifères, et de petits dépôts de même nature au sommet des pyramides (voyez la page 209).

PLANCHE V.

Fig. 1. Coupe mince, verticale d'un cartilage articulaire infiltré de matière tophacée. Elle montre les cristaux d'urate de soude très-abondants au voisinage de la surface libre du cartilage, et de plus en plus rares profondément; en dehors de la portion du cartilage qui est infiltrée, on aperçoit une couche peu épaisse de matière organique. Grossissement, 220 (voyez la page 257).

Fig. 2. Coupe mince, horizontale du même cartilage, pris sur l'un des métatarsiens d'un goutteux à qui M. Liston avait amputé le pied. On y voit nettement la disposition des cristaux en groupes étoilés. Grossissement, 220 (voyez la page 251).

Fig. 3. Cristaux d'urate de soude provenant d'une concrétion tophacée demi-fluide. Grossissement, 220 (voyez les pages 54, 72 et 225).

Fig. 4. Cristaux d'urate de soude obtenus par l'évaporation du sérum du sang d'un goutteux. Grossissement, 220.

Fig. 5. Cristaux d'acide urique provenant du sang d'un goutteux et obtenus par le procédé du fil. Grossissement, 220.

Fig. 6. Cristaux d'oxalate de chaux déposés le long d'un fil. Ils proviennent de la sueur d'un homme atteint de la goutte (voyez la page 155).

PLANCHE VI.

Fig. 1. Diverses formes de cristaux d'acide urique extraits des urines. Grossissement, 60 (voyez la page 255).

Fig. 2. Urates de soude et d'ammoniaque.

a Granules amorphes.

b Urate d'ammoniaque provenant de l'urine d'oiseaux et de reptiles.

c et *d* Urates que l'on rencontre dans l'urine.

Grossissement, 220 (voyez, pour les figures 1 et 2, page 195).

Fig. 3. Cristaux d'oxalate de chaux.

1° Forme octaédrique.

2° Forme dodécaédrique.

3° Forme ovoïde ou en sablier.

Grossissement, 220 (voyez les pages 97, 197).

Fig. 4. Phosphates de magnésie, d'ammoniaque et de chaux.

a Forme prismatique du phosphate triple trouvé dans des urines neutres ou légèrement alcalines.

b Forme étoilée.

c Forme dendritique.

d Phosphate de chaux.

Grossissement, 220 (voyez la page 123).

Fig. 5. *a* Globules de sang.

b Cellule de pus.

c Cellules de pus traitées par l'acide acétique (voyez la page 97).

Fig. 6. *a* Moules granuleux de tubes urinifères.

b Globules organiques.

c Lamelles épithéliales.

Grossissement, 220 (voyez la page 105).

(Voyez l'Appendice pour l'explication des planches VII et VIII.)

LA GOUTTE

SA NATURE, SON TRAITEMENT

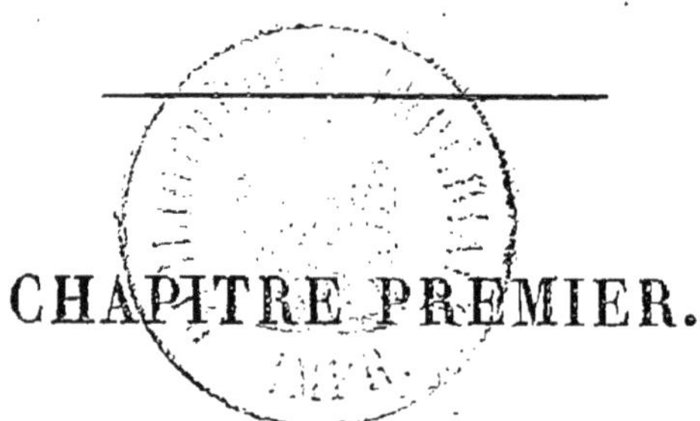

CHAPITRE PREMIER.

CONSIDÉRATIONS PRÉLIMINAIRES : Ce que les anciens savaient sur la goutte. — Hippocrate. — Celse. — Galien. — Arétée. — Cælius Aurelianus. — Alexandre de Tralles. — Aétius. — Paul d'Égine. — Démétrius Pépagomène. — Les médecins arabes. — Les principaux auteurs du XVIIe et du XVIIIe siècle. — Différentes classifications tour à tour adoptées. — Division de l'auteur.

On peut, à bon droit, revendiquer pour la goutte une haute antiquité, car ce fut probablement une des premières maladies auxquelles l'homme devint assujetti dès qu'il se laissa aller au luxe de la vie civilisée; on peut aussi ranger parmi ses victimes les hommes les plus renommés par leur position, leur richesse et leur intelligence. « Pour les humbles comme moi, a dit un goutteux illustre, le grand Sydenham, il existe une triste consolation dans cette pensée que la goutte, contrairement aux autres maladies, tue plus de riches que de pauvres, plus de gens d'esprit que de sots. Des rois puissants, des empereurs, des généraux, des amiraux, des philosophes, sont morts de la goutte. La nature montre par là son impartialité, puisque ceux-mêmes qu'elle favorise d'une manière sont affligés d'une autre. Notre fragile humanité a essentiellement pour apanage un mélange de biens et de maux. »

Chez les peuples sauvages qui vivent surtout du produit de leur chasse ou des aliments les plus simples, la goutte, au rapport d'éminents voyageurs, est tout à fait inconnue. Certes, il est loin d'en être ainsi dans notre pays et dans beaucoup d'autres parties du monde civilisé où les manifestations franches et en quelque sorte typiques de la goutte s'observent sur une large échelle, et où, de plus, ses formes latentes et mal accusées sont probablement plus fréquentes encore, et exercent une influence considérable sur le caractère et la marche des autres maladies.

Il est évident d'après cela que l'étude approfondie de la goutte est un sujet de la plus grande importance. Un autre motif de se livrer avec soin à cette étude, c'est que de nombreuses erreurs se commettent quand il s'agit de reconnaître la goutte, non-seulement dans ses formes les moins nettes, mais même dans ses manifestations les plus communes. Il n'est point rare, par exemple, d'entendre un praticien donner le nom de goutte à l'inflammation d'une jointure que tel autre désignera sous celui de rhumatisme, et qu'un troisième enfin appellera rhumatisme goutteux. Cette divergence d'opinion, qui influe à un si haut degré sur le traitement, tient souvent à la difficulté qu'il y a de porter un diagnostic précis, en raison de l'insuffisance de nos connaissances sur la maladie. Dans le cours de cet ouvrage, nous serons à même de démontrer que la goutte est une maladie *sui generis*, qui a une pathologie spéciale et qui détermine dans les divers issus qu'elle envahit des altérations sans analogues et vraiment pathognomoniques.

Si la distinction des formes les plus régulières de la goutte est chose difficile, celle de ses manifestations irrégulières l'est encore davantage. Bien que chez les sujets éminemment goutteux, on puisse voir survenir, dans divers organes, des désordres fonctionnels, ou même des inflammations véritablement liées à la goutte — et ce sont là des accidents dont il importe de bien déterminer le caractère; — il n'en est pas moins vrai que fort souvent, même à notre époque, le mot « goutte » est employé bien plutôt pour calmer l'esprit des malades, qu'en raison des rapports qu'on croit saisir entre l'affection qu'on observe et la diathèse goutteuse. On ne doit pas oublier que la goutte ne nous met pas toujours à l'abri des autres maladies, et d'un autre côté, que les affections qui se déclarent d'une manière intercurrente chez un goutteux ne sont pas nécessairement sous la dépendance de la goutte. Une lecture attentive des écrits de quelques auteurs du siècle passé et du commencement de celui-ci suffit pour convaincre que bon nombre des formes de la goutte, si laborieusement établies, surtout par les médecins du continent, n'existent aucunement dans la nature.

Un des objets de ce traité sera de délimiter avec soin et de caractériser les affections qui doivent être rattachées à la diathèse goutteuse, d'établir leur diagnostic sur des fondements philosophiques, et d'ouvrir ainsi la voie à une méthode de traitement vraiment scientifique.

Les anciens avaient parfaitement observé les symptômes de la goutte; et la maladie en question est, incontestablement, une de celles dont la nature et le traitement leur étaient le mieux connus; c'est un fait dont on peut aisément se convaincre par la lecture de leurs écrits. On peut leur reprocher d'avoir attaché une importance trop grande au siége apparent de l'affection; souvent ils ont désigné par des noms variés diverses manifestations locales d'une seule et même maladie, comme aussi ils ont confondu parfois, dans une même appellation, des maladies de caractères très-différents. Celà ne doit pas surprendre, si l'on songe qu'ils ignoraient les éléments mêmes de quelques-unes des sciences qui sont indispensables pour acquérir une idée exacte des divers états morbides, et apprendre à les distinguer. Pour ce qui concerne la goutte, en particulier, il est incontestable que les médecins grecs l'ont parfois confondue avec le rhumatisme, comme le font d'ailleurs, de nos jours *encore*, certains pathologistes.

Il est juste de reconnaître toutefois que si, dans l'antiquité, un même terme générique était appliqué aux deux affections, la goutte néanmoins était de fait le plus souvent séparée des autres maladies articulaires; que ses caractères propres avaient été, dès cette époque, clairement définis, ses diverses causes reconnues et qu'enfin, le traitement, tant diététique que médical qu'il convient de lui opposer, avait été tracé avec soin (1).

(1) Le mot *rhumatisme*, contrairement à une assertion qu'on s'étonne de voir formulée par Tralles (*Usus opii*, etc., Vratislaviæ, 1757, sect. II, p. 301), se rencontre plusieurs fois dans les écrits des médecins de l'antiquité grecque ou latine. Mais il n'était pas usité alors dans le sens qu'on lui attribue exclusivement aujourd'hui; il ne servait pas à spécifier un type morbide particulier, et on l'employait généralement pour désigner toute espèce de fluxion humorale pouvant survenir dans le cours des maladies les plus diverses, principalement lorsque cette fluxion se montrait accompagnée d'évacuations muqueuses ou pituiteuses. Les anciens, néanmoins, ont connu les affections variées qu'on a rassemblées de nos jours sous le nom de *rhumatisme;* cela est rendu au moins très-vraisemblable, particulièrement en ce qui concerne le rhumatisme articulaire aigu, par quelques passages des écrits d'Hippocrate, d'Arétée surtout, de Cælius Aurelianus et d'Aétius (voy. Fabricus, *De rheumat. medic. veter. fragmenta*. Erlang., 1802). Toutefois, il est remarquable qu'on ne rencontre là qu'une indication très-sommaire et peu explicite de cette dernière maladie; tandis que la goutte, au contraire, s'y trouve, ainsi que le fait remarquer M. Garrod, décrite presque minutieusement parfois et présentée le plus souvent avec ses attributs symptomatiques et étiologiques les plus caractéristiques. Le contraste est frappant; il a conduit plusieurs auteurs modernes (Hecker, *Rede ueber die aufeinander Folge der Dyskrasien in grösseren Zeitraumen. in der med. Vereinszeitung*, 1837, n° 34; — Leupoldt, *Gesch. der Medicin*; Berlin, 1863, p. 66) à penser que, dans l'antiquité, le rhumatisme articulaire était rare ou tout au moins ne sévissait pas au même degré que la goutte; et déjà Sydenham avait émis une opinion fort analogue. Quoi qu'il en soit, les auteurs anciens ont toujours confondu la goutte et le rhumatisme articulaire dans une description commune sous la dénomination d'*arthritis* ou de maladie articulaire (*articulorum passio*); et il ne semble même pas qu'aucun d'eux ait jamais songé à établir, entre les deux affections, une séparation tranchée. « Certains médecins, » dit, à la vérité, Cælius Aurelianus (*Morb. chron.* lib. V, cap. II), « appellent la maladie arthritique un genre, et la podagre une espèce. » Mais il ajoute aussitôt que ces noms expriment uniquement une différence de siége et qu'ils n'ont pas d'importance dans la pratique. On pourrait, d'après cela, faire remonter jusqu'à l'antiquité la doctrine de l'identité, que professent encore aujourd'hui plusieurs médecins éminents à l'égard du rhumatisme et de la goutte, et mettre ainsi la tradition de son côté, s'il était permis de prêter aux anciens, relativement à la distinction des maladies, les vues systématiques qui, en réalité, n'appartiennent qu'aux modernes. L'antique description de l'*arthritis* s'est transmise telle quelle, et sans avoir subi d'al-

Les Grecs ont désigné la goutte sous des noms différents d'après son siége. Lorsqu'elle occupait le pied, ils la nommaient podagre (ποδάγρα, de ποῦς, pied; ἄγρα, prise) (1); chiragre (χειράγρα, de χεὶρ, main) quand elle occupait la

tération sensible jusqu'au temps de Baillou. Le premier, cet auteur a décrit, comme distincte de l'*arthritis*, une affection à laquelle il a donné, on ne sait trop pour quelle raison, le nom de *rhumatisme*, nom qui reçut ainsi, pour la première fois, une acception nosographique déterminée. Or cette maladie qu'a décrite Baillou (*Opera omnia*, Genev., 1762, t. IV, p. 314) et que Rivière (*Opera medic.*, Lugd., 1672, p. 297), puis Sydenham, ont étudiée à nouveau, sous le même nom, par la suite, correspond évidemment au rhumatisme articulaire aigu, tel que nous l'entendons aujourd'hui.

En ce qui concerne le rhumatisme articulaire chronique, il serait difficile de signaler, chez les anciens, des descriptions qui s'y rapportent incontestablement; mais il existe des preuves d'un autre ordre pour démontrer que cette affection existait, au moins dès le premier siècle de notre ère, chez les habitants du midi de l'Italie. Les fouilles entreprises, il y a quelques années, sur le sol qui couvre les ruines de Pompéi, ont mis à découvert des ossements humains, pour la plupart dans un état de conservation parfaite, et dont la provenance ne peut être l'objet d'aucun doute. Parmi ces ossements, qui figurent aujourd'hui dans les divers musées de Naples, il en est un certain nombre qui portent encore les traces parfaitement reconnaissables de diverses affections pathologiques. Or, quelques-unes de ces altérations paraissent devoir être rapportées au rhumatisme articulaire chronique. On pourrait s'en convaincre en consultant les descriptions et en examinant les figures qu'a données M. le docteur delle Chiaje (de Naples) de quelques-unes de ces pièces (*Cenno anatomico-patologico sulle ossa umane scavate in Pompei.* Napoli, 1853. — *Miscellanea anatomico-pathologica*, t. II, pl. LXXXIII, fig. 6, 7, 8. Napoli, 1857). Ce sont là, si l'on peut ainsi dire, des monuments qui témoignent de l'antiquité du rhumatisme chronique, mieux encore que ne le pourraient faire quelques passages, plus ou moins équivoques, tirés des auteurs anciens.

— Sur la pathologie historique de la goutte, consulter un intéressant travail du docteur A. Corradi (*Della odierna diminuzione della podagra*; Bologna, 1860) et l'excellent ouvrage du docteur A. Hirsch, de Danzig (*Handbuch der historisch-geographischen Pathologie*, t. II, p. 572. Erlangen, 1859). (J. C.)

(1) « Les racines du mot ποδάγρα, qui signifie littéralement *le piége dans lequel l'animal est pris par le pied*, sont ποῦς, ποδὸς, *pied*, et ἄγρα, *chasse, prise, capture.* » E. Talbot, *Œuvres de Lucien*, t. II, p. 537, 1857. (J. C.)

main; et gonagre (γονάγρα, de γονυ, genou), quand elle siégeait au genou. Enfin, ils lui appliquaient généralement le terme *arthritis* lorsque plusieurs articulations étaient envahies à la fois. Le mot goutte semble avoir été introduit dans la médecine, vers la fin du XIIIe siècle, par Radulfe; il est probable que son origine vient de cette idée, dominante à toutes les époques, que la maladie qu'il désigne est due à la présence dans le sang d'une humeur particulière qui en est chassée, et pour ainsi dire distillée goutte à goutte dans les articulations. De là des termes exprimant la même idée dans les différentes langues modernes et correspondant au mot « *gout* » des Anglais; ainsi en français la maladie est appelée *goutte*, en allemand *Gicht*, en italien *gotta*, en espagnol *gota*, etc.

Les écrits d'Hippocrate montrent qu'il avait observé la goutte, et plusieurs de ses aphorismes dénotent une connaissance étendue de cette maladie. Nous y trouvons, par exemple, que la goutte est plus incommode au printemps qu'en automne; que les femmes en sont exemptes jusqu'à l'âge où se goûtent les plaisirs de Vénus, et qu'enfin elle n'atteint pas les eunuques. Hippocrate affirme encore que chez les individus qui ont des concrétions tophacées aux articulations, et qui ont mené une vie agitée, la maladie est au-dessus des ressources de l'art, mais que, dans toute autre circonstance, elle peut être guérie par un médecin habile. Suivant lui, la goutte est produite par la rétention des humeurs, et il préconise les purgatifs et les applications réfrigérantes; il va même jusqu'à conseiller les affusions d'eau froide sur le pied malade. Bien que nous ne puissions souscrire à tout ce qui fut avancé par Hippocrate relativement à la goutte, nous devons, le plus souvent, rendre hommage à la fidélité de ses descriptions. Il est juste de reconnaître d'ailleurs que quelques-uns des aphorismes étaient sans doute plus exacts dans le temps où ils furent écrits, alors que les habitudes de luxe n'étaient pas encore aussi générales qu'elles le sont devenues depuis.

A propos du traitement de la goutte, Celse fait remarquer que la saignée pratiquée dès l'origine a quelquefois pour effet de supprimer les accès pendant une année, ou même de les faire disparaître pour toujours. Il conseille les applications froides ou chaudes, suivant qu'il existe ou non des phénomènes inflammatoires; il prescrit toutefois certaines précautions à prendre dans l'application du froid; il recommande un genre de vie très-régulier et veut qu'on s'efforce d'éviter l'embonpoint. En ce qui concerne l'importance de l'exercice corporel, voici comment il s'exprime : « Il est tout à fait nécessaire que les personnes qui éprouvent des douleurs nerveuses, comme il arrive dans la goutte des pieds ou des mains, fassent exécuter, autant que possible, des mouvements aux parties affectées et les exposent en toutes occasions à la fatigue et au froid. »

Galien pensait que la goutte est engendrée par une accumulation dans les parties affectées de principes qu'il supposait être le phlegme, la bile, le sang, ou un mélange de ces diverses humeurs; celles-ci, en se concrétant ou se solidifiant, formaient les tophus. Il fait remarquer dans ses *Commentaires sur les Aphorismes* que les eunuques, exempts de la goutte à l'époque où vivait Hippocrate, en étaient au contraire affectés de son temps, en raison de leur paresse et de leur intempérance. La méthode de traitement suivie par Galien consistait en saignées, en purgatifs, en moyens répercussifs et résolutifs.

Sénèque parle dans une de ses lettres (*Epist.* xcv) de l'influence que le changement survenu de son temps dans les mœurs et les coutumes exerce sur le développement de certaines maladies. « Les femmes », dit-il, n'ont pas changé de nature, mais de vie ; car devenues les égales des hommes en fait de licence, elles le sont aussi devenues en fait d'infirmités corporelles.... Qu'y a-t-il donc d'étonnant que le plus grand des médecins soit convaincu d'avoir dit faux, puisque tant de femmes sont goutteuses. »

Arétée de Cappadoce, qui vraisemblablement était contemporain de Galien, réunit toutes les affections articulaires sous le nom d'*arthritis* et les subdivisa ensuite, d'après leur siége, en *podagre*, *chiragre*, etc. A en juger par la description qu'il donne du mode d'invasion de la maladie, il paraît évident que cet auteur avait une idée nette de la goutte vraie et qu'il connaissait bon nombre des symptômes qui la caractérisent ; ainsi, il fait remarquer que la douleur attaque d'abord le gros orteil, puis la partie du talon qui porte sur le sol, puis la voûte du pied, et qu'elle se montre enfin aux malléoles ; que souvent les malades sont peu disposés à reconnaître la véritable cause de leurs souffrances, qu'ils invoquent, par exemple, le frottement d'une chaussure neuve, une marche prolongée, un coup, un froissement du pied ou tout autre cause non moins illusoire. L'affection, ajoute-t-il, peut rester limitée au pied pendant la vie entière, toutefois elle se propage fréquemment à la main, au coude, au genou et même à la hanche ainsi qu'aux autres jointures; il se forme des dépôts liquides qui finalement se convertissent en des concrétions dures et de couleur blanche. D'après le même auteur, les hommes sont plus souvent atteints de la goutte que les femmes, mais par contre — et cette assertion, en ce qui concerne la vraie goutte, est certainement erronée, — ils en seraient affectés à un degré moindre; c'est à trente-cinq ans que la maladie s'observe le plus communément, mais elle peut se manifester tantôt plus tôt, tantôt plus tard, suivant le tempérament de chaque individu. Quant à la nature même de la goutte, les dieux seuls, dit Arétée, la connaissent véritablement. On peut relever dans cet auteur quelques passages importants relativement au traitement de la goutte. L'ellébore blanc est le grand remède, mais seulement lorsqu'il s'agit d'attaques récentes. Les jointures enflammées seront enveloppées de laine récemment coupée et non encore nettoyées; elles seront baignées dans le vin et l'huile de roses. Les cataplasmes et autres applications chaudes pourront être conseillés dans certains cas. Les remèdes d'ailleurs sont innombrables, car le besoin de soulagement rend les malades eux-mêmes experts en pareille matière. Arétée reconnaît que la goutte a une grande tendance à récidiver et à passer à l'état chronique, mais suivant lui, cela n'a pas toujours lieu, et il rapporte qu'un goutteux avait dans l'intervalle de deux accès remporté le prix de la course aux jeux olympiques.

Cælius Aurelianus regardait la goutte comme héréditaire. Pour lui, les principales causes de la maladie sont les excès dans le boire et le manger, l'action du froid, la débauche, les violences extérieures. Certains symptômes révèlent habituellement l'existence de la diathèse goutteuse ou annoncent l'imminence d'un accès ; tels sont une sensation d'engourdissement, de picotement dans les jointures affectées, et une difficulté de mouvoir ces mêmes parties, un sentiment d'appesantissement, une grande aversion pour toute espèce d'exercice, une fatigue extrême à l'occasion du moindre déplacement, des soubresauts des membres pendant le sommeil, et enfin des frissonnements. Ces symptômes persistent jusqu'à ce que l'humeur morbide se soit fixée sur l'un ou l'autre pied. L'opinion de Cælius était que la goutte siége principalement dans les tendons et les ligaments. Quant au mode de traitement, il conseillait des émissions sanguines locales au moyen de scarifications, qu'il croyait moins irritantes que les ventouses sèches et les sangsues ; il recommandait également des lotions avec de l'eau chaude, un mélange d'huile et d'eau ou bien encore une décoction de fenugrec. En général, il considérait les purgatifs et les vomitifs énergiques comme nuisibles, et il inclinait à l'emploi modéré des remèdes. En même temps il s'attachait aux moyens diététiques, prescrivant une abstinence presque absolue au début des accès, et une diète sévère à leur déclin ; d'ailleurs il exaltait les avantages de l'exercice corporel.

Alexandre de Tralles estime que, de même qu'il existe plusieurs causes capables de produire la goutte, il y a aussi lieu de reconnaître plusieurs variétés de la maladie ; celle-ci est déterminée tantôt par le sang qui afflue dans les jointures et y occasionne de vives douleurs, tantôt par la bile qui s'insinue entre les tendons et les ligaments, d'autres fois, enfin, par la présence d'autres matières peccantes. Il donne les moyens de distinguer les variétés dont il admet l'existence, et détaille assez longuement le traitement que chacune d'elles réclame. Lorsque la maladie est le résultat de l'afflux excessif du sang, mais seulement dans cette circonstance, la saignée est prescrite; tout aliment capable d'augmenter la masse du sang est alors interdit et il convient d'observer une grande tempérance. Il dit avoir connu quelques malades qui ont obtenu leur guérison en s'abstenant complétement de vin. Il prescrit les purgatifs et en particulier les préparations de scammonée, de coloquinte, d'élaterium, d'aloès; il prescrit aussi l'hermodacte — une espèce de colchique, — et recommande d'obvier aux effets fâcheux que peut produire ce médicament en l'associant à des substances aromatiques telles que la myrrhe, l'anis, le poivre, la cannelle, le gingembre et le mastic. Il préconise certains amers, l'aristoloche entre autres, qui plus tard devait être si fréquemment employée dans la célèbre poudre de Portland. Les sinapismes, les vésicatoires et aussi les lotions répercussives, telles sont les applications locales dont il conseille surtout l'emploi; enfin, dans le traitement des concrétions tophacées, on voit figurer des onguents où entrent l'huile, la térébenthine, l'ammoniaque, le sang-dragon et la litharge.

Aétius considérait la goutte comme héréditaire, et il la faisait dépendre à la fois d'une débilité locale et d'une surabondance des humeurs; celle-ci devait être combattue d'abord par la saignée et les purgatifs, celle-là par des moyens appropriés. Il reconnaissait une grande efficacité aux frictions faites, non pas dans le temps où l'inflammation sévit avec toute son intensité, mais bien alors qu'elle a en grande partie disparu; il employait un mélange d'huile et de sel sous forme d'applications externes.

Paul d'Égine invoquait, lui aussi, dans l'étiologie de la goutte, l'influence de deux causes agissant de concert, à savoir, d'un côté, la faiblesse des parties affectées, et de l'autre, la présence d'humeurs morbifiques; ces dernières, pour produire la goutte, se fixaient sur quelque jointure préalablement affaiblie, et la douleur était déterminée par la distension des ligaments. Les affections goutteuses ou rhumatismales, en d'autres termes les affections arthritiques étaient toutes, d'après Paul d'Égine, de même nature; le siége seul établissait entre elles des différences. Lorsque la maladie occupait le pied seulement, c'était la podagre; lorsqu'elle avait envahi plusieurs articulations, c'était l'arthritis. Il pensait que les humeurs altérées pouvaient subir des modifications variées, et que lorsqu'elles étaient devenues épaisses ou visqueuses, il se formait des tophus ou concrétions calcaires. Parmi les causes de la goutte, il énumérait le travail immodéré, les marches forcées, l'exercice à cheval trop fréquemment répété, les plaisirs vénériens goûtés hors de saison, l'usage des boissons froides, des aliments malsains, l'abus du vin; il remarque que dans certains cas où la maladie avait sommeillé jusque-là dans l'organisme, des causes accidentelles, telles qu'un coup, une entorse, ont pu provoquer la première attaque. Le chagrin, les soucis, les insomnes, et en général, toutes les émotions doivent, en outre, suivant lui, être comptées parmi les causes occasionnelles de la goutte.

Un traité de la goutte dédié à l'empereur Michel Paléologue, a été écrit au milieu ou vers la fin du XIIIe siècle, par Démétrius Pépagomène (1). Dans l'opinion de ce médecin, la goutte est produite par une accumulation d'humeurs qui se déposent dans la jointure affectée, et qui proviennent de l'imperfection des digestions et de l'insuffisance dans les excrétions. Les causes prédisposantes sont : les excès d'aliments et de vin, l'indolence, les indigestions, la rétention des sécrétions naturelles, l'affaiblissement qui succède à un exercice forcé, toute espèce de fatigues, et les excès vénériens. Ces dernières causes agissent en ralentissant les mouvements d'excrétion, et conséquemment en amenant dans l'organisme une accumulation excessive des principes qui auraient dû être rejetés au dehors. Le traitement institué par Démétrius Pépagomène est à la fois diététique et médical. Éviter tout d'abord les indigestions, boire et manger modérément ; en second lieu, recourir surtout aux évacuants, vomitifs ou purgatifs. Pendant la première période d'une attaque de goutte, il recommande la saignée, principalement si le sujet est pléthorique. Il vante les vertus de l'hermodacte associé aux substances aromatiques et en préconise l'emploi, quelle qu'ait pu être d'ailleurs la cause de la maladie.

Dans ses importantes annotations à la traduction de

(1) Demetrii Pepagomeni *Liber de podagra*, cur. J. Steph. Bernard. Lugd. Batav., 1743. (J. C.)

Paul d'Égine, le docteur Adams a tracé, des opinions professées par les médecins arabes concernant la nature et le traitement de la goutte, un aperçu auquel nous empruntons ce qui suit : « Sérapion recommande vivement les purgations avec le myrobolan, les prunes sèches et le tamarin; Avicenne et Rhazès sont d'accord avec lui pour vanter les propriétés de l'hermodacte; les applications locales usitées par les Arabes ne diffèrent pas de celles qu'employaient les médecins grecs ; Sérapion approuve les affusions d'eau froide sur la partie affectée lorsque la douleur est violente; en pareil cas, Rhazès avait quelquefois recours au feu. Avicenne couvrait d'abord la jointure d'huile et de sel, puis il appliquait le cautère ; suivant Haly-Abbas, les affections arthritiques sont dues à des accumulations de liquides dans les jointures affaiblies; ces liquides seraient produits par des excès de table et des indigestions, et la débilité articulaire serait le résultat d'exercices immodérés, d'intempérance, de débauche ou de quelque autre cause analogue. Le même auteur prétend que les jeunes filles et les femmes régulièrement menstruées sont rarement sujettes à la goutte, et il s'accorde avec les autorités que nous avons citées plus haut, pour reconnaître l'influence de l'hérédité. »

Dans le temps où la chimie dégagée de l'alchimie fut pour la première fois appliquée à l'étude de la maladie, des opinions variées se produisirent concernant la nature des concrétions goutteuses. A une certaine époque, elles furent assimilées au tartre qui se concrète dans les tonneaux où du vin a été renfermé. Cette opinion eut cours pendant le XVIIe et le XVIIIe siècle, jusqu'à l'époque où Wollaston découvrit enfin la véritable nature des concrétions de la goutte. Coste, dans son *Traité pratique de la goutte* publié en 1768, a donné un résumé des idées les plus accréditées à cette époque sur la nature de la matière goutteuse. Les uns, dit-il, supposent que cette matière est produite par le mélange d'humeurs excrémentitielles différant par leurs qualités et leurs usages; d'autres y voient un composé de matières étrangères, hétérogènes, qui en se combinant deviennent capables de produire la maladie; une troisième classe de médecins prétend qu'elle n'est autre que la matière même de la perspiration retenue dans l'organisme et y ayant subi une décomposition; d'après une quatrième opinion, c'est un extrait mucilagineux provenant des aliments tant solides que liquides; et enfin, pour une dernière catégorie d'auteurs, c'est un mélange de certains sels subtils et pénétrants. Hoffmann admettait qu'un sel de tartre existe dans le sang des goutteux, et constitue, en définitive, la principale cause de la maladie. Pour établir qu'il en est ainsi, il cite plusieurs analyses de concrétions extraites des jointures de sujets goutteux; il cite aussi des analyses de leurs excréments, de leur salive et de leur urine. En somme, il paraît persuadé que le tartre du vin est bien le principe essentiel de la goutte. Coste s'efforce de démontrer que cette opinion d'Hoffmann est inexacte; on voit, dit-il, la goutte succéder à des maladies de toute espèce et les faire disparaître, or, d'après cela, les maladies en question devraient provenir comme la goutte elle-même de la présence de tartre — opinion, ajoute-t-il, manifestement insoutenable. De plus on voit, assure-t-il encore, la goutte se développer assez souvent chez des individus qui ne boivent jamais de vin et qui, par conséquent, ne prennent point de tartre ; malgré tout cela, Coste incline à considérer le tartre comme l'une des causes de la goutte. Parmi les auteurs qui, dans le cours des deux derniers siècles ont produit les plus importants travaux sur la goutte, il faut signaler surtout Sydenham, Willis, Hoffmann, Musgrave, Cheyne, Boerhaave, Mead, van Swieten, Cadogan, Forbes et Heberden. Nous ne ferons pour le moment que mentionner les noms de ces auteurs, parce que les écrits de plusieurs d'entre eux seront cités dans d'autres parties de cet ouvrage ; nous aurons aussi à invoquer plusieurs fois les travaux qui ont paru depuis le commencement de notre siècle.

Nous ne voudrions pas clore ce court historique sans renvoyer ceux de nos lecteurs qu'intéresse l'étude des auteurs anciens aux fameux poëmes satyriques de Lucien, la *Tragodopodagra* (1) et *Ocype* (2). Plus d'un point relatif à la nature de la goutte ou à son traitement se trouve traité là avec une grande fidélité, bien que sous une forme plaisante ; et ceci montre une fois de plus que, dans l'antiquité, la connaissance de la goutte était déjà relativement très-avancée.

Nous avons fait allusion déjà aux divisions introduites par les anciens dans l'histoire de la goutte. Ils les fon-

(1) E. Talbot, *OEuvres de Lucien*, t. II, pages 534, 1857. (J. C.)

(2) *Ocype*, ou l'homme aux pieds légers (Talbot, *loc. cit.*, p. 541). Dans l'édition de Rabelais, publiée chez Ledentu, en 1827, on trouvera, p. 650, *Rabelæsiana*, article *Goutteux*, une liste curieuse des ouvrages dont la *goutte* est le texte. (J. C.)

daient sur le siége de l'affection et distinguaient ainsi la podagre, la chiragre, la gonagre, etc. Parmi les classifications proposées dans les temps modernes, celles de Cullen, de Mason Good, de C. Scudamore et du docteur Hamilton, méritent surtout d'être mentionnées. Cullen admettait quatre variétés de la maladie, à savoir la goutte régulière, l'atonique, la goutte rétrocédée, et enfin la goutte mal placée. Mason Good reconnaît seulement trois espèces de goutte : la goutte régulière, la goutte larvée ou latente, la goutte compliquée. Feu S. C. Scudamore distinguait la goutte aiguë, la goutte chronique et la goutte rétrocédée; le docteur Hamilton enfin a proposé une division encore plus simple, puisqu'il distingue seulement la goutte aiguë et la goutte chronique. A mon sens un travail de subdivision porté trop loin et poussé jusqu'au raffinement est plutôt propre à embrouiller qu'à éclaircir l'étude des formes diverses qu'une maladie peut revêtir; aussi m'efforcerai-je, dans cet ouvrage, de simplifier autant que possible; c'ést pourquoi je ramènerai tous les phénomènes que la goutte peut présenter aux deux chefs suivants : 1° *goutte régulière* (*aiguë* et *chronique*); elle consiste, pour la majeure partie, en une inflammation d'une nature particulière qui occupe les parties tant extérieures qu'intérieures d'une ou de plusieurs articulations; 2° *goutte irrégulière;* elle se manifeste, soit par des troubles fonctionnels graves d'un organe quelconque, soit par le développement d'inflammations dans des parties ou des tissus autres que ceux qui concourent à former les jointures. Ce dernier groupe comprendrait donc, comme on voit, les formes morbides variées qui ont été désignées par divers auteurs sous les noms de *goutte atonique*, *anormale*, *rétrocédée*, *latente*, *abarticulaire*. Plusieurs des affections auxquelles ces dénominations ont été appliquées n'appartiennent pas directement à la goutte ; elles ne sont souvent que les symptômes d'altérations organiques développées, soit sous l'influence de la goutte elle-même, soit par l'action des causes qui ont produit la goutte.

On pourra critiquer l'emploi que nous faisons des termes *goutte régulière*, *goutte irrégulière*; on pourra soutenir, par exemple, et peut-être non sans raison, que les manifestations de la goutte dites irrégulières comportent, de fait, autant de régularité que les affections articulaires elles-mêmes. Quoi qu'il en soit, ces dénominations sont d'un emploi commode, et d'ailleurs le sens que nous y attachons a été suffisamment précisé.

CHAPITRE II.

GOUTTE AIGUË : Description d'une première attaque. — Symptômes prémonitoires. — Siége et caractères de l'inflammation goutteuse. — Parties tout d'abord affectées. — Douleur. — Œdème. — Desquamation. — Pas de suppuration consécutive. — Exception apparente. — Phénomènes fébriles. — Formes moins communes. — Goutte aiguë généralisée. — Suites de la goutte aiguë. — La goutte est-elle une maladie désirable ? Opinions sur cette question. — Description de la goutte aiguë donnée par Sydenham.

Les symptômes qui constituent l'accès de goutte aiguë ont été plusieurs fois décrits avec netteté. On remarquera, entre autres, la description qu'en a donnée Sydenham, lui qui eut l'avantage, d'ailleurs peu désirable, de pouvoir dépeindre ce qu'il avait ressenti et observé sur lui-même. Bien qu'il ne me soit pas donné de décrire les tortures de la goutte pour les avoir moi-même éprouvées, je vais essayer cependant d'en présenter le tableau en retraçant les symptômes tels qu'ils se sont présentés le plus fréquemment à mon observation. J'aurai plus particulièrement en vue la maladie, lorsqu'elle en est encore au premier ou au moins à l'un des premiers accès, et alors que ses allures n'ont pas encore été modifiées par l'action des médicaments.

Un individu présentant toutes les apparences d'une bonne santé, et peut-être s'applaudissant même intérieurement de se trouver dans un état de bien-être inaccoutumé, se met au lit; après quelques heures de sommeil (ordinairement entre une heure et quatre heures du matin), il se réveille subitement, en proie à une douleur plus ou moins vive, ayant pour siége l'articulation métatarsienne d'un des gros orteils; fréquemment il éprouve en outre un léger frisson. La douleur augmente graduellement dans le pied; elle s'accompagne d'une sensation de brûlure, de battements, de tension et de roideur. Un peu de chaleur à la peau et quelques autres phénomènes fébriles succèdent habituellement au frisson; en même temps il y a beaucoup d'agitation.

Après quelques heures ces symptômes s'amendent et permettent un peu de sommeil; il s'établit alors une douce transpiration. Le matin on trouve le gros orteil gonflé; la peau y est d'un rouge sombre, tendue et luisante; toute la jointure est extrêmement sensible; les veines qui tirent leur origine de la partie enflammée sont distendues par le sang, et celle-ci acquiert par suite une teinte légèrement livide (1). La figure 3 de la planche I donnera une idée exacte de cet aspect, si l'on veut bien faire abstraction des points blanchâtres qui sont dus à des dépôts d'urate de soude, et qui se montrent seulement à la suite d'attaques de goutte souvent répétées.

Au plus haut degré de l'accès, la douleur et la sensibilité de la partie affectée sont habituellement excessives, à ce point que le poids des draps du lit, et même l'ébranlement communiqué au plancher quand on marche dans la chambre, deviennent intolérables au malade. En général la douleur s'amende au bout de quelques heures, mais sous ce rapport il y a des exceptions; car si l'attaque est très-violente, les symptômes peuvent persister jusqu'au soir, bien qu'avec une moindre intensité; ils deviennent alors de nouveau plus aigus, et la deuxième nuit se passe comme la première au milieu de souffrances et d'angoisses qui ne cèdent qu'à la pointe du jour.

Il est probable que le troisième soir les mêmes phénomènes se reproduiront pour cesser de nouveau le matin suivant, et le malade pourra souffrir ainsi plusieurs jours de suite ou même quelquefois plusieurs semaines.

(1) « Dans des cas à la vérité assez rares, la coloration d'un pourpre » sombre, que présentent les jointures affectées par la goutte, prend une teinte » plus foncée encore, parfois presque noire ; cette teinte persiste pendant plu- » sieurs jours, après quoi elle fait place aux nuances jaunes, vertes, etc., qui » révèlent l'existence des extravasations sanguines. » (W. Gairdner, *On gout*. London, 1860, 4e édit., p. 23.) — On peut lire à la page 300 de l'ouvrage cité du docteur W. Gairdner l'observation d'un cas de goutte dans lequel l'hémorrhagie sous-cutanée dont il est ici question était des plus prononcées. (J. C.)

La durée de l'attaque varie en effet, suivant différentes circonstances relatives à l'état du malade, au mode de traitement et au régime suivis.

Au plus fort de la fièvre, l'urine est habituellement rare et très-colorée; quelquefois elle reste claire, mais le plus souvent en se refroidissant elle laisse déposer un sédiment rouge brun foncé. L'appétit est généralement diminué au moment de la plus grande acuité de la douleur; cependant il peut rester normal et même parfois augmenter; il y a de la soif quand l'inflammation est intense. Souvent le malade est constipé et, dans quelques cas, il éprouve des crampes violentes siégeant dans les muscles des jambes.

Quand l'attaque, ou pour mieux dire la série d'attaques qui constituent un accès de goutte aiguë, est sur le point de se terminer, la partie enflammée devient peu à peu moins tendue et moins gonflée; il est plus facile d'y produire une empreinte avec le doigt; la rougeur diminue et les vaisseaux sanguins sont moins apparents; enfin, au bout de quelques jours, la peau qui recouvre la jointure affectée devient le siége de démangeaisons et il s'y produit une desquamation de l'épiderme; cependant l'articulation reste encore plus ou moins douloureuse.

Lors de la première attaque de goutte, et souvent lors de plusieurs attaques subséquentes, l'articulation métatarso-phalangienne de l'un des gros orteils est seule affectée; quelquefois néanmoins on voit l'inflammation quitter subitement ce siége pour se porter à la partie correspondante du gros orteil de l'autre pied; dans quelques cas, le bord interne du pied est en outre envahi; mais, c'est là l'exception plutôt que la règle; d'ailleurs, il sera amplement question de ces particularités lorsque nous aborderons l'étude spéciale de chacun des symptômes.

La précédente description a surtout trait aux premières attaques, à celles qui se présentent chez les sujets robustes et exempts d'autres maladies; elle peut être considérée comme reproduisant le type de la goutte *sthénique aiguë;* mais de temps à autre, et principalement chez les femmes, on voit une partie de ces symptômes faire défaut; il peut y avoir de la sensibilité et de la douleur dans le gros orteil, quelque peu de gonflement, tandis que la chaleur et la rougeur sont à peine marquées. La fièvre peut manquer complétement; néanmoins l'œdème, la démangeaison et la desquamation épidermique s'observent généralement, même en pareil cas. Cette dernière forme, qui caractérise la goutte *asthénique aiguë*, est au fond, sans aucun doute, de la même nature que la goutte sthénique; l'état de la constitution des individus chez lesquels la maladie est développée, crée seule les différences.

La goutte asthénique, bien que bénigne en apparence à son début, peut ultérieurement devenir plus fâcheuse que la goutte sthénique; souvent elle tend à revêtir la forme chronique, et ses suites sont alors plus graves que celles des attaques les plus aiguës et les plus douloureuses de la goutte franchement sthénique (1).

La première attaque de goutte éclate en général sans avoir été précédée de symptômes prémonitoires bien

(1) La goutte peut, comme le rhumatisme articulaire, revêtir dès l'origine la forme chronique. Pour spécifier les cas de ce genre, M. le professeur

marqués. Il est vraisemblable, cependant, que si les malades pouvaient être soumis à une observation rigoureuse pendant les quelques jours qui précèdent cette première attaque, on observerait chez eux quelques dérangements dans la santé.

Quoi qu'il en soit, lors des attaques subséquentes ils accusent ordinairement des phénomènes prodromiques, et en particulier diverses sensations pénibles qui se rapportent surtout à l'appareil digestif; telles sont : la chaleur à l'épigastre, les renvois acides, la flatulence, l'oppression, l'assoupissement après les repas, le hoquet. L'urine est tantôt rare et fortement colorée, tantôt abondante et pâle ; l'appétit se perd, il y a de la constipation, de l'abattement et un sentiment général de lassitude. Quand les malades ont un organe faible ou sujet à des troubles fonctionnels, il peut se manifester divers symptômes du côté de cet organe; ainsi les uns éprouvent des palpitations ou présentent de l'irrégularité dans le pouls ; d'autres sont incommodés par des hémorrhoïdes; chez certains la vessie devient irritable, d'autres enfin souffrent

Monneret propose la dénomination de *goutte chronique d'emblée*, qui mérite d'être acceptée (*Programme du cours de pathologie interne*, etc., 2e année, 1862, p. 134). — Il n'est peut-être pas sans intérêt de remarquer que l'affection décrite par Landré-Beauvais, dans sa dissertation inaugurale (*Thèses de la Faculté de Paris*, an VIII), sous le nom de *goutte asthénique primitive*, n'est pas la goutte, mais bien le rhumatisme noueux. Les observations sur lesquelles se fonde le travail de Landré-Beauvais ont toutes été recueillies à l'hospice de la Salpêtrière, où la goutte proprement dite ne se présente que très-rarement. Les concrétions tophacées n'ont été rencontrées dans aucun des cas suivis de nécroscopie rapportés par l'auteur (*loc. cit.*, p. 23) ; or l'existence de ces concrétions n'eût certainement pas manqué d'être constatée, s'il se fût réellement agi de la goutte. (J. C.)

de crampes violentes et de démangeaisons à la peau. Le caractère change souvent, le malade devient chagrin et enclin à la mauvaise humeur. S'il existe une prédisposition à la bronchite ou à quelque autre affection chronique des poumons, on voit parfois la toux et la dyspnée subir une exacerbation dans le temps qui précède l'attaque de goutte et s'amender notablement au moment du paroxysme.

Tels sont les phénomènes qui précèdent le plus communément les accès de goutte, et qu'il convient sans doute de considérer comme des symptômes prémonitoires (1).

Après cet aperçu général d'un accès de goutte accompagné des symptômes qui le caractérisent essentiellement, nous allons étudier un peu plus en détail chacun des symptômes dont il s'agit.

(1) Parmi les phénomènes qui marquent le plus souvent le début des accès de goutte, M. W. Gairdner (*loc. cit.*, p. 171) signale une tuméfaction passagère du foie, laquelle s'accuse d'ailleurs, comme à l'ordinaire, par les signes que fournissent la palpation et la percussion, et par le développement anormal de l'hypochondre droit. Les faits de ce genre n'avaient pas échappé à Scudamore ; il mentionne, entre autres, l'histoire d'un malade en proie à un premier accès de goutte, et qui, pendant les deux ou trois mois précédents, avait ressenti de l'embarras du côté du foie, ainsi que de grands désordres dans l'estomac et dans le canal alimentaire (*Traité de la goutte et du rhumatisme ;* Paris, 1823, t. I, p. 120). Sujet à la goutte, et auteur d'un intéressant travail sur cette maladie, M. le docteur Galtier-Boissière (*De la goutte*, Dissert. inaug. ; Paris, 1859, p. 41) a constaté plusieurs fois, sur lui-même, cet accroissement temporaire du volume du foie, qui, chez certains goutteux, prélude aux accès. Il pense que la fréquente répétition de ces hypérémies périodiques peut, à la longue, occasionner la tuméfaction permanente du foie qu'on observe assez fréquemment, ainsi que l'avait remarqué déjà Scudamore (*loc. cit.*, p. 59) chez les individus qui souffrent de la goutte depuis longtemps. (J. C.)

Le *siége de l'affection* nous occupera tout d'abord. C'est surtout, nous l'avons dit, l'articulation métatarso-phalangienne du gros orteil qui est atteinte ; il est rare que la goutte proprement dite attaque, lors de la première invasion, une autre jointure, à moins de circonstances particulières dont il sera question plus loin, et qui font que la maladie choisit, si l'on peut ainsi parler, un siége différent. Alors même que ces circonstances exceptionnelles se présentent, il arrive souvent que l'articulation métatarsienne de l'un des gros orteils est néanmoins prise en même temps qu'une autre jointure. Scudamore a dressé une liste de 516 cas de goutte dans le but d'élucider cette question. Nous voyons dans ce tableau que l'un ou l'autre des gros orteils a été pris, au premier accès, 341 fois seul, et conjointement avec d'autres points 373 fois. Voici, du reste, ce tableau tel qu'il a été présenté par l'auteur :

Dans un gros orteil seul	314 fois.
Aux deux gros orteils	27
Au genou et à un gros orteil	1
Dans un petit orteil et au quatrième orteil	1
Au gros orteil et au cou-de-pied	4
Au gros orteil et au cou-de-pied de chaque côté	2
Au gros orteil d'un côté et au cou-de-pied de l'autre	1
Au gros orteil, au cou-de-pied et à l'articulation tibio-tarsienne d'un côté	1
A chaque gros orteil et à chaque main	1
Au côté externe d'un pied et à chaque orteil	1
Au côté externe d'un pied et au gros orteil de l'autre	1
Au talon et au gros orteil	2
A l'articulation tibio-tarsienne d'un pied et au gros orteil de l'autre	5
A l'articulation tibio-tarsienne et au gros orteil du même côté	11

Dans le tendon d'Achille et le gros orteil du même côté	1 fois.
Au côté extrême d'un pied	10
Au côté externe de chaque pied	1
A la plante du pied	4
A un talon	6
A deux talons	2
Au talon et au cou-de-pied du même côté	2
Aux talons, aux mains et aux coudes	1
Au jarret	1
A un genou	11
Aux deux genoux	1
A un seul cou-de-pied	25
Au cou-de-pied de chaque côté	6
A un seul pied d'abord, puis aux genoux, aux poignets, aux coudes et aux épaules	1
A une articulation tibio-tarsienne	36
Aux deux articulations tibio-tarsiennes	11
A l'articulation tibio-tarsienne et au cou-de-pied d'un côté	4
Au tendon d'Achille	4
Au tendon d'Achille et à l'articulation tibio-tarsienne	1
Au mollet	1
Au pouce, au genou, à l'articulation tibio-tarsienne et au gros orteil d'un côté, puis aux deux gros orteils	1
Au genou droit et à la main gauche en même temps	1
Au dos d'une main	4
Au poignet	4
Au pouce et à la main	1
Au pouce	1
Aux deux doigts médius	1
A un médius	1
A l'annulaire	1

Mon expérience personnelle confirme pleinement les résultats consignés dans le tableau précédent, surtout en ce qui concerne la fréquence du siége de la goutte au gros orteil (1), lors de la première attaque ; et je suis

(1) Sur 40 cas de goutte primitive des extrémités inférieures observés par

convaincu que dans beaucoup de cas d'affections articulaires où l'on éprouve quelque difficulté à déterminer d'une façon précise la nature de la maladie, la connaissance de ce fait peut être d'un grand secours pour élucider la question. Il peut paraître singulier que la maladie dirige ainsi de préférence ses premières atteintes sur la jointure métatarsienne du gros orteil; toujours est-il que c'est là un fait incontestable. Nous aurons d'ailleurs l'occasion de revenir sur ce point lorsque nous discuterons la nature de la goutte, et peut-être alors nous sera-t-il possible de donner une explication à peu près rationnelle de ce phénomène en apparence si singulier. D'après les recherches que j'ai faites en compulsant un grand nombre d'observations de véritable goutte, je constate que les cas où le gros orteil ne se trouvait point parmi les articulations envahies en premier lieu sont seulement dans la proportion de 5 pour 100, et la plupart des auteurs paraissent unanimes sur ce sujet. Après l'articulation métatarso-phalangienne des gros orteils, ce sont, par ordre de fréquence, les articulations tibio-tarsiennes, puis le côté externe du pied et ensuite le génou qui sont affectés. Quant aux extrémités supérieures, elles sont rarement atteintes lors des premières attaques de goutte.

L'extrême fréquence de cette localisation sur le gros

le docteur Braun, de Wiesbaden (*Matériaux pour servir à une monographie sur la goutte*; Paris, 1862, p. 7), l'affection a occupé le côté gauche 24 fois, et 16 fois le côté droit. La goutte paraîtrait avoir, d'après cela, une certaine prédilection pour le côté gauche. — Dans ces mêmes 40 cas, la première attaque a porté 36 fois sur le gros orteil, 2 fois sur le dos du pied, 1 fois sur le genou, 1 fois sur la hanche. (J. C.)

orteil au début de la goutte ne saurait donc être considérée comme une circonstance fortuite; elle constitue, au contraire, un des faits les plus caractéristiques de la maladie. Lorsque la règle subit des exceptions, celles-ci dépendent de l'intervention de causes particulières, dont les unes peuvent être inhérentes aux malades eux-mêmes, tandis que les autres — et ce sont peut-être les plus fréquentes — viennent du dehors. Parmi ces dernières causes il faut citer, comme une des plus puissantes, l'influence actuelle ou passée d'une violence extérieure, telle qu'une contusion ou une entorse. Je pourrais donner comme exemples bon nombre de faits analogues à celui qu'on va lire. Un gentleman fortement prédisposé à la goutte par hérédité tomba sur le genou pendant une chasse; la douleur ne fut pas très-intense tout d'abord, mais au bout de quelques heures elle devint beaucoup plus violente que ne devait le faire supposer la nature de la lésion; il fut bientôt évident que l'articulation était affectée de goutte aiguë. L'affection du genou s'amenda promptement au moment où l'inflammation goutteuse se portait sur le gros orteil du même côté. Deux ans après, le malade eut une nouvelle attaque de goutte, qui cette fois fut limitée à l'articulation métatarsienne du gros orteil. — Scudamore rapporte le cas suivant : un gentleman avait, dans sa jeunesse, reçu dans le genou plusieurs petits projectiles d'arme à feu; ils furent extraits, mais l'articulation demeura toujours faible. Plus tard, lorsque la goutte survint, elle attaqua en premier lieu cette articulation et l'affection y fut toujours plus prononcée que partout ailleurs. Il serait facile de rapporter beaucoup d'autres exemples démontrant l'influence que les lésions locales exercent sur le développement de la goutte dans des points où elle ne se rencontre pas habituellement, tels que le coude et l'épaule; mais nous aurons l'occasion de revenir sur ce sujet quant nous parlerons des causes des accès de goutte; aussi nous bornerons-nous, pour le moment, aux deux exemples rapportés plus haut.

Les *caractères de l'inflammation goutteuse* doivent maintenant fixer notre attention. Nous avons dit qu'il y a une douleur vive; celle-ci paraît présenter quelque chose de particulier (1) : elle est souvent très-intense et diffère très-notablement de celle que produirait une violence extérieure. Ainsi, un monsieur qui s'était cassé une jambe et qui, au même moment, était sous le coup d'un accès de goutte siégeant au gros orteil du côté opposé, assurait que la douleur goutteuse excédait de beaucoup celle qu'avait produite la fracture. Pour donner une idée de ce genre de douleur, on a dit que c'est comme si les parties affectées étaient rongées par un animal, ou bien comme si elles étaient violemment arrachées, etc.

Dans ses remarquables *Leçons sur les principes et la pratique de la médecine*, le docteur Watson rappelle la

(1) On a dit que dans la goutte la douleur se montre sous forme d'un point situé sur le côté de l'articulation et qui existe parfois bien avant que la chaleur et le gonflement ne se soient manifestés ; tandis que, dans le rhumatisme articulaire aigu, au contraire, la douleur est étendue, large pour ainsi dire, et embrasse toute la partie affectée. (Guilbert, *De la goutte et des maladies goutteuses*. Paris, 1820, p. 110. — Gendrin, *Leçons cliniques sur la goutte*, dans *Revue de thérapeutique médico-chirurgicale*, 1859, p. 483. — Vigla, *Bulletin de la Société des hôpitaux*, 1849, t. I, p. 178.) Cela est parfaitement exact, au moins pour un certain nombre de cas. (J. C.)

distinction tout humoristique qu'un Français a établie entre la douleur de la goutte et celle du rhumatisme : « Placez, disait celui-ci, votre doigt dans un étau et » serrez la vis jusqu'à ce que vous ne puissiez plus endu- » rer la douleur, ce sera la douleur du rhumatisme; » donnez un tour de vis en plus et vous aurez celle de la » goutte (1). » A la vérité, on rencontre de temps à autre des cas où la douleur ne semble pas être aussi vive, bien qu'il existe une inflammation intense, et j'ai eu moi-même occasion d'observer plusieurs faits de ce genre; mais ils sont plutôt l'exception que la règle.

L'*œdème* des parties affectées et la *desquamation épidermique* qui lui succède sont des phénomènes propres à l'inflammation goutteuse lorsqu'elle siége superficiellement : ils méritent d'être étudiés avec soin; sans doute on ne saurait les élever au rang de signes pathognomoniques, mais ils pourraient néanmoins acquérir dans certains cas une très-grande valeur diagnostique. Pendant la première période de l'attaque, alors que l'inflammation sévit dans toute sa violence, que la peau est tendue et brillante, l'existence de l'*œdème* ne peut être aisément constatée à cause de la tension des parties; mais, dès que l'inflammation vient à se calmer, il est facile de reconnaître l'impression laissée par le doigt et de s'assurer ainsi de la présence d'un liquide infiltré. On peut établir comme règle générale que le véritable rhumatisme ne s'accompagne pas d'œdème. Ce dernier se rencontre cependant parfois dans des cas non douteux de rhuma-

(1) T. Watson, *Lectures on the principles and practice of physic*. London, 1857, t. II, p. 753. (J. C.)

tisme aigu, mais alors il a un caractère plus général : il affecte tout le membre et n'est pas exactement limité à la partie enflammée, comme cela a lieu dans les cas de goutte. La desquamation de l'épiderme est un symptôme consécutif; elle se produit lorsque l'accès est complétement terminé. Elle se montre plus fréquemment aux pieds et aux mains; il est rare qu'elle se présente aux genoux; elle paraît, autant que j'en puis juger d'après mon expérience personnelle, être en rapport d'intensité avec l'œdème et la distension de la peau qui en est la conséquence; quelquefois on a vu les ongles eux-mêmes tomber après une violente attaque de goutte. Antérieurement à la desquamation, et dans le temps même où elle a lieu, il existe fréquemment une démangeaison considérable; c'est là d'ailleurs un symptôme qui accompagne bien d'autres affections superficielles de la peau, et, par exemple, l'irritation déterminée par l'application d'un vésicatoire. Scudamore a observé que, sur 234 malades, 78 n'ont pas présenté la desquamation épidermique. Ce symptôme ne se trouve pas non plus mentionné dans plusieurs de mes observations; mais il est de nature à passer souvent inaperçu, pour peu qu'on ne le recherche pas d'une manière spéciale. Quelle est la cause de cet œdème qui paraît se montrer si fréquemment dans l'inflammation goutteuse, surtout si on la compare aux autres formes d'inflammation? Jusqu'à présent on n'en a donné aucune interprétation satisfaisante; ne pourrait-on pas, pour expliquer l'œdème, invoquer l'altération du sang par certains principes, tels, par exemple, que l'urate de soude et l'urée? Plus loin nous aurons à reconnaître que la constitution du sang dans la goutte diffère beaucoup de ce qu'elle est dans le rhumatisme, principalement en ce qui concerne la présence des matières excrémentitielles.

Il n'y a aucune remarque de quelque importance à faire *sur la température* des parties que la goutte a envahies. Les malades se plaignent souvent de ressentir une chaleur intense dans les jointures affectées, mais le thermomètre n'accuse pas là une température supérieure à celle qu'on observe dans beaucoup d'autres maladies inflammatoires ; d'après cela, cette sensation extraordinaire de chaleur qu'éprouvent parfois les malades, paraît tenir bien moins à une élévation réelle de température qu'à une exaltation particulière ou à une perversion des fonctions nerveuses.

L'inflammation goutteuse diffère encore des phlegmasies ordinaires sous d'autres rapports, et principalement en ce qu'elle *n'est point suivie de suppuration.* A la vue du gros orteil gonflé, rouge, chaud, douloureux, tel en un mot qu'il se présente au plus fort d'un accès de goutte aiguë, un médecin inexpérimenté en pareille matière pourrait croire inévitable la terminaison par suppuration. Et cependant la suppuration n'a jamais lieu, si je ne me troupe, sous la seule influence de l'inflammation goutteuse. A la vérité, j'ai rencontré certains cas qui au premier abord semblent contredire ce que j'avance ; mais dans ces cas, la formation accidentelle du pus, après un examen attentif, trouvait son explication véritable.

Le fait suivant peut être présenté à l'appui des remarques qui précèdent : Un homme, C. P..., fut pris d'un violent accès de goutte occupant plusieurs jointures et entre autres la première articulation phalangienne de l'index droit. Le gonflement augmenta rapidement; il était accompagné de beaucoup de douleur et de rougeur; au bout du quatrième jour, l'existence d'une collection de liquide devint évidente ; on fit avec la pointe d'une lancette une petite ponction qui donna issue à quatre grammes environ d'un liquide d'apparence laiteuse, renfermant des globules de pus mêlés à de nombreux cristaux d'urate de soude agrégés çà et là en petite masse. Des dépôts de ce sel, ainsi qu'on l'apprit plus tard, existaient depuis longtemps dans la partie malade, et la suppuration avait été la conséquence d'un travail inflammatoire développé au voisinage de ces corps étrangers. Scudamore dit dans son livre qu'il n'a rencontré la suppuration que chez huit individus, et il est curieux de voir que, dans chacun de ces cas, le pus était modifié par la présence de l'urate de soude. Je suis porté à croire qu'un examen attentif eût fait reconnaître que, dans tous ces cas, l'urate s'était au préalable déposé, à la suite d'accès de goutte, dans les tissus qui plus tard sont devenus le siége de l'inflammation suppurative. Pour mon compte, je n'ai jamais vu *un premier accès de goutte* être suivi de suppuration, et, à ma connaissance, il n'existe pas dans la science un seul exemple de ce genre.

On peut établir, je crois, en règle générale que, dans

les accès de goutte aiguë, *l'intensité du mouvement fébrile*, en tant qu'elle est caractérisée par la fréquence et la force du pouls, l'accroissement de la chaleur cutanée, l'augmentation de la soif et l'inappétence, est tout à fait proportionnée à l'étendue et à la violence de l'inflammation locale; que la fièvre, en d'autres termes, est surtout symptomatique, contrairement à ce qui a lieu dans le rhumatisme aigu. Dans cette dernière affection, en effet, l'inflammation des jointures peut être modérée alors que les symptômes fébriles atteignent le plus haut degré d'intensité. Bien que la peau, dans l'accès de goutte aiguë, soit fréquemment couverte de moiteur, elle n'est cependant jamais le siége de ces sueurs profuses et d'une nature spéciale, qu'on rencontre si communément dans le rhumatisme aigu.

Les faits qui vont être relatés sont propres à montrer le rapport intime qui, dans la goutte, existe entre l'intensité de la fièvre et le degré de l'affection locale.

Obs. — *Janvier* 1855. — H. C..., âgé de trente-deux ans, eut à vingt-huit ans une première attaque de goutte qui fut limitée à l'articulation métatarso-phalangienne du gros orteil gauche; la jointure était chaude, gonflée et douloureuse; un peu plus tard, l'impression du doigt sur les parties tuméfiées persistait, et enfin il se fit ensuite une desquamation épidermique. Deux ans après, il survint une rechute qui, par la suite, se répéta chaque année vers Noël. Dans ces deux dernières années, il y eut une seconde attaque en plus pendant l'été. Les accès, à partir de cette époque, augmentèrent graduellement d'intensité, et le nombre des articulations atteintes alla aussi en croissant à chaque nouvelle manifestation de la goutte. Quand je vis ce malade pour la première fois, l'articulation métatarso-phalangienne du gros orteil gauche, le cou-de-pied et les chevilles étaient gonflés, chauds et douloureux. Les parties correspondantes du côté droit avaient aussi été prises, mais à un degré moindre; les poignets, les mains et les coudes étaient très-enflammés; les genoux ne l'étaient que très-légèrement. Ce cas est un exemple de goutte aiguë, siégeant dans plusieurs jointures et accompagnée de symptômes fébriles proportionnés à l'intensité de l'inflammation locale; en effet, le pouls était dur et plein, et on comptait cent huit pulsations à la minute; la peau était chaude et sèche, la langue chargée, la soif vive. Au bout de quelques jours de traitement, les articulations devinrent moins douloureuses, le pouls perdit sa dureté et on ne compta plus que soixante et onze pulsations à la minute.

Voici maintenant un exemple de goutte aiguë limitée à une seule jointure.

Obs. — *Novembre* 1854. — J. P..., âgé de quarante-quatre ans, avait eu sa première attaque de goutte à l'âge de quarante ans; la seconde eut lieu deux années après et celle que je décris est la troisième. Il se plaint d'une douleur vive siégeant à l'articulation métatarso-phalangienne du gros orteil. Il y a du gonflement, de la chaleur et de la rougeur; quand on presse avec le doigt les parties tuméfiées, l'impression persiste. La langue est recouverte d'un enduit saburral et la soif un peu augmentée. Le pouls est à 70; d'ailleurs on ne constate pas de symptômes fébriles.

Presque toujours, dans les cas où la goutte n'affecte qu'un petit nombre de jointures, le pouls, s'il n'est pas rendu plus rapide par l'intensité de la douleur, ne présente qu'une légère accélération; de plus, les autres symptômes fébriles sont à peine accusés. Il ne faut pas attacher d'ailleurs, en pareil cas, une grande importance à l'aspect de la langue, car l'estomac et l'intestin sont fréquemment affectés chez les goutteux en dehors même des accès.

Tels sont les symptômes qu'il importe le plus d'observer dans les premiers accès de goutte aiguë; il s'agit actuellement de tracer la *marche* ultérieure de la maladie. Il peut se faire qu'un individu n'éprouve qu'un seul accès de goutte; mais il est bien rare qu'il en soit ainsi pour peu que la vie se prolonge. En général, la maladie reparaît au bout d'un temps plus ou moins long, et la durée de l'intervalle qui sépare les deux premiers accès varie suivant la constitution du sujet, sa manière de vivre, et aussi en raison de l'existence ou de l'absence des causes prédisposantes ou occasionnelles. Plusieurs années séparent quelquefois le premier accès du second; fréquemment l'intervalle est de deux ans, plus souvent encore il est d'un an seulement. Enfin de temps à autre le répit n'est que de quelques mois. A mesure que la maladie atteint plus profondément l'organisme, les attaques se rapprochent et en même temps les affections locales tendent à se multiplier. Lorsque les goutteux vivent sobrement ou lorsque chez eux la prédisposition héréditaire n'est pas très-prononcée, la maladie peut se montrer limitée aux gros orteils, voire même seulement à l'un d'eux, pendant une période de plusieurs années. Mais la goutte a une tendance très-marquée à envahir successivement et en progressant de bas en haut les autres jointures. Ainsi les articulations tibio-tarsiennes sont affectées d'abord, après elles les gros orteils; puis ce sont les genoux, les mains, les coudes et enfin les autres articulations des extrémités supérieures. Cet ordre de succession s'observe si souvent dans la goutte, qu'il peut parfois servir de guide pour arriver à un diagnostic précis. Je possède dans mes notes nombre de faits qui pourraient être cités à l'appui de ce que j'avance, mais il suffira pour le moment d'indiquer sommairement les époques des accès et le siége qu'ont occupé les affections locales, dans un certain nombre de cas (1).

Obs. — 1857. — C. M..., est âgé de cinquante-cinq ans; son père et sa mère n'ont pas eu la goutte; mais il

(1) A ne considérer même que le siége primitif des affections locales ainsi que le mode d'envahissement successif des jointures, il existe entre la goutte parvenue à cette époque de son évolution et le rhumatisme articulaire chronique d'*emblée*, de forme progressive — (rhumatisme goutteux, rhumatisme noueux des auteurs) — envisagé à son début, des traits de ressemblance et des caractères distinctifs qu'il ne sera peut-être pas sans intérêt de faire connaître dès à présent.

Dans le rhumatisme noueux, les articulations des mains, et, d'une manière plus précise, d'après mes propres observations, celles des phalanges entre elles, surtout les articulations métacarpo-phalangiennes des deux premiers doigts, sont, dans la grande majorité des cas, le premier siége du mal. L'examen de 41 cas étudiés à ce point de vue spécial, nous a fourni les résultats suivants : les diverses jointures qui viennent d'être mentionnées ont été les premières et les seules atteintes, pendant un espace de temps plus ou moins long, dans 21 cas; dans 7 autres cas, une ou deux grandes jointures, le poignet ou le cou-de-pied, par exemple, ont été affectés en même temps que les articulations des doigts; 9 fois l'invasion s'est faite exclusivement par les

a un frère qui a éprouvé quelques atteintes de cette maladie. Il se rappelle qu'il y a quinze ans après s'être couché bien portant, il se réveilla vers quatre heures du matin avec de la douleur et un sentiment de tension dans le gros orteil qui devint bientôt chaud et tuméfié. Cet accès se termina au bout de trois semaines et aucune autre jointure ne fut prise. La seconde attaque eut lieu une année après, et occupa la même jointure; elle se déclara également le matin et dura une quinzaine de jours. Pendant six ans les accès reparurent chaque année et se limitèrent toujours aux articulations métatarso-phalangiennes de l'un ou de l'autre gros orteil. Depuis six ans, les extrémités supérieures furent envahies les premières à chaque accès; la maladie se montrait aux poignets, aux articulations métacarpo-phalangiennes et phalangiennes, la période aiguë de chaque accès durait environ quatorze jours, puis survenait la desquamation épidermique. Jus-

grandes jointures, telles que le genou ou le cou-de-pied; mais dans ces cas, les petites articulations des doigts n'ont pas tardé à se prendre. Dans 4 cas seulement les jointures des gros orteils ou les petites articulations des pieds ont été envahies les premières, ainsi que cela a lieu dans la goutte.

Presque constamment, lorsqu'il s'agit du rhumatisme noueux, la maladie observe dans ses envahissements une parfaite symétrie. Ainsi les articulations homologues sont habituellement prises en même temps et parfois avec une égale intensité. MM. Adams (*A Treatise on rheumatic gout*, London, 1857, p. 219), Romberg (*Klinische Wahrnehmungen*, Berlin, 1851, p. 98), W. Budd (*the Symmetry of disease, in Medic.-chirurg. Trans.*, t. XXV, 1842, p. 158), ont beaucoup insisté, et avec raison, sur ce caractère que nous avons nous-même fait ressortir (*Études pour servir à l'histoire de l'affection décrite sous les noms de goutte asthéique, primitive, etc.* Thèse, de Paris, 1853) et qui ne se retrouve pas dans la goutte, au moins au même degré. Adams cite, comme tout à fait exceptionnel, un cas de rhumatisme noueux, dans lequel une seule des mains fut affectée pendant toute la durée de la maladie; Haygarth n'a rapporté également qu'un fait du même genre,

qu'à l'année dernière, les accès revenaient uniformément tous les ans à la même époque : mais depuis lors, ils se sont montrés plus fréquents et plus irréguliers dans leurs époques d'apparition.

La régularité avec laquelle se produisent les retours de la goutte est, dans certains cas, vraiment remarquable. Assez souvent les malades peuvent calculer à quelques jours près l'époque à laquelle les accès paraîtront. Le cas suivant est un exemple de goutte qui, pendant de nombreuses années, se montra régulièrement

et parmi les cas très-nombreux de cette forme du rhumatisme chronique que j'ai observés, dans l'espace de six années, à l'hospice de la Salpêtrière, je n'ai vu que 3 fois la maladie borner son action aux articulations d'un seul côté du corps.

A mesure qu'il progresse, le rhumatisme noueux peut se porter sur toutes les jointures ; à proprement parler, aucune d'elles n'est à l'abri de ses atteintes. Il est à remarquer cependant que les articulations des membres supérieurs sont encore, dans cette période ultime, plus souvent et plus profondément affectées que celles des membres inférieurs. Les articulations de la hanche et celles de l'épaule sont, en général, atteintes très-tardivement, souvent très-légèrement ; il est fréquent qu'elles soient respectées pendant toute la durée du cours de l'affection, ainsi que cela a lieu d'ailleurs, le plus souvent dans la goutte. Dans le rhumatisme articulaire chronique partiel, au contraire — et c'est un point sur lequel nous devrons revenir plus loin — il n'est pas rare que l'articulation de l'épaule, ou celle de la hanche (*morbus coxæ senilis*) soient le premier siége, voire même le siége à peu près exclusif de la maladie.

Le mode suivant lequel les arthropathies se succèdent sur un membre, dans le rhumatisme noueux est intéressant à noter; mais là nous ne trouvons rien qui ne se rencontre également dans la goutte chronique généralisée. Aux membres supérieurs les doigts sont, dans les deux maladies, affectés les premiers, puis c'est le poignet, puis le coude, et enfin l'épaule ; aux membres inférieurs, le genou se prend après l'articulation tibio-tarsienne, la hanche après le genou. Sans doute, cet ordre de succession des affections articulaires n'est pas toujours mathématiquement suivi, mais on l'observe, certainement, dans la majorité des cas. (J. C.)

aux mêmes époques, bien qu'à des intervalles assez éloignés.

Obs. — 1861. — Il s'agit d'un gentleman, âgé de quarante-neuf ans, dont les ascendants n'ont, paraît-il, jamais présenté de manifestations goutteuses; il a toujours bien vécu et s'est adonné avec excès à l'usage de la bière et du vin ; à part les accès de goutte, sa santé a toujours été bonne. Il y a dix ans que la première attaque eut lieu et le gros orteil droit fut alors seul affecté; deux ans après cette même jointure fut prise de nouveau. Il s'écoula encore un espace de deux ans entre la seconde et la troisième attaque, puis un intervalle de même durée entre la troisième et la quatrième, et toujours l'articulation métatarsienne du gros orteil fut le seul siége de l'affection locale. En 1858, le gros orteil gauche et le cou-de-pied du même côté furent atteints. En 1859, ce fut de nouveau le tour du gros orteil droit. Enfin, en 1860, les deux gros orteils furent pris l'un après l'autre. A partir de cette époque, la goutte devint plus fréquente, et dans l'espace des six derniers mois, il y eut trois attaques, tantôt à un seul pied, tantôt aux deux pieds, mais toujours les extrémités supérieures furent respectées. L'urine, habituellement claire, ne contenait pas d'albumine, l'addition d'un acide n'y produisait qu'un léger dépôt d'acide urique.

Je puis ajouter que, sous l'influence du traitement et après s'être soumis pendant l'automne et le printemps aux règles hygiéniques les plus sévères, le malade se trouve depuis neuf mois débarrassé de la goutte. L'absence de prédisposition héréditaire, une bonne constitution, l'âge du sujet enfin, peuvent dans ce cas expliquer là longueur des intervalles qui ont séparé les accès. Si la maladie a pu être enrayée dans sa marche, ce résultat ne doit pas être rapporté seulement au traitement médical, mais aussi au soin qui a été pris d'éviter l'action des principales causes tant prédisposantes qu'excitantes.

Voici un fait propre à montrer, entre autres choses, quelle peut être la longueur des intervalles des accès.

Obs. — *Octobre* 1861. — Un homme de cinquante ans, issu d'un père goutteux, éprouva, lorsqu'il était encore jeune, sa première attaque de goutte, laquelle siégea à l'un des gros orteils. La deuxième attaque eut lieu quelques années plus tard, et occupa le même siége; puis, après un intervalle de quatre ans survint le troisième accès, et après un nouvel intervalle de quatre ans, un quatrième accès; six ou sept autres attaques qui eurent lieu par la suite, furent séparées par le même espace de temps. Jusque-là, la maladie s'était montrée bénigne, les accès avaient une courte durée et les pieds seuls avaient été pris, à l'exception d'une seule fois où l'articulation métacarpo-phalangienne de l'index fut affectée. Dans le mois de juillet de cette année, le malade eut un accès plus violent que d'habitude; le talon gauche fut pris d'abord et le gros orteil droit en dernier lieu. Pendant le mois d'août, la goutte se manifesta de nouveau aux mêmes parties successivement et dans le même ordre. En septembre, le talon fut pris pour la troisième fois en même temps qu'un des orteils et aujourd'hui cette attaque est à peine terminée. Le malade ne présente aucun symptôme de dyspepsie, soit pendant les accès, soit pendant leurs intervalles, mais il a souvent les pieds froids, et on constate d'ailleurs chez lui d'autres signes indiquant le peu d'activité de la circulation. Il observe scrupuleusement un régime approprié : pour boisson habituelle, il prend une petite quantité de vin de Bordeaux, quelquefois du cidre, mais il s'abstient complétement de bière. Dans ce cas, l'hérédité paraît avoir joué le principal rôle dans la production de la goutte; la vie bien réglée explique pourquoi le retour des accès n'a lieu qu'à des intervalles très-éloignés. Quoi qu'il en soit, le sujet a atteint la cinquantaine; or, lorsqu'à cet âge la goutte n'a pu être entravée dans sa marche, elle tend à s'enraciner plus fortement dans l'organisme.

Dans l'observation qui suit, les attaques ont présenté un caractère tout opposé, en ce sens qu'elles revenaient à de courtes échéances.

Obs. — 1862. — Homme de quarante ans, sans prédisposition héréditaire connue, et n'ayant jamais été adonné aux boissons alcooliques. Le premier accès de goutte eut lieu en avril 1861; l'affection siégea au gros orteil droit, qui devint tuméfié et douloureux. Cet accès dura environ une quinzaine de jours et pendant ce temps le gros orteil gauche fut quelque peu affecté. Trois ans après survint la deuxième attaque; quatre mois plus tard, la troisième; la quatrième attaque eut lieu après un intervalle de deux mois seulement. Dans ces accès, la maladie a toujours été limitée à l'un ou l'autre gros orteil. Il est difficile ici de saisir la cause d'un développement aussi rapide de la goutte, d'autant mieux que les reins ne paraissent pas affectés et que les symptômes de dyspepsie ont fait défaut.

Presque toujours l'articulation métatarsienne du gros orteil est la première atteinte dans un accès de goutte, ou tout au moins elle s'affecte à un certain degré dans le cours de l'accès ; cette règle toutefois n'est pas invariable, et du seul fait que le gros orteil n'a pas été pris, on ne saurait conclure à la non-existence de la goutte. En effet, on rencontre de temps à autre des cas où les caractères de la goutte sont des plus accusés, et dans lesquels cependant *le gros orteil est constamment resté indemne*. Dans les cas de ce genre, le diagnostic présente parfois des difficultés presque insurmontables ; aussi y a-t-il là un important sujet d'études. Voici une observation qui se rapporte à l'ordre de faits dont il s'agit :

Obs. — *Octobre* 1858. — H. P..., âgé de trente-huit ans, entre dans mon service à l'hôpital, pour des douleurs vives siégeant aux deux articulations tibio-tarsiennes. D'après les renseignements qu'il donne, son père aurait été affligé d'une maladie articulaire assez intense pour le tenir au lit pendant seize ans ; cette affection avait été considérée comme un rhumatisme. A l'âge de quinze ans, H. P... fut pris, semble-t-il, d'une fièvre rhumatismale, avec localisation aux poignets et dans d'autres jointures des extrémités supérieures. Sept ans après, il eut des accidents semblables, mais cette fois les membres inférieurs furent également envahis. Depuis cette époque jusqu'à son entrée à l'hôpital, il fut repris quatre ou cinq autres fois à peu près de la même manière, mais l'affection tendait à revêtir le caractère chronique et chaque fois il resta perclus pendant plusieurs mois. Il ne se rappelle pas qu'un des gros orteils ait été jamais atteint.

Comme son travail l'oblige à rester dans des caves, il est exposé au froid et à l'humidité. Il a l'habitude de boire chaque jour en moyenne quatre ou cinq pintes de bière, surtout du *pale ale*, et quelquefois il ingère en outre une quantité considérable de vin. Lorsqu'il entra à l'hôpital, il était malade depuis trois semaines ; à ce moment, les chevilles étaient douloureuses et les mouvements articulaires difficiles, mais il n'y avait ni rougeur ni gonflement ; la flexion des pieds était impossible et le moindre effort pour y arriver provoquait une violente douleur. Le pouls était à 72, la langue un peu chargée, la soif normale et l'appétit modéré ; les intestins fonctionnaient régulièrement et il n'y avait pas de transpiration. Pendant la nuit, les douleurs articulaires augmentaient un peu d'intensité. Les urines étaient rares, d'une densité de 1030 ; par le repos elles laissaient déposer quelques cristaux d'acide urique ; elles ne contenaient pas d'albumine.

Comme il existait des doutes sur la nature réelle de la maladie, on pratiqua au bras une saignée d'environ deux onces ; dans le sérum, on reconnut la présence de l'acide urique à l'aide du *procédé du fil* — procédé dont les détails seront donnés dans un prochain chapitre. — Le malade fut soumis à un régime doux et on lui prescrivit de petites doses d'iodure de potassium. Quatre jours après, la situation n'avait pas changé ; toutefois, vraisemblablement en raison du repos absolu qu'il avait observé et de la température constante qui avait été maintenue autour de lui, il se trouvait un peu soulagé. En le questionnant, on apprit de lui qu'il avait pris l'habitude de boire — par raison de santé, assurait-il — le *pale ale* de préférence au *porter*. Il disait avoir remarqué que ses jointures devenaient plus douloureuses lorsqu'il avait fait usage de cette dernière boisson et surtout du *stout*. Cette circonstance, jointe au résultat de l'examen du sang qui avait démontré l'existence d'un excès d'acide urique dans le liquide, me fit penser qu'un changement dans le régime suivi jusqu'ici pourrait aider au diagnostic. A cet effet, comme le malade avait bon appétit, je lui fis donner le maximum d'aliments que comporte le régime de l'hôpital, et j'y fis joindre deux pintes de porter. On laissa de côté toute espèce de médicaments. Tout alla bien pendant les quatre premiers jours, mais le cinquième, des douleurs vives se déclarèrent d'abord à l'articulation tibio-tarsienne du côté droit, puis à celle du côté gauche et ces jointures devinrent bientôt rouges et tuméfiées. Deux jours après, le doigt laissait son empreinte sur les parties gonflées, et il y avait desquamation de l'épiderme. La langue était chargée, le pouls à cent pulsations environ, mais la soif n'était pas exagérée; on supprima dès lors le porter et la viande, et l'on prescrivit environ deux grammes de vin de colchique dans une potion camphrée à prendre trois fois par jour. Au bout de quarante-huit heures, le cou-de-pied était déjà beaucoup moins douloureux, et quelques jours plus tard il n'existait plus ni rougeur, ni gonflement; d'ailleurs, la santé n'avait jamais été aussi bonne depuis le commencement de l'attaque. La colchique n'avait produit ni nausées ni effet purgatif.

Pourquoi les orteils n'ont-ils jamais été affectés chez ce malade? Cela est difficile à déterminer. Ne pourrait-on pas admettre que les accès de rhumatisme aigu éprouvés pendant la jeunesse avaient laissé subsister après eux un certain degré d'altération dans les grosses jointures, et les avaient ainsi disposées à être plus particulièrement affectées par la goutte? Nous savons déjà que celle-ci attaque de préférence les parties affaiblies à la suite d'accidents traumatiques.

Chez ce malade, on ne put découvrir aucune trace d'un dépôt de matière goutteuse; seulement la première articulation phalangienne de l'auriculaire droit était fléchie et à peu près ankylosée; mais il fut impossible de décider si la déformation de cette jointure était due, oui ou non, à un dépôt d'urate de soude soit à son pourtour, soit dans sa cavité même. Quoi qu'il en soit, les caractères de l'inflammation, l'état du sang, l'influence du régime et aussi l'influence très-nette de la colchique sur les symptômes ne permettent pas de douter qu'il s'agissait bien là de la goutte. Il n'existe d'ailleurs aucun motif pour qu'un sujet, qui dans sa jeunesse a été sujet au rhumatisme articulaire aigu, ne soit pas soumis, par la suite, à la diathèse goutteuse (1). J'ai rencontré récemment, dans ma pratique, plusieurs exemples de ces cas où les gros orteils

(1) Cette observation a été vivement critiquée et l'auteur anonyme d'un article, fort intéressant d'ailleurs, inséré dans l'*American Journal of the medical sciences* (t. XL, 1860, p. 426), s'est refusé à y reconnaître les caractères de la goutte. Ce n'est pas ici le lieu d'établir une discussion en règle et de rechercher de quel côté est la vérité; mais je crois utile de rapporter deux faits suivis de nécroscopie, qui ne peuvent laisser subsister aucun doute sur la nature de la maladie et qui démontrent péremptoirement ce qu'avance M. Garrod, à savoir : que la goutte peut avoir occupé sérieusement, à plusieurs reprises, la plupart des jointures, sans cependant avoir jamais établi son siége sur les articulations métatarso-phalangiennes des gros orteils. L'un de ces faits a été recueilli par M. le docteur Ollivier et par moi,

ne sont point affectés alors que les autres caractères de la goutte sont cependant des plus manifestes. Je suis porté à croire que les faits de ce genre s'observent surtout dans

il y a quelques années. L'autre appartient à M. le docteur E. Desgranges qui l'a publié dans l'*Union médicale de la Gironde*, pour 1859 (n° 10, p. 452). Voici notre observation, que nous croyons devoir rapporter *in extenso*, en raison de l'intérêt qui s'y attache à plusieurs points de vue.

Obs. I. — A. D..., âgé de soixante-six ans, ancien huissier, s'est vu forcé, il y a vingt-cinq ans environ, de vendre sa charge par suite de mauvaises affaires. Depuis lors il n'a exercé aucune profession, sa famille pourvoyant à tous ses besoins. Il a éprouvé pour la première fois, il y trente ans, des douleurs articulaires, qu'il qualifie du nom de *goutte*, et qui, depuis cette époque, n'ont pas cessé de reparaître sous forme d'accès, une ou plusieurs fois chaque année, principalement pendant l'hiver. Il assure que son père, sa mère, son frère et sa sœur ont été atteints de la même maladie. La plupart des jointures ont été successivement atteintes; mais il ne sait dire dans quel ordre elles l'ont été. Il a oublié également quelles jointures ont été prises en premier lieu, mais il assure que les *gros orteils n'ont jamais été affectés*. Les diverses articulations ne présentent aucune tuméfaction, aucune déformation. Toutes sont parfaitement mobiles. Il n'existe aucune trace de dépôts tophacés extérieurs, pas même sur les oreilles. Le 5 mars 1860, se déclare un accès qui dure une dizaine de jours et qui occupe exclusivement le genou droit. La jointure douloureuse n'a été que très-légèrement tuméfiée. Le 14 mars, survient un érysipèle qui débute par la face, s'étend rapidement d'un côté au cuir chevelu, de l'autre à la partie antérieure du cou et se complique d'un délire violent. La terminaison fatale a lieu le 20 mars.

Autopsie. — Le tissu cellulaire sous-cutané de la région antérieure du cou est infiltré de pus, aucune altération de l'encéphale ou des méninges. Les artères de la base du cerveau ne sont pas athéromateuses. — Aucune altération appréciable des viscères thoraciques; seule l'aorte présente çà et là dans sa portion ascendante quelques plaques athéromateuses et une concrétion calcaire de petit volume. — Les viscères abdominaux étaient également exempts d'altérations. — Les reins toutefois n'ont pas été examinés assez attentivement pour qu'on puisse déclarer qu'il n'y existait pas quelques-uns de ces infarctus d'urate de soude qu'on rencontre généralement chez les individus atteints de goutte chronique.

Sur un bon nombre de jointures, les surfaces articulaires paraissent recouvertes d'une couche d'un blanc mat, semblable à du plâtre; cette matière est déposée dans l'épaisseur des cartilages diarthrodiaux, où elle se présente

les classes supérieures de la société, chez des sujets qui ont hérité de la goutte, mais qu'on ne peut accuser de s'être adonnés trop librement aux plaisirs de la table. Il

tantôt à l'état amorphe, tantôt sous forme d'amas d'aiguilles cristallines. L'acide acétique concentré dissout rapidement les cristaux ainsi que la matière amorphe, et en leur place on voit se former bientôt, au sein du cartilage, des cristaux rhomboédriques d'acide urique. Soumis à l'action de l'acide nitrique bouillant, puis à celle de l'ammoniaque, un fragment de cartilage incrusté de la matière tophacée donne lieu à une belle coloration pourpre (murexide). Sur la plaque d'apparence calcaire qui existait à la surface de l'aorte, les mêmes réactions n'ont pas produit la coloration pourpre, et il n'y a pas eu formation de cristaux d'acide urique.

Dans la cavité des diverses jointures ainsi affectées, il n'existait pas d'épanchement de sérosité trouble. La membrane synoviale était à peine injectée. Elle n'était pas recouverte de prolongements villeux. Au pourtour des surfaces articulaires, il n'existait ni stalactites, ni bourrelets osseux de formation nouvelle, et, à part l'incrustation par l'urate de soude, les cartilages ne présentaient aucune altération appréciable. En un mot, on ne rencontrait là aucune des altérations qui caractérisent le rhumatisme articulaire chronique.

Voici d'ailleurs, en peu de mots, quel était l'état des diverses jointures. — *Aux membres supérieurs*, les articulations scapulo-humérales étaient toutes deux à l'état normal ; — au coude droit, le dépôt blanc occupe les surfaces articulaires du radius, du cubitus et de l'humérus, dans toute leur étendue ; au coude gauche, les altérations sont les mêmes, mais bien moins prononcées qu'à droite. — Poignets : les deux surfaces articulaires sont au poignet droit, comme au poignet gauche, revêtues du dépôt blanc dans toute leur étendue. Ce même dépôt se retrouve sur les surfaces d'articulation des divers os du carpe entre eux et avec les métacarpiens, à droite comme à gauche. — Les autres articulations de la main droite ne sont pas altérées au même degré à droite et à gauche. A la main droite, les articulations métacarpo-phalangiennes du pouce et du médius présentent seules le dépôt blanc ; l'articulation phalangienne du pouce est intacte ; au contraire, les articulations de la première avec la deuxième phalange des quatre autres doigts présentent le dépôt crayeux dans toute l'étendue du cartilage diarthrodial. Quant aux articulations des phalangines avec les phalangettes, seule celle du médius présente le dépôt crayeux. — A la main gauche, les articulations métacarpo-phalangiennes, celle du pouce y compris, sont envahies par le dépôt d'urate de soude ; l'annulaire seul fait exception. Les articulations des phalangines

existe parfois telles circonstances qui suffisent à expliquer pourquoi les articulations métatarso-phalangiennes sont ainsi épargnées chez certains goutteux; mais c'est un point sur lequel nous aurons l'occasion de revenir.

avec les phalangettes de l'index et du médius présentent le dépôt blanc, toutes les autres jointures des doigts sont intactes.

Aux membres inférieurs : Les deux articulations coxo-fémorales sont saines. — Articulations fémoro-tibiales : à droite, la surface articulaire du fémur est recouverte dans la plus grande partie de son étendue par le dépôt blanc; les deux cavités articulaires et la surface rotulienne sont revêtues de cette même couche blanche qui se retrouve aussi par plaques aux faces supérieure et inférieure des fibro-cartilages semi-lunaires. — En dehors de l'articulation dans le tissu cellulaire sous-synovial, au voisinage de la face externe du condyle droit, il existe une petite concrétion blanche, arrondie, du volume d'une tête d'épingle. — Des altérations analogues se rencontrent sur le genou gauche, mais elles y sont beaucoup moins prononcées. — Des deux côtés les articulations tibio-tarsiennes présentent une couche d'un blanc laiteux, uniformément répandue sur toute l'étendue des surfaces articulaires. Chacune des articulations du tarse offre le même revêtement blanc. *Les articulations métatarso-phalangienne et celles des phalanges entre elles, tant aux gros orteils qu'aux autres doigts des pieds, ne présentaient, soit du côté droit, soit du côté gauche, pas traces de dépôt d'urate de soude.*

En outre de l'intégrité des articulations métacarpo-phalangiennes des gros orteils, qui est le point sur lequel nous appelons principalement l'attention, il est dans cette observation plusieurs circonstances qui méritent d'être relevées. On remarquera par exemple que les membranes synoviales, même dans les jointures le plus profondément affectées, étaient à peine vascularisées; qu'elles n'étaient pas hérissées à leur face interne de prolongement villeux; qu'au pourtour des surfaces articulaires il n'existait ni stalactites ni bourrelets osseux de formation nouvelle, qu'enfin les cartilages incrustés d'urate de soude ne présentaient d'ailleurs pas de lésions de texture appréciables; en un mot, on ne trouvait là aucune altération révélant un travail d'inflammation chronique. Il n'en était pas tout à fait de même, ainsi qu'on va le voir, dans le cas de M. Desgranges. On notera, en dernier lieu, dans notre observation, qu'à part une très-petite concrétion blanche située au genou droit, dans le tissu cellulaire sous-synovial, on ne rencontrait pas d'agrégats sous-cutanés d'urate de soude, pas de tumeurs tophacées, en un mot, au voisinage des jointures affectées. Nous devons nous borner pour le moment à indiquer ces faits, que nous aurons à invoquer ailleurs et dont l'intérêt est,

Nous avons vu que la goutte, dans ses premières manifestations, limite habituellement ses atteintes à une seule articulation ou tout au plus à un petit nombre d'articulations ; en outre, ce sont alors surtout les plus petites join-

comme on voit, surtout relatif à la physiologie pathologique de l'arthropathie goutteuse. Nous terminerons cette note déjà trop étendue en donnant un abrégé de l'observation publiée par M. Desgranges.

Obs. II. — M..., âgé de cinquante-huit ans. Les douleurs articulaires ont débuté il y a vingt ans. Actuellement les petites articulations des doigts des mains sont seules tuméfiées et déformées. Les articulations des coudes et des genoux sont le siége de craquements. — Peu de temps après l'admission à l'hôpital, œdème des membres inférieurs, vomissements répétés, puis, au bout de quelques jours, gêne dans la parole, prostration complète, langue sèche, regard fixe, respiration difficile. — Plusieurs attaques épileptiformes pendant les deux jours qui ont précédé la mort. — Nécroscopie : Hypertrophie du cœur avec épaississement remarquable des parois du ventricule gauche, Les autres organes du thorax, ceux de l'abdomen, les reins y compris (?), l'encéphale enfin, ne présentaient aucune altération appréciable. — Aux articulations des genoux les surfaces articulaires étaient recouvertes dans toute leur étendue d'une couche d'une matière blanche qui, examinée chimiquement par M. Faure, fut reconnue être composée d'*urate* et de *phosphate de chaux* (?). Sur d'autres articulations la même matière blanche se présentait par plaques, sur d'autres enfin elle ne formait qu'un pointillé blanchâtre, tendant cependant à former des plaques. En plusieurs points il y avait en outre érosion des cartilages, et en général les capsules synoviales étaient rouges et enflammées. Voici d'ailleurs l'indication sommaire de l'état des diverses articulations : Les articulations scapulo-humérales sont indemnes, à droite et à gauche. — Aux articulations des coudes, des poignets, plaques blanches disséminées sur les cartilages diarthrodiaux ; l'altération est plus prononcée à droite qu'à gauche. — Mêmes altérations aux articulations métacarpo-phalangiennes et phalangiennes des deux mains ; seuls le petit doigt et le pouce de la main gauche sont intacts. — Articulations coxo-fémorales : plusieurs plaques blanches à droite et à gauche. — Articulations fémorales : c'est là que les altérations sont le plus prononcées. — En outre des dépôts d'urate de soude, on y remarque des érosions du cartilage et une injection marquée de la synoviale. — Articulations tibio-astragaliennes : La poulie astragalienne est incrustée dans toute son étendue par la matière blanche. — *Les articulations du gros orteil n'étaient pas affectées.*

(J. C.)

tures qui sont prises. On rencontre çà et là des exceptions à cette règle. Ainsi il peut arriver dans la goutte récente que les articulations importantes soient affectées, et de plus qu'elles le soient en assez grand nombre. En pareil cas, la maladie rappelle d'une manière frappante la physionomie du rhumatisme articulaire aigu, et le diagnostic peut présenter beaucoup de difficulté, du moins au premier abord (1). Un très-remarquable exemple de cette forme de *goutte généralisée aiguë* s'est offert il y a quelques années à mon observation, et les phénomènes constatés par la suite n'ont laissé subsister aucun doute sur la véritable nature de l'affection.

Obs. — *Décembre* 1853. — C. F..., âgé de trente-cinq ans, fut apporté à l'hôpital dans les circonstances suivantes : Il avait reçu la veille, au-dessous de l'aisselle, un coup de timon de charrette, qui l'avait renversé et lui avait fracturé quelques-unes des côtes du côté gauche. On l'admit dans une salle de chirurgie, et comme il existait quelques signes de pleurésie traumatique, on appliqua des ventouses scarifiées sur la poitrine ; on prescrivit en outre des pilules bleues, et le malade dut prendre une dose de 3 centigrammes d'opium toutes les trois heures. Le soir, il se plaignit de ressentir des douleurs dans l'articulation du coude gauche ; pendant la nuit, les

(1) R. B. Todd (*Gout, rheumatic fever*, p. 34 ; — *Clinical lectures on urinary diseases*, London, 1862, p. 408) et le docteur W. Budd (*The library of medicine*, t. V, p. 210) ont particulièrement insisté sur cette forme de la goutte aiguë dans laquelle plusieurs grandes articulations sont prises en même temps et qu'il est parfois si difficile de distinguer du rhumatisme articulaire aigu. Voyez aussi, sur ce sujet, la *Clinique médicale* de M. Trousseau, t. III, 1865, p. 326. (J. C.)

doigts de la main du même côté devinrent rouges et gonflés; la plante des pieds et le genou droit finirent aussi par se prendre. Dès lors le cas était plutôt du ressort de la médecine, aussi fut-il décidé que le jour suivant, c'est-à-dire deux jours après l'accident, le malade serait transféré dans une de mes salles. Voici l'état dans lequel je le trouvai : le visage était blême ; le pouls donnait 108 pulsations, il était petit, mais dur ; peau chaude et un peu moite; langue chargée, gencives rouges et tuméfiées; l'haleine répandait une odeur mercurielle ; il y avait beaucoup de soif et de l'inappétence. Le poignet, la main et le coude gauches étaient chauds, rouges et gonflés, ainsi que le genou et l'articulation tibio-tarsienne du côté droit ; le petit orteil gauche était aussi quelque peu affecté. On entendait un bruit de frottement dans la poitrine en arrière et à gauche, au voisinage de l'aisselle. Le jour suivant, plusieurs des jointures tuméfiées conservaient très-distinctement l'empreinte du doigt; en même temps l'articulation de la phalange avec la phalangine de l'index droit avait subi un gonflement tel que sa circonférence était augmentée du double ; la peau était en ce point très-chaude et très-rouge et tout le doigt extrêmement douloureux. Le lendemain, aucun changement appréciable n'était survenu. Jusqu'alors le malade avait été considéré comme atteint de rhumatisme articulaire aigu, et le traitement avait été dirigé en conséquence, mais je fus bientôt conduit, par diverses circonstances, à soupçonner que mon premier diagnostic était erroné et que j'avais sous les yeux un cas de goutte. En premier lieu, le sang extrait par les ventouses fut trouvé extrêmement riche en acide urique; de plus, les caractères de l'inflammation locale rappelaient la goutte bien plutôt que le rhumatisme; ainsi la peau des parties enflammées présentait un aspect brillant, et à un moment donné elle conservait l'impression du doigt; en troisième lieu, il était à remarquer que le malade avait été très-promptement affecté par les mercuriaux, et c'est là une circonstance qui, fréquente chez les goutteux, est au contraire rare dans les cas de rhumatisme. D'ailleurs, la véritable nature du mal devait bientôt se révéler tout à fait. Au bout de quelques jours, le gonflement de l'index droit s'accrut à tel point que la peau subit une distension considérable, et en même temps on constata de la fluctuation sur la partie tuméfiée; cependant la douleur avait beaucoup diminué dans les autres articulations; la fièvre s'était calmée sous l'influence du colchique. Peu de temps après, je ponctionnai la peau distendue du doigt, et il s'écoula une certaine quantité d'un liquide lactescent; à l'examen microscopique je constatai que l'opacité de ce liquide était due à la présence d'innombrables cristaux d'urate de soude, lesquels se présentaient sous la forme de très-fines aiguilles (pl. V, fig. 3). De nouvelles interrogations firent alors connaître que le malade avait antérieurement déjà eu une affection articulaire; en effet, quinze mois avant l'attaque actuelle, il avait souffert d'une inflammation du pied présentant tous les caractères de la goutte ordinaire. Au bout de quelques semaines la nature de la maladie se trouva établie d'une façon plus positive encore, car un petit dépôt d'urate de soude se fit sur l'hélix d'une oreille. Depuis cette époque, c'est-à-dire depuis sept ans environ, des concrétions tophacées se sont successivement formées en différents endroits, et, à plusieurs reprises, des symptômes de goutte sont apparus avec leurs caractères habituels au gros orteil et ailleurs. Le malade exerce la profession de peintre; il a l'habitude de boire une pinte de *porter* environ par jour; sa mère est, paraît-il, sujette à la goutte. J'ai soigné deux de ses frères atteints de la même affection.

Il est arrivé plusieurs fois que des cas de goutte aiguë généralisée, semblables à celui qui vient d'être rapporté, ont été considérés et décrits comme appartenant au rhumatisme articulaire aigu. Je suis porté à croire que le fait suivant est un exemple de cette méprise. M. Spencer Wells, qui le présente dans son intéressant ouvrage (1) comme un cas de rhumatisme développé pendant le cours d'un accès de goutte, le rapporte en ces termes : « Un monsieur âgé de quarante ans, né de parents goutteux, s'adonnant avec excès aux plaisirs de la table, avait éprouvé il y a cinq ans au gros orteil droit une légère attaque de goutte qui fut de courte durée; mais à des intervalles de trois ou quatre mois il survint de nouvelles attaques, dont la gravité et la fréquence allèrent en croissant. Un soir il sentit qu'un accès était imminent, mais il dut rester assez tard à la Chambre des communes, et comme la douleur augmentait, il pensa qu'une journée d'exercice éloignerait probablement l'attaque, ainsi que cela lui était

(1) Spencer Wells, *Practical observations on Gout and its complications*, London, 1854. 1° Rhumatisme articulaire aigu développé pendant le cours d'un accès de goutte aiguë; 2° rhumatisme articulaire aigu chez un sujet atteint de goutte chronique, p. 66 et suiv. (J. C.)

arrivé déjà plusieurs fois. En sortant du parlement, il prit la poste et fit, dans la nuit, de soixante-dix à quatre-vingts milles pour gagner un rendez-vous de chasse à courre. Aussitôt arrivé, ses préparatifs étant achevés, il commença la course, qui ne se termina qu'après trois poursuites, dont une fort longue, par la pluie et un temps froid. Pour revenir il fut encore obligé de parcourir quinze milles sur un cheval fatigué, et quand il rentra chez lui on dut l'enlever de la selle et le porter au lit. Il but un peu d'eau-de-vie tiède, étendue d'eau ; mais il survint un frisson violent, et le lendemain un accès de rhumatisme généralisé se déclara. Cet accès fut si grave que l'on ne songea pas à l'inflammation goutteuse du pied et qu'on se préoccupa seulement du cœur et de l'état général. La convalescence commença au bout de quinze jours, mais la goutte se faisait toujours sentir au pied, et elle ne céda que lorsque le malade eut pris quelques doses de colchique. » Voici un autre fait, rapporté par le même auteur, qui le considère également comme un cas de rhumatisme aigu survenu chez un sujet atteint de goutte chronique : « Un homme affecté de goutte chronique présentant de volumineuses concrétions d'urate aux doigts et aux chevilles, et dont les urines laissaient fréquemment déposer des sédiments de diverse nature, s'était rendu à Malte pour profiter des avantages d'un climat chaud. Après une journée brûlante, il pêcha pendant plusieurs heures sur un bateau dans la rade, au clair de lune ; il avait beaucoup transpiré dans l'après-midi et était vêtu fort légèrement. Un peu avant de rentrer chez lui il sentit qu'il avait froid, et dans la nuit il eut un frisson violent. C'était le début d'un accès de rhumatisme aigu très-intense qui lui fit garder le lit pendant douze jours ; les genoux, les épaules et les lombes furent envahis, mais les jointures qui antérieurement avaient été le siége de la goutte furent au contraire respectées.

S'il est vrai que plusieurs fois un accès de goutte aiguë ait été pris pour un accès de rhumatisme articulaire, il est vrai également, et je n'en puis douter, qu'un certain nombre de cas de rhumatisme aigu ont été mis sur le compte de la goutte. Comme exemple de ce dernier genre d'erreur, je puis renvoyer au cas si fréquemment cité du docteur Haygarth, dans lequel il est dit que la goutte avait quitté les extrémités pour se porter sur le cœur (1).

Les premières attaques de goutte n'entraînent pas ordinairement de suites fâcheuses après elles, et même, comme l'un des effets d'un paroxysme violent est de débarrasser le sang des principes morbides qui s'y étaient depuis longtemps accumulés, il n'est pas rare d'entendre dire aux malades que l'accès de goutte leur a été profitable. La goutte a été autrefois regardée comme une maladie salutaire et capable d'éloigner toutes les autres : mais c'est là une erreur qu'il ne serait point difficile de réfuter aujourd'hui ; nous verrons par exemple

(1) Le cas auquel il est fait allusion ici a été publié dans les *Transactions of the College of physicians* (London, 1813, t. IV). L'interprétation qu'en donne M. Garrod est au moins discutable. Il ne serait pas difficile de relever dans l'observation plusieurs circonstances qui éveillent certainemement plutôt l'idée de la goutte que celle du rhumatisme. (J. C.)

que chaque attaque a pour résultat une lésion locale permanente qui, légère d'abord, peut, à mesure que ses accès se renouvellent, prendre assez d'extension pour produire des inconvénients sérieux. L'opinion qui présente la goutte comme une maladie salutaire tend d'ailleurs journellement à perdre tout crédit, même dans le public. Des médecins éclairés en ont depuis longtemps fait sentir la fausseté et l'ont combattue; c'est ce dont témoigneront deux passages extraits, l'un des commentaires d'Heberden, l'autre du traité pratique de la goutte, de Coste. Heberden (1) fait observer que si l'on voit quelques malades se féliciter de leur premier accès de goutte comme de l'accomplissement d'un souhait, et, pendant cette sorte de lune de miel, ne rêver que bonheur et santé florissante, se persuader enfin qu'ils sont mieux que par le passé, cet optimisme cependant est plutôt exceptionnel. Il est de fait que souvent on voit la goutte survenir pendant le cours d'autres maladies, sans produire aucun changement favorable, et que les cas où l'intervention de la goutte a empiré l'état du malade sont deux fois plus nombreux que ceux où elle a produit une amélioration. Il est vrai que certains états morbides peuvent être, en réalité, suspendus dans leur marche pendant un accès de goutte; mais c'est là un résultat qui est loin d'être général, et que peuvent produire d'ailleurs d'autres maladies aiguës. Si la goutte, dit enfin Heberden, ne fait que des retours peu fréquents, elle pourra n'entraîner qu'un petit nombre de conséquences fâcheuses; mais n'en est-il pas de même

(1) G. Heberden, *Commentarii de morborum historia et curatione*. Francofurti, 1804, p. 33. (J. C.)

de l'épilepsie qui peut ne revenir qu'une fois l'an, et laisser les malades vivre jusqu'à un âge avancé? Voici maintenant comment Coste (1) s'exprime sur le même sujet : « Une erreur populaire, que je veux exposer ici en peu de mots, est ce préjugé qui subsiste déjà depuis plus de deux mille ans, et qui a su pénétrer jusqu'au trône des princes, où il affecte ordinairement de se montrer : à savoir, que la goutte prolonge la vie. Cette erreur a pris pour s'introduire la route la plus sûre; elle a choisi le tour adroit des promesses flatteuses; elle a persuadé que c'était un avantage singulier que d'avoir la goutte; elle persuade encore aujourd'hui que cette maladie éloigne toutes les autres, et qu'elle présage toujours une longue vie à celui qui en est attaqué. »

Il arrive parfois que les accidents consécutifs à un accès de goutte aiguë persistent pendant longtemps, et ainsi les parties affectées peuvent demeurer sensibles, bien qu'on n'y puisse constater aucune lésion appréciable; d'autrefois on observe une tendance très-marquée à l'œdème, principalement si l'accès a été de longue durée. J'ai observé il y a quelques années dans ma pratique un cas qui, à ce point de vue, présente un certain intérêt. Un monsieur, habituellement d'une bonne santé, mais qui avait éprouvé plusieurs atteintes de goutte, vint me consulter pour un gonflement des pieds et des chevilles consécutif à la dernière attaque. Jusqu'à l'époque où le dernier accès s'était déclaré, il s'était fait soigner, à chaque attaque, par son médecin ordinaire, et généralement il recouvrait la santé

(1) Coste, *Traité pratique de la goutte*, 3e édit. Paris, 1768, p. 13. (J. C.)

au bout de dix ou quinze jours. Mais lors du dernier accès, il céda au conseil qui lui avait été donné de s'adresser à un homœopathe. Les prescriptions relatives au régime et à la médication furent exactement suivies; néanmoins, à la fin de la seconde semaine, au lieu d'avoir disparu comme cela arrivait constamment autrefois, les symptômes de la goutte étaient encore dans toute leur intensité. On tranquillisa le malade en lui donnant l'assurance que si la guérison était lente, elle n'en serait que plus complète. Il continua ainsi à souffrir pendant sept semaines, après quoi la maladie s'arrêta enfin d'elle-même; mais elle avait laissé comme reliquat une sensibilité considérable des parties atteintes, et, en outre, un œdème très-prononcé de ces mêmes parties. Ce malade désirait avoir mon avis concernant ces deux symptômes; l'urine fut d'abord examinée : on n'y trouva pas trace d'albumine. Une seule cause m'a paru pouvoir être invoquée dans ce cas pour expliquer le gonflement, à savoir, la perte de tonicité des vaisseaux sanguins déterminée par la longue persistance de l'inflammation. Un traitement institué en vue de faire disparaître les reliquats de la goutte, et en même temps l'usage d'un bas élastique, amenèrent la guérison. Ce cas est propre à montrer que la diète et le régime ne suffisent pas toujours à empêcher la goutte de traîner en longueur. Or, la prolongation des accidents goutteux peut, ainsi que nous le verrons, être suivie de conséquences fâcheuses, et dès lors il convient de s'y opposer aussitôt que possible par l'emploi des moyens appropriés. Cullen a dit à propos de la goutte : « La pratique ordinaire qui consiste à ne conseiller que patience et flanelle est établie sur les meilleurs fondements. » C'est là certainement un aphorisme auquel se soumettront difficilement tous ceux qui auront eu l'occasion fréquente d'observer les accidents que la goutte peut déterminer.

En général la goutte récente n'a pas pour conséquence d'amener une gêne sérieuse dans l'exercice des mouvements des jointures; toutefois il n'en est pas toujours ainsi. J'ai vu, en effet, les tophus se produire très-peu de temps après le début de la maladie, et prendre dans l'espace de deux ou trois ans de telles proportions que le malade en était devenu complétement perclus; mais cette circonstance est vraiment exceptionnelle, et je pourrais citer l'exemple de malades qui ont souffert de la goutte pendant quarante ou cinquante ans, sans avoir jamais éprouvé rien de semblable.

Un autre cas est celui où la goutte aiguë occasionne la roideur permanente ou même l'ankylose complète des jointures, même dès le premier accès, et bien que l'inflammation locale se traduise par des symptômes modérément accusés. Cet accident peut se présenter avec un très-faible gonflement des parties; mais alors les surfaces articulaires sont toujours le siége de lésions sérieuses. Un fait que j'ai observé récemmeut peut être cité comme exemple de ce genre.

Obs. — J. P., âgé de cinquante-six ans, marchand de poisson, non prédisposé à la goutte par l'hérédité, a l'habitude de boire beaucoup de porter et de gin, environ quatre pintes de l'un et de l'autre chaque jour; quelquefois même il va au delà. Il y a cinq ans, au moment où, chargé d'un lourd fardeau, il montait un escalier, son pied glissa d'une marche à l'autre; toutefois, dit-il, il ne se fit aucun mal. Deux ou trois jours après, l'articulation métatarso-phalangienne du gros orteil devint très-douloureuse, rouge, tuméfiée et chaude; l'attaque dura à peu près trois semaines. Le malade ne suivit aucun traitement et se contenta de garder le lit; depuis cette époque, il éprouva de temps en temps des douleurs dans cette même jointure, qui s'est complétement ankylosée, bien qu'elle n'ait pas été le siége d'une nouvelle manifestation goutteuse. Il y a onze mois, il ressentit de la douleur et eut du gonflement au cou-de-pied droit et à quelques-unes des jointures des doigts; plusieurs de ces dernières restèrent en partie ankylosées. L'attaque pour laquelle il vint me trouver, et dont la cause fut, selon toute apparence, une opération d'hémorrhoïdes, datait de dix jours et avait commencé par une douleur siégeant aux chevilles droites et à deux des doigts de la main gauche; deux jours après, la douleur quitta les chevilles primitivement envahies et attaqua celles du côté gauche, puis le genou correspondant. Au moment où je vis le malade pour la première fois, il y avait un gonflement considérable de la première articulation phalangienne du médius, et toute tentative pour mouvoir ce doigt était douloureuse; les chevilles, qui ne présentaient qu'un léger gonflement, étaient cependant sensibles à la pression. Une des jointures atteintes pendant la dernière attaque était tuméfiée et roide, et semblait ankylosée en partie.

J'ai observé un autre exemple de ce genre : il s'agit d'un individu chez lequel il n'existe pas trace de dépôts tophacés extérieurs, et qui présente cependant une rigidité complète de l'articulation métatarsienne de l'un des gros orteils, bien que le nombre des accès de goutte qu'il a éprouvés soit fort restreint. On voit par contre des malades subir de nombreuses attaques de goutte aiguë, sans qu'il s'ensuive aucune rigidité appréciable, et cependant, même dans ce cas, les parties constituantes de la jointure peuvent être considérablement altérées (1).

Dans le cours des deux dernières années, et depuis la publication de la première édition de ce livre, j'ai eu occasion d'examiner anatomiquement l'état des gros orteils dans deux cas d'ankylose goutteuse. Les lésions qui ont été observées dans ces deux cas seront représentées et décrites au chapitre VII.

Avant de clore le présent chapitre, je cède au désir de citer textuellement, bien qu'il ait été maintes fois reproduit par d'autres, le passage où Sydenham a donné la description d'un accès de goutte; c'est un tableau fidèle et animé où l'auteur a peint, sous de vives couleurs, ses propres souffrances.

« Vers la fin de janvier ou au commencement de février, la maladie éclate tout à coup, presque sans phénomènes prémonitoires. Les seuls avant-coureurs sont

(1) M. Todd a vu également l'ankylose de la première jointure du gros orteil survenir à la suite d'une seule attaque de goutte (*Practical remarks on gout, rheumatic fever and chronic rheumatism of the joints*, London, 1843, p. 35), et M. le professeur Trousseau fait remarquer, de son côté, qu'une première attaque, même une première attaque survenue accidentellement, peut, dans certains cas, laisser après elle sur les jointures des traces aussi profondes qu'en laisse la goutte dont les accès se sont fréquemment répétés. (*Clin. médic.*, t. III, p. 328.) (J. C.)

des digestions difficiles et des crudités d'estomac qui incommodent le malade quelques semaines avant l'accès. Le corps semble pesant et comme gonflé par des flatuosités, et ces symptômes s'accroissent jusqu'au moment où l'attaque se déclare. Celle-ci est précédée, durant quelques jours, par de la torpeur, et le malade sent comme des vents qui lui descendent le long des cuisses et des jambes. En outre, il y a des crampes et, le jour qui précède l'accès, l'appétit se montre plus prononcé que d'habitude. On se met au lit et l'on s'endort en bonne santé, du moins en apparence, mais vers deux heures du matin on est réveillé par une violente douleur qui siége au gros orteil, plus rarement au talon, aux chevilles ou au cou-de-pied. Cette douleur rappelle celle qui accompagne la dislocation, et en même temps on a la sensation que donnerait de l'eau tiède versée sur les parties affectées. Bientôt suivent des frissons, des tremblements et un léger appareil fébrile. La douleur, modérée d'abord, ne tarde pas à devenir plus intense; à mesure qu'elle augmente, les frissons et les tremblements s'accroissent également. Après un certain temps la douleur atteint son paroxysme et suit le trajet des os et des ligaments du tarse et du métatarse. « Tantôt c'est la sensation d'une tension violente ou d'un déchirement des ligaments, tantôt celle d'une morsure ou encore celle que produirait une forte pression ou une ligature. Quoi qu'il en soit, la sensibilité des parties affectées est tellement vive qu'on ne peut supporter le poids des couvertures, non plus que les secousses communiquées au lit lorsqu'une personne marche dans la chambre.

Le malade passe la nuit au milieu de véritables tortures, sans sommeil, tournant et retournant la partie affectée, et changeant de position à tout instant. L'agitation est incessante comme la douleur, et elle s'accroît à mesure que l'accès progresse. De là naît le besoin de changer sans cesse la position du corps et de la jointure douloureuse, afin d'obtenir quelque soulagement, mais ce sont de vains efforts ; le soulagement n'arrive guère que vers le matin du jour suivant, car ce temps est nécessaire pour que la coction de la matière peccante puisse s'accomplir. Le malade éprouve soudain un peu de répit, qu'il attribue mal à propos à la dernière attitude qu'il a prise. Une douce moiteur se déclare enfin et le sommeil survient.

« Au réveil, la douleur est moins vive, mais la partie malade est tuméfiée ; jusque-là le gonflement portait seulement sur les veines de la jointure affectée. Le lendemain (et peut-être même pendant les deux ou trois jours qui suivent), la partie affectée reste douloureuse s'il y a abondance de la matière goutteuse ; la douleur s'exaspère vers le soir, elle s'amende au contraire vers le matin. Quelques jours après, l'autre pied se prend et est le siége des mêmes douleurs. L'état du pied primitivement envahi est subordonné, pour ainsi dire, à l'intensité de la douleur du pied affecté en second lieu. Plus la douleur est violente dans celui-là, plus elle s'amende dans celui-ci, et, en même temps, plus rapidement reviennent les forces. Quoi qu'il en soit, l'affection a dans ce nouveau siége la même intensité et la même durée que dans le premier, et les souffrances sont aussi vives. Parfois la matière peccante est tellement abondante, qu'elle ne peut se décharger tout entière sur un seul pied; elle attaque alors dès les premiers jours de la maladie les deux pieds en même temps et avec la même violence; mais d'ordinaire elle n'envahit les pieds que successivement. Lorsque les deux pieds ont été ainsi maltraités, les accès qui suivent ne reconnaissent plus de règle, ni quant à l'époque de leur apparition, ni quant à leur durée. Un seul fait subsiste toutefois d'une manière constante, c'est que la douleur s'accroît la nuit et s'amende le matin. Une série de petits accès conformes à la description précédente constituent l'attaque entière. Celle-ci a une durée qui varie suivant l'âge du malade; on supposerait à tort qu'une seule attaque puisse se prolonger pendant deux ou trois mois; il faut reconnaître là une série de petits accès dont les derniers ont moins d'intensité que les premiers, ce qui permet à la matière morbifique de s'éliminer par degrés; après quoi survient la guérison. Chez les sujets vigoureux, et lorsqu'il n'y a eu encore qu'un petit nombre d'attaques, l'accès ne dure qu'une quinzaine de jours. Il peut durer deux mois lorsque l'âge est plus avancé et la constitution débilitée; enfin, chez les sujets très-âgés et très-affaiblis, il peut se prolonger jusqu'au milieu de l'été. Pendant les premiers quinze jours, l'urine est haute en couleur: elle laisse déposer un sédiment rouge, et paraît chargée de sable. La quantité qui en est rendue correspond à peine au tiers des boissons ingérées; pendant cette période le ventre est resserré. Durant tout le cours de l'accès on observe le manque d'appétit, des frissons qui parcourent tout le corps et se montrent vers le soir, de la pesanteur et une sensation pénible dans les parties non affectées. Au moment où l'accès se termine, il survient au pied affecté une démangeaison intolérable, principalement entre les orteils : l'épiderme s'écaille et la desquamation a lieu comme dans certaines intoxications. La maladie étant enfin épuisée, les forces et l'appétit renaissent en proportion de l'intensité qu'a présenté l'accès ; il existe aussi un rapport entre l'intensité de l'accès passé et l'époque d'apparition de l'accès à venir : c'est-à-dire que si le premier a été très-violent, le second n'apparaîtra que l'année suivante à la même époque et jamais plus tôt. »

CHAPITRE III.

Goutte chronique : Elle n'est pas constamment une suite de la goutte aiguë. — Description — Symptômes constitutionnels. — Altérations produites dans les tissus par la goutte chronique. — Nature des concrétions calcaires ou tophacées — Leurs caractères microscopiques et chimiques. — Leur fréquence. — Leur siége : sur l'oreille ; utilité pour le diagnostic. — Autour des jointures — Dans les bourses séreuses. — Elles produisent des difformités. — Observations. — Abcès goutteux. — Description du docteur Moore. — Circonstances qui favorisent le développement de dépôts tophacés volumineux. — Description de la goutte chronique tracée par Sydenham.

La ligne de démarcation entre la goutte aiguë et la goutte chronique est tout à fait arbitraire ; néanmoins, lorsque la maladie a fait de fréquentes invasions, elle re-

(1) Sydenham, *Op. medica*, Genev., 1757, t. I. p. 303. Voyez la remarquable description de l'accès de goutte aiguë qu'a tracée M. le professeur Trousseau, dans sa *Clinique médicale de l'Hôtel-Dieu*, t. III, p. 320 et suiv. (J. C.)

vêt habituellement une forme particulière et peut à juste titre prendre le nom de goutte chronique. Cette forme de la goutte ne cause pas des douleurs aussi violentes que les accès plus rares et plus intenses de l'état aigu ; mais en se prolongeant elle peut détériorer l'organisme, amener la déformation permanente et la rigidité des jointures, déterminer la production de tophus et d'autres accidents encore, et empoisonner ainsi l'existence des malades. C'est ce que Heberden a énergiquement exprimé lorsqu'il a dit que dans la goutte la mort prématurée peut à peine être considérée comme un mal, alors que sous l'influence de la maladie, tous les charmes de la vie ont disparu et que les forces physiques ont été sourdement minées ou ruinées tout à coup par une attaque de paralysie ou d'apoplexie (1). Il ne faudrait pas croire cependant que la goutte entraîne toujours après elle d'aussi terribles résultats. Si la constitution est originairement bonne, s'il n'existe que peu ou point de prédisposition héréditaire, si aucune cause débilitante, aucun traitement mal approprié, ne sont venus affaiblir l'économie, les accès, au lieu d'augmenter de fréquence, peuvent se montrer de plus en plus rares ; parfois même ils peuvent persister pendant de longues années sans amener d'inconvénients sérieux. Un gentleman que je soignais il y a quelques années, et qui mourut à l'âge de quatre-vingt-quatre ans, avait souffert de la goutte pendant plus d'un demi-siècle ; mais chez lui les extrémités supérieures avaient toujours été épargnées ; il n'existait ni concrétions, ni roideurs,

(1) *Loc. cit.*

ni difformités; dans les derniers temps, les attaques étaient légères et ne se montraient qu'à de longs intervalles. J'ai pu observer dans ma pratique beaucoup d'autres cas dans lesquels la goutte a duré trente ou quarante ans sans produire de gêne permanente dans l'exercice des fonctions.

Dans une autre série de faits moins heureux, les attaques deviennent progressivement plus fréquentes et se montrent plus irrégulières dans leurs retours. Au lieu d'un intervalle d'un an ou de six mois, c'est à peine s'il s'écoule un ou deux mois entre elles; et comme leur durée est généralement plus longue que dans la forme aiguë de la maladie, il arrive souvent qu'un nouvel accès se déclare alors que le précédent n'est pas encore entièrement épuisé; de telle sorte que le malade est presque continuellement dans les souffrances et n'a de répit que pendant quelques mois de l'été. Les jointures sont alors habituellement tuméfiées par suite d'épanchements qui se sont produits dans les bourses séreuses et les synoviales articulaires, et en même temps leurs mouvements sont rendus plus difficiles. Il peut se faire qu'il n'y ait ni rougeur, ni augmentation de chaleur, et que la douleur soit relativement modérée. La fièvre enfin peut manquer, sauf peut-être pendant la nuit; car alors la douleur s'accroît d'ordinaire et en même temps s'élève un léger mouvement fébrile. Si la fièvre peut faire défaut, on voit par contre prédominer quelquefois les autres symptômes qui fréquemment précèdent ou accompagnent les accès de goutte aiguë. Telles sont, par exemple, les douleurs siégeant dans les muscles ou sur le trajet des nerfs, —

douleurs qu'on a souvent appelées rhumatismales, — les crampes, la dyspepsie dans toutes ses variétés, marquée par les renvois acides, le pyrosis, la flatulence, un sentiment de pesanteur après le repas, les palpitations de cœur, la constipation, l'insuffisance de la sécrétion biliaire et l'altération de ce liquide, l'abattement, etc. Après quoi surviennent le dérangement de la plupart des fonctions, la pâleur des traits, l'amaigrissement. L'urine d'abord haute en couleur et laissant déposer par le refroidissement d'abondants sédiments d'urates, est maintenant pâle, plus abondante que par le passé ; elle reste limpide, et s'il s'y produit des sédiments, c'est seulement à la suite d'une exacerbation de la maladie. Il y a souvent des traces d'albumine, principalement lorsque l'inflammation des jointures est très-vive et qu'il existe de la fièvre.

La goutte chronique reste quelquefois limitée à une ou deux articulations ; d'autres fois elle envahit un grand nombre de jointures, d'autres fois enfin elle quitte son siége habituel pour se porter sur d'autres organes plus importants. Bornée à un petit nombre d'articulations, elle tend à produire des altérations locales permanentes ; mais lorsqu'elle prend le caractère erratique, ce sont surtout les graves accidents décrits sous les noms de goutte *mal placée* ou *rétrocédée* qui sont à redouter.

Il est rare que la goutte chronique reste longtemps fixée sur une même partie, sans y occasionner quelque désordre anatomique permanent. L'ankylose partielle ou complète, la production des concrétions dites crétacées soit au pourtour des jointures, soit sur d'autres points du corps : telles sont les lésions qu'on observe surtout en pareil cas.

Il convient de faire connaître dès à présent en quoi consistent les concrétions dont il s'agit, car elles constituent un signe pathognomonique en ce sens que la vraie goutte est la seule maladie où on les observe. Elles ont été décrites sous le nom de concrétions crétacées, et la variété de la goutte où elles se rencontrent a été quelquefois appelée goutte crayeuse. D'autres désignations leur ont encore été appliquées; celle de tophus, par exemple, mot hébreu qui signifie une concrétion. A vrai dire, le terme de concrétion crétacée est inexact; il s'est produit à l'époque où l'on admettait que les dépôts goutteux sont constitués par de la craie; mais aujourd'hui nous savons que la craie n'entre pas dans leur composition et que lorsqu'ils se présentent à l'état de pureté, on peut n'y rencontrer aucune trace de chaux. Bien que les anciens aient méconnu la véritable nature de la matière tophacée, ils ont professé cependant, concernant son rôle pathologique, des opinions moins éloignées de la vérité qu'on ne le suppose généralement. C'est ainsi que Sydenham et avec lui tous les anciens humoristes ont considéré cette substance comme étant la matière goutteuse elle-même, mal digérée, et rejetée au dehors sur les parties extérieures des jointures où elle se concrète.

La consistance de ces dépôts varie beaucoup; ils sont tantôt mous, tantôt aussi durs que la craie elle-même. Pour bien établir leurs vrais caractères, nous les examinerons avec soin dans ces deux conditions.

On observe souvent à l'oreille externe, sur l'hélix,

chez les sujets atteints de goutte chronique, de petits points blancs qui, lorsqu'on les pique à l'aide d'une lancette et qu'ils sont de formation récente, donnent issue à un produit d'exsudation, de consistance demi-liquide et d'aspect crémeux. Cette substance recouverte d'une mince lame de verre et placée sous le microscope, donne l'aspect reproduit pl. V, fig. 3; elle se compose d'un liquide transparent contenant un grand nombre de cristaux aciculaires, excessivement petits. Ces cristaux ne peuvent être nettement distingués qu'à l'aide d'un grossissement considérable et lorsque la préparation est bien éclairée; il s'y mêle fréquemment quelques globules de sang provenant de la petite blessure faite à la peau. — Additionnée de quelques gouttes d'acide nitrique et chauffée sur une capsule de porcelaine, une parcelle de la matière blanche prend, lorsqu'elle est à peu près desséchée et ensuite exposée à l'action des vapeurs d'ammoniaque, une belle couleur pourpre, due à la formation de murexide ou purpurate d'ammoniaque. Séchée et incinérée, cette même matière donne un léger résidu alcalin qui présente d'ailleurs toutes les réactions de la soude; exposée à la lumière polarisée, elle offre l'aspect représenté dans la figure 1.

Enfin elle est soluble à un certain degré dans l'eau chaude, et la solution laisse déposer par refroidissement ou après évaporation des cristaux en aiguilles d'urate de soude, lesquels sont ordinairement agrégés sous forme de petites masses arrondies ou d'aigrettes (pl. V, fig. 4).

Lorsqu'elles se rencontrent à l'état demi-solide, les

concrétions présentent tous les caractères qui viennent d'être indiqués, seulement les cristaux étant alors agrégés d'une manière plus intime, il est plus difficile de les dissocier. On y parvient cependant en ajoutant une goutte d'eau à la préparation et en pressant légèrement sur le verre qui la recouvre.

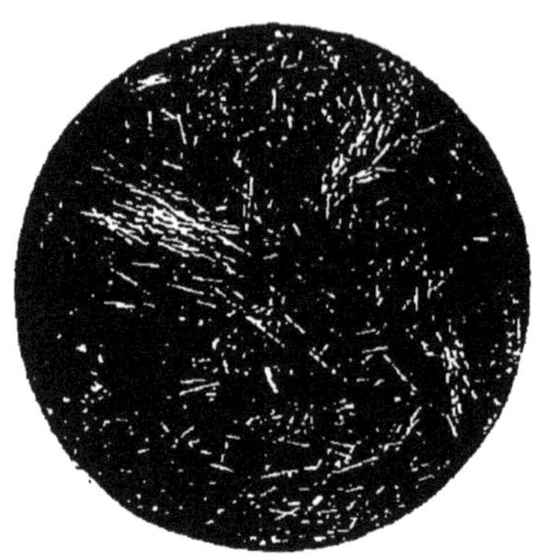

Fig. 1. — Goutte du liquide d'apparence crémeuse, obtenue en ponctionnant un dépôt d'urate de soude de formation récente. Gr. 220; lumière polarisée.

D'après ce qui précède, la matière des dépôts blancs est donc essentiellement et parfois exclusivement constituée par de l'urate de soude, mais lorsque cette matière s'est déposée dans l'épaisseur des tissus et s'y est solidifiée, elle s'unit intimement aux substances animales et terreuses. Pour la séparer il faut traiter la masse par l'eau chaude, qui dissout l'urate de soude. De temps à autre on trouve en outre une faible proportion d'acide urique combiné avec la potasse ou la chaux des tissus. Mais, en général, les urates de ces deux bases se rencontrent en quantités insignifiantes.

Il est vraisemblable que la matière des concrétions, au moment où elle se dépose dans les tissus, se présente d'abord sous la forme d'un liquide limpide. Mais l'urate de soude dont celui-ci est saturé cristallise bientôt et détermine l'aspect laiteux. La partie aqueuse se résorbe lentement, et peu à peu la concrétion durcit jusqu'à prendre une consistance solide. Depuis les recherches de Wollaston en 1797, on a fait plusieurs fois l'analyse des concrétions tophacées prises sur les différents points du corps. L'une de celles-ci, provenant d'un fémur et examinée par Marchand, avait la composition suivante :

Urate de soude	34,20
Urate de chaux	2,12
Carbonate d'ammoniaque	7,86
Chlorure de sodium	14,12
Matière animale	32,53
Eau	6,80
Perte	2,37
	100,000

Une autre analyse due à Lehmann est relative à une concrétion développée sur le métacarpe chez un jeune homme qui avait souffert de la goutte. Cette concrétion renfermait un grand nombre de prismes à quatre pans, d'urate de soude, et, après dessiccation, on la trouva constituée comme il suit :

Urate de soude	52,12
Urate de chaux	1,25
Chlorure de sodium	9,84
Phosphate de chaux	4,32
Tissu cellulaire	28,49
Eau, perte	3,98
	100,00

D'autres analyses, celles de Laugier, de Wurzer, de Lhéritier, par exemple, s'accordent toutes entre elles pour établir que les dépôts goutteux sont riches en acide urique et en soude, et contiennent en outre en faible quantité d'autres substances, telles que du phosphate de chaux, du chlorure de sodium, et enfin de la matière organique. Lhéritier a signalé une forte proportion de phosphate de chaux, mais il a négligé d'indiquer la provenance de la concrétion qu'il a eu à analyser.

On voit qu'en somme l'urate de soude constitue la partie essentielle des dépôts goutteux. Toujours ce sel s'est présenté sous forme cristalline dans les nombreux examens que j'ai faits de ces dépôts. La forte proportion de phosphate de chaux qu'on y rencontre parfois n'est pas tout entière empruntée aux tissus au sein desquels la concrétion s'est développée ; elle provient vraisemblablement en partie d'un dépôt de formation secondaire qui se produit lorsque l'urate de soude, agissant à la manière d'un corps étranger, irrite les tissus voisins et y éveille l'inflammation commune. Ici, le phosphate de chaux — comme dans le cas de tubercules crétacés des poumons ou d'autres organes, — n'est pas en relation directe avec la maladie principale ; c'est le produit d'une inflammation consécutive.

Après avoir fait connaître la structure intime et la composition des dépôts goutteux, nous décrirons les principales altérations que ces dépôts déterminent en se développant soit dans l'intérieur des articulations ou à leur pourtour, soit dans d'autres points du corps.

L'ankylose partielle ou complète, rare dans la goutte aiguë, s'observe au contraire souvent dans la goutte chronique; quelquefois elle ne s'accompagne pas de gonflement ou de déformation de la jointure et il n'y a pas apparence de dépôt tophacés extérieurs. Mais fréquemment un certain degré de tuméfaction se joint à l'ankylose, et lorsque cette disposition existe aux petites articulations des mains, on a l'aspect représenté dans la figure 2.

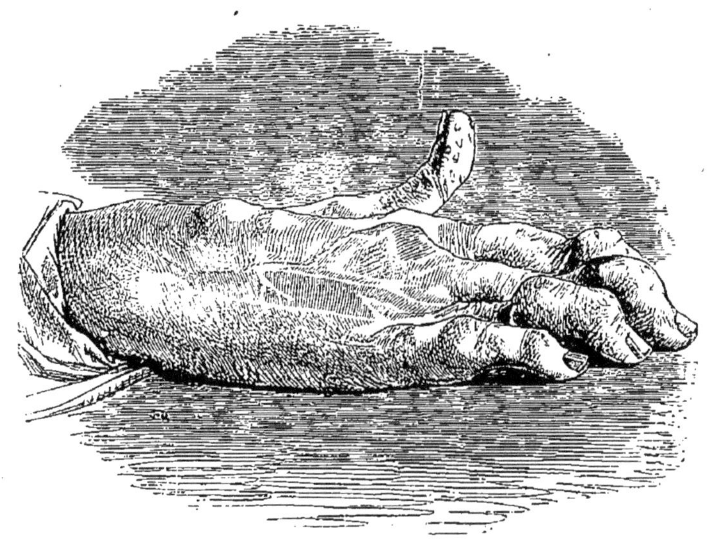

Fig. 2. — Cette planche représente la main d'un sujet atteint de goutte invétérée, d'après un moule en cire conservé au Musée anatomique d'University College. Ce genre de déformation n'est pas très-rare. Des points blancs se distinguent çà et là dans les endroits où la matière crétacée approche de la surface de la peau.

Sur la main ici représentée, non-seulement les dépôts tophacés étaient assez volumineux pour produire des déformations, mais encore on remarquait çà et là, principalement sur les extrémités palmaires des doigts, des points d'un blanc mat, dus à la présence de l'urate de soude à une faible profondeur sous le tégument externe. Dans les cas où la tuméfaction fait défaut, on observe souvent une déviation angulaire toute particulière de quelques-unes des articulations phalangiennes, et cette déformation est assez caractéristique pour révéler à un œil exercé la nature de la maladie qui l'a produite. C'est d'ailleurs là un sujet sur lequel nous reviendrons lorsque nous aurons à traiter de l'affection décrite sous le nom de rhumatisme goutteux (1).

En somme, il est peu de goutteux qui présentent des concrétions crétacées très-apparentes ou assez volumineuses du moins pour produire des difformités. Mais je suis

(1) Les déformations permanentes des jointures qu'on observe dans certains cas de goutte chronique se présentent sous des aspects en apparence très-divers; elles peuvent cependant être ramenées à deux chefs principaux : Les unes dépendent soit des attitudes vicieuses qu'adoptent instinctivement les malades dans le but d'éviter tous les mouvements capables de réveiller ou d'exalter les douleurs articulaires; soit — et plus généralement — de la rétraction spasmodique et parfois douloureuse que subissent certains muscles (Guilbert, *De la goutte, etc.*, Paris, 1820, p. 16. — Scudamore, *loc. cit.*, t. I, p. 55. — Trousseau, *Clin. médicale*, t. III, p. 330), en conséquence d'une sorte d'action réflexe morbide excitée par les affections articulaires. Les autres reconnaissent pour cause la présence de ces agrégats d'urate de soude situés en dehors des jointures, qu'on désigne habituellement, lorsqu'ils acquièrent un certain volume, sous le nom de tumeurs tophacées. Les deux modes de déformation peuvent d'ailleurs se rencontrer isolément, ou coexister, au contraire, chez un même individu.

I. La simple déviation angulaire, ou à un degré plus avancé, la subluxation des os, dont les extrémités viennent faire saillie sous les téguments, constituent les déformations du premier genre. Les jointures sont tantôt plus ou moins rigides ou même complétement ankylosées; tantôt elles ont conservé encore une certaine mobilité, et, en pareil cas, les mouvements qu'on leur imprime s'accompagnent parfois d'un bruit de craquement. Elles peuvent être absolument exemptes de tuméfaction : par exemple, lorsque les dépôts uratiques extra-articulaires sont nuls, ou tout au moins fort minimes, et que les cartilages diarthrodiaux sont seuls envahis par l'urate de soude. Il peut arriver même que les parties immobilisées en conséquence de la rigidité

convaincu que les concrétions de petite dimension sont bien moins rares qu'on ne l'a pensé jusqu'ici. Sur cinq cents cas de goutte, Scudamore n'aurait rencontré les tumeurs

des jointures, subissent, à la longue, une véritable atrophie, et alors ainsi que cela a lieu, aux mains en particulier, dans certains cas de rhumatisme noueux (E. Vidal, *Considérations sur le rhumatisme articulaire chronique primitif.* Thèse inaugurale. Paris, 1855, p. 25), la peau qui recouvre ces parties est pâle, lisse, polie, comme rétractée et pour ainsi dire soudée aux tissus sous-jacents (voir à ce sujet, un cas de goutte dont j'ai donné la description dans la *Gazette hebdomadaire* en 1863, t. X, p. 433).

Les déformations goutteuses dont il est ici question, principalement lorsqu'elles affectent d'une manière symétrique et dans leur ensemble les extrémités supérieures, ne se distinguent pas essentiellement, au point de vue clinique, de celles qui se produisent si communément dans les mêmes lieux, sous l'influence du rhumatisme articulaire chronique progressif. Cela ne saurait surprendre lorsqu'on remarque que, dans les deux cas, c'est un même agent, à savoir, la rétraction spasmodique des muscles, qui paraît jouer le rôle principal dans la production des déviations. Il y a là un intéressant sujet d'études sur lequel nous nous proposons de revenir à propos du rhumatisme noueux. Actuellement nous nous contenterons d'exposer brièvement un fait bien propre à montrer jusqu'à quel point peut aller, dans certains cas, la similitude que nous signalons.

Obs. — Une femme âgée de quatre-vingt-quatre ans, atteinte d'arthropathies multiples qui avaient produit aux membres et surtout aux mains et aux pieds des difformités très-prononcées, fut admise à l'infirmerie de la Salpêtrière en mars 1863. Voici le résultat de l'examen des déformations que présente cette femme. Toutes ou à peu près toutes les jointures des membres et de leurs extrémités étaient rigides, à l'exception des épaules et des hanches. Les articulations fémoro-tibiales et tibio-tarsiennes étaient le siége de craquements ; celles des gros orteils étaient subluxées et ankylosées. La rigidité et les déformations permanentes étaient surtout prononcées aux mains, et depuis longtemps elles empêchaient tout travail. Les deux mains fortement maintenues en pronation sont *affectées symétriquement et au même degré*. Il y a déviation en masse de tous les doigts vers le bord cubital de la main, et cette déviation est si prononcée que le bord externe du petit doigt fait presque un angle droit avec l'axe du cubitus. Il y a, de plus, subluxation des phalanges en arrière et en dehors des têtes métacarpiennes, qui font sous les téguments amaigris une saillie très-accusée ; par suite, tous les doigts de la main sont fléchis sur le métacarpe en même temps qu'ils sont dans l'abduc-

dont il s'agit que quinze fois, c'est-à-dire moins de dix fois sur cent. D'après mon expérience personnelle, ce chiffre serait bien au-dessous de la réalité. J'ai la conviction que

tion; de plus, les phalangines sont légèrement étendues sur les phalanges, et les phalangettes fléchies sur les phalangines. La plupart des jointures ainsi affectées ont conservée encore une mobilité obscure : à leur niveau il n'y a pas traces de proéminences, de tumeurs autres que celles que produisent les têtes des os subluxés; il n'existe pas la moindre apparence de tumeurs tophacées. En somme, on trouve ici l'exacte reproduction de l'un des types de difformité des extrémités supérieures, observés le plus fréquemment dans le rhumatisme articulaire chronique progressif (*premier type* ou *type de flexion*. — Voyez Charcot. Thèse inaugurale, Paris, 1853, p. 16, pl. I, fig. 3 et 4, pl. II, fig. 1 et 2). — Cette femme ayant succombé à une pneumonie, l'examen nécroscopique apprit ce qui suit : à l'exception des jointures des hanches, la plupart des articulations des membres inférieurs et celles des membres supérieurs présentaient une altération consistant en un dépôt abondant d'urate de soude, dans l'épaisseur et à la surface des cartilages diarthrodiaux; les ligaments articulaires et les tendons au voisinage des jointures étaient parsemés en outre de petites concrétions blanches, d'aspect crayeux, ne dépassant pas en général le volume d'une tête d'épingle et formées également d'urate de soude. Ce qui est relatif aux extrémités supérieures mérite une mention spéciale : Par suite de la subluxation des têtes des phalanges en arrière, les extrémités antérieures des métacarpiens devenues presque complétement libres, se trouvaient placées immédiatement sous la peau. Leurs cartilages diarthrodiaux étaient partout incrustés d'urate de soude et présentaient une surface blanche d'aspect crayeux. En outre, sur la face dorsale des têtes métacarpiennes, immédiatement en arrière des surfaces diarthrodiales, existaient des dépôts d'urate de soude enveloppés de tissu cellulaire lâche et qui laissait voir par transparence, leur couleur d'un blanc mat. Ces dépôts, limités latéralement par les tendons des extenseurs, jouissaient de mouvement de latéralité sur les métacarpiens, dont ils étaient tout à fait indépendants : placés immédiatement sous la peau et pressés, pour ainsi dire contre les extrémités osseuses, ils étaient aplatis et ne formaient pas, sur le dos de la main, de saillie appréciable; de telle sorte qu'avant la dissection des parties molles, leur existence ne pouvait pas être reconnue. On trouvait aussi des points blancs et de petites masses crayeuses, dures, enchâssées solidement dans les tissus fibreux péri-articulaires et dans les tendons des extenseurs, sur toute l'étendue de leur trajet. Toutes les articulations des phalanges, des phalangines et des phalangettes étaient incrustées comme

les tophus passent souvent inaperçus, en raison de leur siége fréquent sur des parties où l'on n'a pas l'habitude de les chercher. Plusieurs auteurs ont remarqué les pe-

les métacarpo-phalangiennes de matière tophacée, mais à un moindre degré. Au voisinage des jointures, le tissu cellulaire sous-cutané, le névrilème, les couches profondes du derme présentaient de semblables dépôts sous forme d'une fine poussière blanche. L'examen microscopique et chimique de la matière blanche qui incrustait les cartilages ou siégeait dans les tissus fibreux a démontré qu'elle était essentiellement constituée par de l'urate de soude (Charcot et Cornil : *Mémoires de la Société de biologie*, t. V, 3e sér., 1864, p. 141).

Il serait facile de multiplier les exemples et de montrer que la goutte chronique peut reproduire fort exactement les autres types de déformation des membres qu'on observe dans le rhumatisme noueux ; mais c'en est assez pour établir que la distinction des deux affections ne saurait être fondée d'une manière absolue sur la seule considération des caractères extérieurs, en l'absence des concrétions tophacées apparentes. Dans maintes circonstances, l'étude attentive du mode d'évolution des phénomènes morbides, celle des antécédents étiologiques, souvent même les résultats de l'examen microchimique du sang, devront, de toute nécessité, être invoqués par le clinicien. Il est juste de reconnaître toutefois que les cas où les déformations des extrémités supérieures se présentent symétriquement et avec les caractères qu'elles offraient chez la femme dont l'histoire vient d'être rapportée, sont aussi exceptionnels dans la goutte qu'ils sont habituels, au contraire, dans le rhumatisme articulaire chronique progressif.

II. Quant aux déformations que produisent les amas d'urate de soude déposés à l'extérieur et dans le voisinage des jointures, elles appartiennent en propre à la goutte ; elles sont le plus souvent faciles à reconnaître, et pour ne citer qu'un exemple, lorsqu'elles affectent les mains, on les distingue en général aisément des déformations que détermine, là aussi, le rhumatisme noueux. Dans cette dernière maladie, les déformations articulaires en général, et celles des mains en particulier, peuvent être rapportées à plusieurs causes ; elles dépendent en partie de l'existence de végétations osseuses développées au pourtour des surfaces diarthrodiales, en partie de la subluxation des os dont les têtes arrondies font saillie sous la peau. Conséquemment, à part le cas assez exceptionnel où les corps étrangers mobiles sont devenus superficiels, les nodosités du rhumatisme « ne constituent pas des tumeurs séparées » (Haygarth) ; elles font corps avec l'os dont elles ont la consistance ; ce sont, en un mot, les extrémités osseuses elles-mêmes, plus ou moins tuméfiées et

tites *concrétions qui se déposent sur les cartilages des oreilles*, mais personne ne les a étudiées d'une manière spéciale. Elles ont dans ces dernières années fixé tout particulièrement mon attention. Or, mes recherches ont établi, contrairement à toute prévision, que les concrétions tophacées se rencontrent sur l'oreille externe plus fréquemment que partout ailleurs. J'ai trouvé de plus que les concrétions de l'oreille se présentent sinon constamment, du moins ordinairement lorsque l'existence d'un dépôt tophacé a pu être constatée sur quelque autre partie du corps.

J'ai examiné, il y a quelques années, trente-sept goutteux, dans le but spécial de noter chez eux la présence ou l'absence des concrétions d'urate de soude : dans ces

déformées. Il en est tout autrement dans la goutte chronique, lorsque les déformations y sont produites par les concrétions tophacées: celles-ci se présentent sous la forme de tumeurs irrégulièrement arrondies ou ovoïdes, bosselées, à base large ou au contraire presque pédiculées (fig. 3). Ces tumeurs, qui peuvent atteindre le volume d'un œuf de pigeon ou celui d'un petit œuf de poule (pl. II), se développent surtout du côté du dos de la main; indépendantes jusqu'à un certain point des parties sous-jacentes, elles sont obscurément mobiles dans le sens latéral. D'une consistance demi-molle lorsqu'elles sont de formation récente, elles n'acquièrent presque jamais complétement la dureté du tissu osseux; elles siégent de préférence au voisinage des premières articulations phalangiennes ou des jointures métacarpo-phalangiennes, mais pas toujours exactement au niveau de ces jointures, dont elles ne reproduisent pas, d'ailleurs, la forme et les contours. La peau qui les recouvre, distendue et luisante, fait souvent corps avec elles et paraît alors tachetée de plaques arrondies, d'un blanc mat, qui révèlent suffisamment la présence de l'urate de soude (pl. I, fig. 3). Enfin, un dernier trait caractéristique, c'est que les doigts, lorsqu'ils se déjettent par le fait de la pression qu'exercent sur eux les tumeurs tophacées, ne présentent pas ces déformations d'ensemble et pouvant être rapportées à un certain nombre de types déterminés qu'on rencontre dans le rhumatisme noueux (comparez les figures 2, 3, 4 et la planche II, à la figure 25). (J. C.)

recherches je n'ai tenu compte que des concrétions situées superficiellement ou tout au moins dans des points où leur présence pouvait être constatée d'une manière positive. Or, voici le résultat que j'ai obtenu : les concrétions existaient dans dix-sept cas, elles faisaient défaut dans vingt cas : sur les dix-sept cas, elles siégeaient sept fois aux oreilles seulement, neuf fois aux oreilles et au voisinage des jointures ; une fois elles se rencontraient sur diverses parties du corps sans qu'il y en eût en même temps sur les oreilles.

Dans le cours des huit années qui viennent de s'écouler, j'ai eu l'occasion de rechercher les dépôts goutteux de l'oreille externe dans un grand nombre de cas ; j'incline à croire qu'ils se rencontrent rarement chez la femme ; je ferai connaître ailleurs la raison probable de cette circonstance singulière. Dans certains cas il n'existe qu'un seul de ces dépôts, d'autres fois on les rencontre en grand nombre ; le plus souvent ils sont plus petits qu'une tête d'épingle, mais parfois ils égalent le volume d'un pois ou même le dépassent ; ils ressemblent assez à de petites perles. Généralement on les voit dans la gouttière de l'hélix ; leur consistance est tantôt dure, comme crayeuse, tantôt et plus fréquemment molle ; dans ce dernier cas, une piqûre pratiquée sur la petite tumeur donne issue à un liquide laiteux. A mesure qu'ils se solidifient, ces dépôts tendent à adhérer plus intimement au cartilage de l'oreille ; en même temps on voit des vaisseaux sanguins se développer dans leur voisinage, et même s'étendre au loin.

La figure 1 de la planche I représente une oreille sur

laquelle il n'existait qu'une concrétion goutteuse, et c'était la seule trace de dépôts tophacés qu'il fût possible de constater chez le malade. Voici d'ailleurs, en abrégé, l'histoire de ce cas :

Obs. — 1854. — J. E..., âgé de quarante-trois ans, jardinier, n'est pas prédisposé à la goutte par hérédité. Il a toujours bien vécu; il a souvent abusé du porter et parfois des liqueurs fortes. Quand sa première attaque se déclara, il avait trente et un ans; elle resta limitée à l'articulation métatarso-phalangienne du gros orteil et ne dura guère qu'une semaine; la seconde attaque n'affecta également que cette même jointure et eut lieu environ une année après la première. Dans la suite les attaques devinrent de plus en plus rapprochées, et les chevilles, les genoux et les mains enfin furent successivement envahis. Dix semaines à peu près avant l'époque où cet homme vint me consulter, il eut des frissons, puis de la fièvre, et il s'y joignit de la céphalalgie et de l'oppression; bientôt l'un des poignets devint le siége d'un travail inflammatoire et en même temps le mal de tête disparut. Il y avait deux semaines que le malade était remis de cette attaque, dont a durée avait été d'un mois, lorsque l'une des chevilles fut prise de nouveau ainsi que le gros orteil. Au moment où je le vis, l'orteil était encore douloureux et conservait, quand on le pressait, l'impression du doigt; il y avait en outre un commencement de desquamation épidermique. Il n'existait aucune trace de dépôts tophacés au voisinage des jointures, qui d'ailleurs ne présentaient ni roideur ni déformations, mais on remarquait à la partie supérieure de l'hélix de l'oreille droite une tache blanche, ressemblant à une perle et ayant environ le volume d'un petit grain de millet.

La figure 2 de la planche I représente, comme la précédente, l'oreille d'un goutteux. Dans ce cas, la maladie était beaucoup plus avancée, et outre les concrétions de l'oreille, on rencontrait plusieurs autres dépôts tophacés sur différentes parties du corps. Voici un court résumé de cette observation :

Obs. — 1855. — S. D. M..., âgé de cinquante-huit ans, n'a aucune prédisposition héréditaire à la goutte. Il travaille depuis de longues années chez un rôtisseur. Il a toujours fait bonne chère, mangeant beaucoup de viande et buvant copieusement du porter et du gin. Il y a vingt-cinq ans qu'il souffre de la goutte. Le gros orteil fut d'abord pris à des intervalles d'un à deux ans, puis avec le temps, les accès devinrent plus fréquents, et la maladie se montra dans un certain nombre d'articulations; depuis plus de douze ans quelques-unes d'entre elles sont rigides et déformées, surtout celles des mains, et il s'est produit des concrétions calcaires dont plusieurs se sont éliminées à la suite d'ulcérations. Sur l'une et l'autre oreille se voient quelques petites plaques blanches vers lesquelles se dirigent des vaisseaux assez volumineux. Le malade a souvent remarqué que ses oreilles devenaient douloureuses un peu avant les accès de goutte. Depuis l'époque où j'ai commencé à l'observer — et cela remonte à plusieurs années — les oreilles ont singulièrement changé d'aspect; ce qui tient à ce que d'anciennes concrétions se sont détachées, tandis qu'il s'en est formé de nouvelles. Lorsque ces petites tumeurs tophacées sont récentes, elles renferment un liquide où nagent de beaux cristaux, et qui traité par l'acide nitrique et l'ammoniaque, donne lieu à la coloration pourpre de murexide. Examiné à deux ou trois reprises, le sang de ce sujet a toujours été trouvé riche en urate de soude. L'urine est légèrement albumineuse au moment des accès, lorsqu'ils sont intenses, mais jamais dans les intervalles. On donnera dans un prochain chapitre le résultat des analyses auxquelles ont été soumises les urines de ce malade.

Les concrétions de l'oreille peuvent être beaucoup plus nombreuses que cela n'avait lieu dans les cas précédents et acquérir des dimensions exceptionnelles. Chez un goutteux qui passait une saison à Vichy, l'une des oreilles présentait une série de dix à douze petites tumeurs tophacées, semblables à de grosses perles, et disposées en forme de chapelet le long du bord de l'hélix.

L'existence des concrétions de l'oreille externe mérite de fixer l'attention d'une manière toute spéciale, car elle peut aider puissamment au diagnostic dans les cas difficiles. Je tiens à faire remarquer que lorsqu'il m'est arrive de rencontrer chez l'homme des concrétions tophacées siégeant sur diverses parties du corps, alors qu'il n'y en avait point sur les oreilles, celles-ci présentaient toujours une température exceptionnellement élevée. Il est probable que les dépôts tophacés de l'oreille se forment habituellement pendant le cours d'un accès de goutte; mais il est positif toutefois que dans certains cas ils apparaissent seulement un peu après l'accès : ainsi j'avais constaté chez un goutteux, au moment de la sortie de l'hôpital, qu'il n'existait pas de traces de dépôts tophacés sur l'oreille; dix jours après, un de ces dépôts s'y était formé. Peut-être pendant l'attaque s'était-il produit, dans le point où la concrétion devait plus tard se rencontrer, un épanchement liquide, qui, en raison de sa transparence, avait échappé aux investigations. Lorsqu'il existe de semblables dépôts, il n'est point rare de voir les goutteux éprouver aux oreilles des picotements et de la douleur au début des accès, ainsi que cela a été remarqué dans le fait rapporté plus haut.

Dans ces derniers temps, il m'a été donné d'observer un malade chez lequel chaque oreille externe paraissait avoir été le premier siége de la goutte; les oreilles auraient en effet présenté des dépôts d'urate de soude avant qu'il se fût produit aucune manifestation articulaire. Le fait est intéressant à plusieurs égards et je crois utile de le relater en abrégé.

Obs. — *Juillet* 1861. — S. T..., âgé de cinquante-huit ans, entre à l'hôpital dans mon service. C'est un homme marié, père de dix enfants. Il était officier de secours dans sa commune depuis vingt et un ans, mais il a dû abandonner sa place à cause de sa mauvaise santé; son père a été goutteux, et depuis trois ans l'une de ses sœurs est également atteinte de la goutte. Il boit habituellement de la bière et en prend un peu plus d'un litre par jour, mais il affirme avoir toujours été sobre malgré une grande irrégularité dans ses repas. Il aurait eu une fièvre rhumatismale vers l'âge de sept ans. La première attaque de goutte eut lieu il y a vingt ans, elle commença par la main droite et envahit le lendemain le gros orteil; bientôt après, le pied gauche et les deux genoux furent pris à leur tour. L'affection passa des pieds aux genoux, puis revint aux pieds; les symptômes persistèrent pendant huit semaines à peu près. Une seconde attaque eut lieu deux ans après, et par la suite les accès se renouvelèrent à des intervalles de un à trois ans. Il est à remarquer que dans l'exercice de ses fonctions, S. T. fut plusieurs fois jeté hors de sa voiture, et que chacune de ces chutes fut suivie d'un accès de goutte. Il y a dix ans que les tumeurs tophacées ont commencé à se produire sur les mains et sur les pieds; mais le malade assure que les dépôts de l'oreille ont été remarqués par lui il y a vingt-cinq ans, c'est-à dire cinq ans environ avant le dévoppement du premier accès de goutte articulaire. Au moment de son entrée à l'hôpital, il souffrait beaucoup de dépôts calcaires assez volumineux siégeant aux mains; plusieurs doigts étaient extrêmement noueux et comme tordus; on sentait un noyau volumineux dans la bourse séreuse du coude gauche; les hanches, les genoux et les chevilles ne paraissaient pas affectés, mais les pieds présentaient une déformation très-prononcée; les jointures du gros orteil étaient notablement augmentées de volume, et une masse calcaire de la grosseur d'un œuf s'étendait au-dessus des os du métatarse. Il existait également des concrétions tophacées aux talons. Le pied gauche était très-gros par suite de la présence des dépôts d'urate de soude sur sa face dorsale, et en divers points il sortait du pus mêlé avec de la matière crétacée. Plusieurs concrétions blanches se voyaient sur l'oreille gauche, et une seule sur l'oreille droite. L'urine fut analysée et l'on y trouva à peine quelques traces d'acide urique : elle était d'une densité de 1010 et contenait une légère quantité d'albumine (1).

Les concrétions goutteuses sont communément situées aux mains et aux pieds, mais les extrémités supérieures

(1) Les concrétions tophacées de l'oreille externe avaient été remarquées déjà, par plusieurs médecins, avant M. Garrod, en particulier par Ideler (*Hufelands Journal der practisch. Arzneikunde*. Bd. 13, S. 4, Berlin, 1818), et M. Fauconneau-Dufresne (Cruveilhier, *Atlas d'anatomie pathologique*, 4e livr.), Scudamore qui ne les avait pas mentionnées dans son *Traité de la goutte*, les signale au contraire ainsi qu'il suit, dans une lettre adressée au docteur Chambers : « J'ai vu, dit-il, des concrétions tophacées, alors qu'il n'en existait pas ailleurs, siéger sur les lobes des oreilles, sous forme de petits points. (*A letter to docteur Chambers on the nature and proper treatment of gout*. London, 1839, p. 33.) Mais c'est à M. Garrod qu'on doit la première description de ces concrétions et c'est lui qui, le premier, a reconnu l'intérêt qu'elles peuvent acquérir dans le diagnostic de la goutte (*Medico-chirurg. Transact.*, 1854, t. XXXVII). — Il y aurait peu de chose à ajouter à la description de M. Garrod ; nous nous bornerons aux remarques suivantes : Les concrétions dures de l'oreille externe se détachent tôt ou tard, par suite d'un travail d'élimination qui s'effectue d'ailleurs souvent sans que la peau présente le moindre indice d'inflammation. Alors une petite fossette représentant en quelque sorte le moule externe de la concrétion marque pendant longtemps le lieu où celle-ci existait. Dans les cas où la matière tophacée demi-molle est renfermée dans une sorte de kyste, ce dernier persiste fréquemment, après l'évacuation de son contenu, sous forme d'une tumeur arrondie percée à son sommet d'un petit pertuis. On prévoit aisément que la constatation des pertes de substance ou des petites tumeurs kystiques que les concrétions tophacées laissent après elles lorsqu'elles ont été éliminées, pourrait dans certaines circonstances aider au diagnostic. A ce propos, il n'est peut-être pas inutile de faire remarquer que les concrétions tophacées se développent quelquefois sur la face interne de l'oreille, et, en pareil cas on ne peut souvent les apercevoir qu'après avoir renversé le pavillon légèrement en dehors.

— Charcot, *Sur les concrétions tophacées de l'oreille externe chez les goutteux* : in *Comptes rendus de la Société de biologie*, 3e sér., t. II, 1861, p. 47. (J. C.)

plus souvent affectées que les inférieures. En 1858, j'ai donné des soins à un goutteux dont l'histoire fera bien connaître les premières phases du développement des dépôts tophacés.

Il s'agit d'un homme de soixante-trois ans bien conservé, et présentant toutes les apparences de la santé. La goutte existait chez lui depuis vingt-cinq ans. D'abord limitée aux gros orteils, elle avait envahi successivement le cou-de-pied, les genoux et en dernier lieu les mains. Au printemps de l'année 1858, il survint un accès qui dura plus que de coutume, et à la suite duquel on remarqua que plusieurs jointures des doigts de la main avaient perdu de leur mobilité. C'est à cette époque que je vis le malade pour la première fois. Les dernières articulations phalangiennes de deux ou trois doigts étaient roides, en partie ankylosées et quelque peu augmentées de volume; à la face dorsale des secondes articulations phalangiennes de trois doigts, on rencontrait de petites protubérances arrondies, au niveau desquelles la peau était très-rouge. Ces petites tumeurs étaient molles et semblaient remplies d'un liquide épais; mais on ne voyait point la matière blanche à travers la peau. Étaient-ce là des concrétions goutteuses ou des tumeurs d'une autre espèce? C'est ce qu'il me fut impossible de décider tout d'abord. Mais un examen ultérieur vint me convaincre qu'il s'agissait de dépôts d'urate de soude. Une des petites tumeurs fut ponctionnée, et il s'en écoula immédiatement un liquide blanc épais, qui, examiné au microscope et à la lumière polarisée, présentait l'apparence qui a été reproduite dans la figure 1, page 73. L'analyse fit reconnaître que les cristaux contenus dans ce liquide étaient constitués par de l'urate de soude.

A mesure qu'ils augmentent de volume et qu'ils prennent plus de consistance, les dépôts tophacés deviennent plus superficiels ; la peau qui les recouvre s'amincit et laisse voir par transparence la matière blanche qui les constitue ; en pareil cas, leur véritable nature est aisément reconnue. Cela arrive surtout lorsqu'il s'agit du gros orteil ou des oreilles. Voici en quelques mots l'histoire du sujet dont le gros orteil a été représenté pl. I, fig. 3.

Obs. — 1854. — T. C..., âgé de cinquante-sept ans, exerce la profession de peintre en bâtiments depuis quarante-trois ans. Cet homme a mené joyeuse vie et s'est adonné à la boisson ; sa santé est restée bonne jusqu'à il y a environ douze ans. A cette époque, il tomba d'un échafaudage et bientôt après il fut pris de coliques de plomb. Alors la goutte se déclara au gros orteil. Dans ces dernières années, les attaques ont augmenté notablement de fréquence et d'intensité ; sur les oreilles et autour d'un grand nombre de jointures, indépendamment du gros orteil qui a été représenté (Pl. I.), on aperçoit des dépôts blancs d'urate de soude dont quelques-uns atteignent des dimensions considérables.

Les déformations que subissent les jointures se montrent d'autant plus accusées que les concrétions tophacées qui les entourent sont plus nombreuses et plus volumineuses ; elles sont quelquefois assez prononcées pour produire des difformités hideuses et dont la main représentée à la planche II pourra donner une idée.

Obs. — J. E....., l'infortuné auquel appartenait cette

main, était âgé de soixante-sept ans, à l'époque où elle fut, ainsi que le bras, reproduite par le dessin. Dès son enfance il avait servi en qualité de domestique dans différentes familles. A l'âge de trente-six ans il eut une première attaque de goutte au gros orteil et pendant quelques années les attaques revinrent à de courts intervalles. Vers l'âge de cinquante-trois ans, il vit se former d'abord aux doigts et aux coudes, puis autour des jointures des pieds, de petites tumeurs qui s'accrurent graduellement, et au bout d'un certain temps il s'écoula de quelques-unes de ces tumeurs un liquide de couleur et de consistance crémeuses. Aux mains et aux coudes, les dépôts tophacés étaient beaucoup plus volumineux qu'aux pieds et aux genoux. Les mouvements du coude n'étaient pas gênés, tandis que ceux des mains l'étaient beaucoup. La mère, la grand'mère et le père du malade avaient été également affectés de la goutte, mais à un degré moindre. J'ai conservé une concrétion crétacée provenant de cet homme et qui, au moment où elle fut recueillie, pesait plus de 57 grammes.

J'ai, dans ces derniers temps, rencontré plusieurs fois chez des sujets goutteux les déformations des mains aussi prononcées que dans le cas précédent ; mais néanmoins les exemples de ce genre ne sont pas très-communs.

Les différentes bourses séreuses sont très-sujettes à s'enflammer pendant la durée d'une attaque de goutte, et elles peuvent rester distendues même après que l'inflammation aiguë s'est dissipée. Cela tient à ce qu'une certaine quantité de liquide a été sécrétée dans leur cavité; or, ce liquide laisse souvent déposer des matières solides et ainsi se produisent des concrétions tophacées permanentes. La bourse séreuse olécrânienne est surtout prédisposée à se distendre de la sorte; fréquemment on rencontre ses parois épaissies et dans son intérieur on sent comme de petits noyaux très-consistants; dans certains cas, à la suite d'attaques répétées, elle acquiert un volume considérable, ainsi que le montre la planche II.

Les bourses séreuses tuméfiées ne laissent pas toujours percevoir à travers leurs parois de semblables noyaux de matière solide; il peut arriver qu'une ponction pratiquée sur ces bourses, à l'aide d'un instrument délié, donne issue à un liquide offrant l'aspect cristallin dont il a été déjà question plusieurs fois. C'est ce qui eut lieu dans l'observation qui va suivre.

Obs. — 1858. — W. F..., âgé de soixante et un ans, est atteint de la goutte depuis quatorze ans. La première attaque, ainsi que du reste plusieurs attaques subséquentes, fut limitée à l'articulation métatarso-phalangienne du gros orteil droit; le gros orteil du côté gauche, et les coudes furent pris par la suite. Chez ce sujet il n'y avait pas de traces de concrétions crétacées, mais la bourse séreuse située en arrière de l'olécrâne gauche était très-augmentée de volume et proéminente; les parois étaient épaissies, un peu élastiques et la peau était rouge. Le malade avait tout récemment éprouvé une attaque aiguë à l'un des gros orteils. Comme j'avais quelques doutes sur la nature du liquide contenu dans la bourse séreuse, j'y pratiquai, avec beaucoup de précaution, une ponction; il s'écoula de la petite plaie ainsi produite un gramme et demi d'une matière blanchâtre présentant l'aspect cristallin caractéristique sur lequel nous avons si souvent attiré l'attention, et qui est dû à la présence d'une quantité considérable de prismes d'urate de soude.

Les dépôts goutteux peuvent aussi se former dans les cavités des bourses séreuses prérotuliennes et les distendre d'une manière permanente. Je donne en ce moment (octobre 1856) des soins à un malade qui présente une tumeur de ce genre ; il existe en outre chez lui une déformation remarquable de l'un des doigts de la main, également produite par la goutte et représentée dans la fig. 3, p. 95. Voici l'histoire de ce malade et la description de son état actuel.

Obs. — J. B... est un homme de quarante-trois ans, exerçant la profession de plombier ; il paraît ne présenter aucune prédisposition héréditaire à la goutte. Il ne se livre à aucun excès, mais il a l'habitude de boire environ deux pintes de porter par jour. Il a beaucoup souffert de la goutte depuis douze ou quatorze ans, surtout au printemps et à l'automne ; la première attaque, qui eut pour siége le gros orteil, remonte à une vingtaine d'années ; le répit fut ensuite d'assez longue durée. Il y a environ dix ans, la maladie s'est montrée de nouveau et sous une forme bien plus générale ; plusieurs articulations, indépendamment de celle du gros orteil, furent envahies. A partir de cette époque les attaques furent intenses et reparurent fréquemment. Il y a de cela cinq ans, le malade s'aperçut que la première articulation phalangienne du doigt annulaire gauche était notablement augmentée de volume. Cette tuméfaction fut d'abord attribuée à la présence d'un morceau de verre qui s'était introduit dans cet endroit; mais par la suite, il se fit des dépôts évidemment de nature goutteuse sur plusieurs autres points. Lorsque ce malade vint réclamer mes soins, il présentait l'état suivant : « Un liseré bleuâtre bien marqué se voit sur le bord libre des gencives, qui sont pâles ainsi que les lèvres et la face elle-même. Jamais cet homme n'a eu de coliques de plomb. L'hélix de l'oreille droite présente deux petites concrétions blanches; et dans la bourse séreuse située derrière le coude gauche, il existe des dépôts tophacés dont on constate aisément la présence par le toucher; les deux mains sont très-difformes; plusieurs jointures des phalanges sont ankylosées, et çà et là les concrétions sont tellement superficielles qu'elles se dessinent sous forme de plaques blanches. La première jointure phalangienne du doigt annulaire a acquis, ou peu s'en faut, le volume d'un petit œuf de poule. La tumeur a son plus grand diamètre dans le sens transversal, de telle sorte qu'elle recouvre de chaque côté les doigts voisins, comme le montre la figure 3 ; elle est rouge, tendue et luisante ; les vaisseaux sanguins sont très-apparents à la surface. A en juger par la sensation que donne le toucher, elle serait composée d'un mélange de matières solides et demi-liquides. Elle tend à s'accroître depuis plusieurs années; elle est sans aucun doute constituée par de l'urate de soude, dont la consistance varie aux différents points de la tumeur. Les chevilles de chaque côté et le pied droit ont augmenté de volume, mais ne sont pas œdématiés ; sur plusieurs orteils on remarque de petites taches blanches qui autrefois ont donné issue à de la matière crétacée ; la bourse séreuse prérotulienne du côté gauche est volumineuse et fait une saillie bien marquée; elle présente quelques taches blanches produites par des dépôts superficiels dont il s'est plusieurs fois détaché des fragments de matière tophacée. L'urine est pâle et assez abondante; sa pesanteur spécifique est en moyenne 1010. Pendant la durée des attaques, elle devient légèrement albumineuse et renferme des cylindres granuleux et cireux. »

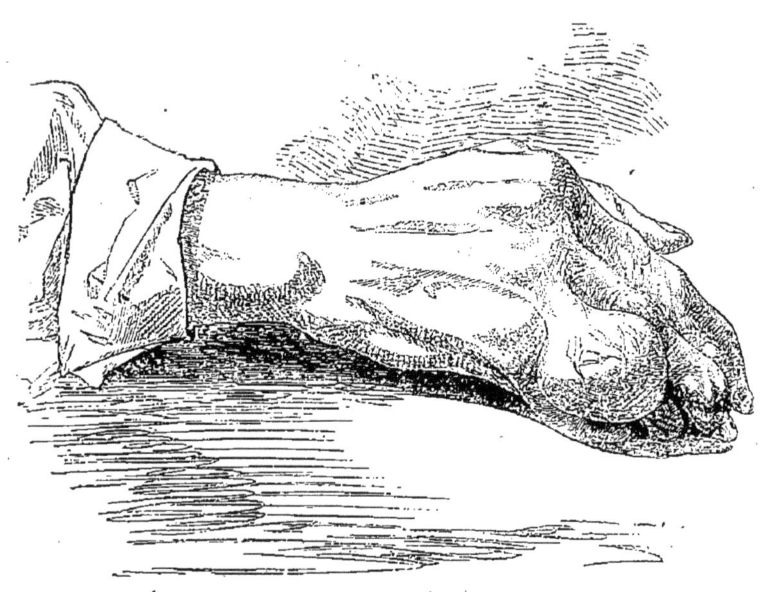

FIG. 3. — Main d'un malade observé à l'hôpital du Collége de l'Université. La première articulation phalangienne de l'annulaire droit paraît considérablement tuméfiée par suite de la présence de dépôts d'urate de soude à sa périphérie.

Il n'est pas rare, surtout chez les gens adonnés aux travaux manuels, de voir des dépôts blanchâtres apparaître à la face palmaire de l'extrémité des doigts. La matière goutteuse, d'abord située profondément, tend à devenir de plus en plus superficielle par suite des frottements souvent répétés que détermine le maniement des outils. J'ai remarqué dernièrement que ces mêmes dépôts superficiels s'observent souvent à la main droite, chez les personnes qui d'habitude écrivent beaucoup.

On trouve quelquefois de petits noyaux d'urate de soude sur les paupières et de temps à autre dans l'épaisseur des téguments de la face. Le docteur H. Barker a vu une de ces concrétions, située sur l'aile du nez, égaler le volume d'une féverole; dans un cas, j'ai observé moi-même un dépôt goutteux gros environ comme un petit pois et qui paraissait avoir pour siége le tissu fibreux du corps caverneux (1). On ne doit pas se prononcer à la légère sur la nature des petits dépôts blanchâtres qui se rencontrent fréquemment sur les paupières et à la face, dans les circonstances les plus variées; ils peuvent n'être composés que de squames épidermiques, de matière grasse et de cholestérine, et en pareil cas il n'ont aucune relation avec la goutte. J'ai

(1) Je dois à l'obligeance de M. le docteur Philippeaux d'avoir pu observer, tout récemment, un goutteux qui porte sur la partie centrale de la paupière supérieure gauche une tumeur tophacée du volume d'un gros pois. Cette tumeur arrondie, légèrement mamelonnée, sessile, offre en quelques points une coloration d'un blanc mat. Elle n'est le siége d'aucune douleur et gêne à peine les mouvements de la paupière. Une tumeur analogue se voyait naguère sur la paupière supérieure droite; elle s'est ouverte spontanément, il y a quelques mois, donnant issue à une petite masse d'urate de soude. Une cicatrice arrondie indique seule aujourd'hui le lieu où siégeait cette concrétion. Ideler (*Hufeland's Journal, loc. cit.*) avait observé déjà les concrétions goutteuses des paupières et celles qui se rencontrent quelquefois sur les ailes du nez. Ces dernières ont été aussi mentionnées par le docteur Todd (*Clinical lect. on urinary organs*, p. 419, London, 1859). Il ne m'a pas été donné de rencontrer des exemples du dernier genre, mais j'ai vu plusieurs fois de très-petites plaques superficielles d'urate de soude, siéger sur divers points de la face, en particulier au voisinage du sillon naso-labial. (J. C.)

examiné dernièrement deux dépôts blancs, provenant d'un même sujet, véritable martyr de la goutte. L'un de ces dépôts pris sur l'hélix, était constitué par de l'urate de soude cristallisé; l'autre, extrait de la paupière inférieure, était uniquement composé de matière sébacée.

Depuis la publication de la première édition de cet ouvrage, le docteur Routh a bien voulu m'adresser une jeune femme qui portait sur l'oreille gauche une tumeur de la grosseur d'une petite fève. Cette tumeur présentait toutes les apparences d'un dépôt d'urate; elle était un peu dure, très-blanche et opaque; on y fit une ponction et il en sortit une matière composée de squames épidermiques et de graisse; il n'y avait pas trace d'acide urique. La malade qui avait environ vingt ans, n'était pas née de parents goutteux et jamais elle n'avait souffert d'affections articulaires.

Quand les concrétions goutteuses existent depuis longtemps, il n'est pas rare de voir la peau qui les recouvre s'amincir, et des fragments de matière calcaire se détacher sans occasionner d'accidents notables. Cela s'observe souvent lorsque les concrétions siégent aux doigts, aux orteils, aux talons, voire même au niveau de la tête du tibia; la même chose a lieu fréquemment aux oreilles. D'un autre côté, les dépôts tophacés peuvent agir à la manière des corps étrangers, et déterminer une inflammation considérable accompagnée de suppuration : il s'ensuit une ulcération qui souvent ne se cicatrise qu'avec difficulté. La matière, qui est éliminée dans ces cas se compose de petites masses d'urate de soude mélangées de cellules de pus (Pl. 6, fig. 3 et fig. 5 *b*). J'incline à croire, d'après ce que j'ai observé, que l'état constitutionnel des malades a la plus grande influence sur la production de l'inflammation et de la suppuration consécutives à la présence des dépôts tophacés. Ces accidents paraissent survenir surtout dans les cas où la vitalité est peu énergique.

Le premier volume des *Transactions médico-chirurgicales* (1809) (1) renferme un travail remarquable et fort intéressant du docteur James Moore, chirurgien au second régiment de la garde royale, sur les concrétions goutteuses. L'auteur y trace un tableau si exact du mode de formation et de développement de ces concrétions que j'ai cru devoir le reproduire ici en partie. Après quelques préliminaires concernant la nature des dépôts calcaires, il s'exprime comme il suit : « Cet épanchement (et par là il indique le liquide d'apparence laiteuse qui contient l'urate de soude), cet épanchement se fait non-seulement pendant la durée des attaques, mais aussi dans leurs intervalles, et comme les extrémités, particulièrement les mains et les pieds, sont le siége principal de la goutte, c'est là aussi que se fait la plus grande accumulation de craie. Quoique ce travail soit d'ordinaire précédé et accompagné d'inflammation, la craie cependant n'est jamais enfermée dans une membrane d'enveloppe comme l'est le pus d'un abcès ; elle se dépose habituellement dans le tissu cellulaire, dans les bourses séreuses ou dans les cavités articulaires ; je l'ai même vue épanchée entre le derme et l'épiderme. Mais comme l'inflammation gout-

(1) Voyez la traduction française du 1er volume des *Transactions*, par Deschamps fils, Paris, 1811, p. 133 et suiv. (J. C.)

teuse est de nature érythémateuse, il n'y a pas exsudation de lymphe coagulable, et par suite, il ne se forme pas de membranes autour de la matière crétacée. — Ce point est fort important à noter; il explique plusieurs particularités de la goutte qu'on rapproche généralement du phlegmon. A mon avis, l'absence de lymphe coagulable dans les parties enflammées démontre suffisamment que l'inflammation est purement érythémateuse.»

« Lorsque la matière crétacée est récemment déposée, elle donne au doigt la sensation de la fluctuation, et on ne saurait la distinguer de l'épanchement séreux qui se fait dans la goutte. Malheureusement les vaisseaux absorbants sont impuissants pour reprendre les particules de craie, aussi la consistance du liquide devient-elle de plus en plus grande jusqu'à ce qu'enfin il n'y ait plus qu'une masse solide. Quand bien même l'épanchement de matière goutteuse a été considérable, la quantité de craie qui reste en dernier lieu est comparativement petite, parce que la plus grande partie du volume total était constituée par du sérum. Il faut par conséquent des sécrétions successives pour qu'il puisse se former une grande masse calcaire, et la consistance des tophus doit dépendre de leur âge et du degré d'activité des vaisseaux absorbants. A la fin, la quantité de craie qui s'accumule devient énorme par suite de la répétition des paroxysmes, et cela rend plus pénible encore la situation des goutteux. Les douleurs, toutefois, ne sont point l'effet d'une propriété irritante de la craie, mais résultent de ce que celle-ci, en s'accumulant, empêche le libre jeu des tendons et des surfaces articulaires, détermine souvent des ankyloses complètes, et enfin comprime et distend, en raison de son volume, les parties au voisinage desquelles elle se dépose. L'action de la matière crétacée porte donc sur les fonctions organiques qu'elle entrave mécaniquement, et non sur le principe de la vie, car elle peut séjourner des années entières dans des parties très-sensibles, sans y exciter la moindre douleur ou la moindre inflammation. Bien que les concrétions soient de nature bénigne, elles sont fréquemment les causes de désordres assez graves en ce qu'elles peuvent s'ouvrir à l'extérieur et donner lieu à des ulcères difficiles à guérir. Lorsque la goutte se manifeste violemment en un point où il existe des dépôts calcaires, l'aspect des parties devient souvent très-alarmant. En effet, la nouvelle attaque s'accompagne d'une production nouvelle de sérosité et de craie qui, s'ajoutant à l'ancien dépôt, amène un gonflement prodigieux. Le derme, lorsqu'il est distendu à un haut degré, finit par se rompre, mais quelquefois l'épiderme reste intact. Dans ces cas on peut apercevoir le liquide séreux et la craie à travers l'épiderme qui est à demi transparent. Les téguments environnants paraissent d'un rouge vif ou présentent une couleur pourpre, et menacent de se gangréner; les douleurs sont excessives. »

« Enfin, l'épiderme se déchire; il s'échappe alors du sérum et de la matière calcaire, et bientôt tous les symptômes s'amendent. Pendant toute la durée de cette phase alarmante la suppuration n'a pas lieu, mais elle s'établit peu de temps après l'ouverture de la tumeur, et l'ulcère donne alors issue à du pus mêlé à de la matière crétacée. Plusieurs circonstances imprévues peuvent marquer le progrès ultérieur de ces ulcères. Lorsqu'une ouverture est produite, on ne voit jamais la totalité de la matière calcaire sortir à la fois, et il s'écoule souvent un temps fort long avant que l'élimination de cette matière soit complète. Cela tient à ce que la craie est répandue dans les mailles du tissu cellulaire absolument comme dans les pores d'une éponge; les mailles se brisent parfois les unes après les autres et de petits fragments se détachent successivement, de telle sorte qu'il se passe des mois et même des années avant que toute la matière du dépôt soit rejetée au dehors. Il arrive encore que l'orifice se resserre, puis se referme sur de petits fragments de craie; l'espèce de cicatrice qui se produit alors peut résister, mais le plus souvent elle se rouvre pour donner issue à la craie. Dans certains cas, les jointures même sont ouvertes de la sorte et cet accident, que l'on redoute tant, s'il est produit par un corps étranger, ne donne souvent lieu à aucun symptôme fâcheux lorsque la jointure est remplie de matière crétacée. En face d'un pareil accident, un chirurgien qui ne connaîtrait pas ces particularités serait peut-être tenté de proposer de larges incisions ou même l'amputation comme ressource unique pour empêcher l'inflammation de s'étendre et les os de se carier, mais l'expérience apprendra qu'il y a avantage à mener les choses doucement, et qu'il n'est nullement besoin de recourir à des mesures violentes, car dans la majorité des cas, les parties deviennent bientôt indolentes; l'ulcération continue pendant un certain temps à fournir du pus, à des intervalles plus ou moins éloignés. Elle donne issue à des fragments de matière crayeuse, puis enfin, elle se cicatrise définitivement. Indépendamment de ces ouvertures qui se font pendant les attaques de goutte, la peau distendue au niveau des concrétions tophacées peut encore s'user à la longue et se perforer par la simple pression. D'autres fois cela s'effectue à la suite de l'inflammation et de la suppuration ordinaires. Dans ces cas, il sort en général une moins grande quantité de craie, mais cela dépend entièrement du degré de l'inflammation. Quand il y a suppuration abondante, la quantité de craie qui se détache et qui est éliminée est naturellement plus considérable. Une dernière particularité beaucoup plus rare, c'est quand un fragment de craie dur et sec perce la peau et demeure comme une sorte de végétation sans exciter autour de lui, ni inflammation ni suppuration.»

M. Moore admet, comme on voit, que la suppuration n'a jamais lieu avant qu'une ouverture se soit produite sur la peau, c'est là un point sur lequel je ne saurais rester d'accord avec cet auteur ; j'ai vu, en effet, plusieurs fois des abcès se former autour des nodus goutteux, et, lorsqu'on les ouvrait, ces abcès fournissaient une grande quantité de pus mêlé à de l'urate de soude. Les sujets chez lesquels ces observations ont été faites étaient tous débilités.

Il n'est pas très-rare de voir des malades se montrer exempts ou à peu près des autres symptômes de la goutte, tant qu'il existe chez eux des abcès goutteux donnant lieu à un écoulement continu. Plusieurs fois j'ai vu la guérison d'un abcès de ce genre être bientôt suivie d'un violent accès de goutte siégeant sur quelque autre partie du corps, ce qui montre bien qu'en pareil cas les ulcères remplissaient, pour ainsi dire, le rôle de soupapes de sûreté (1).

Les concrétions goutteuses paraissent se former de préférence chez certains sujets, et, par contre, elles font complétement défaut chez d'autres goutteux, qui cependant ont subi un nombre considérable d'accès. Cette remarque — il est bon de le rappeler — s'applique exclusivement à celles des concrétions d'urate de soude qui se déposent au pourtour des jointures, car pour ce qui est des concrétions intra-articulaires, elles existent, ainsi que je le démontrerai bientôt, chez tous les goutteux.

Bien que les difformités déterminées par la présence des tophus s'observent beaucoup plus communément chez les hommes que chez les femmes, celles-ci, néanmoins, n'en sont pas exemptes, et les présentent même parfois à un degré très-prononcé. Chez une dame que j'ai traitée, les extrémités supérieures et inférieures étaient rigides, et avaient perdu leur forme normale par suite de l'augmentation de volume de toutes les petites articulations. Cette malade, âgée d'environ quarante-trois

(1) Un des cas auxquels M. Garrod fait sans doute allusion ici, a été communiqué par lui à la Société médicale de Westminster en 1850 (*The Lancet*, 1850, p. 340). Chez le malade dont il s'agit, les douleurs de la goutte apparaissaient dans diverses articulations toutes les fois que des astringents étaient appliqués sur un ulcère siégeant au voisinage d'une jointure et qui donnait issue à du pus mélangé d'urate de soude. Le docteur Eisenmann (édition allemande du *Traité de la goutte* de M. Garrod, Wurzbourg, 1861, p. 40), se fondant sur la connaissance des faits de ce genre, a conseillé l'emploi des exutoires dans certains cas de goutte chronique, et il rapporte l'histoire d'un goutteux chez lequel l'application de cette méthode aurait été suivie des meilleurs résultats. (J. C.)

ans, était devenue complétement percluse dans l'espace des trois années qui s'étaient écoulées depuis sa première attaque. Dans un autre cas, la difformité était bien moins marquée, quoique les mains fussent comme noueuses et hors d'état de rendre aucun service. Samuel Cooper a rapporté un fait de même genre. Il eut occasion d'observer à Fleet-Prison une femme qui, bien qu'âgée de trente ans seulement, ne pouvait faire aucun usage de ses membres ou ne s'en servait qu'avec beaucoup de peine à cause des tophus qui s'étaient déposés autour de ses jointures. Lorsqu'elle étendait ou qu'elle fléchissait la jambe on percevait un bruit tout à fait semblable à celui qu'on ferait en secouant un sac de billes.

Pendant le cours de ces derniers mois, j'ai observé, dans mon service d'hôpital, une femme chez laquelle les difformités qu'entraîne la goutte existaient à un très-haut degré; ce fait est instructif et présente quelques particularités bonnes à noter. Aussi en donnerai-je un court extrait.

Obs. — M. A. F..., âgée de quarante-neuf ans, mariée, a eu plusieurs fausses couches, mais jamais d'enfants. Elle n'a pas, qu'on sache, de prédisposition héréditaire à la goutte. Sa santé a toujours été délicate, depuis l'âge de neuf ans jusqu'à vingt ans. Elle vivait avec sa tante dans un cabaret où elle servait comme fille de comptoir. On lui donna le conseil, à cause de sa faiblesse, de prendre habituellement un peu de vin de Porto, mais elle éleva tellement la dose qu'elle en buvait chaque jour une quantité considérable. A l'âge de vingt-neuf ans elle eut une première attaque de goutte qui commença par le gros orteil droit, puis, au bout de quelques jours, envahit le pouce de la main gauche. Les symptômes n'ayant pas été très-accusés, la malade put bientôt reprendre ses occupations. Les attaques revinrent par intervalles et avec une intensité moyenne, jusqu'à il y a environ huit ans ; à cette époque, elle éprouva des souffrances tellement vives, qu'elle demanda à entrer à l'hôpital, et on la plaça dans mon service. A ce moment, elle était non-seulement sous le coup de son affection articulaire, mais elle avait encore des épistaxis abondantes. Déjà il s'était formé des concrétions d'urate de soude autour de plusieurs jointures des doigts et des orteils ; en outre, l'urine était très-pâle et de faible densité. Après être restée environ deux mois à l'hôpital, cette jeune femme sortit fort soulagée, et je la perdis de vue jusqu'au jour où elle rentra, c'est-à-dire en 1861. Pendant cet intervalle de huit années, elle eut de nombreuses attaques de goutte, et les déformations ne firent que s'accroître graduellement par suite du développement rapide des dépôts tophacés ; les mains complétement déformées étaient hideuses à voir ; le doigt annulaire pouvait encore être fléchi et avait à peu près conservé son aspect normal. La figure 4 donne l'image de la main gauche. Une tumeur tophacée existait sur l'olécrâne ; les genoux avaient augmenté de volume et étaient déformés, ainsi que les deux pieds ; sur le métatarse du gros orteil droit se trouvait une masse calcaire volumineuse, présentant environ 7 centimètres de long sur 4 centimètres et demi de large ; par suite, le gros orteil était lui-même notablement tuméfié. Un des pieds de cette malade est représenté figure 5. A peine pouvait-on constater la présence de faibles traces d'acide urique

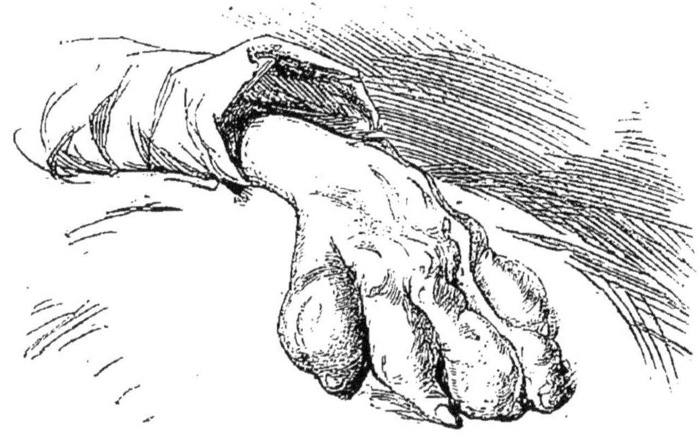

FIG. 4. — Main gauche d'une femme qui fut soignée à l'hôpital du Collége de l'Université et qui portait d'anciennes concrétions tophacées sur la plupart des membres.

dans les urines et la quantité d'urée excrétée chaque jour était au-dessous du chiffre normal. Outre les diffor-

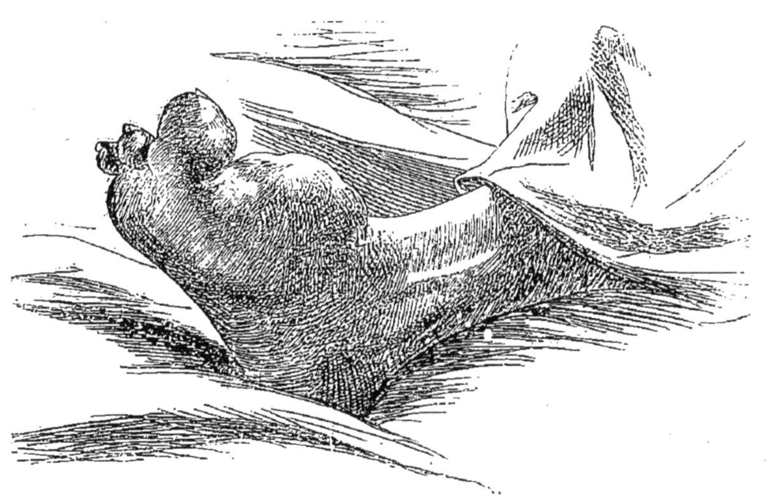

FIG. 5. — Pied droit de la femme dont la main est représentée figure 4.

mités produites par ces dépôts considérables d'urate de soude, on remarquait encore chez cette femme une pâleur des téguments, conséquence du mauvais état des fonctions de nutrition et de l'altération du sang. De plus, il y avait des épistaxis fréquentes, des vomissements et des vertiges dépendant de l'insuffisance rénale, et des accès de dysurie revenant de temps à autre. Enfin, un petit calcul urinaire avait été rendu il y a quelques années.

Toute formation excessive de concrétions goutteuses est, je le crois, invariablement liée à une insuffisance de l'excrétion rénale ; c'est du moins un point que je chercherai à éclaircir dans le chapitre consacré à l'étude de l'urine chez les goutteux. Dans beaucoup de cas, cette insuffisance rénale peut être plus ou moins légitimement rattachée à l'influence de causes débilitantes, telle qu'une alimentation relativement insuffisante après un revers de fortune, un violent ébranlement du système nerveux, la faiblesse qu'entraînent les maladies intercurrentes, etc.

Pendant le cours de ces dernières années, j'ai rencontré plusieurs cas de goutte, où l'influence des causes mentionnées plus haut paraît assez nettement dessinée. Je crois utile de rapporter comme exemple un de ces cas.

Obs. — 1851. — W. B..., âgé de cinquante et un ans, sans prédisposition héréditaire à la goutte, entra vers l'âge de seize ans au service d'un maître d'hôtel; plus tard, il devint postillon et contracta l'habitude de boire, comme le font souvent les gens d'écurie ; il était fréquemment exposé pendant des nuits entières au froid et à la pluie. En 1826, il voyagea en France, en Italie et en Suisse en qualité de cocher; il but abondamment des vins nouveaux de ces divers pays et aussi de l'eau-de-vie. En 1830, il retourna en Angleterre ; sa santé était bonne, mais dans son voyage sur le continent, il avait souffert d'une affection cérébrale produite par l'insolation. Peu de temps après, il fut pris d'attaques que l'on considéra comme épileptiques et qui se renouvelèrent chaque année vers le mois d'août. Il fut alors obligé de quitter son service et de vivre avec une grande économie. Ces attaques se renouvelèrent jusqu'en 1845, époque à laquelle elles disparurent après un accès de goutte qui envahit le gros orteil droit. Ce premier accès dura environ dix jours. Après un répit d'une année, les deux pieds furent atteints simultanément et à partir de ce moment les attaques augmentèrent rapidement de fréquence et d'intensité. Les mains, les coudes et les genoux furent successivement envahis. Immédiatement après la première manifestation de la goutte aux membres supérieurs, le malade remarqua quelques points blancs à l'extrémité de l'auriculaire droit ; de nombreux dépôts tophacés ne tardèrent pas à se faire autour de presque toutes les petites jointures des mains, et de plusieurs de celles des pieds ; des concrétions parurent également sur les oreilles ; enfin ce malheureux était devenu perclus de tous ses membres. Les dépôts tophacés acquirent des dimensions considérables, ulcérèrent la peau et amenèrent la formation d'abcès en divers points. L'urine était très-pâle et renfermait de légères traces d'albumine ; c'est à peine si l'on pouvait y découvrir un peu d'acide urique.

Par opposition avec ce qui a été dit plus haut, on voit souvent de volumineux tophus se développer chez des goutteux dont la constitution, d'ailleurs excellente, n'a jamais subi l'action des causes débilitantes ; l'intensité et la longue durée de la maladie peuvent alors seules être invoquées. Je suis quelquefois consulté par un goutteux appartenant à la classe élevée, actuellement âgé de quatre-vingt-neuf ans, et dont les mains et les pieds portent des tumeurs tophacées volumineuses; il s'est formé des abcès d'où il s'écoule constamment de l'urate de soude.

Je rapporterai l'histoire d'un autre malade que j'ai soigné il y a environ cinq ans, et dont les mains chargées d'énormes concrétions goutteuses reproduisent à peu près les déformations représentées à la planche II.

Obs. — 1857. — Il s'agit d'un gentleman âgé de soixante et un ans, qui n'avait aucune prédisposition héréditaire à la goutte. Dans sa jeunesse, il avait mené joyeuse vie, et avait abusé de la bière et des liqueurs fortes. Il avait eu beaucoup d'enfants, tous bien portants. La première attaque de goutte se déclara il y a environ trente ans, au gros orteil gauche; six mois s'écoulèrent entre la première attaque et la seconde, mais avant que les genoux fussent pris il se passa plusieurs années, et un temps plus long encore avant que la maladie eût gagné les jointures des extrémités supérieures. Depuis dix ans, le malade a constaté chez lui l'existence de concrétions tophacées qui l'ont rendu aujourd'hui difforme et tout à fait perclus. Toutes les articulations des deux mains et les deux coudes sont couverts de ces dépôts; les pieds sont déformés. Au côté interne du tarse gauche se voient des masses volumineuses d'où sont sortis des fragments de matière crayeuse, et, il existe, en outre, un épaississement notable au niveau des talons. Sur les deux oreilles, il y a de nombreuses concrétions dont quelques-unes sont assez volumineuses; on aperçoit aussi des dépôts analogues au voisinage de l'angle interne de chacun des yeux.

Aujourd'hui, ce malade ne se plaint guère que de renvois acides et de pyrosis; toutefois, l'exposition au vent frais du nord et le moindre excès de vin ou de bière ramènent aisément l'inflammation dans les jointures déformées. Il se rappelle qu'autrefois son urine déposait un sédiment rouge, mais dans ces dernières années (depuis six à sept ans), elle est devenue bien plus pâle et ne fournit plus aucun dépôt. Actuellement, elle a une faible densité; elle contient des traces d'albumine et l'on n'y trouve qu'une très-minime quantité d'acide urique.

Les violences extérieures déterminent quelquefois le siége des concrétions tophacées. J'ai vu celles-ci se développer sur le dos de la main à la suite d'un coup : et il est probable que les collections d'urate de soude qu'on rencontre si fréquemment dans la bourse séreuse du coude y sont en partie produites sous l'influence de pressions réitérées.

La description qu'a donnée Sydenham de l'évolution de la goutte chronique, des souffrances et des infirmités qu'elle occasionne, n'est pas moins remarquable, sous le rapport de l'exactitude, que le tableau qu'il a tracé de l'accès de goutte aiguë. Je terminerai en plaçant sous les yeux du lecteur cette peinture si saisissante.

« Lorsque la maladie n'a pas été traitée convenablement, ou bien qu'elle a duré longtemps et que la matière morbifique a pour ainsi dire envahi le corps entier, ou encore lorsque la nature est impuissante à expulser cette matière, les symptômes sont bien différents de ceux qui ont été décrits. Les pieds sont le véritable siége de la goutte, à tel point que si la maladie se montre à un autre endroit, c'est qu'elle a changé de caractère, ou que les forces du corps ont diminué. Elle occupe alors les mains, les poignets, les coudes et d'autres parties encore, et s'y fait sentir aussi vivement qu'aux pieds. Quelquefois elle produit la torsion des doigts et les rend semblables à une botte de panais; en même temps elle y détermine de la roideur et les prive de leur mouvement, en faisant naître autour des ligaments des tumeurs tophacées qui détruisent la peau et l'épiderme. Alors se montrent à nu des concrétions qui ressemblent à des yeux d'écrevisse et qu'on peut extraire à l'aide d'une aiguille. Dans quelques cas, la matière morbifique se jette sur les coudes, et y forme une tumeur blanchâtre qui est presque de la grosseur d'un œuf et qui s'enflamme et rougit peu à peu. D'autres fois elle se fixe sur la cuisse et donne lieu à la sensation d'un poids que l'on y aurait attaché, sans pourtant causer de douleur notable. De là, passant au genou, elle y excite de vives souffrances et empêche tout mouvement, en sorte que le malade est cloué dans son lit sans pouvoir bouger si peu que ce soit; toutes les fois qu'il s'agit de remuer le malade, soit en raison du malaise habituel dans cette maladie, soit pour l'accomplissement de quelque besoin naturel, il faut prendre les plus grandes précautions. Le moindre mouvement mal exécuté produit une douleur qui serait intolérable si elle durait longtemps. Cette nécessité de bouger est un des grands ennuis des goutteux, car c'est tout au plus s'ils peuvent supporter les angoisses que cause la maladie alors qu'ils sont dans un repos complet. Pendant un certain temps, la goutte commence vers la fin de l'hiver, dure deux ou trois mois, puis se termine régulièrement. Plus tard elle dure toute l'année, excepté pendant les mois les plus chauds de l'été. Et de même que l'attaque entière est plus longue qu'auparavant, de même chacun des petits accès qui la composent dure aussi davantage. La durée, au lieu d'être de un à deux jours, est de quinze jours, et la maladie, cessant de se limiter aux pieds, envahit indifféremment toutes les articulations. De plus, dès le premier ou le deuxième jour de l'accès, le malade éprouve, outre la douleur, un certain malaise et perd entièrement l'appétit (1). »

CHAPITRE IV.

Du sang dans la goutte : Altérations souvent admises par les anciens auteurs et démontrées seulement de nos jours. — Composition normale du sang. — Ses altérations dans la goutte. — Globules. — Fibrine. — Albumine. — Découverte de l'urate de soude dans le sang. — Moyen d'isoler l'acide urique et l'urate de soude. — Procédé clinique pour reconnaître la présence de l'acide urique dans le sang. — Détails et précautions à prendre. — Délicatesse du procédé. — Facile décomposition de l'acide urique dans le sang. — Modifications probables qui s'opèrent alors. — Résumé d'observations de sujets goutteux dans le sang desquels la présence de l'acide

(1) Sydenham, *loc. cit.*

Pl. 1.

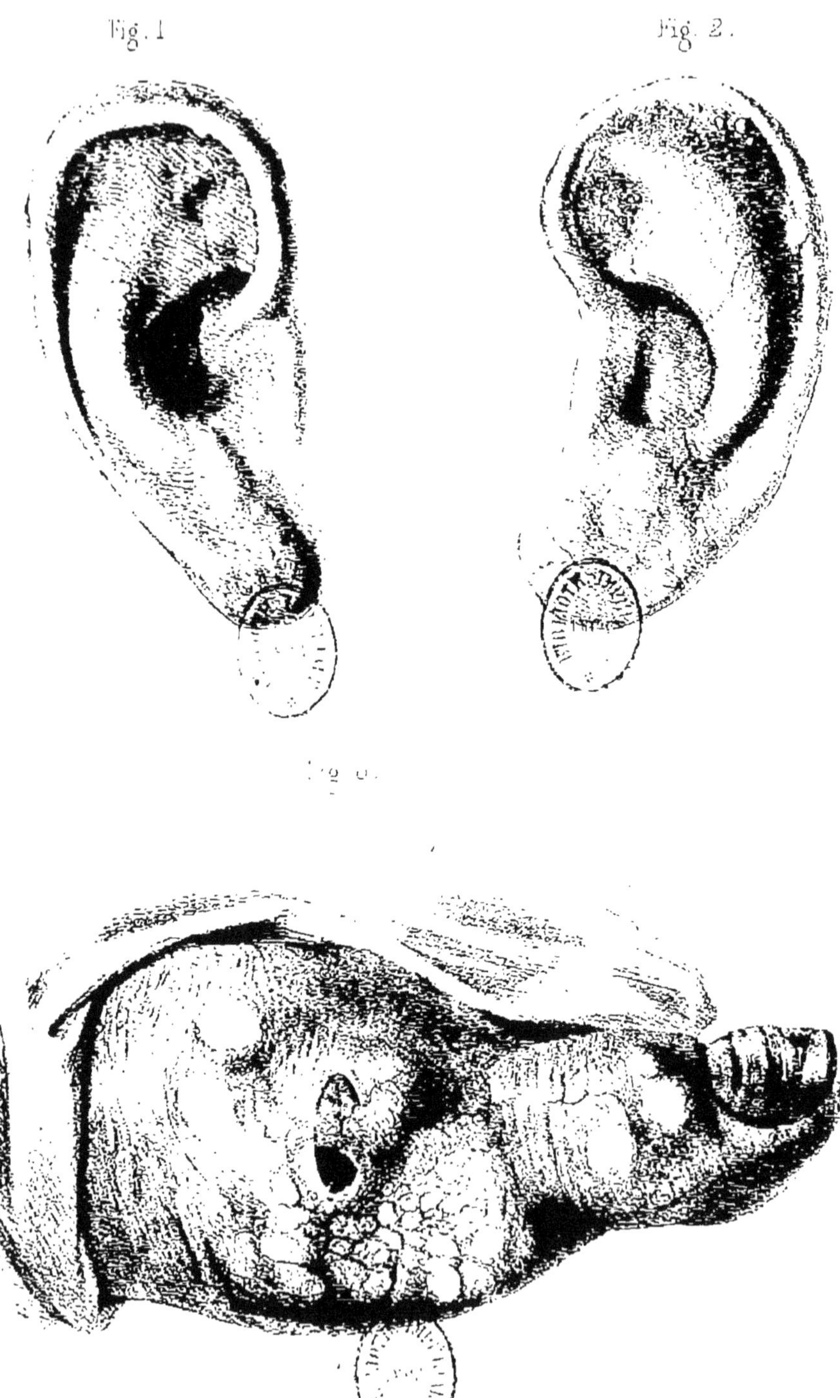

Imp. Becquet Paris

urique a été constatée — Recherche de l'acide urique dans les liquides artificiellement obtenus par l'emploi des agents vésicants. — Son importance pour le diagnostic. — Petite quantité d'urée et d'acide oxalique dans le sang des goutteux. — Traces d'acide urique et d'urée dans le sang normal. — De la sueur chez les goutteux. — Acide oxalique trouvé dans ce produit de sécrétion.

On chercherait en vain chez les auteurs anciens et même chez les modernes des renseignements satisfaisants concernant les altérations que subit le sang dans la goutte. En effet, tout ce qu'on avait avancé sur ce point jusqu'à ces dernières années n'était que spéculation pure et ne pouvait satisfaire l'esprit des nombreux pathologistes qui s'efforcent d'expliquer les phénomènes de la goutte autrement que par l'hypothèse de la présence d'une matière morbifique.

Dans le présent chapitre, j'aurai pour but de donner un aperçu de l'état actuel de nos connaissances sur un sujet dont l'étude est indispensable pour bien comprendre la pathologie de la goutte et pour expliquer plusieurs des symptômes pathognomoniques de cette maladie.

S'il est dans l'économie une partie à laquelle on puisse reconnaître un rôle capital, c'est assurément le sang; car c'est par son intermédiaire que s'accomplissent tous les phénomènes de la vie, c'est à ses dépens que se nourrissent les différentes parties du corps, et dans le sang lui-même se passent des changements de la plus haute importance. De là la nécessité d'une étude attentive de sa composition et de ses propriétés lorsqu'il s'agit de pénétrer la nature d'une maladie quelconque.

Le sang reçoit en résumé toutes les substances alibiles introduites dans l'organisme, et c'est dans le sang que ces substances subissent toutes les transformations qui doivent les rendre propres à devenir partie intégrante des organes; c'est encore dans le sang que viennent se déverser tous les produits de la métamorphose régressive des tissus. Aussi ce liquide est-il constitué non-seulement par des matériaux destinés à la nutrition et ayant subi divers degrés d'élaboration, mais encore par les produits de désassimilation qui doivent être rejetés au dehors. Chez l'individu sain ces derniers n'existent dans le sang qu'en proportions extrêmement minimes, en raison de la grande activité des organes d'excrétion.

Le tableau ci-dessous, qui donne la composition normale du sang pour 1000 parties, fera mieux ressortir les altérations que subit ce liquide dans la goutte.

Caillot	Globuline.... 123,5	constituant les globules rouges	131,0
	Hématine.... 70,5		
	Fibrine		2,2
Sérum d'une densité de 1029, alcalin.	Albumine		70,0
	Sels.		
	Phosphate de soude, de chaux, de magnésie et de fer		6,0
	Sulfate de potasse		
	Chorure de sodium et de potassium, silice, etc.		
	Matières grasses.		
	Margarine		1,3
	Oléine		
	Séroline		
	Cholestérine		
	Graisse phosphorée, etc		
	Substances inconnues, appelées matières extractives, avec traces d'urée, d'acide urique, de créatine, etc		5,5
	Eau		784,0
	Oxygène	dissous dans le sang.	
	Acide carbonique		
	Azote		

L'altération du sang dans la goutte porte-t-elle sur

les éléments constituants, ou provient-elle seulement de la rétention des produits excrémentitiels?

La proportion des globules ou corpuscules rouges du sang n'est pas nécessairement altérée dans la goutte; dans la forme aiguë elle peut rester normale (1), mais souvent, lorsque la maladie est chronique ou asthénique, elle diminue notablement, comme cela se voit d'ailleurs dans tous les cas où il y a débilitation de l'organisme, quelle qu'en soit la cause. Lorsque la goutte survient chez les peintres, les plombiers ou autres ouvriers qui manient les préparations saturnines, il est très-ordinaire de trouver une diminution considérable des globules du sang. Ce n'est pas là une conséquence de la goutte, mais bien de l'imprégnation métallique; on sait qu'un des premiers effets de l'absorption du plomb c'est de produire l'anémie.

La quantité de *fibrine* peut subir un accroissement dans la goutte comme dans les phlegmasies : lorsque chez un goutteux l'inflammation locale est très-intense, la fibrine s'élève jusqu'à 4, 5 ou 6 parties sur 1000, l'augmentation étant proportionnée d'ailleurs à l'intensité

(1) Il est de règle, au contraire, qu'un *état anémique* plus ou moins prononcé et marqué par la décoloration des tissus, des souffles vasculaires et cardiaques, des alternatives de rougeur et de pâleur de la face, etc., s'établisse de bonne heure, dans le cours du rhumatisme articulaire aigu, alors même qu'il n'a pas été pratiqué d'émissions sanguines, et quel que soit, en un mot, le traitement mis en œuvre. MM. Piorry, Monneret (thèse de concours pour le professorat, 1851, p. 62; — *Compendium de méd.*, t. VII, p. 376); Canstatt (*Specielle Patholog.*, 3e Aufl., I. Bd., S. 604) et O'Ferral (*Provincial Journal*, 6 fév. 1849), Trousseau (*Clinique médicale de l'Hôtel Dieu*, t. III, p. 345), ont insisté beaucoup, et avec raison, sur cette anémie concomitante de la fièvre rhumatismale qu'elle contribue à caractériser. (J. C.)

du travail inflammatoire. Dans la goutte chronique, au contraire, elle conserve parfois son chiffre normal ou ne le dépasse que de très-peu. Les variations de la fibrine paraissent donc n'avoir aucun rapport direct avec la goutte, et ne dépendre que de la phlegmasie développée sous l'influence de la condition morbide de l'économie. Il en résulte que le sang extrait de la veine d'un sujet goutteux peut donner lieu à une couenne parfaite ou à une couenne en forme de cupule, ou ne présenter au contraire rien d'anormal.

Le *sérum* n'est pas toujours altéré dans ses caractères physiques ; sa densité reste quelquefois au chiffre normal, sa couleur et sa consistance peuvent être les mêmes que dans l'état de santé ; néanmoins, en voyant les résultats fournis par de longs tableaux indiquant le poids de ce liquide dans diverses circonstances morbides, je suis porté à croire que sa densité dans la goutte est moins élevée que dans les autres maladies, à l'exception de l'albuminurie et du véritable scorbut.

Cette diminution de la densité du sérum ne s'observe pas, d'ailleurs, dans la goutte aiguë chez les sujets robustes, mais bien dans le cas où la maladie est de date ancienne, ou lorsqu'elle se lie à une affection rénale très-prononcée. Lorsque nous traiterons de l'état des urines dans la goutte, nous verrons combien il est fréquent d'y rencontrer des traces d'albumine dans la forme aiguë de la maladie, et combien cela est plus fréquent encore dans les formes chroniques, principalement s'il existe chez le sujet des dépôts tophacés extérieurs. — La diminution du poids spécifique du sérum provient en partie de la perte d'albumine par les reins. Dans la très-grande majorité des cas de goutte exempte de complications que j'ai observés, la densité du sérum ne se montrait pas inférieure à 1025; dans les cas chroniques la densité était en moyenne de 1027 à 1028, c'est-à-dire un peu au-dessous du chiffre normal. Jamais je n'ai rencontré dans la goutte cette augmentation de quantité de l'albumine du sang qu'on avait annoncée en se fondant, il est vrai, seulement sur des considérations purement hypothétiques.

Les parties constituantes du sang ne présentent en définitive chez les goutteux aucune modification constante; c'est donc ailleurs qu'il faut chercher l'altération caractéristique du sang dans la goutte. Or cette altération consiste dans l'accumulation de certains principes qui, à l'état normal, existent dans le sang en quantité tellement minime qu'il est difficile de les y découvrir.

Dans le courant de l'été de 1847, un cas de goutte marqué par des symptômes très-accentués s'était présenté à mon observation à l'hôpital d'*University College*. Le malade, âgé de quarante et un ans environ, avait souffert pendant les trois années précédentes d'accès fréquemment répétés, et présentait à la face palmaire de plusieurs doigts de la main de petits dépôts crétacés ainsi que des concrétions tophacées sur les oreilles. Au moment de son admission à l'hôpital, il était sous le coup d'un accès de goutte aiguë de date récente; plusieurs des jointures de la main droite étaient enflammées et tuméfiées. Guidé par diverses considérations, j'étais désireux de faire l'analyse du sang chez ce malade et de rechercher s'il ne contenait pas, par exemple, de l'acide urique. Je pus me procurer une petite quantité du liquide en question, grâce à l'obligeance de M. le docteur C. J. B. Williams, aux soins duquel le malade était confié. Le caillot était ferme et légèrement couenneux. Le sérum, limpide et alcalin, avait une densité de 1028. J'étais convaincu que s'il existait de l'acide urique, on le trouverait dans le sérum. En conséquence, 65 grammes de ce liquide furent desséchés au bain-marie. Le résidu réduit en poudre fut mêlé à de l'alcool rectifié et soumis à l'ébullition dans le but d'éliminer tout ce qui aurait pu nuire à la séparation de l'acide urique, puis, après épuisement, on traita par l'eau distillée bouillante. Quelques gouttes de la solution aqueuse ainsi obtenue furent évaporées jusqu'à siccité avec de l'acide nitrique, et le résidu fut exposé à la vapeur d'ammoniaque. Il se produisit alors une belle coloration pourpre de murexide ou purpurate d'ammoniaque, et la présence de l'acide urique fut ainsi mise en évidence.

Une autre partie de la solution fut réduite à consistance sirupeuse, puis additionnée de quelques gouttes d'acide chlorhydrique et abandonnée au repos; quelques heures après, l'acide urique était déposé sous forme de cristaux caractéristiques. 65 grammes de sérum provenant d'une nouvelle saignée, pratiquée peu de temps après la première, furent traités comme précédemment, avec cette différence néanmoins qu'on n'ajouta pas cette fois d'acide chlorhydrique; on laissa reposer pendant quelques heures la solution aqueuse concentrée, et l'on trouva ensuite sur les parois du vase et à la surface du liquide de nombreuses aigrettes cristallines que l'on reconnut être constituées par de l'urate de soude. En effet, traités par l'acide chlorhydrique, ces amas cristallins disparurent, et il se forma en leur place des cristaux rhomboïdes d'acide urique; de plus ils laissèrent après incinération un résidu soluble dans l'eau, alcalin, et qui ne présentai pas les réactions de la potasse.

Ces recherches furent bientôt reprises dans plusieurs cas de goutte; elles donnèrent des résultats identiques qui firent l'objet d'un mémoire publié dans les Transactions de la Société médico-chirurgicale pour 1848. Voici dans quels termes se trouve formulée l'une des principales conclusions de ce premier travail. « Le sang dans la goutte renferme toujours de l'acide urique sous forme d'urate de soude, et ce sel peut être obtenu à l'état cristallin. » Depuis la publication de ce travail jusqu'à ce jour, c'est-à-dire depuis plus de quatorze ans, j'ai examiné le sang des goutteux toutes les fois que l'occasion s'en est présentée, et cela dans plus de cent cas. Aujourd'hui je ne trouve rien à changer au passage cité plus haut, si ce n'est qu'il conviendrait peut-être d'indiquer que le caractère constant de l'altération du sang, chez les goutteux, est constitué par la présence de l'acide urique *en quantité anormale*. J'ai démontré en effet qu'à l'état normal, on peut de temps à autre rencontrer dans le sang des traces d'acide urique et d'urée, lorsque les manipulations sont conduites avec beaucoup de soins.

Dans le travail dont il vient d'être question j'ai consigné les résultats de plusieurs analyses du sang de sujets goutteux entreprises dans le but de doser l'acide urique.

Chez le sujet dont l'histoire a été rapportée et dans le sang duquel l'acide urique fut découvert pour la première fois, 65 grammes de sérum avaient fourni 0gr,0033 de cet acide.

Chez un autre malade la même quantité de sérum donna 0gr,00816 d'acide urique.

Dans un troisième cas on obtint 0gr,0020 du même acide pour 65 grammes de sérum.

Chez un quatrième sujet, la même proportion de sérum fournit 0gr,0114 d'acide urique.

Enfin, dans un cinquième cas dont l'histoire a été relatée dans le chapitre consacré à la goutte chronique, sur 65 grammes de sérum on obtint 0gr,0072 d'acide urique.

Dans chacune de ces analyses, la quantité d'acide obtenue était vraisemblablement au-dessous de la réalité; des pertes relativement considérables peuvent en effet subvenir sous l'influence de causes qu'il n'est pas toujours possible d'éviter.

Le procédé suivi dans les recherches précédentes pour découvrir l'acide urique exige beaucoup de temps et de soins minutieux, principalement si l'on se propose de déterminer les proportions de cet acide; préférable à tout autre lorsqu'il s'agit d'élucider les questions relatives à la théorie de la goutte, il ne peut guère être usité dans les recherches cliniques. Pour obvier à cet inconvénient, j'ai imaginé un autre moyen de constater la présence de l'acide urique dans le sang. Ce nouveau procédé, que j'emploie journellement depuis plus de dix ans dans ma pratique, m'a donné les résultats les plus satisfaisants. Il est à la portée de tous et il offre l'avantage de n'exiger qu'une faible émission sanguine. Je l'ai désigné sous le nom *d'expérience du fil pour la recherche de l'acide urique.*

Voici en quoi il consiste : On verse de 4 à 8 grammes de sérum du sang dans une capsule de verre très-aplatie ; le vase que je préfère a environ 8 centimètres de diamètre sur 9 millimètres de profondeur, et l'on peut se le procurer chez tous les marchands de verrerie. On ajoute au sérum de l'acide acétique, dans la proportion de 35 centigrammes pour 3 grammes et demi de sérum, et il se produit alors un dégagement de quelques bulles de gaz. Quand le mélange est bien fait, on y plonge un ou deux fils extraits d'un morceau de toile ouvrée, non encore lavée, ou de tout autre tissu de lin. Ces fils, qui doivent avoir une longueur de 2 centimètres et demi environ, sont maintenus pendant quelque temps immergés à l'aide d'une petite baguette, d'un stylet ou de la pointe d'un crayon. Après quoi le vase est mis à l'écart dans un endroit frais jusqu'à ce que le sérum soit coagulé et presque sec. Le manteau d'une cheminée dans une chambre à température ordinaire, ou encore les rayons d'une bibliothèque, conviennent parfaitement à cet effet; le temps nécessaire pour que l'opération soit terminée varie de trente-six à soixante heures, suivant le degré de sécheresse ou d'humidité de l'atmosphère.

Pour peu que l'acide urique existe dans le sérum en quantité légèrement supérieure à un chiffre qui sera indiqué plus loin, il se déposera sous forme de cristaux le long des fils, de manière à rappeler la disposition bien connue du sucre candi. C'est ce dont on pourra juger par la figure 5, *a b c*, de la planche V.

Placée sur un champ noir et éclairée par la lumière polarisée, la préparation offre l'aspect représenté dans la figure 6. Il faut s'aider d'un grossissement de cinquante à soixante diamètres. Une simple lentille dont le foyer aurait un sixième de pouce conviendrait parfaitement pour cet examen.

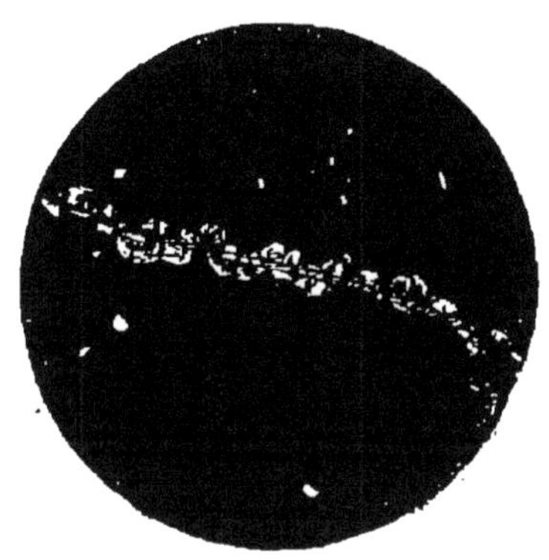

FIG. 6. — Fil recouvert de cristaux rhomboédriques d'acide urique vus à la lumière polarisée et avec un grossissement de 60 diamètres.

L'acide urique se présente sous forme de cristaux rhomboédriques dont les dimensions varient suivant la rapidité avec laquelle s'est opérée la dessiccation du sérum et aussi suivant la quantité d'acide urique contenue dans le sang. Pour réussir dans ce genre de recherches plusieurs précautions sont nécessaires.

1° Les capsules de verre doivent être larges et suffisamment aplaties. Les verres de montre ordinaires doivent être rejetés : ils sont d'un trop petit diamètre et laissent facilement échapper le liquide ; de plus, ils sont trop concaves, ce qui fait que la mince couche de sérum à moitié desséchée se plisse et se rompt.

2° L'acide acétique dont on fait usage ne doit être ni trop fort ni trop faible. L'acide cristallisable forme avec l'albumine du sérum un composé gélatineux et produit des flocons, tandis que l'acide très-faible augmente sans nécessité la quantité du liquide sur laquelle on opère.

L'expérience m'a montré que l'acide acétique ordinaire (au titre de 28 pour 100) est celui qui doit être préféré.

3° La forme et la nature des fils n'est pas non plus sans quelque importance (1). Les substances très-lisses comme des cheveux ou les fils métalliques très-fins ne fixent qu'imparfaitement les cristaux. Si les fils sont trop nombreux ou trop longs et si la quantité d'acide urique est petite, les cristaux se disséminent, et, par suite, on n'en aperçoit plus que très-peu sous le champ du microscope. Il faut se garder de remuer le verre pendant la dessiccation du sérum, car alors les cristaux pourraient se détacher des fils auxquels ils adhèrent.

4° La température doit aussi être prise en considération. Si le sérum est abandonné à une température trop élevée, supérieure par exemple à 21° c., la dessiccation a lieu trop rapidement pour permettre la cristallisation. La température ordinaire d'un appartement est celle qui convient le mieux. Inutile de faire remarquer qu'il importe de protéger la préparation contre la poussière.

5° Si la dessiccation est trop avancée au moment de l'examen, on trouve le sérum couvert d'une efflorescence blanchâtre et penniforme de phosphates. Ces phosphates, qui ont été représentés (pl. VI, fig. 4), peuvent cacher le fil ; on les fera disparaître en ajoutant à la pré–

(1) On réussit parfaitement en employant de simples bains de charpie fine. (J. C.)

paration quelques gouttes d'eau avant de la placer sous le microscope. Lorsque la dessiccation est trop rapide, la couche de sérum concrété se fendille et se rompt en même temps qu'elle se couvre d'efflorescences phosphatiques.

6° Il est bon, toutes les fois que cela est possible, d'opérer sur deux ou trois capsules contenant des échantillons du même sérum.

7° Il importe que le sang sur lequel on doit opérer soit récemment tiré de la veine ou, tout au moins, qu'il n'ait pas eu le temps de subir la moindre altération, au moment où l'on commence l'expérience. En effet, l'acide urique peut subir une décomposition rapide au contact des principes albuminoïdes.

Degré de sensibilité du procédé du fil. — Le sérum du sang, chez les sujets sains ou atteints des maladies les plus diverses, renferme habituellement des traces d'acide urique; mais ces quantités minimes ne sauraient être décelées par le *procédé du fil*, auquel son imperfection même donne, ainsi que nous le verrons, une très-grande valeur. J'ai essayé de déterminer par une série d'expériences la quantité d'acide urique qui doit exister dans le sang, pour que la présence de ce corps puisse être mise en évidence par le procédé du fil (1). A cet effet, j'ai ajouté de l'urate de soude en proportions diverses et déterminées à l'avance, au sérum du sang provenant d'un sujet sain; voici l'exposé des résultats obtenus dans ces recherches :

1° 65 grammes de sérum avec addition de 0gr,0005 d'acide urique... } Pas trace d'acide urique.

(1) *Medico-chirurgical Transactions*, vol. XXXVII.

2° 65 grammes de sérum et 0^{gr},0013 d'acide urique.............	Il n'y a pas de dépôts d'acide urique,
3° 65 grammes de sérum et 0^{gr},0016 d'acide urique.............	Deux ou trois cristaux se sont déposés sur le fil.
4° 65 grammes de sérum et 0^{gr},0019 d'acide urique.............	Quelques cristaux.
5° 65 grammes de sérum et 0^{gr},0026 d'acide urique.............	Plusieurs cristaux.
6° 65 grammes de sérum et 0^{gr},0032 d'acide urique.............	Les cristaux sont assez rapprochés sur le fil.
7° 65 grammes de sérum et 0^{gr},0039 d'acide urique.............	Le fil est à peu près couvert de cristaux.
8° 65 grammes de sérum et 0^{gr},0052 d'acide urique.............	Très-nombreux cristaux.
9° 65 grammes de sérum et 0^{gr},0065 d'acide urique.............	Beaucoup plus de cristaux que l'on n'en rencontre d'habitude dans le sérum.
10° 65 grammes de sérum et 0^{gr},01300 d'acide urique.............	Le fil est entièrement recouvert d'acide urique, et, en outre, de nombreux cristaux se voient çà et là dans le sérum.

D'après ce qui précède, l'expérience du fil ne pourrait déceler dans le sang la présence de l'acide urique que dans les cas où cet acide, indépendamment des traces qui existent à l'état normal, se trouve dans la proportion de 0^{gr},0016 pour 65 grammes de sérum. On voit en même temps que le dépôt des cristaux sur les fils indique nécessairement qu'il y a dans le sang un excès d'acide urique. J'ai plusieurs fois examiné le sang provenant de sujets goutteux ou albuminuriques, dans le but de déterminer la quantité moyenne que contient ce liquide en pareil cas. J'ai trouvé que cette quantité variait entre 0^{gr},0029 et 0^{gr},0113, pour 65 grammes de sérum.

Des modifications que subit l'acide urique sous l'influence de la décomposition du sérum. — Lorsque nous avons énuméré les précautions qu'il faut prendre pour mener à bien *l'expérience du fil*, nous avons insisté sur la nécessité d'examiner le sang peu de temps après qu'il a été tiré de la veine. Les observations suivantes mettront en relief l'importance de cette précaution : Plusieurs fois il m'est arrivé de ne plus retrouver l'acide urique dans le sérum provenant d'un échantillon de sang où quelque temps auparavant, lors d'une première expérience, la présence de cet acide avait été nettement constatée. Cette circonstance se présenta surtout pendant les mois d'été, et j'avoue qu'elle me mit tout d'abord dans un grand embarras. Mais un examen plus attentif me fit reconnaître bientôt que, dans les cas de ce genre, le sérum présentait un certain degré d'altération. Je fus par là conduit à penser que l'acide urique subit dans le sang une sorte de fermentation, et se décompose toutes les fois que les parties albumineuses s'altèrent. Pour vérifier mon hypothèse, j'ai fait l'expérience suivante, qui, répétée à plusieurs reprises, m'a donné des résultats identiques.

Je fis dissoudre de 0gr,065 à 0gr,0194 d'urate de soude dans 6 grammes de sérum, et j'abandonnai le liquide à la putréfaction ; j'avais soin d'examiner de temps en temps de petites portions de ce liquide, en me servant du procédé du fil ; or les cristaux d'acide urique, qui tout d'abord étaient très-nombreux, se montraient de plus en plus rares dans les examens subséquents, et finissaient enfin par disparaître complétement. L'acide urique s'était donc détruit graduellement, et ainsi la nécessité de n'opérer que sur du sérum récent, principalement lorsque la température est élevée, se trouve mise dans tout son jour.

J'ai entrepris, en outre, quelques recherches dans le but de reconnaître quelles modifications éprouve l'acide urique lorsqu'il est soumis à ce genre de décomposition.

On sait que sous l'influence de certains agents oxydants, tels que l'oxyde puce de plomb, par exemple, l'acide urique se décompose en acide oxalique, urée et allantoïne; on sait de plus que, lorsque l'agent oxydant est en excès, l'acide oxalique, à son tour, se convertit en acide carbonique.

Par la connaissance de ces faits, je fus conduit à rechercher s'il ne se produirait pas de l'acide oxalique dans le sang comme conséquence de la décomposition qu'y subit l'acide urique. Dans ce but, j'examinai jour par jour un sérum riche en acide urique, et je constatai que ce liquide, au moment où il subissait la décomposition, renfermait des cristaux octaédriques d'oxalate de chaux. Je fis aussi évaporer ce même sérum, et j'y trouvai, également dans le temps de la décomposition, des cristaux d'oxalate de chaux. Afin de rendre l'expérience plus concluante encore, je recueillis un sérum dans lequel il n'existait pas de traces appréciables d'acide urique, et je le divisai en deux parties; à l'une d'elles, j'ajoutai une certaine quantité d'urate de soude, et toutes deux furent abandonnées à la putréfaction. Je pus alors constater qu'il existait des cristaux octaédriques d'oxalate de chaux dans la partie du sérum à laquelle on avait ajouté de l'urate de soude, tandis que l'autre partie ne contenait rien de semblable; l'examen microscopique fut fait à l'aide d'un grossissement de 200 à 400 diamètres. Des recherches beaucoup plus étendues seraient nécessaires pour permettre d'élucider complétement la question ; mais on voit suffisamment par ce qui précède que l'étude de ces diverses métamorphoses n'est pas sans intérêt pour le pathologiste. On ne saurait guère douter aujourd'hui qu'il se forme dans l'organisme de l'acide oxalique, non pas — ainsi qu'on le supposait autrefois — par suite de l'oxydation des matières sucrées, mais bien par le fait de la décomposition que subit, dans certaines circonstances, l'acide urique.

Le tableau qui va être présenté donne le résumé de quarante-sept observations relatives à des sujets goutteux et dont le sang a été examiné chimiquement. Les détails de ces observations, recueillies il y a plusieurs années déjà, ne peuvent laisser subsister de doutes concernant la nature de l'affection articulaire signalée dans tous les cas. Je pourrais aujourd'hui multiplier beaucoup les exemples de ce genre, car mes nouvelles recherches n'ont fait que confirmer les premiers résultats obtenus. Mais les faits consignés dans le tableau suffisent amplement pour légitimer la conclusion à laquelle j'avais été conduit dès le début de mes travaux, à savoir, que *dans la goutte le sang est constamment riche en acide urique* (1).

(1) A l'aide de son *procédé du fil*, M. Garrod a fait voir, par un grand nombre d'exemples, que jamais l'acide urique n'existe en excès dans le sang, chez les individus atteints de rhumatisme articulaire aigu, tandis que cet excès existe, au contraire, constamment dans les cas de goutte aiguë ou chronique. (*Observat. on certain pathol. condit. of the blood in gout, rheumatism and Bright's disease, Med. chir. Trans.*, t. III, p. 83, 1848, — voir aussi le Tableau consacré au rhumatisme articulaire aigu dans l'appendice annexé au présent traité de la goutte.)

Je puis ajouter qu'en suivant ce même procédé je n'ai jamais constaté la présence de l'acide urique soit dans le sérum du sang, soit dans la sérosité obtenue par l'application d'un vésicatoire, chez les nombreux sujets atteints de rhumatisme articulaire chronique que j'ai examinés, à ce point de vue, pendant le cours des trois dernières années, à l'hospice de la Salpêtrière. Au contraire, dans les cas, à la vérité peu nombreux, de goutte aiguë ou chronique où j'ai pu faire l'examen dont il s'agit, l'existence des cristaux d'acide urique a toujours été nettement reconnue. Les observations de Bence Jones (*The Lancet*, january 1850, p. 104) et de Ranke (*Beobachtungen über die Ausscheidung der Harnsäure beim Menschen*, München, 1858, p. 33) sur ce dernier point, ont d'ailleurs confirmé celles de M. Garrod, et je ne crois pas qu'il existe, quant à présent, de faits contradictoires.

Mes recherches relatives au rhumatisme articulaire chronique concernent toutes les formes et toutes les époques de la maladie. Les cas sur lesquels elles ont porté peuvent être groupés ainsi qu'il suit : 1° rhumatisme articulaire chronique progressif (noueux, généralisé), 25 cas ; 2° rhumatisme articulaire chronique partiel (arthrite sèche, déformante), 4 cas ; nodosités des phalangettes accompagnées de rhumatisme musculaire, 2 cas ; en tout 31 cas.

Par ce qui précède on voit que la présence d'un excès d'acide urique dans le sang sépare nettement la goutte, non-seulement du rhumatisme articulaire aigu, — ce qu'avait déjà pleinement démontré M. Garrod —, mais aussi, d'après mes propres recherches, des diverses formes du rhumatisme articulaire chronique.

Toutefois, il ne faudrait pas croire que l'excès d'acide urique en question constitue, à lui seul, un caractère absolument pathognomonique de la goutte. Il résulte, en effet, des travaux de M. Garrod lui-même (*Loc. cit.*, *Med.-chir. Trans.*, t. XXXI) que cette altération du sang se rencontre d'une manière habituelle dans la forme chronique de la maladie de Bright, dans certaines intoxications saturnines, et qu'elle s'est rencontrée accidentellement dans des cas d'apoplexie et de convulsions épileptiformes dont les rapports avec la goutte n'ont pas toujours pu être nettement établis. (J. C.)

Tableaux donnant l'histoire et les symptômes de 47 cas de goutte légitime

NOM.	AGE.	PROFESSION.	GENRE DE VIE.	PRÉDISPOSITION HÉRÉDITAIRE.	ÉTAT GÉNÉRAL DE LA SANTÉ.	NOMBRE DES ATTAQUES.
W. F.	38	Gazier, et de temps à autre musicien. Jamais de coliques de plomb.	Excès de genièvre et de bières fortes.	Son père a eu la goutte ou des rhumatismes. Le père et tous les frères de sa mère étaient goutteux ; son propre frère est également goutteux. (Voyez plus bas.)	Très-bon. Fractures de côtes il y a six ans, et depuis lors attaques de goutte.	Attaques nombreuses, quatre ou cinq très-marquées.
F. P.	43	Peintre en bâtiments.	Quelques excès de porter et de genièvre ; souvent plus de 3 litres de porter par jour.	Probablement transmise par son père. Quand celui-ci mourut le malade était très-jeune.	Excellent entre les attaques de goutte et les coliques de plomb.	Nombreuses. Il y a onze ans, première attaque dans l'articulation tibio-tarsienne, puis dans le gros orteil.
J. E.	64	Maçon.	Non noté.	Non noté.	Bon.	Il y a vingt ans, première attaque, qui resta limitée à un pied.
W. F.	40	Tonnelier.	Excès de bière et de genièvre.	Son père et son grand-père du même côté étaient goutteux; son père avait de plus des concrétions tophacées.	Assez bon.	Nombreuses. Première attaque, il y a dix ans, aux pieds et aux articulations tibio-tarsiennes.
C. F.	38	Ouvrier brasseur.	Excès de boissons, surtout de porter; excès moindre de genièvre.	Le frère de son père avait la goutte.	Généralement bon.	Inconnu : nombreuses. Il y a dix ans, première attaque, qui fut limitée au pied.

...ns lesquels a été constatée la présence de l'acide urique dans le sang.

CAUSES.	SYMPTOMES DURANT L'ATTAQUE.	ÉTAT DU SANG.
Excès de boissons avant l'attaque actuelle.	La goutte se manifeste d'abord dans le gros orteil gauche, puis au bout de quatre à cinq jours, les genoux, les coudes, les mains, les doigts, l'articulation métatarsienne gauche, et les articulations métacarpiennes et phalangiennes du même côté furent envahies. L'empreinte du doigt est conservée. Pouls à 92, dur et plein, langue couverte d'un peu d'enduit, soif légère, dépôt d'urate de soude sur la face palmaire de l'index. Rien aux oreilles.	Caillot ferme, sérum alcalin, densité 1029,4 à 20° C. Beaucoup d'acide urique par l'expérience du fil.
Non appréciables actuellement.	Le genou gauche d'abord pris, puis le dos de la main gauche, la main droite, les deux pieds, les articulations tibio-tarsiennes, les petites jointures des mains. Pouls à 92, un peu dur, léger enduit sur la langue; appétit très-bon. Dépôt sur les oreilles. Pas traces d'autres concrétions, les phénomènes articulaires ne sont que passagers.	Caillot légèrement couenneux et retraité, sérum alcalin, densité 1028 à 15°,55 C. *La sérosité d'un vésicatoire* placé sur une jointure enflammée ne présente pas de trace d'acide urique. *La sérosité d'un vésicatoire* placé sur l'abdomen fournit une quantité assez notable d'acide urique.
Non notées.	Siége aux mains, aux articulations tibio-tarsiennes, aux genoux, aux hanches. Pouls à 80. Dépôts sur les oreilles; petites saillies sur les téguments voisins des yeux.	Acide urique dans le sérum.
Le malade a souvent eu des attaques à la suite d'excès de vin de Porto.	La maladie débuta au genou, puis le coude et les petites jointures des mains furent envahies. Empreinte du doigt à la pression. Pouls à 76. On n'a pas noté de dépôt d'urate de soude.	Le sérum contenait une quantité considérable d'acide urique.
Non appréciables.	Siége aux pieds, aux genoux, aux hanches, aux petites articulations des mains, et aux gros orteils. Empreinte du doigt conservée. Pouls à 80. Pas de soif. Petites concrétions d'urate de soude à l'oreille gauche. Collection considérable d'urate de soude demi-liquide, comme crémeuse, sur le pied gauche. Quelques dépôts également sur l'auriculaire droit.	Caillot ferme. Couenne à bords relevés; sérum alcalin; densité 1029 à 12°,77 C.; acide urique en abondance, *La sérosité d'un vésicatoire* placé sur une partie enflammée ne présente aucune trace d'acide urique. *La sérosité d'un vésicatoire* placé sur l'articulation tibio-tarsienne renferme quelques cristaux d'acide urique.

NOM.	AGE.	PROFESSION.	GENRE DE VIE.	PRÉDISPOSITION HÉRÉDITAIRE.	ÉTAT GÉNÉRAL DE LA SANTÉ.	NOMBRE DES ATTAQUES.
C. F.	35	Peintre.	Tempérant : environ un litre de porter par jour ; usage autrefois de liqueurs fortes.	Voyez cas 1, W. F., père de ce dernier.	Très-bon jusqu'à la maladie actuelle.	Seconde attaque ; la première eut lieu il y a quinze mois et commença au pied gauche.
F. B.	54	Maréchal ferrant.	Excès fréquents de bière et de genièvre.	Son père était goutteux ainsi qu'un de ses frères.	Bon.	Nombreuses attaques ; la première envahit les pieds il y a sept ou huit ans ; le malade ne se rappelle pas si les gros orteils ont été principalement affectés ; ils ont été pris dans plusieurs attaques.
J. H.	45	Aubergiste pendant plusieurs années. Autrefois postillon.	Intempérant : excès de bière et de genièvre. Bonne alimentation.	Son père et ses frères étaient goutteux.	Bon.	Nombreuses. La première attaque eut lieu il y a quatorze ans dans le gros orteil droit.
J. Z. R.	48	Garçon d'écurie. Autrefois soldat.	Joyeuse vie. Excès d'aliments et de boissons.	Aucune.	Bon.	Troisième attaque environ. Il y a vingt ans, gonflement d'un gros orteil ; l'attaque suivante débuta aussi par le gros orteil.

CAUSES.	SYMPTOMES DURANT L'ATTAQUE.	ÉTAT DU SANG.
Blessure. Coup de timon; fracture de côtes et pleurésie.	Début deux jours après la blessure; dans le coude gauche et les doigts; puis les deux pieds, le genou droit et l'index du même côté furent pris. L'empreinte du doigt est conservée. Pouls à 108. Enduit saburral de la langue; soif. En faisant une ponction au niveau de la première jointure phalangienne de l'index droit, on obtint un liquide laiteux composé d'urate de soude (le quatrième jour après le commencement de l'inflammation); des concrétions apparurent ensuite sur l'oreille droite et sur le médius gauche.	Caillot normal; sérum alcalin; densité 1026,8 à 10° C.; acide urique en abondance. *La sérosité d'un vésicatoire* placé sur la poitrine renferme une quantité assez notable d'acide urique.
Blessure par suite d'un coup de pied de cheval sur la poitrine.	48 heures après la blessure, le dos de la main et le pied droits, le coude gauche sur lequel le malade tomba, furent successivement envahis. Empreinte du doigt à la pression. Pouls à 80 plein, dur; soif légère, appétit bon. Pas de dépôts d'urate.	Caillot légèrement couenneux; sérum alcalin. Densité 1026,64 à 14°,44 C. Belle couche d'acide urique sur le fil.
Excès de boissons.	Les articulations tibio-tarsiennes et les pieds furent principalement affectés. Empreinte du doigt conservée. Forte tuméfaction d'un des genoux; langue nette; appétit bon; pas de soif. Pouls à 76, mou. Petits dépôts d'urate de soude sur les deux oreilles.	Caillot normal. Sérum alcalin; Densité 1029,6, à 8° C. Acide urique en abondance par le procédé du fil.
Non notées.	D'abord au genou droit, puis à la hanche, aux épaules, aux mains, au genou gauche, aux deux gros orteils. Pouls à 110, un peu dur; langue blanche, enduit saburral. Empreinte du doigt à la pression. Pas de dépôt d'urate de soude en aucun point du corps.	Caillot normal; sérum alcalin; densité 1028 à 15°,55 C. Quelques cristaux d'acide urique. *Le liquide d'un vésicatoire* fournit des cristaux d'acide urique. *Le liquide d'un autre vésicatoire* appliqué sur un genou enflammé ne présente aucune trace de ces mêmes cristaux. Seconde saignée deux jours après : caillot ni couenneux ni à bords relevés; sérum alcalin. Densité 1027,1 à 18° C. Grande quantité d'acide urique. Troisième saignée huit jours après : caillot ferme, couenneux; l'expérience du fil décèle dans le sérum une quantité assez notable d'acide urique.

NOM.	AGE.	PROFESSION.	GENRE DE VIE.	PRÉDISPOSITION HÉRÉDITAIRE.	ÉTAT GÉNÉRAL DE LA SANTÉ.	NOMBRE DES ATTAQUES.
S. N.	68	Charron.	Régulier.	Non connue. (Malade très-sourd.)	Assez bon.	Il y a douze ans, première attaque au gros orteil gauche; seconde attaque au gros orteil droit; ensuite les grandes articulations furent prises.
G. H.	56	Commis voyageur.	Tempérant. Mais il a bu beaucoup de porter, deux litres ou même davantage par jour.	Inconnue.	Bon.	Sixième attaque environ. Il y a dix ans, première attaque qui n'envahit que le gros orteil droit. Les autres jointures furent ensuite prises successivement.
G. H.	52	Cocher de fiacre.	....	Son père et sa mère n'étaient ni goutteux ni rhumatisants, mais ses oncles et ses tantes, de chaque côté, étaient sujets à la goutte.	Bon.	Nombreuses. Il y a trois ans, première attaque au pied; seconde attaque aux deux gros orteils. Les genoux n'ont été atteints qu'il y a deux ans, et les membres supérieurs ne l'ont été que l'année dernière.
C. H.	46	Cocher dans une maison particulière. Pendant ces trois dernières années, cocher de fiacre.	Excès de bière et de genièvre.	Aucune.	Bon.	Nombreuses. Première attaque, il y a environ vingt ans, au gros orteil et au cou-de-pied gauches. Seconde attaque, il y a seize ans, dans les mêmes parties. Troisième attaque, il y a douze ans, au gros orteil gauche. Les genoux et les coudes furent pris dans les attaques suivantes. Fréquence des attaques graduellement croissante.

CAUSES.	SYMPTOMES DURANT L'ATTAQUE.	ÉTAT DU SANG.
Non notées.	Symptômes prononcés aux deux gros orteils, légers au genou gauche, le malade avait un eczéma à chaque jambe. Pouls à 92, bon appétit, aucun dépôt d'urate de soude.	Caillot normal; sérum alcalin; densité 1026 à 24° C. Couche épaisse d'acide urique sur le fil.
Exposition prolongée au froid avant la première attaque.	D'abord le pied droit, puis le pied gauche, ensuite le genou droit et la main du même côté, enfin l'épaule et la main gauches. Empreinte du doigt conservée. Pouls à 108, dur. Langue blanche, enduit saburral. Aucun dépôt d'urate.	Abondance d'acide urique dans le sérum.
Non notées.	Coude, poignet et articulation métacarpienne de l'index gauche. Pas de dépôt d'urate. Pouls à 86. Langue chargée; pas d'appétit. Empreinte à la pression.	Caillot couenneux, ferme; sérum alcalin; densité 1025,56 à 18° C. Belle couche d'acide urique par l'expérience du fil.
Non appréciables.	Début treize semaines avant l'admission; à ce moment le malade était en partie guéri. Il garda le lit pendant trois semaines. Les mains, les articulations des doigts, les genoux, les pieds et les épaules furent pris. Pouls à 72, plein, dur. Pas de dépôt d'urate de soude. Le premier examen du sang fut fait alors qu'il y avait de la fièvre; au moment du second examen, le malade souffrait des jointures, mais n'avait plus de fièvre.	Premier examen: Caillot ferme, couenneux; densité du sérum 1026 à 19° C. On ne trouve aucune trace d'acide urique par l'expérience du fil. Second examen: Caillot normal; sérum alcalin; densité 1024,8 à 18° C. Quantité assez notable d'acide urique.

NOM.	AGE.	PROFESSION.	GENRE DE VIE.	PRÉDISPOSITION HÉRÉDITAIRE.	ÉTAT GÉNÉRAL DE LA SANTÉ.	NOMBRE DES ATTAQUES.
J. S.	61	Fabricant de pianos.	Bonne chère. Usage modéré de la bière et du genièvre.	Aucune.	Bon. Récemment légère albuminurie.	Première attaque de goutte il y a environ vingt ans
J. B.	60	Terrassier.	Ivrogne.	Aucune.	Bon.	Quatrième attaque. La première commença par le gros orteil droit.
F. W.	47	Valet de chambre.	Bonne chère. Excès de bière surtout.	On ne put en découvrir aucune.	Très-bon.	Nombreuses. Les premières attaques eurent lieu aux gros orteils.
J. Q.	58	A été conducteur de voiture de brasseur.	Excès de bière et de genièvre.	On ne put en découvrir aucune.	Assez bon jusqu'à ces dernières années.	Nombreuses.
M. C.	60	Commerçant.	Excès de bière, etc.	Inconnue.	Bon jusqu'à l'apparition de la goutte.	Très-nombreuses.
G. R.	31	Cocher de fiacre pendant plusieurs années.	Excès de bière et de liqueurs fortes.	Aucune.	Bon jusqu'à la maladie actuelle.	Six environ. Les jointures ont été prises sans qu'il y eût de la fièvre.

CAUSES.	SYMPTOMES DURANT L'ATTAQUE.	ÉTAT DU SANG.
L'attaque actuelle a succédé à une affection thoracique.	Premier examen du sang quelque temps avant que les jointures ne fussent prises. Le malade présentait alors des symptômes thoraciques et un peu d'œdème. Second examen après la disparition complète de l'attaque, durant laquelle le gros orteil et le genou droits avaient été affectés. Empreinte à la pression. Albuminurie cessant peu à peu.	Premier examen : Caillot normal; sérum alcalin. Densité 1021,6 à 19° C. Quantité notable d'acide urique. Cristaux disséminés sur le fil. Second examen : Caillot normal; sérum alcalin; Densité 1022,4 à 19° C. Cristaux d'acide urique en très-petit nombre.
Attaque probable chaque année ou tous les deux ans.	Face dorsale du poignet gauche, main, métacarpe et plusieurs articulations phalangiennes. Gonflement du côté droit de la face. Empreinte à la pression. Pouls à 72. Pas de dépôt d'urate de soude dans aucun point du corps.	Caillot couenneux, ferme; sérum clair, alcalin. L'expérience du fil donne une grande quantité d'acide urique.
Refroidissement. Excès de bière forte.	Douleurs dans les doigts, le poignet, le coude et l'épaule du côté gauche; puis mêmes symptômes au côté droit; enfin au gros orteil gauche et au genou droit. Pouls à 104, un peu plein et vif. Légère soif, appétit modéré. Empreinte à la pression. Desquamation de l'épiderme; pas d'urate de soude.	Le sérum du sang d'une saignée donne de l'acide urique par l'expérience du fil. Même résultat avec du sérum du sang de ventouses appliquées sur les reins.
Les attaques sont provoquées par les excès de boisson.	Le bras et la main gauches ainsi que les deux genoux sont légèrement affectés. Pouls à 80. Empreinte à la pression. Plusieurs petits dépôts d'urate de soude sur les oreilles; déformation très-prononcée des petites jointures des pieds et des mains.	Caillot non couenneux, sérum limpide, alcalin. Densité 1027,5 à 12° C. Beaucoup d'acide urique par l'expérience du fil! Sur 65 grammes de sérum, on obtint par l'analyse environ 0gr,0045 d'acide urique.
De fortes préoccupations semblent avoir provoqué l'attaque actuelle.	Les symptômes de l'attaque actuelle sont surtout cérébraux : délire, chaleur à la tête, etc. Plusieurs des petites jointures des pieds et de la main sont très-déformées. Pas trace de dépôt d'urate.	Sang de ventouses scarifiées appliquées aux lombes : sérum limpide ; densité 1029, 2 à 21° C. L'expérience du fil donne une grande quantité d'acide urique.
....	Pas de gonflement des jointures. Symptômes subjectifs seulement. Appétit bon. Absence de soif. Pouls à 70. Douleurs dans les articulations et roideur pendant la marche depuis plusieurs mois.	Caillot non couenneux, peu ferme ; sérum alcalin, densité 1027,4 à 17° C. Quantité assez notable d'acide urique.

NOM.	AGE.	PROFESSION.	GENRE DE VIE.	PRÉDISPOSITION HÉRÉDITAIRE.	ÉTAT GÉNÉRAL DE LA SANTÉ.	NOMBRE DES ATTAQUES.
J. M. Avril 1854.	53	Cuisinier.	Ce malade mange beaucoup de viande et boit assez de bière ; pas d'intempérance.	Inconnue.	Bon.	Presque innombrable. La première commença par le gros orteil droit, il y a environ vingt ans. La maladie resta limitée aux gros orteils pendant un certain temps.
Le même. Févr. 1850.	..	....	....	....	....	....
Le même. Nov. 1849.	..	....	....	....	....	....
W. M.	52	Imprimeur.	Avant les attaques de goutte, excès de genièvre, de bière ; bonne chère.	Inconnue ; mais un de ses jeunes frères est goutteux.	Bon jusqu'à il y a quatorze ans.	Très-nombreuses. La première attaque eut lieu, il y a douze ans, au gros orteil droit ; la seconde, un an après, au gros orteil également. Il n'y a pas plus de six ans que les extrémités supérieures ont été prises, et ce n'est que depuis trois ans que l'on voit des concrétions.
H. U.	50	Peintre.	Irrégulier.	Inconnue.	Bon jusqu'à l'apparition de coliques de plomb.	Nombreuses. Il y a trois ou quatre ans, première attaque au pied.

CAUSES.	SYMPTOMES DURANT L'ATTAQUE.	ÉTAT DU SANG.
On ne peut en assigner à aucune des attaques.	A différentes reprises, toutes les jointures furent le siége d'une inflammation aiguë, tantôt les grandes, tantôt les petites. Empreinte des doigts toujours très-marquée. Pendant les attaques aiguës le pouls devient vif et dur. Sur les deux oreilles existent de petites saillies composées d'urate de soude, et l'on voit des concrétions calcaires en plusieurs points du corps, aux membres supérieurs comme aux membres inférieurs. Quelquefois il y a formation d'abcès et élimination d'urate de soude.	Caillot couenneux, à bords légèrement relevés; sérum limpide, alcalin; densité 1027, 12 à 15° C. On obtient une quantité considérable d'acide urique par l'expérience du fil.
....	....	Sang de ventouses appliquées aux lombes; sérum limpide, alcalin. Densité 1026, à 12° C. Par l'expérience du fil, grande quantité d'acide urique.
....	....	Caillot ferme et volumineux; sérum limpide, alcalin. Densité 1029,1 à 10° C. Acide urique en abondance par l'expérience du fil. Sur 65 grammes de sérum, on a extrait 0gr,0026.
On ne peut en assigner à aucune des attaques.	A différentes reprises, plusieurs jointures et même dans quelques cas presque toutes furent atteintes. Les grandes jointures ne furent pas plus épargnées que les gros orteils et les petites articulations des doigts. Le malade est couvert de concrétions d'urate de soude; il en existe plusieurs aux oreilles. La déformation des membres est excessive.	Mars 1853. — Attaque aiguë : Caillot couenneux et à bords relevés; sérum alcalin. Densité 1026, 4 à 10° C. L'expérience du fil décèle une abondante quantité d'acide urique. *La sérosité d'un vésicatoire* renferme de l'acide urique. On en trouve également dans les matières vomies, après l'ingestion du colchique, juillet 1852. — Attaque aiguë; caillot ferme, couenneux; sérum alcalin. Densité 1026. On obtient de l'acide urique en abondance par l'expérience du fil. Janvier 1851. — Attaque aiguë; grande quantité d'acide urique dans le sang.
Attaques évidemment produites par les boissons.	L'attaque actuelle siége surtout aux articulations des mains; mais les genoux et les pieds sont roides et douloureux. Concrétions sur les oreilles et au niveau de plusieurs jointures.	Le sérum contient de l'acide urique en abondance.

NOM.	AGE.	PROFESSION.	GENRE DE VIE.	PRÉDISPOSITION HÉRÉDITAIRE.	ÉTAT GÉNÉRAL DE LA SANTÉ.	NOMBRE DES ATTAQUES.
J. T.	42	Brasseur.	Excès de bière. Parfois excès de genièvre; mais cependant jamais jusqu'à l'ivresse.	Aucune.	Assez bon.	Nombreuses. Première attaque il y a environ dix ans. Nombreuses attaques depuis cinq ans. On n'a pas noté, dans l'observation, la jointure qui avait été affectée la première.
W. B.	52	Cocher depuis longtemps dans une maison particulière.	A une certaine époque, excès de boissons, surtout de vin.	Inconnue.	Bon jusqu'à la première attaque de goutte.	Très-nombreuses. La maladie dure depuis plusieurs années. La première attaque eut lieu à un des gros orteils.
T. M.	41	Commissionnaire; autrefois soldat.	Régulier.	Aucune.	Assez bon, un peu altéré il y a quelques années à la suite d'une blessure empoisonnée.	Troisième attaque.
W. R.	32	Peintre en bâtiments.	Bon régime. Pas d'intempérance; mais usage de la bière.	Son père était goutteux et son frère l'est également.	Fréquentes coliques de plomb. Accès de goutte depuis six à sept ans. Début à l'un des gros orteils.	Nombreuses. Depuis sept mois le malade souffre continuellement de la goutte.
W. B.	46	Porteur de charbon.	Bonne chère. Excès de porter chaque jour.	Son père était goutteux.	Bon.	Première attaque. Rechute trois semaines après. Seconde attaque.

CAUSES.	SYMPTOMES DURANT L'ATTAQUE.	ÉTAT DU SANG.
Un verre de rhum peut provoquer une attaque. Une fatigue excessive semble avoir déterminé l'attaque actuelle.	Début aux mains ; puis les genoux, les articulations tibio-tarsiennes, furent pris. Dépôt d'urate de soude sur les oreilles seulement.	Caillot volumineux et ferme, couenneux; sérum alcalin. Densité 1027, 2 à 15° C. Sur 65 gr., on obtient 0gr,0028 d'acide urique.
Toute cause débilitante ou les excès de boissons peuvent amener une attaque.	Presque toujours symptômes aigus à une ou plusieurs articulations. Concrétions sur les mains, les pieds, les coudes etc., ainsi que sur les oreilles. Abcès goutteux éliminant plus ou moins de matière crémeuse composée d'urate de soude.	Caillot normal, sérum alcalin. Densité 1030 à 15° C. 65 gr. de sérum fournissent 0gr,0071 d'acide urique.
Inconnues.	Début au milieu de la nuit, dans l'articulation métatarso-phalangienne gauche. Pouls à 100, un peu dur. Langue chargée, appétit assez bon. Desquamation consécutive de l'épiderme du gros orteil. Pas de dépôt d'urate de soude en aucun point du corps.	Caillot normal; sérum alcalin. Densité 1026 à 21° C. Acide urique en abondance par l'expérience du fil. Seconde saignée au déclin d'une attaque : caillot normal; sérum alcalin; densité 1024 à 12° C. Quelques cristaux d'acide urique. Après la sortie de l'hôpital, caillot normal, sérum incolore. Densité 1027 à 15° C. Quelques cristaux d'acide urique.
Il est souvent exposé au froid.	Le pied et le gros orteil droits, les deux articulations tibio-tarsiennes, les genoux, le poignet droit et le médius gauche sont enflammés. Langue nette. Pas de soif. Appétit bon. Pouls à 95. Empreinte très-marquée à la pression au niveau des jointures tuméfiées. Pas trace de dépôt en aucun point du corps. Pas de déformation.	Caillot un peu couenneux; sérum alcalin. Densité 1028 à 5° C. Grande quantité d'acide urique par l'expérience du fil. *Le sérum d'un vésicatoire* appliqué lorsque la maladie était en voie de guérison renferme assez d'acide urique. Seconde saignée : caillot normal. Quantité assez notable d'acide urique dans le sang.
Depuis quelque temps, travail prolongé la nuit.	Début la nuit au gros orteil gauche, puis à la cheville du même côté. Empreinte très-marquée à la pression. Pouls lent. Appétit assez bon. Pas de dépôt d'urate.	On trouve dans le sérum beaucoup d'acide urique par l'expérience du fil. Caillot normal. Densité du sérum 1028,6 à 11° C.
Exposition prolongée au froid.	Mêmes jointures et en plus le gros orteil droit.	L'expérience du fil décèle beaucoup d'acide urique dans le sérum.

NOM.	AGE.	PROFESSION.	GENRE DE VIE.	PRÉDISPOSITION HÉRÉDITAIRE.	ÉTAT GÉNÉRAL DE LA SANTÉ.	NOMBRE DES ATTAQUES.
J. D.	27	Maréchal-ferrant.	Régulier. Bonne alimentation. Usage d'une quantité considérable de bière et d'un peu de genièvre.	Aucune.	Bon.	Première attaque.
J. C.	30	Peintre en bâtiments depuis dix ans. Plombier autrefois.	Irrégulier. Excès de porter et de liqueurs fortes.	Un de ses grands-pères et son père étaient goutteux.	Mauvais par suite de fréquentes affections syphilitiques; attaques de goutte et de colique saturnine.	Neuvième ou dixième attaque. La première commença par l'un des gros orteils.
B. F.	38	Maçon.	Assez régulier, cependant grand usage de bière et de genièvre.	Aucune.	Bon.	Cinquième ou sixième attaque. La première eut lieu il y a deux ans, et commença par l'un des gros orteils.
H. C.	51	Épicier.	Régulier.	Non notée.	Bronchite et emphysème.	Nombreuses.
						FEM
M. J.	53	Servante.	Régulier, mais aussi parfois irrégulier.	Sa mère était goutteuse et avait des concrétions tophacées.	Mauvais. Phthisie. Morte quelques mois après d'une affection thoracique.	Première attaque.

CAUSES.	SYMPTOMES DURANT L'ATTAQUE.	ÉTAT DU SANG.
Exposition pendant le travail aux changements de température.	D'abord articulation tibio-tarsienne droite, puis poignet gauche, genou droit et poignet du même côté; enfin gros orteil droit. Pouls à 64. Empreinte à la pression du doigt non conservée. Pas de dépôt en aucun point du corps. Les symptômes articulaires disparurent immédiatement après l'administration du colchique. Le traitement précédent n'avait produit aucun soulagement.	Caillot normal; sérum alcalin. Densité 1027,6 à 13° C. Acide urique en abondance. *Sérosité de vésicatoires* transparente, ne se coagulant point. Pas d'acide urique. On peut cependant en extraire une faible quantité de la *sérosité d'un vésicatoire* appliqué sur une des jointures enflammées.
Influence très-nette des excès de boissons.	Gros orteils, articulations tibio-tarsiennes et poignets. Desquamation de l'épiderme. Empreinte à la pression. Pouls à 66. Appétit mauvais. Liséré bleu des gencives. Petit dépôt d'urate de soude sur l'oreille gauche; jointures un peu déformées.	Caillot couenneux, à bords non relevés; sérum alcalin. Densité 1026,4 à 9° C. Acide urique en abondance par l'expérience du fil.
Au dire du malade exposition au froid et à l'humidité.	Le genou et le pied gauches furent d'abord atteints, puis le gros orteil droit, les deux mains et surtout l'index gauche. Empreinte à la pression et desquamation de l'épiderme. Pouls à 96, vif. Appétit bon. Pas de dépôt d'urate en aucun point du corps.	Sérum limpide. Densité 1027. Acide urique en abondance par l'expérience du fil.
A la suite d'une bronchite, qui en fut sensiblement améliorée.	Le gros orteil gauche fut d'abord pris, puis le genou du même côté. Empreinte à la pression. Pouls à 108, vif. Pas de dépôt d'urate de soude en aucun point du corps. Au moment de la seconde saignée, le malade avait de la dyspepsie.	Caillot normal. Sérum alcalin. Densité 1029,2 à 11° C. Couche d'acide urique sur le fil. Une saignée pratiquée juste avant l'apparition des symptômes articulaires avait également donné beaucoup d'acide urique.

MES.

Non appréciables.	Il y a six semaines, les deux gros orteils furent d'abord pris, puis un des genoux; au moment de la saignée, les symptômes articulaires avaient bien diminué. Empreinte à la pression. Pas de concrétions d'urate de soude.	Caillot couenneux et relevé sur les bords; sérum alcalin. Densité 1026,8 à 15°,5 C. Petite quantité d'acide urique. *Sérosité d'un vésicatoire* alcaline. Densité 1024 à 18°,3 C. Quelques cristaux d'acide urique. Seconde saignée : caillot couenneux et à bords relevés. Sérum alcalin; Densité 1027,8 à 16°,6 C. Quantité assez notable d'acide urique disséminé sur le fil.

NOM.	AGE.	PROFESSION	GENRE DE VIE.	PRÉDISPOSITION HÉRÉDITAIRE	ÉTAT GÉNÉRAL DE LA SANTÉ.	NOMBRE DES ATTAQUES.
E. W.	51	Blanchisseuse, veuve.	Régulier.	Son père seul a eu une affection articulaire aux genoux et aux pieds. Un de ses frères aussi avait éprouvé la même maladie ; il avait des concrétions blanchâtres, et il était estropié.	Bon jusqu'à ces dix dernières années.	Nombreuses. Première attaque, aux genoux, il y a environ dix ans. Une autre attaque quelques mois plus tard.

Cas où les renseignements

NOM.	SEXE.	HISTOIRE DU MALADE.	ÉTAT DU SANG.
C. B.	M.	L'attaque actuelle débuta il y a environ trois semaines. Cas très-net de goutte. Aucune concrétion apparente.	Sérum alcalin, densité 1031 à 15°,5 C. 15 grammes de sérum fournissent 0gr,0032 d'acide urique.
W. M.	M.	Attaque aiguë. Maladie chronique qui durait depuis longtemps. Toujours du soulagement après l'administration du colchique. Concrétions sur les oreilles et au niveau des articulations.	Caillot ferme, non couenneux, sérum alcalin ; densité 1027,8 à 19° C. 65 grammes de sérum fournissent 0gr,0040 d'acide urique.
U. N.	M.	Attaque de goutte à un des gros roteils et à un pied.	Sérum alcal., dens. 1031,5 à 15°,5 C. 0gr,0028 d'acide urique sur 65 grammes de sérum.
L. N.	M.	Attaque à l'un des gros orteils.	On prit une petite quantité de sang, et l'on obtint en abondance des cristaux d'acide urique.
J. P.	M.	Peintre, goutteux depuis dix ans (poignets et mains) ; dernière attaque il y a un an.	Sérum alcalin, 0gr,0031 d'acide urique sur 65 grammes de sérum.
J. H.	M.	Actuellement attaque à la main droite. Plusieurs dépôts d'urate de soude sur les oreilles. Œdème des parties enflammées.	Caillot ferme, couenneux. Sérum alcalin; densité 1018,2 à 21° C. Acide urique en abondance.
M. H-	M.	Reconnu comme goutteux par un autre médecin.	Caillot ferme, couenneux. Sérum alcalin. Grande quantité d'acide urique par l'expérience du fil.

CAUSES.	SYMPTOMES DURANT L'ATTAQUE.	ÉTAT DU SANG.
Non appréciables.	Premiers symptômes aux genoux, puis aux articulations tibio-tarsiennes, aux coudes, aux poignets et aux doigts. Pouls à 92, un peu dur. Pas de dépôt d'urate de soude.	Caillot ferme, couenneux. Sérum alcalin. Densité 1028 à 18°,3 C. Quantité considérable d'acide urique par l'expérience du fil.
....	L'index gauche fut d'abord pris, puis le poignet du même côté et les épaules; les petites articulations de la main droite, le genou et le talon gauches. Desquamation de l'épiderme; pas de dépôt d'urate de soude.	Caillot ferme, légèrement couenneux; sérum alcalin. Densité 1029, 2 à 7°,77 C. Beaucoup d'acide urique par l'expérience du fil. *La sérosité d'un vésicatoire* contient également de l'acide urique en abondance.

nt été moins complets.

NOM.	SEXE.	HISTOIRE DU MALADE.	ÉTAT DU SANG.
G. H.	M.	Goutteux depuis plusieurs années; les grandes jointures sont surtout prises aujourd'hui; le gros orteil a été violemment atteint. Dépôts calcaires sur les oreilles. On n'en a pas noté sur d'autres points du corps.	Le sérum du sang renferme beaucoup d'acide urique.
C. H.	M.	Attaques de goutte non douteuses depuis plusieurs années. La maladie ayant rétrocédé, on pratiqua une saignée.	Sérum alcal. Dens. 1030,1 à 7°,2 C. L'expérience du fil décèle beaucoup d'acide urique.
E. P.	M.	Maladie reconnue de nature goutteuse par un autre médecin. Attaques disparaissant rapidement.	On trouve dans le sérum quelques cristaux d'acide urique par l'expérience du fil.
D. P.	M.	Goutte aiguë. Première attaque au gros orteil il y a quelques jours.	Sérum alcalin. Beaucoup d'acide urique par l'expérience du fil.
C. S.	M.	Goutte chronique. Un des gros orteils souvent pris seul. Pas de dépôts d'urate de soude.	*La sérosité d'un vésicatoire* fournit de l'acide urique par l'expérience du fil.
J. S.	M.	Peintre attaque au gros orteil depuis deux jours. Entré pour une attaque d'épilepsie.	Caillot ferme, couenneux. Sérum alcalin, densité 1028 à 18°,3 C. Acide urique en abondance par l'expérience du fil.
T. P.	M.	Nombreuses concrétions sur les oreilles et autour des jointures. Mort à la suite d'une fracture du fémur.	Sang extrait après la mort. L'expérience du fil décèle beaucoup d'acide urique dans le sérum.

Recherches de l'acide urique dans le liquide obtenu par l'application d'agents vésicants. — J'ai eu l'occasion de montrer, il y a plusieurs années, que l'acide urique se rencontre dans le liquide des épanchements chez les sujets dont le sang renferme un excès de cet acide (1); c'est là, du moins, un fait parfaitement constaté, en ce qui concerne les épanchements du péricarde et ceux du péritoine (2).

Mais la connaissance de ce fait ne saurait conduire directement à aucune application pratique. Dans certains cas d'un diagnostic difficile et où il importerait, par conséquent, de rechercher s'il y a, oui ou non, excès d'acide urique dans le sang, il peut arriver que l'état du sujet et d'autres circonstances encore ne permettent pas de pratiquer la moindre émission sanguine; j'ai pensé que, dans les cas de cette espèce, l'examen de la sérosité des vésicatoires pouvait être substitué à celui du sang, et l'expérience est venue démontrer la justesse de mes prévisions. J'ai appliqué *le procédé du fil* à ce nouveau genre de recherches, et voici quelques-uns des résultats que j'ai obtenus :

E. W. 9 février 1853.	Sérum. Densité, 1029,2, à 7°,77 C. Grande quantité d'acide urique sur le fil.	E. W. 11 février.	Sérosité d'un vésicatoire. Grande quantité d'acide urique.

(1) *Medico-chirurgical Transactions*, vol. XXXVII, 1854.

(2) Une femme atteinte de goutte chronique ayant succombé dans mon service, à l'hospice de la Salpêtrière, 20 grammes environ de la *sérosité sous-arachnoïdienne* qui s'écoulait pendant l'autopsie, lors de l'incision des méninges, furent recueillis dans un verre de pendule et traités par l'acide acétique, d'après la méthode de M. Garrod. Les fils déposés au sein de ce mélange parurent, au bout de trois jours, recouverts d'un certain nombre de cristaux d'acide urique parfaitement caractérisés. (J. C.)

J. W. 5 mars.	Sérum. Densité, 1026,4, à 10°,5 C. Grande quantité d'acide urique.	J. W. 6 mars.	Sérosité d'un vésicatoire. Grande quantité d'acide urique.
R. 25 mars.	Sérum. Densité, 1028 à 5° C. Grande quantité d'acide urique.	R. 28 mars, l'attaque étant à son déclin.	Sérosité d'un vésicatoire. Dens., 1022,8 à 6°,6 C. Cristaux d'acide urique.
J. H. 29 mars.	Sérum. Densité. 1029,6, à 8° C. Grande quantité d'acide urique.	J. H. 1er avril.	Sérosité d'un vésicatoire. Densité, 1024,8 à 12° C. Grande quantité d'acide urique.
C. S. 30 juin.	Le sang ne fut pas examiné.	C. S. 30 juin.	Sérosité d'un vésicatoire. Nombreux cristaux d'acide urique.
M. S. 8 novemb.	Sérum. Densité, 1026,8 à 17° C. Cristaux d'acide urique peu nombreux.	M. S. 11 nov.	Sérosité d'un vésicatoire. Densité, 1024 à 18° C. Cristaux d'acide urique nombreux.
C. F. 2 janvier 1854.	Sérum. Densité, 1026,8 à 10° C. Acide urique abondant.	C. F. 13 janv.	Sérosité d'un vésicatoire. Quantité notable d'acide urique.

Des observations qui précèdent, il paraît résulter que dans le cas où la présence de l'acide urique pourra être reconnue dans le sang, à l'aide des procédés ordinaires, elle sera également constatée dans la sérosité des vésicatoires. Ici, *le procédé du fil* réclame toutes les précautions qui ont été indiquées lorsqu'il s'est agi de l'examen du sérum du sang ; il faut de plus éviter d'appliquer les vésicatoires sur les parties enflammées, parce que l'inflammation, — celle du moins qui est de nature goutteuse, — a pour effet de détruire l'acide urique et d'empêcher qu'il ne se montre dans la sérosité (1).

La preuve de ce dernier fait est donnée dans les observations qui suivent :

(1) La légère inflammation que détermine le vésicatoire ne paraît pas détruire l'acide urique d'une manière appréciable.

C. F. 2 janvier 1854.	Sérum. Acide urique en abondance.	C. F. 2 janvier.	Sérosité d'un vésicatoire appliqué sur le dos de la main atteinte d'une inflammation goutteuse. Pas trace d'acide urique.
F. P. 15 janvier 1854.	Sérum. Acide urique en abondance.	F. P.	Sérosité d'un vésicatoire appliqué sur un genou enflammé (inflammation goutteuse). Pas trace d'acide urique.
C. C. F. 15 janvier 1853.	Sérum. Acide urique en abondance.	C. C. F. 23 déc.	Sérosité d'un vésicatoire appliqué sur un genou enflammé (inflammation goutteuse). Pas trace d'acide urique.

Dans la sérosité des vésicatoires, l'acide urique se montre parfois sous des formes cristallines qui diffèrent quelque peu de celles qu'il présente habituellement dans le sérum du sang; dans le premier cas, les cristaux ont une plus grande tendance à s'agglomérer et à constituer des masses irrégulières.

S'il est vrai que l'inflammation goutteuse opère la destruction graduelle de l'acide urique dans le sang, une vive lumière sera jetée sur certains points obscurs de la pathologie de la goutte et l'on pourra, entre autres choses, expliquer pourquoi l'état de la santé s'améliore fréquemment à la suite des accès intenses et prolongés. Mais c'est là une manière de voir qui ne s'appuie encore que sur un petit nombre de faits, et qui demande à être vérifiée par de nouvelles recherches.

Présence de l'urée dans le sang chez les goutteux. — J'ai publié dans les *Transactions médico-chirurgicales* pour 1848 les résultats de quelques recherches qui tendent à démontrer que l'urée peut exister en excès dans le sang des goutteux, mais toujours en proportions bien moindres que chez les sujets atteints d'albuminurie. J'ajoutais que ce léger excès d'urée permettrait peut-être d'expliquer pourquoi l'inflammation goutteuse est si fréquemment accompagnée d'un certain degré d'œdème. De nouvelles observations que j'ai faites sur le même sujet sont venues corroborer mes premières conclusions qui trouvent, en outre, une confirmation dans un travail inséré par M. William Budd dans les *Transactions* pour 1855. Cet auteur, à la vérité, attribue la présence de l'urée en pareille circonstance à la décomposition de l'acide urique et nullement au défaut d'excrétion rénale. Mais cette explication est tout à fait insuffisante pour rendre compte de l'accumulation de l'urée lorsque les fonctions des reins demeurent intactes. M. Budd rapporte avec détails deux observations, et mentionne brièvement sept autres cas de goutte aiguë dans lesquels l'urée fut rencontrée, soit dans le sang, soit dans la sérosité d'un vésicatoire. Il n'existait d'albumine dans l'urine chez aucun de ces sujets, et aucun d'eux n'avait présenté les symptômes d'une affection des reins. Toutefois, nous ferons remarquer que l'albumine peut se trouver en petite quantité dans les urines pendant les paroxysmes des attaques de goutte, alors qu'il n'en existe pas de traces aux autres époques de la maladie.

De ces observations, on peut conclure que le sang des goutteux renferme souvent des quantités anormales d'urée. Cet excès d'urée se montre-t-il dès les premières attaques? C'est là un point qui reste à déterminer; mais il est certain, en tous cas, qu'à cette époque déjà, il y a excès d'acide urique dans le sang.

Présence de l'acide oxalique dans le sang des goutteux. — J'ai découvert, il y a quelques années, de l'acide oxalique dans le sang d'un malade atteint d'albuminurie; j'ignore si ce malade avait jamais souffert de la goutte. L'acide oxalique fut extrait de la solution aqueuse du sérum; aux cristaux octaédriques qui étaient les plus nombreux, se trouvaient mêlés de petits corps ovalaires, rappelant un peu la forme de sablier qu'affecte quelquefois l'oxalate de chaux (p. 6, fig. 3, *a*, *c*). Dans plusieurs cas de goutte, j'ai examiné le sang dans le but d'y rechercher l'acide oxalique, et je l'y ai, en effet, plusieurs fois rencontré. Je suis porté à croire que ce corps se montre principalement pendant la période inflammatoire de la maladie, et qu'il se produit dans le sang par suite de l'oxydation de l'acide urique.

C'est là, d'ailleurs, un sujet hérissé de difficultés, et j'attendrai d'avoir recueilli de nouvelles observations pour hasarder une conclusion. Pour le moment, je me bornerai à énoncer, comme un fait établi, que le sang des goutteux contient fréquemment de l'acide oxalique.

Traces d'acide urique et d'urée dans le sang normal. — Dans une note annexée au mémoire que j'ai publié en 1849 dans les *Transactions médico-chirurgicales*, j'ai annoncé que j'avais constaté la présence de l'acide urique, non-seulement dans le sang des goutteux, mais aussi dans le sang normal. Ces résultats ayant été mal interprétés, je crois indispensable d'entrer ici dans quelques explications.

Si l'acide urique, a-t-on dit, se rencontre dans le sang tout aussi bien à l'état de santé que dans les cas de goutte, il est clair qu'on ne saurait plus trouver là un caractère important de la maladie en question. Mais en y regardant de plus près, on ne tardera pas à reconnaître qu'une telle objection est tout à fait sans valeur. A l'état physiologique il n'existe dans le sang que des traces d'acide urique ; pour les mettre en évidence, il est nécessaire d'opérer sur des quantités de sang relativement considérables, et d'avoir recours à des manipulations chimiques très-délicates ; l'expérience du fil ne peut être ici d'aucun secours. On pourrait s'élever tout aussi bien contre la valeur qu'on accorde, et cependant à juste titre, à la présence de l'urée dans le sang chez les albuminuriques, puisque j'ai démontré que l'urée existe dans le sang à l'état normal en quantité fort minime à la vérité. Il est vraisemblable qu'à l'état de santé, tous les principes qu'on rencontre dans l'urine existent aussi dans le sang en très-faible proportion. Mais dans certains cas où les fonctions d'excrétion s'affaiblissent, ils peuvent s'accumuler au sein de ce liquide et devenir la source de maladies. L'acide carbonique est un des éléments normaux de l'air atmosphérique et aussi du sang. Il devient nuisible à l'organisme dès que sa quantité s'accroît au delà de certaines limites.

Sécrétion de la peau chez les goutteux. — On a plusieurs fois signalé l'existence d'une poussière blanchâtre sur la peau des sujets goutteux, principalement à la suite de transpirations abondantes. On a soutenu que cette poussière était constituée par un composé quelconque d'acide urique, mais plus souvent encore et sans plus de preuves on a supposé que c'était de l'urate de soude. Swediaur dit avoir vu un malade qui souffrait depuis plusieurs mois d'un accès de goutte fort intense, et chez lequel la peau paraissait chaque matin comme saupoudrée d'une poussière blanche absolument semblable à de la farine. Wolf a cru reconnaître de l'acide urique dans la sueur d'un individu atteint de la pierre, et le docteur Mayer, de Madras, assure qu'il a observé le même fait chez un individu également affecté de calcul vésical, et chez lequel il y avait en outre suppression d'urine. On est en droit, ce me semble, d'émettre des doutes concernant l'exactitude de cette dernière observation; en effet, l'acide urique fut retiré de la chemise du malade auquel on avait appliqué tout récemment un vésicatoire dans le dos; or on sait que la sérosité des vésicatoires peut, dans certains cas, contenir de l'acide urique.

Dans son *Traité des dépôts urinaires*, le docteur Golding Bird rapporte qu'il a vu, chez un malade atteint de goutte rhumatismale, les parties desséchées d'un eczéma se recouvrir d'une sorte de *givre* qui, à l'examen microscopique, parut composé d'urate de soude; mais il n'est pas dit si ces cristaux ont été soumis à l'examen chimique. Les observations les plus positives que nous possédions sur le sujet qui nous occupe sont dues à M. le docteur Charles Petit (1).

Ce médecin recueillit chez quelques goutteux la substance blanche qui se montre souvent sur la peau à la suite des accès, et pria M. O. Henry de la soumettre à l'analyse chimique. Un premier échantillon avait été pris

(1) Ch. Petit, *Nouveaux résultats de l'emploi des eaux minérales de Vichy dans le traitement de la goutte*; Paris, 1842, et *Journal de pharmacie*; octobre 1841. (J. C.)

sur la main d'un malade âgé de cinquante-six ans, et qui souffrait de la goutte depuis l'âge de vingt-quatre ans. La matière analysée contenait environ quatre cinquièmes de son poids d'albumine, de l'acide lactique, de l'acide phosphorique, du chlorure de sodium, du phosphate de chaux, et des traces appréciables d'urate de soude.

Chez un second goutteux, la matière blanche fut recueillie sur la poitrine, et chez un troisième, sur le dos des pieds. Dans les deux cas, elle renfermait, suivant M. Henry, de l'urate de soude. Ces résultats ne sont pas tout à fait à l'abri d'objections, principalement en ce qui concerne les deux cas dans lesquels la matière à analyser avait été prise sur les pieds et sur les mains. Peut-être les deux malades portaient-ils, aux deux extrémités, des dépôts d'urate de soude, et il est possible que quelques parcelles de ces dépôts, — qui sont, comme on sait, souvent très-superficiels, ou même complétement à découvert, — se soient détachées avec l'épiderme (1).

J'ai voulu rechercher, il y a quelques années, si l'acide urique existait dans la sueur chez les goutteux, et voici le procédé dont je me suis servi. Je fis choix d'un malade sujet à la goutte depuis longtemps et actuellement en proie à un accès violent. On remarquait chez lui

(1) La fine poussière blanche, d'aspect brillant, qu'on trouve répandue sur les parties du corps où la peau est recouverte de poils, — à la tête, au cou, sur la poitrine, — dans certains cas d'urémie et, en particulier dans la période dite typhoïde du choléra asiatique, est constituée non par de l'acide urique, mais bien par de l'urée cristallisée ou amorphe, le plus souvent mêlée à une proportion variable de matière grasse. Cela résulte des recherches de Schottin, Heller, Drasche, Hamernjk, Hirschprung et quelques autres observateurs dont les travaux se trouvent résumés dans la *Gazette hebdomadaire* (1865, n° 33, p. 526). (J. C.)

plusieurs tophus ou concrétions d'urate de soude ; le sang était riche en acide urique. Plusieurs feuilles de papier buvard de couleur blanche furent plongées dans une faible solution de potasse, puis placées sur la peau de l'abdomen, ou on les maintint environ pendant trente heures, au moyen d'une toile cirée. Au bout de ce temps, le papier présentait une réaction acide, il était fortement imprégné de sueur, et l'on reconnut qu'il contenait une grande quantité de matières organiques. On le traita par l'alcool rectifié, puis par l'eau chaude ; la solution aqueuse fut ensuite évaporée, et l'on rechercha avec le plus grand soin si elle renfermait de l'acide urique ; mais on ne put obtenir la coloration pourpre de murexide, et il ne se forma pas de cristaux par l'addition d'acide nitrique.

J'ai eu, depuis, deux fois l'occasion de faire de nouvelles recherches relatives à cette même question. Le sujet de la première expérience était un homme fortement éprouvé par la goutte, et présentant sur divers points du corps de volumineuses concrétions d'urate de soude ; l'articulation métatarsienne du gros orteil était surtout affectée à un haut degré (voy. la pl. I, fig. 3). L'épiderme, en cet endroit, avait une épaisseur remarquable. J'en détachai une partie qui, après avoir macéré dans l'alcool, fut traitée par l'eau chaude ; la solution aqueuse ainsi obtenue fut soumise à l'évaporation, après quoi j'y ajoutai de l'acide acétique. L'examen qui eut lieu quelques heures après me fit découvrir dans cette solution un petit nombre de cristaux d'acide urique ; mais il est juste de reconnaître que l'erreur a pu se glisser dans cette expérience, en raison du siége de la matière tophacée qui était très-superficiel, ainsi que cela est bien figuré sur la planche (pl. I, fig. 3).

Voici maintenant les détails de la deuxième expérience : la main, le bras et l'avant-bras d'un sujet goutteux furent placés dans un bocal de verre très-large et très-profond. Une sorte de manchon de caoutchouc fixé au bras fermait hermétiquement le vase, de manière à empêcher l'évaporation. On put recueillir ainsi 8 à 10 grammes de sueur qui furent soumis à l'analyse, on n'y trouva pas trace d'acide urique, mais en revanche, on y découvrit une quantité considérable d'*oxalate de chaux*. Une partie de ce sel s'était déposée sous forme de cristaux le long d'un fil pendant l'évaporation. Cette curieuse disposition a été représentée (pl. V, fig. 6). On voit que les cristaux appartiennent à la variété octaédrique, et que quelques-uns d'entre eux se sont agglomérés de manière à constituer des calculs rudimentaires. Au moment où eut lieu l'expérience, le malade était sous le coup d'un accès de goutte aiguë, mais le membre d'où provenait la sueur n'était pas lui-même affecté. Il fut reconnu que le sang renfermait une forte proportion d'acide urique.

En présence de données aussi contradictoires, il me paraît préférable d'attendre les résultats d'observations plus nombreuses avant de formuler une opinion définitive sur la question de savoir si l'acide urique peut être excrété par la peau. D'après ce qu'on sait concernant la nature de la sécrétion cutanée, il paraît peu vraisemblable qu'un corps possédant les propriétés de l'acide urique puisse être rejeté au dehors par cette voie, soit à l'état libre, soit à l'état de sel. Mais, d'un autre côté, on comprendrait assez bien que le liquide provenant d'un eczéma ou de toute autre éruption cutanée contînt de l'acide urique, lorsque ce principe existe en abondance dans le sang. Les exsudats de ce genre prennent, en effet, une réaction alcaline, et ont beaucoup d'analogie avec la sérosité qu'on obtient par l'application d'un vésicatoire.

CHAPITRE V.

ÉTAT DE L'URINE DANS LA GOUTTE : Caractères de l'urine normale. — Tableau indiquant la composition de l'urine et la proportion de chacun des éléments éliminés dans les vingt-quatre heures. — Acide urique. — Forme sous laquelle il se trouve dans l'urine. — Rapport entre l'acidité de l'urine et la quantité d'acide urique. — État de l'urine dans la goutte aiguë. — Dans beaucoup de cas il n'y a pas excrétion considérable d'acide urique. — L'élimination de l'urée n'éprouve que peu de changements. — État de l'urine dans la goutte chronique. — L'excrétion de l'acide urique y est diminuée. — Diminution moins grande dans l'excrétion de l'urée. — Existence fréquente d'une petite quantité d'albumine. — État de l'urine des goutteux dans l'intervalle des attaques. — Explication probable des rechutes fréquentes dans la goutte. — Caractères microscopiques de l'urine dans les différentes formes de la goutte.

Avant d'exposer l'état de nos connaissances relativement aux altérations que présente l'urine dans la goutte, et d'indiquer les résultats des observations et des expériences que j'ai entreprises sur ce sujet, je crois utile de rappeler brièvement quels sont les caractères principaux de l'urine chez l'homme.

L'urine examinée peu de temps après l'émission est un liquide de couleur jaune ambré, limpide, de réaction acide, et qui présente une odeur toute spéciale, caractéristique; après un court espace de temps, il s'y forme un léger nuage floconneux composé de mucus et de quelques cellules épithéliales.

L'urine est sujette à présenter d'assez grandes variations dans son aspect et sa composition ; les anciens, qui avaient concentré toute leur attention sur ses caractères physiques, lui appliquaient des dénominations différentes suivant l'époque de la journée où elle était rendue ; ainsi l'urine excrétée peu de temps après l'ingestion d'une certaine quantité de liquides était désignée sous le nom d'urine des boissons (*urina potûs*). On appelait urine de la digestion (*urina cibi*), celle qui était rendue pendant la digestion des aliments solides, et urine de sang (*urina sanguinis*), l'urine provenant du sang lui-même et non influencée par l'alimentation. — L'urine des boissons est pâle et de faible densité ; celle de la digestion est plus colorée et présente un poids spécifique plus élevé ; l'urine du sang tient le milieu entre les deux autres.

La quantité des urines rendues dans les vingt-quatre heures varie beaucoup, suivant différentes circonstances telles que la constitution individuelle, la dose des liquides ingérés, et l'état de l'atmosphère ; on peut admettre, comme proposition générale, que les fonctions de la peau sont supplémentaires de celles des reins, et toutes les fois que les sueurs sont abondantes, l'urine devient rare et réciproquement.

Néanmoins, il est permis d'établir la moyenne approximative des urines rendues dans les vingt-quatre heures. Le docteur Prout a donné 849^{gr},19 pour l'été, et 1132^{gr},25 pour l'hiver ; en moyenne : 990^{gr},72. D'après lui, la densité à l'état physiologique varie entre 1015 et 1025, la moyenne étant 1020. M. Becquerel a donné le chiffre de 1017 pour représenter la densité moyenne de l'urine dans les deux sexes, et, d'après lui, la moyenne générale des urines rendues dans les vingt-quatre heures serait de 1319 grammes.

Le docteur Parkes, dans son récent et excellent ouvrage sur l'urine (1) fixe cette moyenne à 1486 grammes. Ce chiffre a été déduit d'un grand nombre d'observations faites sur différents individus, soit dans notre pays, soit à l'étranger. Le chiffre total des urines peut bien, un certain jour, s'écarter considérablement de la moyenne, mais rarement des déviations persistent de vingt-quatre heures si la santé est parfaite.

L'urine peut être, jusqu'à un certain point, assimilée à de l'eau tenant en dissolution certaines substances organiques et des sels. Les analyses que M. Becquerel a données de l'urine à l'état physiologique peuvent être citées parmi les meilleures; elles concernent les individus des deux sexes, et ont d'autant plus de valeur qu'elles donnent non-seulement la composition de l'urine pour 1000 parties, mais encore le total de l'élimination des divers principes dans les vingt-quatre heures. Le tableau ci-contre donne les résultats obtenus par l'observateur français (2).

Sous le titre de sels fixes sont compris les chlorures, les phosphates, et les sulfates de potasse, de soude de chaux et de magnésie; sous celui de *matières organiques et de sels volatils*, sont rangés : la créatine, la créati-

(1) *The composition of the urine*, by E. A. Parkes. London, 1860.
(2) *Séméiotique des urines*, Paris, 1844.

nine, l'acide hippurique, les matières colorantes, et un très-grand nombre de matières extractives non encore définies, ainsi que des traces de sels ammoniacaux.

ÉLÉMENTS CHIMIQUES CONTENUS DANS L'URINE.	HOMMES.		FEMMES.		MOYENNE GÉNÉRALE.	
	Urine des 24 heures.	Composition sur 1000.	Urine des 24 heures.	Composition sur 1000.	Urine des 24 heures.	Composition sur 1000.
Quantité d'urine...	1267,3	1000	1371,7	1000	1319,8	1000
Densité.........	1018,900	....	1015,120	....	1017,10	....
Eau...........	1227,779	968,815	1337,489	975,052	1282,634	971,935
Matières solides...	39,521	31,185	34,211	24,948	36,866	28,066
Urée...........	17,537	13,838	15,582	10,366	16,555	12,102
Acide urique.....	0,495	0,391	0,557	0,406	0,526	0,398
Sels fixes........	2,751	7,695	8,426	6,143	9,089	6,919
Matières organiques et sels volatils...	14,738	9,261	9,655	8,033	10,696	8,647

Nous aurons à insister tout particulièrement sur les altérations que subissent dans la goutte quelques-uns des principes constituants de l'urine en particulier, l'urée et l'acide urique. Aussi ne sera-t-il pas inutile de fixer un instant l'attention sur les points les plus intéressants de l'histoire de ces principes. Nous rappellerons en même temps quelques-uns des traits les plus caractéristiques de la sécrétion urinaire.

Le poids spécifique ou la densité de l'urine varie avec la somme des éléments solides tenus en dissolution ; mais il faut se rappeler qu'il est impossible d'évaluer d'une manière exacte cette somme au moyen de la densité seule ; en effet, le même poids des diverses substances dissoutes dans l'eau donne à ce liquide des densités différentes. Si l'on prend la densité de la totalité des urines rendues dans les vingt-quatre heures, le chiffre obtenu indiquera avec une approximation suffisante la quantité des matières solides qui ont été éliminées pendant ce laps de temps. Dans les analyses que nous rapportons plus loin avec détail, la densité se trouve fréquemment notée, ce qui permettra d'estimer avec quelque précision la somme des éléments solides tenus en dissolution dans l'urine.

Il y a lieu de faire quelques remarques concernant l'acidité de l'urine. Il ne faut pas oublier qu'à l'état normal la sécrétion rénale est acide, et que probablement il en est toujours ainsi lorsque la santé est parfaite, bien qu'à différents moments de la journée l'acidité présente des variations considérables, qui sont probablement en rapport avec l'accomplissement des fonctions digestives. Le docteur H. Bence-Jones a démontré d'une manière très-nette que l'urine atteint son plus haut degré d'acidité immédiatement avant chaque repas, tandis que celle qui est rendue deux, trois ou quatre heures après, est beaucoup moins acide; la décroissance est à son maximum trois heures après le déjeuner, et cinq ou six heures après le dîner. L'acidité de l'urine augmente de nouveau jusqu'au repas suivant, immédiatement avant lequel elle atteint sa limite la plus élevée. Le régime animal produit une diminution de l'acidité bien plus rapide et plus permanente que le régime végétal. Il est un fait sur lequel il importe de fixer surtout l'attention, c'est que la réaction acide de l'urine ne dépend nullement de la présence de l'acide urique; cette réaction n'est pas due à un acide libre, elle se rattache vraisemblablement à l'existence de phosphate acide de soude. Néanmoins il n'est pas impossible que la présence d'acides libres vienne, dans quelques cas de maladie, ajouter encore à l'acidité de l'urine.

Dans l'état de santé, la coloration de l'urine est en raison inverse de sa quantité. Si, par une cause quelconque, les urines deviennent rares, leur couleur devient en même temps plus foncée. Au contraire, lorsqu'elles sont rendues surabondamment, elles sont beaucoup plus pâles. Sous l'influence des maladies, la matière colorante est sujette à de grandes variations, tant sous le rapport de la quantité que sous celui de la constitution chimique.

D'après le tableau qui vient d'être présenté, la quantité moyenne de l'urée éliminée chaque jour par les urines serait pour l'homme de 16^{gr},555 ou 17^{gr},537, et de 15^{gr},582 pour la femme. Lehmann, qui a entrepris des recherches sur lui-même, a trouvé que, sous l'influence d'un régime mixte, la quantité d'urée s'élève à 32^{gr},350 par jour; qu'elle est de 52^{gr},989 si le régime est animal, et de 22^{gr},286 s'il est végétal; enfin qu'elle n'est que de 15^{gr},333 si les aliments ingérés sont tout à fait privés d'azote. Mais les moyennes indiquées par ce physiologiste pour l'urée, aussi bien que pour l'acide urique, me paraissent très-fortes. Dans notre pays, on peut regarder le chiffre 32^{gr},350 comme représentant à peu près la moyenne de l'urée chez les individus en bon état de santé et bien nourris. Nous verrons que plusieurs des analyses rapportées dans le présent chapitre sont loin de donner un pareil chiffre. Mais, comme elles ont porté sur l'urine de sujets qui ne mangeaient que fort peu, à cause de la maladie dont ils étaient affectés, on n'est nullement en droit de conclure que chez eux l'élimination de l'urée fût imparfaite. Le docteur Parkes, d'après les analyses d'un grand nombre de physiologistes anglais et étrangers, évalue la quantité d'urée qu'un homme adulte élimine en moyenne, dans un jour, à 33gr,152, les deux extrêmes étant 18gr,504 et 44gr,136.

Comme la plupart des analyses dont nous allons bientôt présenter les résultats ont surtout trait à l'acide urique, l'étude de cette substance doit prendre à nos yeux un intérêt tout particulier. Nous avons vu, d'après le tableau de Becquerel, que la quantité d'acide urique éliminée normalement chaque jour est de 0gr,526. Plusieurs autres observateurs sont arrivés de leur côté à un résultat identique. Mais l'acide urique à l'état de liberté est à peine soluble dans l'eau froide; il en faut de 12000 à 15000 parties pour que la dissolution s'opère. Il est même assez peu soluble dans l'eau bouillante. La totalité de l'eau éliminée dans les vingt-quatre heures par les urines ne suffirait certainement pas pour tenir en dissolution les 0gr,526 d'acide urique que renferme chaque jour ce produit de sécrétion.

Sous quelle forme l'acide urique existe-t-il donc dans les urines? C'est là une question qui a été très-diversement résolue par les chimistes.

Suivant Berzelius, c'est par l'influence des matières colorantes de l'urine que l'acide urique serait tenu en dissolution dans ce liquide. Prout pensait que l'urine renferme un urate acide d'ammoniaque auquel elle doit son acidité. Il paraît résulter d'observations plus récentes que l'acide urique existe dans l'urine principalement sous la forme d'urate de soude; or, ce sel peut demeurer dans une solution de phosphate acide de soude, sans y subir de décomposition. Il est clair, d'après cela, qu'il n'existe pas de relation nécessaire entre le degré d'acidité de l'urine et la quantité d'acide urique qu'elle contient. Les expériences de Bence Jones tendent à établir que dans le temps même où l'urine présente une réaction acide très-prononcée, elle ne contient cependant qu'une faible proportion d'acide urique, et que réciproquement l'urine manifeste quelquefois une réaction neutre, alors que l'acide urique y existe en quantité considérable. Il importe, d'ailleurs, de ne pas oublier que la présence d'un dépôt d'urate de soude ne saurait prouver qu'il y a dans l'urine excès d'acide urique, car la proportion d'urate de soude qui peut être tenue en dissolution dans l'urine varie avec le degré d'acidité que celle-ci présente. C'est ce dont il est facile de se convaincre, lorsqu'on verse dans une urine dense et presque neutre une ou deux gouttes d'un acide quelconque, d'acide acétique, par exemple. S'il y existe beaucoup d'acide urique, on voit se former immédiatement un dépôt abondant d'urate de soude qui se convertit ensuite peu à peu en acide urique cristallisé, sous l'influence de l'acide libre qui a été ajouté. On obtient fréquemment le même résultat, lorsque quelques gouttes d'acide nitrique sont versées dans une semblable urine après le refroidissement. Le dépôt blanc, floconneux, qui se forme en pareil cas, pourrait être au premier abord pris pour de l'albumine, et cette confusion a sans doute été plusieurs fois commise. Lorsque l'urine présente une réaction fortement acide, soit en raison de la préexistence d'un acide libre au moment de l'émission, soit par suite de la rapide formation d'un tel acide peu de temps après, il n'est pas rare de voir se produire, au sein de ce liquide, des cristaux rhomboédriques d'acide urique, plus ou moins volumineux et plus ou moins colorés. Cependant, en pareil cas, l'urine ne tient en dissolution que quelques traces d'acide urique. De fait, les conditions sont ici les mêmes que dans les cas où l'expérimentateur a additionné l'urine de quelques gouttes d'un acide quelconque (1).

On peut se demander si, jusqu'à ce jour, l'observation clinique a réellement jeté quelque lumière sur la nature des modifications qu'éprouve l'urine dans la goutte.

(1) Il n'est peut-être pas hors de propos d'insister sur ce fait, que la formation d'un sédiment plus ou moins abondant d'urates amorphes, ou d'un dépôt d'acide urique cristallin, dans les urines, peu de temps après l'émission, ne saurait prouver que l'excrétion de cet acide est augmentée d'une manière absolue. Des urines chargées de semblables dépôts peuvent, en réalité, ne contenir que des proportions d'acide urique relativement faibles ou même très-notablement au-dessous du taux normal. L'oligurie fébrile, un haut degré d'acidité des urines, tel qu'on le rencontre, par exemple, dans certains états dyspeptiques (Prout, Brodie, Budd), sont, entre autres, des conditions qui suffisent fréquemment à déterminer la prompte formation des sédiments dont il s'agit, sans qu'il y ait élévation du chiffre de l'acide urique. D'un autre côté, il est aussi parfaitement établi, par les travaux récents de Bartels, que des urines qui ont conservé leur transparence même longtemps après l'émission, renferment quelquefois une forte proportion d'acide urique. Par conséquent, une analyse méthodique portant sur la totalité des urines rendues dans les vingt-quatre heures permettrait seule de décider d'une manière positive si le chiffre de l'acide urique s'est élevé, abaissé, ou si enfin il s'est maintenu dans les limites de l'état normal. Il importerait même, suivant en cela le précepte de Parkes et de Ranke, de répéter cet examen pendant une série de cinq ou six jours ; car il est démontré que l'excrétion de l'acide urique s'opère, très-

Il est remarquable que dans la plupart des ouvrages où l'on traite de la goutte, on ne trouve qu'un fort petit nombre de documents vraiment utiles, concernant l'état d'un liquide dont l'étude serait cependant si importante. Parmi les auteurs, les uns consacrent à peine quelques lignes à ce sujet; d'autres le passent tout à fait sous silence; enfin on ne rencontre partout qu'erreurs et contradictions. Quoi qu'il en soit, l'opinion à laquelle on semble se rattacher aujourd'hui, c'est que dans la goutte les urines contiennent un excès d'acide urique. A l'appui de cette manière de voir, on invoque l'existence fréquente d'un abondant dépôt d'acide urique et d'urate de soude dans les urines des goutteux, et l'on rappelle que la présence d'un sédiment briqueté a été considérée comme un

communément, d'une manière irrégulièrement intermittente, et diffère très-notablement dans les circonstances les plus variées, non-seulement aux diverses époques de la journée, mais encore d'un jour à l'autre.

Lorsque les dépôts d'acide urique cristallisé ou d'urates amorphes se forment non plus après l'émission, mais bien dans l'urine encore contenue dans un point quelconque des voies urinaires, et, à plus forte raison, lorsque les malades rendent du gravier, on est très-souvent porté à admettre que l'acide urique existe en excès dans l'organisme et est excrété en proportion anormale. Mais ici encore la conclusion n'est certainement pas toujours légitime. Ce résultat peut en effet être déterminé par des causes toutes locales et entièrement indépendantes de la diathèse urique, telles, par exemple, qu'une inflammation catarrhale de la vessie, des reins ou des bassinets (Brodie, Rayer). J'ai eu l'occasion d'examiner à plusieurs reprises, sans pouvoir y constater la moindre trace d'acide urique, le sérum du sang et la sérosité de vésicatoires provenant de sujets non goutteux qui rendaient habituellement en même temps que l'urine de petits cristaux ou des concrétions plus ou moins volumineuses d'acide urique. Plusieurs auteurs admettent qu'en pareille circonstance, il se développe, au sein même des voies urinaires, une fermentation acide de l'urine analogue à celle que subit ce liquide, dans les conditions normales, un certain temps après l'émission (J. Scherer, Vogel). L'acide libre ainsi produit déterminerait dans les deux cas la préci-

caractère à peu près constant de la goutte. Enfin, on fait valoir encore un argument qui, au premier abord, semble plaider dans le même sens : c'est que, suivant une opinion généralement très-répandue, les goutteux sont prédisposés à la gravelle et aux coliques néphrétiques.

Personne n'a étudié l'état des urines dans la goutte avec plus de soin que Scudamore, et le passage suivant, que nous empruntons à cet auteur, donne la substance de ses observations sur ce sujet : « L'urine, dit-il, a une

pitation de la presque totalité de l'acide urique contenu dans les urines.

Quoi qu'il en soit, on ne saurait nier que la gravelle urique puisse se montrer liée quelquefois à l'existence d'un excès d'acide urique dans le sang (Rayer). Mon ami M. le docteur Ball m'a communiqué l'observation d'un homme âgé d'une cinquantaine d'années, et qui rendait fréquemment, à la suite de coliques néphrétiques violentes, de petits calculs d'acide urique. Un vésicatoire ayant été appliqué sur la région épigastrique, la sérosité fut recueillie dans un verre de montre et additionnée de quelques gouttes d'acide chlorhydrique. Il s'y forma rapidement de très-nombreux cristaux rhomboédriques d'acide urique. Cet homme n'avait jamais éprouvé aucun des symptômes de la goutte articulaire ; les urines ne renfermaient pas traces d'albumine. Il faut sans doute rapporter à cette seconde catégorie la plupart des cas où la gravelle urique précède l'apparition de la goutte, et, lorsque celle-ci est établie, alterne visiblement — bien que, le plus souvent, à de longs intervalles — avec les manifestations articulaires. Mais c'est là un sujet que nous devrons toucher encore dans une autre partie de ce livre (voyez le chapitre XVI).

Consultez : Scudamore, *loc. cit.* — Rayer, *Traité des maladies des reins*. Paris, 1839, t. I, p. 94, 197, 198. — Prout, *On Stomach and renal diseases*. London, 1848, p. 194. — J. Scherer, *Untersuch. zur Pathologie*. Heidelberg, 1843, § I, p. 17. — Brodie, *Leçons sur les maladies des organes urinaires*, traduites par J. Patron. Paris, 1845, p. 251, 278. — Parkes, *On Urine*. London, 1860, p. 218. — Ranke, *Ausscheidung der Harnsaure*. München, 1858. — J. Vogel, in *Virchow's Handbuch der Pathologie und Therapie*, VI Bd., 2 Abth., 3 Heft, p. 561. — Bartels, *Harnsäure Ausscheidung in Krankheiten*, in *Deutsch Archiv. für klinische Medicin*, I Bd., 1 Heft., p. 13. Leipzig. 1865. — Beale, *De l'urine, etc.* Paris, 1865, pp. 121, 171, 197, 404.

(J. C.)

coloration plus foncée que dans l'état normal; elle est peu abondante relativement à la quantité des liquides ingérés, et par le refroidissement elle laisse déposer un sédiment rosé ou briqueté mêlé à beaucoup de mucus; sa densité s'élève au-dessus de la limite normale. Au moment où les symptômes montrent le plus d'intensité, la miction devient très-pénible, autant parce qu'elle se répète fréquemment que par la sensation d'ardeur qui l'accompagne. Les dépôts rosés et briquetés apparaissent toujours plus ou moins dans l'urine de chaque émission, pendant la durée de la période inflammatoire. »

Cette description de l'état des urines s'applique assurément d'une manière spéciale à l'accès de goutte aiguë légitime, tel qu'on l'observe chez les sujets qui n'ont pas encore souffert des formes chroniques de la maladie. Dans une autre partie de son livre, l'auteur fait observer ce qui suit : « On apprend du malade lui-même que son urine s'est montrée plus rare quelque temps avant l'accès, et que, par suite, elle a pris une coloration plus foncée que dans l'état normal. Il est également certain que de temps à autre l'urine est abondante et pâle pendant les deux ou trois jours qui précèdent l'attaque; toutefois cela ne s'observe guère que chez les tempéraments nerveux ou dont la constitution a été déjà fortement ébranlée par la goutte. » Scudamore dit plus loin : « Il est si habituel de voir l'urine se charger, après refroidissement, de sédiments rosés ou briquetés, dans tous les cas où les symptômes de la goutte ont de l'acuité, que les malades, frappés de cette coïncidence, ont désigné l'urine qui présente ce caractère sous le nom d'urine goutteuse. » Les observations qui précèdent concordent en général avec celles qui ont été faites par d'autres auteurs; on ne saurait en dire autant de la remarque suivante : « Chez plusieurs goutteux présentant aux mains et aux pieds des dépôts crétacés, j'ai constaté, dit Scudamore, à l'aide d'expériences souvent répétées, que l'acide urique existait dans l'urine en quantité très-minime, et y faisait même parfois complétement défaut. Néanmoins, ajoute-t-il, je dois faire observer que, même chez les malades de ce genre, l'acide urique se montre en quantité considérable dans les urines à l'époque des paroxysmes, et y produit quelquefois d'abondants sédiments rosés. » Cet exposé des caractères physiques que présente l'urine dans les différentes formes de la goutte me semble exact, et il n'est nullement en désaccord avec le résultat de mes observations; mais les déductions qui en ont été tirées sont, à mon avis, erronées pour la plupart.

Berthollet avait observé que, peu de jours avant le début d'un accès de goutte, l'urine perd son acidité normale, qu'elle récupère ensuite avant la terminaison de l'attaque. A l'occasion de cette observation, Fourcroy exprima le désir de voir examiner l'urine des goutteux dans le but spécial de rechercher si le phénomène en question dépendait de la diminution ou de la disparition totale de l'*acide urique* lui-même. On a avancé dans plusieurs ouvrages que Berthollet avait fait cette recherche, et qu'il avait, en effet, constaté que l'acide urique disparaît de l'urine à l'époque des accès de goutte. Mais c'est là une simple assertion qui paraît basée sur cette opinion que l'existence de l'acide urique dans l'urine est la cause de la réaction acide de ce liquide.

Dans l'espace des quatorze dernières années, j'ai examiné un grand nombre de fois l'urine provenant de sujets goutteux. Ces recherches cliniques forment trois catégories. La première comprend les analyses faites dans les cas de goutte aiguë; la deuxième est relative aux cas de goutte chronique; dans la troisième classe, enfin, j'ai réuni les résultats fournis par l'analyse de l'urine obtenue dans l'intervalle des accès, et alors qu'il n'existait aucun symptôme de la maladie.

Classe I. — *Urines provenant de malades actuellement sous le coup d'un accès de goutte aiguë, et chez qui la santé est ordinairement parfaite dans l'intervalle des attaques.*

Les cas de ce genre se présentent rarement dans la pratique nosocomiale. Peu de malades, en effet, sont admis dans un service d'hôpital pour une simple attaque de goutte aiguë. D'ailleurs, la goutte a une grande tendance à revêtir promptement, chez les sujets de la classe ouvrière, la forme asthénique ou chronique. D'un autre côté, dans la pratique civile, il n'est pas facile de se procurer la totalité des urines rendues dans les vingt-quatre heures, à moins que le malade lui-même ne s'intéresse à ce genre de recherches.

Obs. 1re. — W. R..., âgé de trente-deux ans, ne présente pas de dépôts d'urate de soude, soit sur le cartilage des oreilles, soit ailleurs; depuis sept ans, il souffre de la goutte de temps à autre; les articulations métatarso-phalangiennes des deux orteils ont été surtout affectées lors de la première attaque. A l'époque où j'examinai l'urine, le pied droit et l'articulation tibio-tarsienne du même côté, quelques-unes des petites jointures des mains et le coude droit étaient le siége d'un accès de goutte aiguë; il y avait un mouvement fébrile très-prononcé.

24 mars 1853. — Urine des vingt-quatre heures, 990gr,50; densité, 1019; transparente.

Quantité d'acide urique éliminée dans les vingt-quatre heures = 0gr,3849.

Le sang fut trouvé riche en acide urique.

Obs. 2. — W. B..., âgé de quarante-six ans. Attaque de goutte qui avait débuté la nuit dans le gros orteil gauche; la partie externe du pied fut ensuite affectée, et en ce point la pression du doigt laissait une empreinte très-prononcée; léger mouvement fébrile.

20 février 1853. — Urine des vingt-quatre heures, 1188gr,60; densité, 1012,5; réaction acide. Pas de dépôt d'urate.

Quantité d'acide urique éliminée dans les vingt-quatre heures = 0gr,0543.

21 février. — Urine des vingt-quatre heures, 1301gr,80; densité, 1015; réaction acide.

Quantité d'acide urique éliminée dans le même temps = 0gr,1190.

22 février. — Urine des vingt-quatre heures, 1782gr,90; densité, 1015; réaction acide.

Acide urique éliminé dans les vingt-quatre heures = 0gr,1630.

A ce moment, le malade prit pendant un jour ou deux du colchique, qui produisit un effet purgatif. Mais l'emploi du médicament avait été suspendu à l'époque où l'on fit les analyses suivantes :

26 février. — Urine des vingt-quatre heures, 509gr,40; densité, 1023; acide.

Acide urique éliminé dans le même temps = 0gr,1488.

27 février. — Urine des vingt-quatre heures, 1018gr,80; densité, 1015; réaction acide.

Acide urique éliminé dans les vingt-quatre heures = 0gr,1786.

Du 20 au 22, les symptômes de la goutte se calmèrent peu à peu, et après cette époque il ne restait plus qu'un peu de sensibilité dans les parties qui avaient été enflammées.

On trouva par l'analyse que le sang de ce malade contenait une forte proportion d'acide urique.

Obs. 3. — J. C..., âgé de cinquante-sept ans, est en proie à une attaque de goutte aiguë ; les articulations métatarso-phalangiennes des gros orteils et plusieurs autres articulations des extrémités supérieures et inférieures sont affectées. Il existe quelques petits noyaux d'urate de soude sur les oreilles; rien de semblable sur les autres points du corps.

2 mai 1856. — Urine des vingt-quatre heures, 679gr,20; densité, 1024 à 15°,5 centigr.

L'urine, troublée par suite de la présence d'urate, devient transparente après avoir été légèrement chauffée.

Quelques traces d'albumine.

Acide urique éliminé dans les vingt-quatre heures = 0gr,2433.

Urée..................id.................=10gr,0604.

Le sang de ce malade contenait beaucoup d'acide urique.

Obs. 4. — J. P..., âgé de quarante-six ans, a eu plusieurs attaques de goutte pendant les dix dernières années; il n'a pas de déformation de jointures; on remarque seulement sur l'hélix d'une des oreilles un petit dépôt d'urate de soude. Au moment où l'on fit l'analyse de l'urine, le malade souffrait d'une attaque de goutte légère, mais encore en voie de progression, et dont le siége était fixé sur les articulations tibio-tarsiennes et sur le coude droit. Aucun médicament ne fut administré pendant les trois premiers jours (15, 16 et 17 février); le quatrième jour, on administra le colchique, qui fut continué le cinquième, et le sixième jour l'inflammation des jointures se calma rapidement sous l'influence de ce médicament.

15 février. — Quantité d'urine, 1641gr,40 ; densité, 1020. Acide urique dans les vingt-quatre heures = 0gr,5254.
16 février. — Quantité d'urine, 1641gr,40 ; densité, 1020. Acide urique dans les vingt-quatre heures = 0gr,5254.
17 février. — Quantité d'urine, 1216gr,90 ; densité, 1020. Acide urique dans les vingt-quatre heures = 0gr,2226.
18 février. — Quantité d'urine, 1415 grammes ; densité, 1020. Acide urique dans les vingt-quatre heures = 0gr,2588.
19 février. — Quantité d'urine, 1669gr,70 ; densité, 1020. Acide urique dans les vingt-quatre heures = 0gr,1909.
20 février. — Quantité d'urine, 1188gr,60 ; densité, 1020. Acide urique dans les vingt-quatre heures, 0gr,0110.
L'urine était acide et ne contenait pas d'albumine.
Le sang était riche en acide urique.

Obs. 5. — T. D. M..., âgé de cinquante ans, souffre de la goutte depuis vingt ans. Il porte sur les oreilles plusieurs petits dépôts d'urate de soude (pl. I, fig. 2). Autour de plusieurs de ses articulations existent des concrétions tophacées. Le 8 janvier 1853, plusieurs articulations étaient rouges et tuméfiées, par suite d'un accès de goutte aiguë. Voici ce qui fut noté ce jour-là : Gonflement, chaleur, rougeur, sensibilité du dos de la main droite, ainsi que des deux poignets ; sur la main, la pression laisse des empreintes très-prononcées. Genou droit tuméfié, rouge et douloureux ; genou gauche affecté à un moindre degré ; pouls à 100, un peu plein et dur ; peau chaude et moite. Le 11, les douleurs de la goutte avaient presque complétement disparu, et les jointures étaient un peu plus flexibles ; pouls à 72. Le 15, plus de douleurs ; pouls à 64. Le 18, guérison complète de l'accès.

Le 8, on administra trois fois par jour 1gr,120 de vin

de colchique, 2 grammes de magnésie, et 10 grammes de teinture d'opium; le 11, on suspendit l'emploi de l'opium, parce que les douleurs avaient disparu.

L'urine dont l'examen porte la date du 9 janvier est celle que le malade a rendue entre dix heures du matin le 8 et la même heure le 9; et ainsi de suite pour les jours subséquents.

Date.		Quantité.	Densité.	Réaction.	Coloration.	Acide urique dans les 24 heures.
3 janvier.		gr 297,15	1016,5	Acide.	Rouge foncé; pas de sédiments ni d'albumine.	gr 0,0323
10 janvier.		735,80	1014	»	Rouge tendre; pas de sédiments ni d'albumine.	0,1100
11	id.	905,60	1013	Id.	Couleur plus claire. Dépôt d'acide urique.	0,3429
12	id.	1018,80	1013	»	Jaune clair.	0,3558
13	id.	792,40	1016	»	Claire.	0,3558
14	id.	396,20	1016,5	»	Id.	0,2588
15	id.	509,40	1019,5	»	Id.	0,2135
16	id.	509,40	1019	»	Id.	0,2329
17	id.	707,50	1016,5	»	Id.	0,2200
18	id.	1018,80	1015,5	»	Id.	0,1876

Au commencement d'une autre attaque, l'urine du même malade fut examinée avant qu'aucun médicament eût été administré. On obtint les résultats suivants :

Quantité d'urine, 481gr,10; 1021; réaction acide.

Acide urique dans les vingt-quatre heures = 0gr,0275.

Pendant la période aiguë des attaques, l'urine de ce malade présentait constamment un peu d'albumine; il n'y avait pas d'albumine dans l'intervalle des accès.

Le sang fut examiné à diverses reprises pendant plusieurs années; toujours on y rencontra une forte proportion d'acide urique.

Obs. 6. — B. F..., âgé de trente-huit ans, a éprouvé

depuis sept ans cinq ou six attaques de goutte; les jointures ne sont point déformées et il n'existe aucun dépôt d'urate de soude. Du 16 au 19 janvier, violente inflammation du genou gauche, des deux mains et du gros orteil droit. Le malade n'était sous l'influence d'aucun médicament au moment où fut fait l'examen des urines.

15 janvier. — Urine, 706gr,50 ; densité, 1012 à 15°,5 centigr. ; acide. Pas d'albumine.
16 janvier. — Urine, 849 grammes ; densité, 1010 ; acide.
Acide urique des vingt-quatre heures = 0gr,1261.
17 janvier. — Urine, 735gr,80 ; densité, 1012 ; acide.
Acide urique des vingt-quatre heures = 0gr,1766.
18 janvier. — Urine, 1103gr,70 ; densité, 1011 ; acide.
Acide urique des vingt-quatre heures = 0gr,1384.
19 janvier. — Urine, 1330gr,10 ; densité, 1009 ; acide.
Acide urique des vingt-quatre heures = 0gr,1384.
Le sang de ce malade était riche en acide urique.

Obs. 7. — W. F..., âgé de quarante et un ans, a eu plusieurs attaques de goutte depuis une dizaine d'années. Il porte sur la face palmaire de l'index gauche quelques petits dépôts d'urate de soude, mais il n'existe pas de semblables dépôts sur les cartilages de l'oreille. L'accès de goutte est maintenant en pleine décroissance.

27 mars 1858. — Urine, 679gr,20 ; densité, 1024, réaction acide. Couleur d'ambre et dépôt jaune d'urate par le refroidissement.
Acide urique éliminé dans les vingt-quatre heures = 0gr,3364.
L'acide nitrique détermine la formation de nombreux cristaux par suite de la forte proportion d'urée que l'urine contient.
8 avril. — Disparition complète des symptômes aigus depuis quelques jours.
Urine, 1358gr,40 ; densité, 1017 ; réaction acide ; transparente ; pas de dépôts.
Acide urique éliminé dans les vingt-quatre heures = 0gr,0880.

On voit, par ce qui précède, que la quantité d'acide

urique éliminée dans les vingt-quatre heures pendant le cours d'un accès de goutte aiguë n'est point nécessairement accrue, et que souvent même elle s'abaisse notablement au-dessous du taux normal, la moyenne normale pour les vingt-quatre heures étant fixée à $0^{gr},518$. On remarquera que dans les sept observations rapportées plus haut, — et qui, à la vérité, concernent exclusivement des malades observés à l'hôpital, — la quantité d'acide urique ne s'est pas élevée au-dessus de $0^{gr},5254$ et est descendue jusqu'à $0^{gr},0275$. — Il y a lieu de remarquer, en outre, que les moyennes obtenues pour chacune des sept observations, $0^{gr},3849$, $0^{gr},1326$, $0^{gr},1669$, $0^{gr},1833$, $0^{gr},2886$, $0^{gr},2122$, $0^{gr},2122$, donnent une moyenne générale représentée par le chiffre $0^{gr},2342$.

Plusieurs de ces urines étaient fortement colorées; d'autres étaient rendues troubles par des sédiments d'urates; dans d'autres encore, il existait des dépôts d'acide urique cristallisé; enfin quelques-unes étaient claires et ne contenaient aucun sédiment.

Tous ces résultats, ainsi qu'on l'a fait observer déjà, sont relatifs à des malades traités dans les hôpitaux. On n'a point fait, que je sache, de recherches du même genre chez les goutteux des classes privilégiées, du moins en ce qui concerne l'accès de goutte aiguë; nous verrons plus loin qu'il n'en est pas de même relativement à la goutte chronique. Quoi qu'il en soit, j'ai la conviction que l'opinion aujourd'hui dominante, à savoir, que dans la goutte aiguë l'acide urique serait toujours rendu en excès par les urines, repose uniquement sur ce qui suit : Toutes les fois qu'il y a une forte réaction fébrile, quelle qu'en soit la cause, l'urine est rendue en quantité moindre, et en même temps elle acquiert une réaction acide plus prononcée; en conséquence, la presque totalité de l'acide urique qu'elle contient, se dépose sous forme d'un sédiment plus ou moins abondant et qui frappe les yeux. De plus, l'acide urique a la propriété d'attirer fortement les matières colorantes de l'urine, et cette circonstance peut encore contribuer à faire supposer qu'il y a dans l'urine un excès réel d'acide urique.

Après avoir montré que, durant l'accès de goutte aiguë, il y a plutôt diminution de l'acide urique rendu dans les vingt-quatre heures, il nous reste à rechercher si cette diminution dépend de la formation moins active de l'acide urique, ou seulement de l'insuffisance de l'excrétion rénale. C'est là une question fort intéressante, et qui, heureusement, peut être aisément résolue. En effet, dans tous les cas qui ont été précédemment rapportés, le sang avait été examiné chimiquement, et l'on avait constaté que toujours le sérum renfermait un excès d'acide urique. Or, comme la quantité de cet acide éliminé par les urines était inférieure à la moyenne normale, il y a lieu d'admettre que les reins, dans tous les cas, avaient perdu, au moins momentanément, une partie de leur pouvoir excréteur. Dans plusieurs affections autres que la goutte, dans certaines maladies du foie et de la rate en particulier, il peut y avoir réellement production excessive d'acide urique; mais comme les fonctions des reins ne sont pas alors affectées, il en résulte que l'acide urique ne s'accumule point dans le sang et s'élimine par les urines. La connaissance des faits de ce genre permettra d'éviter bien des erreurs; on est, en effet, généralement porté à admettre que le sang renferme un excès d'acide urique toutes les fois que cet acide se montre par l'urine en quantité considérable. Or, c'est très-vraisemblablement plutôt l'inverse qui a lieu; car plus l'excrétion rénale est active, plus il y a de chances pour que la constitution chimique du sang ne subisse aucune altération.

Les précédentes observations conduisent encore à un autre résultat : c'est que la proportion d'acide urique rendu par les urines peut varier notablement aux différentes époques d'un accès de goutte aiguë. Au début, elle est faible d'ordinaire; ensuite elle augmente à mesure que les symptômes prennent plus d'intensité; enfin, elle diminue dans le temps où ceux-ci décroissent. Dans l'observation 4, à la vérité, la quantité d'acide urique a atteint son chiffre le plus élevé pendant les deux premiers jours; mais il est juste de remarquer que, dans ce cas, les analyses ne furent faites qu'au moment où les symptômes étaient déjà sur leur déclin.

Aujourd'hui je crois pouvoir formuler ainsi qu'il suit les conclusions de toutes mes recherches sur le sujet qui nous occupe. Au début d'un accès de goutte aiguë, l'urine est peu abondante, et en même temps la quantité d'acide urique éliminé dans les vingt-quatre heures est diminuée. Au fur et à mesure que l'accès décroît, la proportion d'acide urique augmente, et parfois même elle dépasse la moyenne normale, de manière à produire ce qu'on appelle une décharge critique; plus tard la proportion d'acide urique décroît de nouveau, mais sans jamais atteindre le minimum observé avant l'accès ou au début de l'accès.

Dans une des observations qui ont été rappelées plus haut, on a recherché quelle était la quantité d'urée éliminée par jour, et l'on a constaté qu'elle s'élevait à 20gr,704. C'est là un chiffre assez fort pour un malade soumis à un régime sévère. Dans la goutte, l'élimination de l'urée n'éprouve pas autant de changements que celle de l'acide urique; j'ai pu, néanmoins, me convaincre par de nombreuses recherches que dans les formes aiguës de la maladie, le sang renferme de petites quantités d'urée (1).

L'urine, pendant le cours d'un accès de goutte aiguë, contient parfois des traces d'albumine. Deux des observations rapportées plus haut peuvent être citées comme des exemples de ce genre. Mais je crois que ce phénomène est rare, lorsqu'il s'agit d'attaques récentes. Au contraire, dans les cas où la goutte tend à revêtir la forme chronique, principalement s'il existe des dépôts superficiels d'urate de soude, soit au voisinage des jointures, soit ailleurs, on rencontre fréquemment un peu d'albumine dans les urines à l'époque des accès, même chez les sujets qui, dans l'intervalle, ne présentent pas la moindre trace de cette altération du liquide urinaire.

Classe II. — *Urine provenant de sujets atteints de*

(1) M. Parkes a également vu l'urée s'élever à peu près au taux normal, au plus fort d'un accès de goutte aiguë généralisée. (*On Urine*, etc., p. 294. London, 1860.) (J. C.)

goutte chronique. Ces urines, dans la plupart des cas, ont été recueillies à une époque où les symptômes articulaires étaient à peine prononcés; dans tous les cas il existait des concrétions d'urate de soude siégeant sur divers points du corps, ou bien de la rigidité et des déformations des jointures.

OBS. 1re. — J. H..., âgé de quarante-cinq ans, est goutteux depuis quatorze ans. Il porte de petits dépôts d'urate de soude sur les cartilages des oreilles, mais ses articulations ne sont pas déformées. A l'époque où l'on examina l'urine, il éprouvait de la douleur aux pieds, aux articulations tibio-tarsiennes et au genou droit. A cette époque, aucun médicament n'avait encore été prescrit.

30 mars 1863. — Urine, 1584gr,80; densité, 1011; limpide, un peu jaune; aucun sédiment, légères traces d'albumine.

Acide urique des vingt-quatre heures = 0gr,3740.

Le sang contenait beaucoup d'acide urique.

OBS. 2. — M. S. M..., âgé de quatre-vingt-cinq ans, est goutteux depuis cinquante ans. Nombreuses concrétions disséminées sur tout le corps. Aux doigts, abcès goutteux qui laissent échapper de la matière crétacée.

Juin 1856. — Urine rendue à trois heures de l'après-midi; densité, 1017. Coloration d'un jaune pâle; traces manifestes d'albumine.

En traitant cette urine par l'acide chlorhydrique, on produit un très-faible dépôt de cristaux d'acide urique visibles seulement au microscope.

L'urine que le même malade rendit pendant la nuit était pâle et avait une densité de 1018; elle était acide et contenait de l'albumine. Sous l'influence de l'acide chlorhydrique, il se forme quelques cristaux microscopiques d'acide urique.

Obs. 3. — W. L... est un gentleman âgé de soixante et un an ; il souffre de la goutte depuis de longues années ; ses mains et ses pieds sont très-déformés par suite de la présence de volumineux dépôts d'acide urique.

Mai 1857. — Urine rendue trois à quatre heures après le dîner ; couleur d'un jaune pâle ; densité, 1015 ; réaction acide ; traces légères, mais incontestables d'albumine. Par l'addition d'acide chlorhydrique, production de cristaux microscopiques d'acide urique ; toutefois, en raison de leur petit nombre, on ne peut les recueillir pour les peser.

Obs. 4. — L..., homme de cinquante-deux ans, goutteux depuis très-longtemps ; quelques dépôts d'urate de soude sur les deux oreilles seulement ; absence de symptômes douloureux à l'époque où les analyses furent faites. Urine toujours pâle et ne présentant aucun sédiment.

22 octobre 1849. — Urine, 2037gr,60 ; densité, 1010.

27 octobre. — Urine, 1584gr,80 ; densité, 1012 à 15°,5 centigr.

Acide urique des vingt-quatre heures = 0gr,0246.

4 novembre. — Urine, 1471gr,60 ; densité, 1009 à 15°,5 centigr. ; réaction acide.

Acide urique des vingt-quatre heures = 0gr,0129.

Le sang fut trouvé riche en acide urique.

Obs. 5. — R. H..., âgé de quarante et un ans, est atteint de goutte chronique depuis quelques années. Quelques petits noyaux d'urate de soude existent sur les cartilages des oreilles et aux faces palmaires des extrémités d'un ou deux doigts. Pas de symptômes d'affection articulaire aiguë au moment où les urines furent recueillies.

Juin 1847. — Urine, 1188,60 ; densité, 1015 ; réaction acide ; couleur pâle, très-légères traces d'albumine.

Acide urique des vingt-quatre heures. — Seulement quelques cristaux microscopiques. On analysa à plusieurs reprises, et avec le même résultat, les urines de ce malade pendant les cinq ou six semaines qui suivirent le premier examen.

C'est dans le sang de ce malade que je constatai pour la première fois la présence de l'acide urique ; c'est aussi de ce sang que provenaient les cristaux d'urate de soude représentés planche V, figure 4.

Obs. 6. — D. R..., âgé de quarante-cinq ans, souffre de la goutte depuis plus de dix années. Dépôts d'urate de soude sur les oreilles et légères déformations des mains.

Urine, 1839gr,50 ; densité, 1014 ; limpide, acide. On ne peut extraire de l'acide urique des urines rendues dans les vingt-quatre heures.

Obs. 7. — W. B..., âgé de cinquante-deux ans, est goutteux depuis de longues années. Difformités très-prononcées dues à la présence de tophus volumineux ; articulations roides et comme tordues. Presque constamment il y a de la douleur et une sensibilité très-grande dans plusieurs jointures. Abcès goutteux qui laissent échapper de la matière calcaire. Nombreuses analyses de l'urine à différentes périodes de la maladie.

Septembre 1848. — Urine, 1415 grammes ; pâle, acide.

Acide urique extrait des urines des vingt-quatre heures = 0gr,0324.

9 décembre. — Urine, 1018gr,80 ; densité, 1014 ; réaction acide.

La quantité d'acide urique éliminée dans les vingt-quatre heures est représentée seulement par quelques cristaux microscopiques

Décembre 1849. — Urine, 1698 grammes.

Il n'y a pas assez d'acide urique pour que l'on puisse le doser.

Février 1850. — Urine 1698 grammes.

L'urine des vingt-quatre heures ne fournit que traces d'acide urique, et à chaque analyse on constate la présence de l'albumine.

Obs. 8. — D. M..., âgé de trente-neuf ans, de faible constitution. Bien que la première attaque ne date que de trois ans, les mains et les pieds sont cependant très-déformés par des concrétions tophacées. Quelques jointures sont plus ou moins tuméfiées et douloureuses.

1848. — Urine, quantité non déterminée, pâle; acide, légèrement albumineuse; densité, 1010. Par l'addition d'acide chlorhydrique on ne découvre aucune trace d'acide urique.

Obs. 9. — W. M..., âgé de cinquante-deux ans. Attaques de goutte depuis de nombreuses années; actuellement roideur considérable des articulations et dépôts d'urate de soude sur les oreilles et en d'autres points du corps. Il n'existait pas de douleurs articulaires aux diverses époques où les urines furent soumises à l'analyse.

29 mars 1853. — Urine, 990gr,50; densité, 1016; limpidité, coloration jaune; aucun sédiment; traces manifestes d'albumine.

Acide urique des vingt-quatre heures = 0gr,1618.

L'urine de ce malade fut examinée à diverses reprises pendant plusieurs années; plusieurs fois on n'y trouva qu'une très-faible proportion d'acide urique; mais toujours elle contenait de l'albumine.

On reconnut dans le sang beaucoup d'acide urique.

Obs. 10. — W. F..., âgé de trente-huit ans, a eu plusieurs attaques de goutte. La première resta limitée aux articulations métatarso-phalangiennes des gros orteils; puis les articulations des extrémités supérieures et inférieures furent prises successivement. On apercevait quelques dépôts d'urate de soude à la face palmaire de l'index gauche. Il n'existait aucun symptôme douloureux lorsque les urines furent examinées, et dans le même temps le malade ne prenait aucun médicament.

11 mai 1854. — Urine, 1004gr,65 ; densité, 1024 ; réaction acide ; pas de sédiment, pas d'albumine.

Acide urique des vingt-quatre heures = 0gr,0873.

Urée.............id........... = 19gr,7982.

12 mai. — Urine, 905gr,60.

Acide urique des vingt-quatre heures = 0gr,0492.

Urée...........id............. = 21gr,4451.

13 mai. — Urine, 849 grammes; densité, 1025.

Dans les vingt-quatre heures, quantité d'acide urique trop faible pour qu'on puisse la doser.

Urée des vingt-quatre heures = 22gr,2568.

15 mai. — Urine, 1117gr,85; densité, 1018; réaction acide.

Acide urique dans les vingt-quatre heures = quelques traces seulement.

Urée.............id.............. = 23gr,1626.

Le sang fut trouvé riche en acide urique.

Quatre années après, on examina de nouveau l'urine de ce malade. Au moment de la première analyse, l'accès de goutte était sur son déclin; tandis qu'il n'y avait plus de symptômes bien appréciables lorsque la seconde analyse fut faite.

28 mars 1858. — Urine, 679gr,20; densité, 1024; réaction acide, couleur d'ambre; dépôts jaunes d'urate par le refroidissement.

Acide urique éliminé dans les vingt-quatre heures = 0gr,3364.

8 avril. — Urine, 1358gr,40; densité, 1017; aucun sédiment.

Acide urique éliminé dans les vingt-quatre heures = 0gr,0880.

Obs. 11. — C. F..., âgé de trente-huit ans. Nombreuses attaques de goutte depuis dix ans. Les premières furent limitées aux pieds. Actuellement de petites concrétions d'urate de soude existent sur l'oreille gauche; un épanchement demi-liquide de cette même substance se voit sur l'un des côtés du pied gauche et quelques dépôts tophacés sur l'auriculaire droit.

L'urine fut examinée pendant quatorze jours de suite dans le courant de janvier 1854; le malade présentait alors seulement des symptômes de goutte chronique. Voici quels furent les résultats obtenus :

Date.	Quantité.	Densité.	Réaction.	Caractères physiques.	Acide urique éliminé dans les 24 heures.
	gr				gr
4 janvier.	1613,10	1012	Acide.	Claire.	0,0324
5 id.	1245,20	1013	»	»	0,0032
6 id.	1245,20	1013	»	»	0,0000
7 id.	1047,10	1012	»	»	0,0091
8 id.	1301,80	1011	»	»	0,0000
9 id.	1245,20	1011	»	»	0,0000
10 id.	1245,20	1012	»	»	0,0459
11 id.	962,20	1014	»	»	0,0058
12 id.	1726,30	1013	»	»	0,1553
13 id.	1556,50	1012	»	»	0,0090
14 id.	2462,10	1009	»	»	0,0000
15 id.	2292,30	1011	»	»	0,0000
16 id.	2065,90	1015	»	»	0,0000
17 id.	2377,20	1014	»	»	0,0000

Ces recherches furent reprises dans le mois de février.

18 février. — Urine, 1613gr, 10; densité, 1012,5 à 15°,5 centigr. Réaction acide; pas d'albumine

Acide urique des vingt-quatre heures = 0gr,0789.

Urée. . . . . id. . . . . = 0gr,2659.

19 février. — Urine, 1443gr,30; densité, 1014 à 15°,5 centigr.

Acide urique des vingt-quatre heures = 0gr,0459.

Urée. . . . . id. . . . . = 25gr,3624.

20 février. — Urine, 2094gr,20 ; densité, 1010 à 15°,5 centigr.
Acide urique des vingt-quatre heures = 0gr,0446.
Urée............id............. = 23gr,0332.
21 février. — Urine, 1415 grammes ; densité, 1015 à 15°,5.
Acide urique des vingt-quatre heures = 0gr,2362.
Urée .... id............ = 24gr,8448.
Le sang fut trouvé riche en acide urique.

Obs. 12. — C. F..., âgé de trente-cinq ans, a eu plusieurs attaques de goutte, pour la plupart légères ; la dernière cependant fut très-intense et survint à la suite d'un accident grave. On apercevait quelques concrétions d'urate de soude sur les oreilles et autour de plusieurs articulations des doigts. Pas de symptômes aigus au moment de l'examen des urines.

	Urine.	Densité.	
21 janv.	1613gr,10	1012 à 15°,5 c.	Aucun des quatre échantillons d'urine, après addition d'acide chlorhydrique, ne présentait de dépôt d'acide urique au bout de quarante-huit heures.
22 id.	1443gr,30	1013	
23 id.	1669gr,70	1014	
24 id.	1669gr,70	1013,5	

Le sang contenait beaucoup d'acide urique.

Obs. 13. — J. P..., âgé de quarante-trois ans, est fréquemment pris d'attaques de goutte depuis onze ans. La première attaque resta limitée à l'un des orteils et à l'une des articulations tibio-tarsiennes. Il existe deux petits dépôts d'urate de soude sur les oreilles. Pas de symptômes bien prononcés au moment où l'urine est examinée.

	Urine.	Densité.	
24 janvier 1864.	1981gr,00	1012	Ces trois échantillons d'urine acidulés avec de l'acide chlorhydrique ne donnent que des traces d'acide urique.
30 id.	1471gr,60	1011	
31 id.	1641gr,40	1011	

Le sang est riche en acide urique.

Deux ans après, les urines du même malade furent examinées de nouveau pendant la convalescence d'une légère attaque de goutte ; à ce moment, il n'y a point de symptômes aigus, et aucun médicament n'est administré. Les analyses furent surtout faites dans le but de déterminer la quantité d'urée rendue par les urines.

		gr
23 février 1856.	— Urée dans les vingt-quatre heures	= 18,5042
24 id.	—	= 13,7811
25 id.	—	= 19,6688
26 id.	—	= 19,3415
27 id.	—	= 23,2273
28 id.	—	= 20,3805
29 id.	—	= 19,5394
2 mars 1856.	— Urée dans les vingt-quatre heures	= 20,1864
3 id.	—	= 17,0808
5 id.	—	= 16,9514
6 id.	—	= 15,1398
7 id.	—	= 18,5689

Pendant le laps de temps indiqué ci-dessus, on traita l'urine, à plusieurs reprises, par l'acide chlorhydrique, mais jamais on n'obtint un dépôt d'acide urique assez considérable pour qu'on pût le recueillir et le doser. L'acide urique n'était en réalité représenté que par des cristaux microscopiques peu nombreux. Dans le même temps on s'assura que le sang contenait une forte proportion d'acide urique.

Obs. 15. — T. C..., âgé de cinquante-sept ans, est goutteux depuis douze ans. Volumineuses concrétions sur les cartilages des oreilles et sur d'autres points du corps.

Septembre 1854. — Urine pâle, de faible densité, légèrement albumineuse. Sous l'influence de l'acide chlorhydrique, on découvre quelques traces d'acide urique.

Le sang contient beaucoup d'acide urique.

Obs. 16. — R. W..., âgé de trente-trois ans, goutteux

depuis quatorze ans. La première attaque et les deux suivantes restèrent limitées à la racine du gros orteil gauche; plus tard, d'autres jointures furent successivement envahies. Il y a au moins sept ans que ce malade a remarqué qu'il avait des dépôts d'urate de soude sur les oreilles : aujourd'hui ces dépôts sont devenus très-volumineux; sur la paupière inférieure gauche existent également de nombreuses plaques d'urate de soude; enfin on voit des dépôts crétacés considérables sur les mains et aux coudes : ces articulations sont extrêmement déformées et ne rendent plus aucun service.

Juin 1858. — Urine rendue à midi; densité, 1011. L'urine contient de l'albumine; sous l'influence de l'acide chlorhydrique, aucune trace d'acide urique n'est décelée.

Obs. 17. — T. F..., gentleman, âgé de soixante-quatre ans, goutteux depuis vingt ans. Au début, la maladie resta limitée tantôt à l'un, tantôt à l'autre des gros orteils; mais, par la suite, elle atteignit graduellement d'autres parties. Ce malade souffre actuellement de douleurs vagues. On remarque sur les doigts un certain nombre de petites tumeurs; l'une d'elles, après une piqûre, donne issue à un liquide crémeux composé d'urate de soude. Pas de dépôts sur le cartilage des oreilles.

Urine, 2264 grammes; jaune pâle; densité, 1013.

Aucune trace d'acide urique après addition d'acide chlorhydrique.

Dans une autre circonstance, l'urine de ce malade donna un dépôt assez notable d'acide urique sous l'influence du même réactif.

Un simple coup d'œil jeté sur les analyses qui viennent d'être présentées, suffit pour montrer que chez les sujets atteints de goutte chronique, il y a une diminution notable de la quantité d'acide urique rendue par les urines dans les vingt-quatre heures. Dans aucune de nos observations, la proportion d'acide urique ne s'est montrée supérieure à 0gr,3740, et encore ce chiffre n'a-t-il été atteint que pendant un seul jour. 0gr,2310 est le chiffre le plus élevé qu'on rencontre ensuite; mais là encore il s'agit d'un fait exceptionnel, car le malade chez lequel cette observation a été faite rendait habituellement des quantités d'acide urique beaucoup moindres. En somme, la moyenne générale donnée par toutes les analyses appartenant à la seconde classe est représentée par un chiffre très-faible, puisqu'il n'atteint pas 0gr,0647.

Plusieurs fois l'urée a été dosée: ainsi, dans l'observation 10, on a obtenu les chiffres 19gr,7982, 21gr,4451, 22gr,2568, 23gr,1626, qui donnent une moyenne de 21gr,6745 pour représenter la quantité d'urée rendue dans les vingt-quatre heures. Ainsi la proportion d'urée éliminée chaque jour s'est montrée dans ce cas toujours à peu près la même, et l'on voit, de plus, qu'elle s'écartait à peine du taux normal. Ceci est d'autant plus remarquable, que le chiffre de l'acide urique était au contraire extrêmement faible dans ce cas, et avait subi en outre des fluctuations considérables, puisque dans l'espace des quatre jours, il avait oscillé entre 0gr,0873 et une quantité tellement minime, qu'il avait été impossible de la recueillir pour la soumettre au dosage. Il en a été à peu près de même dans l'observation 11. Cette fois, quatre analyses ont donné pour la quantité d'urée rendue dans les vingt-quatre heures une moyenne de 24gr,9095, avec une différence très-considérable entre le chiffre le plus élevé et le chiffre le moins fort; tandis que la proportion d'acide urique, pendant la même période, avait subi les mêmes variations que dans l'observation 10 : on voit, en effet, l'acide urique descendre dans un cas de $0^{gr},2362$ à $0^{gr},0459$, et dans un autre, de $0^{gr},1553$ à zéro. Dans l'observation 14, la quantité d'urée fut déterminée chaque jour, pendant douze jours consécutifs, à l'exception d'une seule fois; on obtint pour moyenne le chiffre $18^{gr},5042$, les deux extrêmes étant $13^{gr},7811$ et $23^{gr},2273$. Pendant ce temps, la quantité d'acide urique s'est toujours montrée tellement faible, qu'il a été impossible de la déterminer. De tout ceci il résulte que dans la goutte chronique, les reins peuvent continuer à excréter l'urée, alors que, dans le même temps, l'élimination de l'acide urique est au contraire sérieusement entravée.

Les observations de ce groupe font ressortir une autre particularité digne d'intérêt : c'est que dans la goutte chronique, les urines contiennent fréquemment une légère quantité d'albumine. Ce fait a été constaté dans dix cas sur dix-sept, et il n'est pas impossible qu'il ait passé plusieurs fois inaperçu, l'absence de l'albumine n'ayant pas toujours été notée d'une manière spéciale. Ordinairement la proportion de l'albumine est, en pareil cas, peu considérable; elle suffit toutefois pour que l'urine, soumise à l'ébullition après addition d'acide nitrique, présente un trouble notable, et laisse déposer au bout d'un certain temps un précipité caractéristique.

Me fondant sur les observations qui précèdent et sur un certain nombre d'autres, qu'il m'a paru inutile de consigner ici, je crois pouvoir établir comme il suit les caractères de l'urine dans la goutte chronique.

L'urine, dans la goutte chronique, est en général plus pâle que dans l'état physiologique; elle est en même temps moins dense et plus abondante.

Le chiffre de l'urée, — sauf les cas exceptionnels, — reste à peu près normal. Il faut tenir compte toutefois, dans cette appréciation, du régime suivi par le malade.

La proportion de l'acide urique reste fort au-dessous du taux normal (1); l'élimination de cet acide présente d'ailleurs des intermittences remarquables. L'urine contient souvent une petite quantité d'albumine.

La présence des sédiments dans l'urine n'est pas chose fréquente dans cette forme de la goutte. Ils se forment pendant le refroidissement, et sont constitués, soit par de l'urate de soude, soit par des cristaux rhomboédriques d'acide urique plus ou moins fortement colorés.

Classe III. — *Urines provenant de sujets qui éprouvent de temps à autre des accès de goutte. Ces urines ont été recueillies et examinées à une époque où il n'existait aucun symptôme articulaire.*

Obs. 1re. — Les trois premières analyses portèrent sur les urines d'un gentleman âgé de quarante ans, d'assez haute taille et présentant un certain enbonpoint. Ce malade éprouve quelquefois des attaques de goutte siégeant dans l'articulation métatarso-phalangienne du gros orteil;

(1) Les recherches de Lehmann (*Lehrbuch der phys. Chem.*, Bd. I, p. 201), Ranke (*Auscheid. der harnsaure*, p. 32), Bartels (*Archiv. für klinische Medicin*, I Bd., 1 Heft, S. 31), sont, sur ce point, tout à fait confirmatives de celles de M. Garrod. (J. C.)

jamais les autres articulations n'ont été prises. La santé générale est bonne du reste.

16 janvier 1852. — Urine, 1160gr,30 ; claire, de couleur ambrée ; acide ; densité, 1024 à 15°,5, centigr. ; ne contient pas d'albumine et ne donne aucun sédiment par le repos.

Acide urique éliminé dans les vingt-quatre heures = 0gr,3055.

17 janvier. — Urine, 1216gr,90 ; densité, 1022 ; réaction acide ; par le repos, léger sédiment d'urates de couleur rosée.

Acide urique éliminé dans les vingt-quatre heures = 0gr,4206.

21 janvier. — Urine, 1330gr,10 ; densité, 1023 ; claire, de couleur ambrée ; pas de sédiment par le repos.

Acide urique éliminé dans les vingt-quatre heures = 0gr,2491.

Obs. 2. — M. X..., âgé de cinquante-six ans, et goutteux depuis plusieurs années. Les grandes articulations sont prises aussi bien que celles des orteils, lors des accès.

12 février 1851. — Urine, 1698 grammes ; densité, 1014 à 15°,5 centigr. ; pas trace d'albumine.

Acide urique éliminé dans les vingt-quatre heures = 0gr,2756.

Un petit vésicatoire appliqué à une autre époque fournit un liquide qui contenait une quantité considérable d'acide urique.

Obs. 3. — T. C..., dame âgée de trente-huit ans environ, est affectée de goutte atonique depuis plusieurs années ; elle ne présente extérieurement aucun dépôt d'urate de soude. Il n'existe ni difformités ni roideur des articulations.

Urine, 1188gr,60 ; pâle ; pas d'albumine ; densité, 1019 à 15°,5 centigr.

Urée dans les vingt-quatre heures = 21gr,1331.

On ne trouve pas de traces d'acide urique.

Obs. 4. — J. L. R..., âgé de quarante-huit ans, goutteux depuis trois ans. Les gros orteils sont particulièrement pris à chaque attaque. On ne voit aucun dépôt d'urate de soude sur les cartilages des oreilles, ni su d'autres points du corps.

21 février 1854. — Urine, 1641gr,40 ; densité, 1015 à 15°,5 centigr.
Acide urique éliminé dans les vingt-quatre heures = 0gr,1896.
23 février. — Urine, 2510gr,40 ; densité, 1080 à 15°,5.
Acide urique dans les vingt-quatre heures = 0gr,0796.
Urée..............id.............. = 24gr,9095.
24 février. — Urine, 1698 ; densité, 1014 à 15°,5.
Acide urique dans les vingt-quatre heures = 0gr,1176.
Urée..............id.............. = 21gr,6745.
25 février. — Urine, 2179gr,10 ; densité, 1011 à 15°,5.
Acide urique dans les vingt-quatre heures = 0gr,1093.
Urée..............id.............. = 23gr,9390.
27 février. — Urine, 1811gr,10 ; densité, 1013 à 18°,5.
Acide urique dans les vingt-quatre heures = 0gr,0123.
Urée..............id.............. = 21gr,8686.
Le sang, examiné pendant l'attaque, contenait beaucoup d'acide urique.

A l'époque où l'urine fut analysée dans le but de rechercher les proportions de l'urée et de l'acide urique, elle était transparente et ne donnait aucun sédiment ; mais pendant la durée d'une attaque qui fut très-intense, elle se troubla en se refroidissant, par suite du dépôt d'urates rougeâtres ; à aucune époque l'albumine ne s'est montrée dans l'urine.

Obs. 5. — T. B..., âgé de cinquante-sept ans, a eu de nombreuses attaques de goutte, surtout dans les gros orteils. On ne voit de dépôt d'urate de soude sur aucun point du corps. Les symptômes avaient complétement cessé et les médicaments étaient supprimés depuis quelque temps, lorsqu'on fit l'analyse des urines ; mais, peu de jours après, les accidents reparurent. On permettait au malade une légère portion de viande dans le temps où les analyses furent faites.

11 mai 1854. — Urine, 1698 grammes; claire; acide; densité 1019.
Acide urique des vingt-quatre heures = quelques traces seulement.
Urée .... id. .... = 24gr,0684.
12 mai. — Urine, 1528gr,30; acide; densité, 1017.
Acide urique des vingt-quatre heures = quantité insuffisante pour être recueillie et pesée.
Urée des vingt-quatre heures = 28gr,5327.
13 mai. — Urine, 2094gr,20; densité, 1015.
Acide urique des vingt-quatre heures = quelques traces seulement.
Urée .... id. .... = 36gr,8143.
Le sérum du sang, examiné pendant l'attaque, fut trouvé riche en acide urique.

Obs. 6. — S. N..., âgé de soixante-huit ans, a eu depuis plusieurs années des attaques de goutte répétées, surtout dans les gros orteils, mais d'autres articulations ont été prises aussi de temps à autre.

21 février 1854. — Urine, 1556gr,50; densité, 1013.
Acide urique dans les vingt-quatre heures = 0gr,1249.
Urée .... id. .... = 20gr,5099.
22 février. — Urine, 1415 grammes; densité, 1014.
Acide urique dans les vingt-quatre heures = 0gr,1475.
Urée .... id. .... = 20gr,1864.
23 février. — Urine, 1245gr,20; densité, 1014.
Acide urique dans les vingt-quatre heures = 0gr,1035.
Urée .... id. .... = 17gr,7925.
24 février. — Urine, 820gr,70; densité, 1016.
Acide urique dans les vingt-quatre heures = 0gr,0958.
Urée .... id. .... = 15gr,1390.
25 février. — Urine, 1132 grammes; densité, 1014.
Acide urique dans les vingt-quatre heures = 0gr,1760.
Urée .... id. .... = 17gr,4043.

Pendant plusieurs jours, antérieurement au 21, ce malade avait pris quelques petites doses d'extrait acétique de colchique, sous forme de pilules, et le 22, comme il avait eu un peu de diarrhée, on suspendit l'usage du médicament. Cette diarrhée persista plus ou moins jusqu'au 25, et pendant tout ce temps, d'après les renseignements du malade, il n'y eut pas une goutte d'urine perdue.

Il est à remarquer que chez aucun des six malades dont l'histoire vient d'être résumée, la quantité d'acide urique excrétée dans les vingt-quatre heures, ne dépassa la moyenne normale; elle resta même inférieure à celle-ci, dans la majorité des cas. D'après ces analyses et d'autres, à la vérité un peu moins complètes, que je pourrais citer, je suis porté à croire que chez les personnes qui ont éprouvé de fréquents accès de goutte, et alors même qu'il n'en serait résulté aucune difformité des jointures, aucun dépôt tophacé, les reins perdent à un certain degré la propriété d'éliminer l'acide urique. D'un autre côté, de nombreuses recherches m'ont convaincu qu'en pareil cas le sang reste souvent chargé d'acide urique. C'est là, très-vraisemblablement, une des causes des récidives fréquentes qu'éprouvent ces malades, et c'est aussi l'un des principaux obstacles qui s'opposent à la guérison.

Il n'est pas moins intéressant d'observer que chez les malades de ce groupe, aussi bien que chez les individus des deux groupes précédents, l'élimination de l'urée par les reins continue à s'opérer d'une manière à peu près normale.

Examen microscopique de l'urine dans la goutte. — L'examen microscopique de l'urine chez les goutteux peut fournir, dans certains cas, des indications précieuses pour le diagnostic. Les résultats que donne cet examen sont, à la vérité, de peu d'importance lorsque la goutte est à son début et que la constitution du malade n'a pas encore été sérieusement ébranlée : à cette période, l'urine peut présenter un sédiment d'urate de soude d'un rouge vif, rouge brique ou couleur chamois, et qui, sous le microscope, paraît composé, soit de granules amorphes, soit de fines aiguilles cristallines diversement groupées; le sédiment peut encore être constitué par de l'acide urique, seul ou mêlé à de l'urate de soude (pl. VI, fig. 1 et fig. 2), mais les sédiments de ce genre se rencontrent dans les affections les plus variées, et l'on ne peut en tirer aucune indication spéciale. Il n'en est plus de même lorsque la goutte revêt la forme chronique, principalement si des tophus volumineux se sont déposés autour des jointures; alors l'examen de l'urine fournit de nouveaux caractères; on sait qu'en pareil cas elle contient fréquemment une faible proportion d'albumine; en même temps, le microscope y révèle l'existence de certains corps cylindriques, en général d'aspect granuleux (pl. VI, fig. 6 *a*), représentant assez exactement le moule interne des canalicules urinifères, et qui sont en grande partie constitués par la desquamation de l'épithélium rénal. Ces cylindres, plus particuliers à la goutte chronique, se montrent cependant quelquefois dans le cours des accès de goutte aiguë, mais point dans l'intervalle de ces accès, ainsi que je m'en suis assuré récemment, chez deux malades que j'ai eu l'occasion d'observer. Leur présence dans l'urine annonce que les tubes urinifères sont le siége d'un travail de desquamation épithéliale; or, ce processus morbide se lie étroitement à l'élimination imparfaite de certains éléments de l'urine et en particulier de l'acide urique.

Les difformités déterminées par l'accumulation excessive de produits tophacés ne sont pas seules à caractériser les degrés les plus avancés de la goutte; il s'y adjoint fréquemment des symptômes plus graves, évidemment liés à l'insuffisance rénale; tels sont l'état comateux, les convulsions épileptiformes et certaines paralysies. Dans les cas de ce genre, l'albumine se montre dans l'urine, le plus souvent peut-être en petite quantité, mais elle y existe d'une manière permanente; en même temps, les corps cylindriques dont le microscope révèle l'existence, ont changé de caractère, ils ne sont plus granuleux et ils présentent l'aspect de la cire ou celui de la fibrine. Les cylindres cireux ou fibrineux sont représentés figure 7 mêlés à quelques cylindres granuleux.

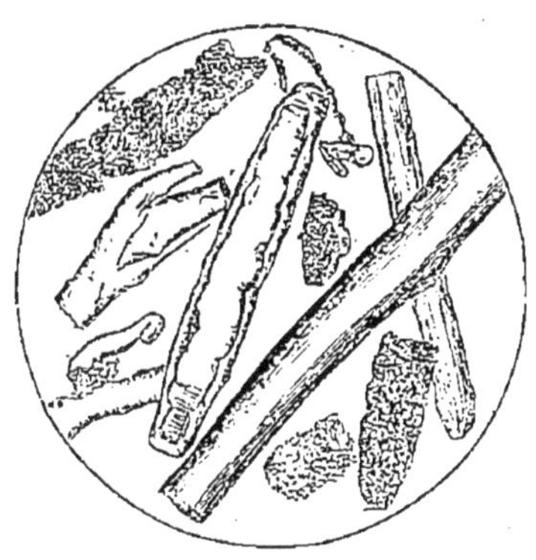

Fig. 7. — Cylindres granuleux mêlés aux cylindres cireux ou fibrineux, d'après un spécimen dû à l'obligeance du docteur J. Johnson. — 220 diamètres.

Plusieurs des faits de néphrite desquamative chronique rapportés par le docteur Johnson sont relatifs à des individus atteints de goutte chronique.

L'urine, dans les dernières périodes de la goutte, présente rarement d'abondants sédiments d'acide urique et d'urates; elle est plus claire, plus transparente que dans les périodes moins avancées de la maladie, et souvent elle reprend, en apparence, tous les caractères de l'état normal. Beaucoup de malades se laissent tromper par ce changement et y voient un signe d'amélioration prochaine dans leur état; mais, en réalité, c'est là seulement l'indice d'un affaiblissement des fonctions rénales, principalement en ce qui concerne l'élimination de l'acide urique.

Nous avons parlé déjà des intermittences que présente quelquefois l'excrétion de l'acide urique chez les goutteux; il arrive fréquemment, en pareil cas, que l'urine, pendant plusieurs jours, renferme à peine quelques traces d'acide urique.

Puis cet acide y apparaît tout à coup en assez grande abondance pour former, après le refroidissement, un dépôt cristallisé. L'oxalate de chaux se rencontre fréquemment dans l'urine des goutteux. Il s'y présente sous la forme de cristaux octaédriques, plus rarement dodécaédriques, et parfois aussi sous la forme de cristaux en sablier (pl. VI, fig. 3., *a*, *b*, *c*). La présence de l'oxalate de chaux dans l'urine peut être constatée dans les affections les plus diverses; elle n'est, par conséquent, d'aucune valeur pour le diagnostic.

Mars 1862. — Je n'ai pu, faute de temps, ajouter de nouvelles analyses quantitatives de l'urine à celles que renferme la première édition de cet ouvrage; mais j'ai pu, maintes fois, chez les goutteux des classes privilégiées, vérifier l'exactitude de mes premières conclusions. Or, je puis affirmer encore aujourd'hui que la présence d'une faible quantité d'albumine dans l'urine est chose fréquente chez les sujets atteints de goutte chronique. Dans la goutte aiguë, l'albuminurie est plus rare, et presque toujours elle disparaît lorsque l'accès est terminé ; dans la forme chronique, au contraire, elle existe souvent d'une manière permanente, bien qu'à des degrés très-variables. L'expérience m'a démontré de nouveau que l'état des urines est un point fort important à considérer lorsqu'il s'agit du traitement de la goutte. Enfin, je reste convaincu que dans l'urine des goutteux le chiffre de l'acide urique tend à s'abaisser au-dessous du taux normal, et ce caractère se prononce de plus en plus à mesure que la maladie s'invétère.

CHAPITRE VI.

ANATOMIE PATHOLOGIQUE DE LA GOUTTE : Importance considérable du sujet. — Altérations des jointures signalées par Portal, Morgagni, Monro et d'autres auteurs. — Dissection d'un goutteux par B. Brodie. — Observation de Cruveilhier. — Recherches propres à l'auteur : I. Sujets atteints de goutte chronique avec concrétions tophacées volumineuses. — II. Sujets qui n'avaient des concrétions que sur les oreilles. — III. Cas dans lesquels il n'existait ni concrétions apparentes ni difformités des jointures. — IV. Cas dans lesquels le gros orteil seul était pris. — V. Cas dans lequel le malade n'avait eu qu'une seule attaque de goutte plusieurs années auparavant.

On ne manque guère de faire remarquer, dans la plupart des ouvrages où l'on traite de la goutte, que les recherches anatomo-pathologiques n'ont, jusqu'ici, contribué que pour une bien faible part à élucider la nature de la maladie ; on ajoute que les altérations anatomiques qui ont été plusieurs fois signalées n'ont pas d'existence constante, et que, d'ailleurs, elles ne sont pas suffisamment déterminées pour qu'on puisse en tirer d'importants caractères. Je crois être en mesure de démontrer que cette critique manquerait aujourd'hui de fondements ; je compte établir, en effet, que plusieurs des lésions dont il s'agit existent, en réalité, d'une manière constante, et que leur étude est propre à éclairer d'une vive lumière toutes les questions relatives à la nature de la goutte. C'est là, j'en suis convaincu, un sujet d'un intérêt capital ; aussi n'hésiterai-je point à en étendre convenablement les limites ; tous les documents de quelque importance seront mis sous les yeux du lecteur. On pourra aussi reconnaître que, pour une partie, les études de ce genre n'ont acquis que dans ces derniers temps le degré de précision qu'elles comportent. Je fais allusion surtout, ici, aux changements de texture qu'éprouvent les jointures dès les premiers temps de la maladie, et aussi aux altérations anatomiques que les reins présentent fréquemment, sinon toujours, chez les goutteux.

Depuis fort longtemps, on savait qu'une substance d'une apparence crétacée, principalement constituée par de l'urate de soude, forme chez les goutteux, des dépôts siégeant au voisinage des jointures et dans leur cavité même. Mais c'était là, pensait-on, un fait exceptionnel, et qui se présentait seulement dans les cas les plus invétérés. Il n'était venu à l'esprit de personne que l'inflammation goutteuse fût nécessairement liée à l'existence de ces dépôts.

Dans son *Anatomie médicale*, Portal assure qu'il a vu le liquide synovial acquérir quelquefois la consistance d'une gelée, ou même se concréter au point de présenter l'apparence du plâtre. Il dit aussi que les os des pieds peuvent être recouverts d'une matière blanche dans les cas de goutte intense et invétérée. Morgagni avait mentionné ces mêmes particularités à propos de l'examen des jointures d'un noble vénitien.

Monro le jeune s'exprime comme il suit dans ses *Esquisses d'anatomie* : « On dit que chez les personnes qui ont souffert de la goutte pendant de longues années, les os des mains et des pieds sont parfois convertis, à leur extrémité, en une substance blanche qui ressemble à de la craie. »

On trouve, dans les *Medical Communications* pour 1782, la relation qu'a donnée M. Henry Watson de la nécroscopie d'un M. Middleton, homme fort connu à cette époque, et qui avait souffert de la goutte à un très-haut degré. Nous ferons connaître les points les plus intéressants de cette relation.

L'un des gros orteils était considérablement tuméfié; à la dissection, on trouva l'articulation métatarso-phalangienne comme enchâssée dans une enveloppe calcaire ressemblant à une coquille; mais l'os lui-même n'avait pas éprouvé d'augmentation de volume et ne présentait aucune altération dans sa structure. Les articulations des doigts étaient également plus volumineuses qu'à l'état normal et couvertes de nodosités constituées par de petits amas crayeux, dont se servait quelquefois le malade pour marquer son jeu lorsqu'il jouait aux cartes. A la partie moyenne du tibia droit, on voyait une tumeur oblongue ayant la forme d'un nœud; à son niveau, la peau était tellement amincie qu'elle menaçait de se rompre. Cette tumeur n'était autre chose qu'un dépôt de craie qui s'était fait entre la peau et le périoste, et qui, malgré son volume, n'avait encore amené aucune altération dans l'os. M. Middleton s'était plaint de violentes douleurs de tête, et souvent il s'imaginait qu'il allait tomber la tête la première. Il avait éprouvé ces vertiges surtout peu de temps avant sa mort. On trouva la dure-mère plus dense qu'à l'état normal, la substance cérébrale très-ferme et les ventricules remplis d'un liquide transparent. La pie-mère était pâle, et à sa face externe existait une couche de mucus crémeux, ou plutôt semblable à une matière crayeuse ramollie. Le cœur était sain ainsi que l'aorte thoracique; mais l'aorte abdominale était ossifiée depuis l'orifice du diaphragme jusqu'aux artères iliaques. Les reins avaient beaucoup diminué de volume et renfermaient des hydatides; la surface externe du rein droit était parsemée de petits kystes. On ne trouva ni calculs, ni dépôts de craie, soit dans les reins, soit dans la vessie urinaire. Dans les articulations des membres inférieurs, la synovie était aussi épaisse que de la crème, et ressemblait à un mélange de craie, d'huile et d'eau; les cartilages, au contraire, étaien peu altérés. Dans un des lobes pulmonaires, on découvrit un petit calcul, et les glandes trachéales étaient remplies d'une matière blanche. Il ne faut pas perdre de vue que

M. Watson ne pouvait connaître la nature de la substance crétacée dont il vient d'être question ; il n'avait pas à sa disposition les connaissances chimiques nécessaires pour distinguer les dépôts d'urate de soude de ceux qui sont formés de carbonate et de phosphate de chaux. Rien ne démontre, par conséquent, que la matière blanche des glandes trachéales et le petit calcul trouvé dans un poumon continssent de l'acide urique, et l'on ne peut aucunement décider si ces concrétions avaient quelque rapport avec les dépôts articulaires, et si elles s'étaient réellement produites sous l'influence de la goutte.

Sir B. Brodie fit, en 1812, l'autopsie d'une vieille dame, qui avait considérablement souffert de la goutte pendant la plus grande partie de sa vie. Voilà ce qu'il trouva de plus intéressant : Plusieurs articulations des phalanges étaient ankylosées ; les doigts présentaient des difformités très-variées ; le médius gauche était raccourci et la peau qui le recouvrait était très-lâche. L'os de la seconde phalange paraissait avoir été résorbé presque en entier et, à sa place, on ne trouvait plus qu'une certaine quantité d'une substance molle. Le poignet et le coude droits étaient ankylosés, ainsi que plusieurs des articulations des orteils. Les genoux ne pouvaient plus être qu'incomplétement étendus ou fléchis, et les mouvements des autres articulations s'accompagnaient d'une sensation de frottement rude. Sur divers points du corps, la peau était percée de petits orifices d'où s'écoulait un liquide crayeux, et qui communiquaient avec des kystes membraneux situés dans le tissu cellulaire adipeux. Il ne restait plus rien des cartilages du genou gauche. Les surfaces articulaires de la rotule et des condyles du fémur étaient comme usées; on y remarquait une série de sillons et de petites éminences qui semblaient avoir été produits par le frottement des parties les unes sur les autres; toutefois le tissu aréolaire n'était pas à découvert, ce qui fût certainement arrivé si un pareil frottement eût été exercé après la mort. Une mince couche de matière crétacée blanche recouvrait les os sur plusieurs points où le cartilage avait disparu. On rencontrait çà et là de petites exostoses sur le bord des surfaces articulaires.

Les ligaments et la membrane synoviale avaient subi très-peu d'altérations. Néanmoins la couche de cette membrane qui se prolonge sur les cartilages avait disparu en même temps que ces cartilages eux-mêmes. L'articulation radio-carpienne du côté droit, et les articulations des os de la première rangée du carpe entre eux, étaient ankylosées. On ne fit pas l'examen des autres jointures.

Cruveilhier, dans son *Atlas d'anatomie pathologique*, donne une planche relative aux lésions articulaires observées chez un sujet affecté de goutte chronique. Dans l'articulation du genou, les condyles du fémur étaient recouverts d'une matière plâtreuse qui, dit l'auteur, avait pénétré jusqu'à l'os; on retrouvait cette même matière sur les franges synoviales. Les surfaces articulaires de la rotule représentaient des concrétions pareilles, disposées, plus ou moins régulièrement en rangées linéaires. A la face antérieure du même os existaient deux capsules synoviales sous-cutanées. Ces capsules, épaissies et comme cartilagineuses, étaient parsemées à l'intérieur de points blancs, et contenaient un liquide comparable à de la chaux délayée. La couche fibreuse qui revêt la rotule offrait, ainsi que les divers tendons, des lésions analogues.

A l'articulation tibio-tarsienne la mortaise tibio-péronière, les deux ligaments latéraux et le ligament postérieur étaient incrustés de matière crétacée. Cette matière recouvrait également la poulie et les deux facettes latérales de l'astragale.

L'astragale incisé, on trouva dans l'épaisseur de cet os, à une petite distance du cartilage, de petits amas de substance crétacée ; un de ces amas se rencontrait, en particulier, près de la surface calcanéenne de l'astragale, et cependant le cartilage diarthrodial y était parfaitement sain. Il est évident que M. Cruveilhier a considéré la matière de ces dépôts d'apparence crétacée, siégeant dans l'épaisseur du tissu osseux, comme étant de la même nature que la substance qui se rencontrait sur les cartilages. Il existait de petites masses de matière plâtreuse dans le tissu cellulaire adipeux qui revêt les faces plantaire et latérale du calcanéum, ainsi qu'à la surface du tendon d'Achille. Au pied, plusieurs articulations, telles que l'articulation astragalo-calcanéenne, la calcanéo-cuboïdienne et l'astragalo-scaphoïdienne, étaient à peu près saines. Au contraire, l'articution du scaphoïde avec les trois cunéiformes et avec le cuboïde et les articulations des os cunéiformes entre eux, étaient encroûtées de matière crétacée ainsi que les articulations tarso-métatarsiennes et l'articulation métatarso-phalangienne du gros orteil. A la périphérie du premier métatarsien et des phalanges correspondantes, on remarquait des concrétions plâtreuses, périostiques, disposées linéairement; l'articulation phalangienne était ankylosée, et les cartilages avaient en grande partie disparu. Le tendon du long fléchisseur du gros orteil était parsemé de concrétions crétacées, déposées sur ses deux faces; il en était de même des ligaments qui entourent l'articulation métatarso-phalangienne du gros orteil.

Les pouces et les auriculaires présentaient des altérations analogues. Les articulations des doigts intermédiaires n'étaient, au contraire, que très-légèrement encroûtées. La capsule sous-cutanée du coude contenait aussi de la matière plâtreuse, mais l'articulation correspondante était saine. Dans le tissu cellulaire, le long du biceps, et même dans l'épaisseur de quelques muscles, on rencontrait des amas de matière crétacée, présentant la forme de petits grains.

Il résulte, en somme, des observations précédentes (1), que dans les cas où la goutte a été de longue durée et s'est montrée très-intense, il peut se former des dépôts de matière crétacée (autrement dit, d'urate de soude), non-seulement au pourtour des jointures et dans leur cavité même, mais aussi à la surface des tissus fibreux. En même temps, le liquide synovial s'épaissit et acquiert

(1) Une observation de Guilbert, remarquable pour l'époque à laquelle elle a été recueillie (*De la goutte et des maladies goutteuses;* Paris, 1820, p. 89), une autre non moins intéressante publiée, il y a une vingtaine d'années, dans les *Archives générales de médecine* (1843, 4e sér., t. III, p. 285) par M. de Castelneau, méritaient de figurer dans cette revue rétrospective, d'ailleurs très-abrégée, des documents relatifs à l'anatomie pathologique de l'arthropathie goutteuse. (J. C.)

parfois la consistance du plâtre; des ankyloses complètes ou partielles peuvent se produire par suite de la rigidité des ligaments péri-articulaires ; enfin quelques-unes des jointures, principalement celles des gros orteils, sont, dans certains cas, tellement enveloppées par ces dépôts, qu'elles semblent renfermées dans une coque calcaire.

Mais toutes ces observations concernent exclusivement la goutte intense et invétérée; il est évident que les documents de ce genre ne sauraient être invoqués lorsqu'il s'agit de décider si le processus inflammatoire est, dans la goutte, nécessairement et constamment lié à l'existence de certaines lésions. Cependant, c'est là, à mon sens, une question de premier ordre; aussi ai-je, depuis fort longtemps, dirigé mes recherches de ce côté, et je crois être arrivé enfin à une solution satisfaisante.

Pour plus de clarté, je mettrai d'abord sous les yeux du lecteur les nombreuses observations nécroscopiques que j'ai recueillies. Quelques-unes d'entre elles sont relatives à des sujets qui ont succombé pendant la durée même de l'accès de goutte; le plus souvent, toutefois, la mort est survenue dans l'intervalle des accès. Toujours elle a été déterminée par des maladies ou des accidents tout à fait indépendants de la goutte. Dans le commentaire qui suivra cet exposé, je ferai connaître en premier lieu, les altérations qui ont été rencontrées au voisinage et dans la cavité même des jointures; après quoi, je m'occuperai des changements survenus dans les autres tissus.

I. — *Autopsies de sujets atteints de goutte chronique et portant des concrétions tophacées volumineuses.*

Obs. 1. — 1855. W. M..., âgé de cinquante-cinq ans, compositeur d'imprimerie, n'avait aucune prédisposition héréditaire à la goutte; néanmoins, son frère était goutteux; il s'était, à une certaine époque, adonné à l'usage de la bière et des liqueurs spiritueuses et avait mené joyeuse vie. Quinze ans environ avant sa mort, il eut une première attaque de goutte qui resta limitée au gros orteil; avec le temps, l'affection se généralisa graduellement et finit par envahir à peu près toutes les articulations; depuis plusieurs années, des dépôts d'urate de soude s'étaient formés sur les cartilages des oreilles, et autour des petites jointures, notamment celles des mains; quelques-uns même de ces dépôts étaient devenus superficiels, et des ulcérations s'étaient produites qui avaient donné issue à la matière tophacée. Un bon nombre de jointures étaient ankylosées et déformées; quelques-unes des bourses séreuses, l'olécrânienne, en particulier, étaient distendues par des dépôts de matière crétacée. Par suite, le coude s'était tuméfié, moins cependant que chez le sujet auquel se rapporte la planche II.

La présence de l'albumine et des cylindres fibrineux dans l'urine avait été constatée depuis longtemps. Dans les derniers temps de la vie, l'affection rénale avait fait de notables progrès et s'était accompagnée d'un certain degré d'œdème des extrémités inférieures. L'épuisement déterminé par l'existence permanente des accidents goutteux et en dernier lieu un violent ébranlement du système nerveux paraissent avoir amené la terminaison fatale.

L'articulation du genou gauche ayant été ouverte, on trouva la synovie épaisse, et un examen plus attentif fit reconnaître dans ce liquide de petits points blancs constitués par de l'urate de soude (pl. V, fig. 3). Les condyles du fémur, à l'exception des parties les plus externes et voisines des franges synoviales, étaient pour ainsi dire recouverts par la matière tophacée, disposée non pas sous forme de stries, mais bien sous forme de plaques plus ou moins larges. L'extrémité supérieure du tibia et les surfaces articulaires de la rotule présentaient les mêmes incrustations, mais à un degré moins prononcé.

L'aspect que présentait cette jointure au moment de l'examen a été fidèlement reproduit dans la planche III, figure 1, *a*, *b*, *c*; le dessin a été pris sur un modèle de cire, exécuté au moment même. La membrane synoviale était fortement injectée et, à sa surface, on pouvait voir et sentir de nombreuses granulations blanches, formées d'urate de soude; on trouva aussi des concrétions tophacées sur les ligaments croisés et sur les fibro-cartilages. Dans le genou droit, la membrane synoviale et la synovie avaient éprouvé les mêmes altérations que dans le gauche; là aussi, les surfaces articulaires, ainsi que les ligaments et les fibro-cartilages, étaient recouverts de dépôts tophacés.

On examina encore, mais plus superficiellement à la vérité, un certain nombre d'autres jointures, telles que les coudes, quelques-unes des articulations carpiennes et métacarpiennes, tarsiennes et métatarsiennes, et plusieurs articulations des phalanges entre elles. Les surfaces articulaires étaient pour la plupart recouvertes d'une mince couche d'urate de soude. Les articulations métatarso-phalangiennes des gros orteils étaient entièrement encroûtées de cette même substance.

Les reins pesaient l'un 78 grammes et l'autre 85 grammes; ils étaient pâles et peu volumineux; la substance corticale était comme ratatinée, et l'on voyait au sommet de chaque pyramide, ainsi que dans la direction des tubuli, des points et des stries de matière blanche.

On a représenté dans la planche IV (fig. 2, *a*, *b*), l'aspect qu'offrait extérieurement et à la coupe, le rein droit de ce sujet.

Obs. 2. — S. P..., homme de soixante ans, fortement constitué en apparence, haut de six pieds environ, était goutteux depuis de longues années; il portait des concrétions tophacées sur les cartilages des oreilles et au voisinage de plusieurs jointures; quelques-unes de ces concrétions étaient remarquablement volumineuses. Cet homme mourut des suites d'un accident.

Un certain nombre de jointures étaient encroûtées de matière blanche, comme dans le cas précédent. Les reins étaient très-atrophiés, et chacun d'eux pesait moins de 84 grammes; au sommet de chaque pyramide et dans la direction des tubes urinifères, on voyait également des dépôts d'urate de soude.

Obs. 3. — D. B..., âgé de cinquante-quatre ans, n'était pas prédisposé à la goutte par hérédité; il menait une vie régulière et s'était rarement enivré; mais souvent il avait été exposé à l'action du froid et de l'humidité. Il eut une première attaque de goutte, occupant le gros orteil gauche, à l'âge de vingt-huit ans ; depuis lors, les accès devinrent fréquents et augmentèrent d'intensité. Pendant quelques années, l'affection resta limitée aux extrémités inférieures ; mais plus tard, les doigts, les mains et les coudes furent successivement envahis. Les concrétions tophacées ont été remarquées pour la première fois, il y a huit ans, à la suite d'une blessure du dos de la main. Actuellement (juillet 1861), on voit sur les deux oreilles de nombreuses plaques crétacées ; les poignets sont volumineux et en partie ankylosés ; les pieds et les genoux sont tuméfiés et très-déformés ; ces derniers sont, en outre, dans un état de flexion permanente. Au voisinage des articulations malades existent de nombreux ulcères, d'où s'écoule du pus mélangé d'urate de soude.

Ce malade a succombé, épuisé par ses souffrances. La diarrhée et des troubles gastriques ont contribué à amener la terminaison fatale.

Les surfaces articulaires de presque toutes les jointures étaient incrustées de matière crétacée ; sur les ligaments existaient de nombreux dépôts de cette même matière.

Un fait digne d'être relevé, c'est que le cartilage de la tête du fémur gauche et la cavité cotyloïde correspondante étaient eux-mêmes revêtus d'une couche épaisse de matière plâtreuse. De petits grains d'urate de soude se voyaient, en outre, sur le ligament rond (fig. 8) et au larynx sur les cartilages aryténoïdes : au cœur, la valvule mitrale était le siége de quelques dépôts athéromateux; mais on ne put découvrir dans ces dépôts aucune trace d'acide urique.

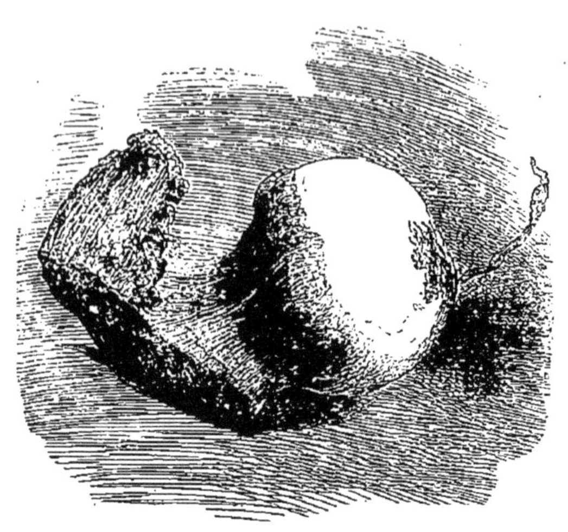

FIG. 8. — Tête du fémur de D. B. : dépôt d'urate de soude sur le cartilage diarthrodial et petits îlots de la même substance sur le ligament rond.

Les capsules fibreuses des reins adhéraient au tissu subjacent; la substance corticale était atrophiée et ne se distinguait pas nettement de la substance médullaire. Le tissu rénal était mou et d'apparence graisseuse. Dans le bassinet du rein gauche, on trouva quelques amas de sable et un petit calcul d'acide urique ayant environ le volume d'un pois.

OBS. 4. — H. B..., homme de quarante-huit ans, musicien; son père et sa mère étaient goutteux. Il eut pendant onze ans l'habitude de boire chaque jour un litre de vin de Porto, et fréquemment, en outre, une certaine quantité de *gin* mêlé à de l'eau. La première attaque de goutte eut lieu il y a douze ans; elle occupa le gros orteil du côté droit. Six mois après, seconde attaque dans les deux genoux. Aux attaques suivantes, qui se déclarèrent à des intervalles différents, le gros orteil gauche, les mains, les poignets, les genoux et les coudes furent atteints. Les mains étaient extrêmement déformées, et les doigts inclinés vers le cubitus; presque toutes les petites jointures avaient augmenté de volume et sur quelques-unes on déterminait par les mouvements une sensation de frottement rude. Il n'existait de dépôts tophacés superficiels ni sur les oreilles, ni sur d'autres points du corps.

L'urine était pâle et renfermait une notable proportion d'albumine.

Le malade succomba à une pleuro-pneumonie. A l'autopsie, on constata l'existence d'une ankylose des articulations métatarso-phalangiennes des deux gros orteils; les ligaments articulaires étaient infiltrés d'urate de soude, et lorsqu'on eut séparé avec violence les os soudés ensemble par des productions osseuses, on trouva un dépôt abondant de matière crétacée dans le lieu qu'occupait autrefois la cavité articulaire; un dépôt semblable existait au voisinage des os dans l'épaisseur du périoste. Dans l'articulation phalangienne du gros orteil droit on ne voyait, au contraire, que quelques petits points blancs. On pratiqua une coupe sur l'os métatarsien à 9 millimètres environ de son extrémité, et l'on trouva le tissu osseux infiltré de matière crétacée. Dans l'articulation du genou gauche, la synovie était transparente et présentait une réaction acide très-prononcée; les surfaces articulaires étaient recouvertes d'une couche blanche, et la membrane synoviale était parsemée de petites concrétions d'urate de soude. On rencontra des lésions de même genre dans plusieurs autres jointures.

Les deux reins étaient petits; le droit pesait 71 grammes et le gauche 92 grammes. Les capsules fibreuses étaient très-adhérentes au tissu sous-jacent, et la surface des reins était semée de nombreuses granulations; la substance corticale était tellement atrophiée que les pyramides atteignaient presque la surface de l'organe; on voyait de nombreuses stries blanches suivant la direction des tubuli.

Le cœur était un peu plus volumineux qu'à l'état normal et avait subi, à un certain degré, la dégénérescence graisseuse.

Obs. 5. — T. B..., âgé de cinquante ans, n'avait pas de prédisposition héréditaire à la goutte. Il ressentit les premières atteintes de cette maladie à l'âge de vingt-cinq ans, et eut depuis cette époque des attaques fréquentes et intenses. Pendant ces quatre derniers mois, il a souffert d'un œdème siégeant aux jambes et au scrotum; les urines sont très-peu abondantes et tantôt fortement colorées, tantôt très-pâles.

Août 1860. — Depuis huit mois, il n'a éprouvé aucun symptôme de goutte aiguë; aujourd'hui, ses deux mains sont considérablement déformées; plusieurs jointures sont ankylosées, les unes dans l'extension forcée, les autres dans la flexion. Des dépôts volumineux d'urate de soude se sont développés sur la plupart des phalanges; de ces dépôts, les uns sont mous, les autres présentent au contraire une consistance ferme.

Les articulations métatarso-phalangiennes des gros orteils de chaque côté sont ankylosées; il en est de même de l'articulation phalangienne du gros orteil gauche. Il existe quelques petites concrétions d'urate de soude sur les oreilles. L'urine renferme une forte proportion d'albumine. Le malade meurt avec tous les symptômes d'une anasarque généralisée.

Les seules jointures ouvertes furent le genou gauche et la première articulation phalangienne de l'index droit; au genou, l'extrémité inférieure du fémur, l'extrémité supérieure du tibia étaient, ainsi que la rotule, recouvertes d'urate de soude; la membrane synoviale et les ligaments articulaires étaient comme saupoudrés d'une fine poussière blanche. L'articulation phalangienne de l'index contenait environ 2^{gr},66 d'une matière semblable à du mortier. Là où il n'y avait pas de dépôts d'urate de soude, le cartilage était détruit et l'os complétement à nu. Une coupe transversale ayant été faite sur la face dorsale de la phalange, on trouva le tendon enfoui dans une épaisse couche d'urate de soude.

Le rein gauche pesait 127 grammes; sa surface était parsemée de nombreuses granulations et présentait de nombreux kystes remplis d'un liquide glaireux. La substance corticale et les prolongements qu'elle envoie entre les pyramides étaient atrophiés et avaient une apparence granuleuse; dans plusieurs points, les bases des pyramides n'étaient distantes de la surface du rein que d'un millimètre à un millimètre et demi. Dans la substance des pyramides, il existait de nombreux dépôts d'urate de soude. Sur des coupes longitudinales, ils paraissaient disposés sous forme de stries blanches, et sur des coupes transversales, ils donnaient lieu, au contraire, à un fin pointillé. Le rein droit présentait des altérations analogues à celles qui viennent d'être décrites; seulement les infarctus d'urate de soude y étaient peut-être encore plus nombreux. Le péricarde et les plèvres renfermaient une grande quantité de sérosité; il y avait un certain degré d'œdème pulmonaire. Le cœur était hypertrophié.

Plusieurs fois, sur des sujets qui avaient souffert de la goutte chronique, j'ai examiné les petites jointures couvertes de dépôts tophacés, afin de rechercher le point de départ de ces dépôts dans les parties profondes. Pour atteindre mon but, j'ai pratiqué sur ces articulations des coupes variées.

La planche III, figure 2, représente un pouce coupé horizontalement; elle fait bien connaître le mode de formation des dépôts tophacés, et permet de comprendre par quel mécanisme les jointures deviennent d'abord rigides, et ensuite s'ankylosent complétement. Les ligaments articulaires sont, comme on voit, infiltrés à un haut degré d'urate de soude, et cette lésion devait suffire à elle seule pour déterminer une gêne considérable dans les mouvements des jointures.

Un examen plus attentif de la planche fait reconnaître que les surfaces articulaires des cartilages ne sont point soudées entre elles, et qu'elles sont, au contraire, séparées par une cavité. La matière tophacée paraît s'être déposée surtout vers la surface libre des cartilages qu'elle n'a pas, d'ailleurs, pénétrés dans toute leur épaisseur. La même disposition se retrouve dans la figure 3 de la même planche, qui représente la coupe des articulations phalangiennes d'un doigt de la main. Ici, les altérations son extrêmement prononcées. L'infiltration crétacée occupe non-seulement les ligaments articulaires, mais encore les gaînes tendineuses, les tendons eux-mêmes et enfin le périoste; de telle sorte, que toutes les articulations de ce doigt étaient complétement privées de leurs mouvements; le dépôt était assez abondant pour constituer de petites tumeurs. Plusieurs tissus paraissent entièrement convertis en matière crétacée; on voit même sur la première phalange un petit dépôt d'urate de soude qui infiltre la substance de l'os. C'est là, à peu près, le seul exemple de concrétion tophacée siégeant dans le tissu osseux qu'il m'ait été donné d'observer; et encore, faut-il remarquer que cette concrétion paraissait avoir des connexions avec celle qui occupait le cartilage articulaire.

On sait que, d'après M. Cruveilhier, il peut se former dans la substance même des os, loin des cartilages articulaires, de petits amas de substance crétacée. J'ai voulu vérifier cette assertion et, en conséquence, j'ai pratiqué des coupes nombreuses sur des os dont les extrémités étaient complétement encroûtées de matière tophacée. Mais dans deux cas seulement il m'est arrivé de rencontrer de légères traces d'urate de soude au sein du tissu osseux.

C'est là, à ce qu'il me semble, un sujet intéressant au point de vue de la physiologie pathologique. Nous verrons, en effet, que les dépôts d'urate de soude se forment rarement au sein des tissus naturellement très-vasculaires, ou dans les parties dont la circulation est momentanément rendue plus active. Sur le doigt que représente la figure 3, les dépôts tophacés étaient tellement volumineux qu'ils avaient dû comprimer les vaisseaux et entraver la circulation du sang; d'un autre côté, l'amas de matière tophacée qui occupait l'extrémité métacarpienne de la première phalange se trouvait par un point en contact immédiat avec le cartilage articulaire, qui lui-même était complétement infiltré d'urate de soude. Plusieurs fois, d'ailleurs, dans des cas où les cartilages diarthrodiaux étaient infiltrés d'urate de soude, j'ai examiné chimiquement les têtes des os sans pouvoir y trouver trace d'acide urique.

Les os provenant de sujets atteints de goutte chronique ont été plusieurs fois soumis à l'analyse chimique. Ainsi, Marchand a analysé l'extrémité supérieure du fémur, le radius et le cubitus d'une personne dont les genoux et les coudes étaient environnés de dépôts tophacés; voici les résultats de cette analyse :

	Fémur.	Radius et cubitus.
Phosphate de chaux...............	42,12	43,18
Carbonate de chaux...............	8,24	8,50
Phosphate de magnésie.............	1,01	0,99
Matière animale..................	46,32	45,96
Fluorures de calcium, de sodium, chlorure de sodium et perte..........	2,21	1,37

Lehmann a soumis également à l'analyse les os de trois personnes qui avaient été affectées de goutte chronique. L'âge de ces sujets variait de quarante à soixante ans. Il trouva :

	I	II	III
Phosphate de chaux.....	35,16	35,33	37,22
Carbonate de chaux......	8,41	9,82	8,99
Phosphate de magnésie....	1,31	1,05	1,13
Sels solubles............	2,93	2,03	1,82
Cartilage..............	38,14	38,26	40,03
Graisse...............	12,11	13,37	9,15

On voit que ces os ne renfermaient pas d'acide urique, et cette circonstance vient à l'appui de mes propres observations. La principale différence qui existe entre les os provenant de sujets goutteux et ceux qui sont recueillis sur l'individu sain, paraît consister, d'une part, dans une diminution des matières terreuses, et de l'autre, dans une augmentation considérable de la proportion des matières grasses (1).

Je n'ai jamais cherché à déterminer exactement la proportion de graisse que renferment les os chez les sujets atteints de goutte invétérée; mais je suis porté à croire que cette proportion est souvent considérable. Quoi qu'il en soit, de nouvelles recherches pourraient seules décider si l'altération graisseuse des os dans la goutte chronique est directement liée à la maladie, ou si elle dépend seulement d'une nutrition imparfaite. Quelques observations tendent à établir qu'indépendamment des os, divers tissus peuvent, dans la goutte, devenir le siége de la dégénérescence graisseuse.

Il est un fait qui pourra contribuer à faire comprendre le mode de production des affections locales dans la goutte; c'est que l'urate de soude ne se dépose guère au voisinage des vaisseaux sanguins. La connaissance de ce fait est due à M. W. Budd. Cet auteur fait remarquer que dans les articulations où les cartilages d'encroûtement

(1) Une analyse de Bramson (*Zeitschr. für rationnelle Medicin*, 1845, t. III, p. 175) constate, comme celles de Marchand et de Lehman, la diminution du phosphate et du carbonate de chaux ainsi que l'augmentation considérable de la proportion des matières grasses dans les os des sujets goutteux.

(J. C.)

présentent une grande surface, comme aux genoux, par exemple, on rencontre immédiatement au-dessous de la membrane synoviale, et en particulier dans les points où cette membrane adhère au bord du cartilage, un riche réseau vasculaire; de ce réseau part une série de vaisseaux droits, qui parcourent un certain trajet sur la surface libre du cartilage, où ils forment des anses présentant parfois des dilatations considérables. Or, partout où ces vaisseaux s'étendent, le dépôt d'urate de soude est très-peu abondant ou fait même complétement défaut; une portion de cartilage resté sain enveloppe de toutes parts les houppes vasculaires, de telle sorte que les dépôts tophacés paraissent, si l'on peut s'exprimer ainsi, reculer devant les vaisseaux sanguins. La figure 1, *a*, de la planche III, montre nettement ce mode de répartition de la matière crétacée sur les condyles du fémur.

Il est probable que les concrétions tophacées siégent toujours primitivement dans les tissus fibreux ou cartilagineux et jamais dans les parties richement vascularisées; mais à mesure qu'elles s'accroissent, ces concrétions compriment les parties voisines et finissent enfin par apparaître à la surface du corps. Elles se montrent à l'extérieur d'autant plus rapidement que les tissus où elles prennent naissance sont moins profondément situés. Ainsi elles apparaissent souvent en premier lieu sur les oreilles, ou encore sur la face palmaire des extrémités des doigts. La figure 3 de la planche III fait comprendre que les tumeurs tophacées se développent facilement au voisinage des jointures situées superficiellement.

Toutes ces remarques peuvent s'appliquer aux petits

amas d'urate de soude qu'on rencontre si fréquemment sur l'oreille externe; ces concrétions prennent naissance dans le tissu fibro-cartilagineux de l'oreille.

II. — *Autopsies se rapportant à des sujets goutteux qui ne présentaient ni déformation articulaire ni dépôts tophacés apparents, à l'exception d'une ou deux plaques d'urate de soude siégeant sur le cartilage de l'oreille externe.*

Obs. 6. — Le sujet de cette observation était un homme de cinquante ans, que je n'ai point connu pendant sa vie. Il était de haute taille, et, assure-t-on, fortement constitué. Sa mort fut produite par une maladie aiguë, dont la nature est restée indéterminée. Les articulations ne paraissaient pas déformées; leurs mouvements s'exécutaient assez aisément, et, à l'exception de trois petits noyaux d'urate de soude, situés sur le bord et dans le sillon de l'hélix de l'oreille droite, il n'existait à la surface du corps aucun dépôt tophacé apparent.

A un examen plus attentif, on reconnaissait que les petits dépôts de l'oreille étaient adhérents au fibro-cartilage. Ils formaient une saillie et soulevaient les ligaments; il était très-difficile de les séparer du cartilage, dans le tissu duquel ils semblaient avoir pénétré. Au microscope, la matière blanche qui les constituait présentait l'aspect cristallin dont il a déjà été question (pl. III, fig. 3); c'était de l'urate de soude uni aux éléments des tissus avoisinants.

Les reins étaient petits et ratatinés; chacun d'eux pesait moins de 85 grammes. A la coupe, la substance corticale paraissait amincie, et l'on apercevait un bon nombre de stries blanches d'urate de soude le long des tubuli; ces stries seront décrites ailleurs avec plus de détail.

On voit qu'il n'existait chez ce sujet aucune difformité articulaire et que les petites plaques de l'oreille externe étaient les seuls dépôts tophacés apparents à l'extérieur. Il était donc extrêmement intéressant de rechercher dans quel état se trouvaient les articulations, afin de décider s'il peut exister des dépôts d'urate de soude sur les ligaments et les cartilages, alors qu'aucun signe extérieur n'en indique la présence.

Le genou gauche fut d'abord examiné. De petites taches blanches se voyaient à la surface et dans la substance du ligament rotulien. Toutes les autres parties tendineuses de l'articulation présentaient ces mêmes altérations. Au ligament rotulien, la substance crétacée apparaissait çà et là sur la couche superficielle, mais elle s'étendait en profondeur jusqu'à la rotule; toutefois, des coupes faites en diverses directions montrèrent que l'os lui-même ne contenait aucune trace de dépôts. Le cartilage qui revêt la surface articulaire de la rotule avait acquis une épaisseur considérable et était parsemé de petits points blancs, les uns superficiels, les autres profonds; ceux-ci n'ayant souvent aucune connexion avec ceux-là. Une petite quantité de matière plâtreuse se voyait à la surface des condyles du fémur. Elle y était disposée sous forme de stries, ainsi que cela est représenté à la figure 9.

Les tendons offraient également des incrustations

calcaires à leur point d'attache sur les condyles du fémur.

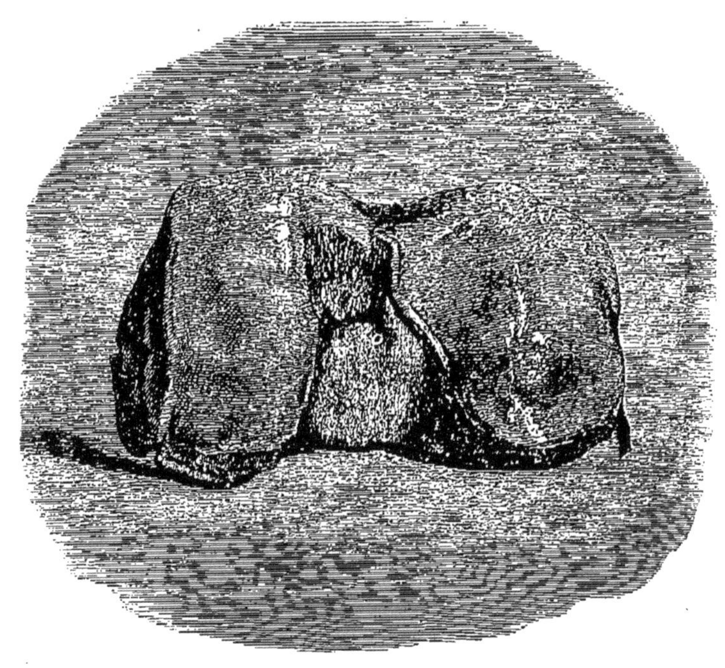

FIG. 9. — Extrémité inférieure du fémur ; stries d'urate de soude disséminées sur la surface articulaire des condyles. Il n'existait chez ce sujet aucune concrétion apparente extérieurement, si ce n'est deux ou trois petites taches d'urate de soude siégeant sur le cartilage d'une oreille.

De nombreuses taches blanches se voyaient disséminées sur les cartilages semi-lunaires ; à l'extérieur, les ligaments croisés avaient un aspect blanchâtre. A la coupe, on découvrait en divers points, dans leur épaisseur, des dépôts d'urate de soude assez volumineux. Les surfaces articulaires du tibia présentaient des stries blanches absolument comme le fémur, mais en moins grand nombre; enfin, il existait aussi quelques concrétions entre le tibia et le péroné.

On rencontra dans le genou droit les mêmes altérations que dans le genou gauche. Les articulations métatarso-phalangiennes des gros orteils étaient altérées à un haut degré; les cartilages d'encroûtement et les ligaments articulaires étaient recouverts de matière crétacée dans toute leur étendue, et formaient ainsi une sorte de coque résistante.

Les extrémités supérieures présentaient les lésions suivantes : lès ligaments antérieur et postérieur des poignets étaient semés de taches blanches; sur la face externe de l'apophyse styloïde du cubitus se trouvait un petit noyau tophacé. Le fibro-cartilage situé entre le radius et le cubitus était incrusté sur ses deux faces de dépôts d'urate de soude ; tous les cartilages de l'articulation radio-carpienne étaient altérés de la même manière, mais à un degré moindre que le genou.

Les doigts étaient diversement affectés. Tantôt les gaînes tendineuses portaient des concrétions, alors que le tendon lui-même était resté parfaitement sain; tantôt, et cela se voyait en particulier aux doigts indicateurs, les cartilages articulaires et le tendon correspondant étaient complétement intacts sur l'une des articulations phalangiennes, tandis que sur l'autre où le cartilage était sain, on remarquait sur le tendon un petit amas de matière tophacée. En somme, les ligaments et les tendons, ceux-ci principalement au voisinage des jointures et aux points d'insertion sur la tête des phalanges, étaient bien plus généralement affectés que les cartilages articulaires eux-mêmes. Les ligaments qui unissent les os du carpe entre eux et avec les métacarpiens, de même que les extrémités carpiennes de ces os, surtout à leur face dorsale, paraissaient ne plus former qu'un amas de matière crétacée.

Au carpe, toutes les surfaces articulaires du cunéiforme, du semi-lunaire et du scaphoïde étaient recouvertes d'une couche de matière blanche, qui avait pénétré jusque dans l'épaisseur des ligaments articulaires ; le ligament qui unit le semi-lunaire au scaphoïde n'était plus qu'une masse crétacée ; le cartilage qui revêt le cunéiforme dans son articulation avec le pisiforme était également envahi. Tous les cartilages articulaires de l'os crochu, du grand os, du trapèze et du trapézoïde, ainsi que les cartilages correspondants de la première rangée des os du carpe, étaient plus ou moins complétement recouverts de matière plâtreuse ; les cartilages de l'os crochu et du grand os étaient particulièrement altérés. Le dépôt tophacé était encore plus épais, et formait une couche plus uniforme sur toutes les surfaces articulaires de l'articulation des os de la seconde rangée du carpe avec le métacarpe. Les gaînes des tendons fléchisseurs et les tendons eux-mêmes offraient des incrustations superficielles; en quelques endroits, la matière plâtreuse pénétrait même dans l'épaisseur des tendons.

Voici maintenant ce que l'on trouva en disséquant l'un des doigts, sur lequel l'affection n'avait pas produit de grands désordres, puisque plusieurs des cartilages étaient tout à fait sains, et que les autres ne portaient que des altérations légères. Le cartilage de l'articulation métacarpo-phalangienne semblait parfaitement normal ; toutefois, au point d'insertion des ligaments latéraux, on voyait de chaque côté de petits amas de matière blanche.

Les surfaces articulaires de la première articulation phalangienne étaient en partie couvertes d'une mince couche de matière calcaire, mais il existait encore beaucoup de cartilage sain. Aux points d'insertion des ligaments latéraux sur l'os, on apercevait des dépôts tophacés assez considérables. On retrouva les mêmes altérations dans la seconde articulation phalangienne. Les tendons des doigts étaient sains, mais leurs gaînes présentaient plusieurs taches blanches.

Plusieurs articulations étaient parfaitement normales, par exemple, celles des hanches, des épaules et du coude gauche; dans le coude droit, il y avait des incrustations très-prononcées sur les cartilages de l'humérus, du radius et du cubitus.

Dans la plupart des articulations malades, on trouvait une petite quantité de liquide synovial épais et de couleur blanche. A l'examen microscopique, on trouva, dans ce liquide, des cristaux d'urate de soude (pl. V, fig. 3).

Obs. 7. — J'ai fait, en 1858, l'autopsie d'un goutteux chez lequel il n'existait, pendant la vie, aucune apparence de dépôts tophacés articulaires. Les oreilles portaient plusieurs petites plaques d'urate de soude.

Voici, en quelques mots, l'histoire de ce malade. — Agé d'environ quarante-quatre ans, de taille moyenne, mais robuste, sans prédisposition héréditaire à la goutte, il avait toujours vécu largement. Il buvait habituellement du *porter*, souvent avec excès, et, en outre, de temps à autre du *gin*. A une certaine époque, il avait eu à supporter de rudes épreuves; il fut atteint de la fièvre jaune en Espagne. La goutte se manifesta chez lui pour la première fois environ douze ans avant la mort, et siégea cette fois dans l'un des gros orteils ; l'année suivante, survint un nouvel accès qui occupa la même jointure, et, depuis cette époque, les attaques se renouvelèrent plusieurs fois ; les articulations tibio-tarsiennes, les genoux, les coudes, les épaules et les hanches furent alors affectés. La mort eut lieu subitement, et l'on pensa qu'elle avait été déterminée par une affection du cœur ; on reconnut en effet, à l'autopsie, que le cœur présentait la dégénérescence graisseuse à un degré très-prononcé. Le poids de cet organe était d'environ 454 grammes. Pendant la vie, les articulations n'avaient présenté ni roideur, ni déformation. Deux ou trois points blancs, moins volumineux que la tête d'une très-petite épingle, et situés sur l'hélix de l'oreille gauche étaient les seuls dépôts tophacés qu'on pût reconnaître, et encore fallait-il un examen minutieux pour les découvrir. A l'autopsie, on trouva les jointures dans l'état suivant : les surfaces articulaires des articulations métatarso-phalangiennes des gros orteils semblaient revêtues d'une couche de peinture blanche, et la membrane synoviale était un peu rouge. Dans le genou droit, qui avait été récemment le siége de l'inflammation goutteuse, la synoviale et les franges offraient une injection vive : la synovie présentait une réaction acide très-prononcée (1), et l'on y voyait çà et là quelques points blancs. Le condyle externe du fémur était maculé de taches blanches, le con-

(1) Cette réaction acide du liquide synovial a déjà été notée dans l'observation n° 4. Elle a été aussi remarquée par le docteur Todd, dans plusieurs cas de goutte chronique (*Clinical lectures on diseases of the urinary organs*, p. 321). Mais cela n'est pas un fait constant. On verra en effet plus loin, par la lecture des observations 11 et 15, que la synovie contenue dans les arti-

dyle interne également, mais d'une manière moins prononcée. La portion des condyles en contact avec les franges synoviales n'avait subi aucune altération. Quelques taches blanches étaient irrégulièrement disséminées sur la surface articulaire de la rotule. L'extrémité supérieure du tibia présentait des incrustations semblables à celles du fémur ; ces incrustations étaient surtout abondantes sur la surface qui correspond au condyle externe. On trouva les fibro-cartilages fortement infiltrés de matière tophacée et sur la plupart des ligaments, sur les ligaments croisés en particulier, il existait de petits dépôts d'urate de soude. La membrane synoviale était parsemée, dans toute son étendue, de granulations très-ténues dont la nature et la composition seront indiquées plus loin.

Le rein gauche était bosselé et avait diminué de volume ; il pesait 64 grammes. En enlevant la capsule fibreuse, on déchira un peu la substance corticale qui était évidemment atrophiée. Des points blancs existaient au sommet des pyramides sur le tissu desquelles on voyait se dessiner çà et là des stries blanches.

Le rein droit pesait 92 grammes ; il présentait le même aspect que le rein gauche. Le cœur était hypertrophié et ses fibres musculaires étaient surchargées de graisse ;

culations où siégent les altérations goutteuses peut présenter, comme dans l'état normal, une réaction franchement alcaline.

Il en est de même chez les sujets qui succombent pendant le cours du rhumatisme articulaire aigu : le liquide recueilli dans les jointures principalement affectées offre en pareil cas — comme l'a vu le docteur Todd (*loc. cit.*) et ainsi que je l'ai constaté moi-même plusieurs fois, — tantôt une réaction alcaline, tantôt une réaction acide plus ou moins prononcée. (J. C.)

enfin, sur les valvules aortiques et mitrales il existait quelques dépôts athéromateux.

Obs. 8. — En 1859, je fis l'autopsie d'un homme âgé de cinquante-sept ans, mort des suites d'un accident. Ce malade avait eu environ douze attaques de goutte. Les premières étaient restées limitées aux gros orteils surtout, mais les suivantes avaient envahi les genoux, les poignets et les mains. A l'exception d'un seul petit noyau d'urate de soude, gros environ comme la tête d'une petite épingle et situé sur l'hélix de l'oreille droite, on ne pouvait découvrir aucun dépôt tophacé superficiel. De plus, les articulations n'étaient ni roides, ni déformées. On fit l'examen de la main droite, qui avait été gravement blessée lors de l'accident et qu'on avait dû amputer pendant la vie du malade; on ouvrit également les gros orteils, les genoux et plusieurs autres jointures.

Dans les articulations métatarso-phalangiennes des deux gros orteils, les cartilages étaient complétement incrustés d'urate de soude; les os sésamoïdes et les ligaments offraient à peu près l'aspect qui est représenté figure 10, mais à un degré plus marqué. Quelques autres articulations des pieds étaient légèrement atteintes; les surfaces articulaires du genou gauche présentaient les mêmes stries blanches que celles qui ont été représentées figure 9. Il existait également des incrustations sur toutes les surfaces articulaires des os du carpe et du métacarpe, de même que sur celles de plusieurs articulations phalangiennes.

Les reins étaient congestionnés et présentaient des granulations. Chacun d'eux pesait près de 170 grammes; un examen attentif permit de découvrir des taches blanches et des stries d'urate de soude aux sommets des pyramides et dans la direction des tubuli. L'urine était chargée d'albumine. Au microscope, on reconnut que les dépôts des cartilages, des ligaments, des membranes synoviales et des reins étaient formés de nombreux cristaux.

III. — *Autopsies de sujets goutteux chez lesquels on ne rencontrait à l'extérieur aucune trace de dépôts tophacés. Dans un des cas* (obs. 11), *il n'y avait eu que huit accès de goutte.*

Obs. 9. — J. S..., âgé d'environ cinquante-deux ans. Il fut impossible de recueillir aucun renseignement relativement à l'histoire de ce malade. Le cadavre ne présentait pas de déformations, et les jointures étaient très-mobiles, à l'exception toutefois de l'articulation métatarso-phalangienne du gros orteil droit. Il fut impossible, malgré un examen très-minutieux, de découvrir à la surface du corps aucune trace de dépôts tophacés, même sur les oreilles. On procéda alors à la dissection des jointures. Les petites articulations du carpe, du métacarpe et des phalanges étaient intactes aussi bien que les autres jointures des extrémités supérieures. Il en était de même des articulations coxo-fémorales ; mais aux genoux, les cartilages du fémur, du tibia et de la rotule étaient incrustés d'urate de soude, ainsi que presque tous les os du tarse et du métatarse et quelques-unes des articulations phalangiennes des orteils. L'articulation métatarso-phalangienne du gros orteil droit était ankylosée par suite de la grande quantité de matière crétacée déposée dans ses ligaments, et une masse assez volumineuse de cette matière avait pénétré dans la substance même de la première phalange. L'astragale, le calcanéum et le fémur ne contenaient dans leur intérieur aucune trace de concrétions, mais leur tissu s'était ramolli par suite d'une dégénérescence graisseuse.

Le liquide synovial présentait l'aspect normal ; à l'examen microscopique, on n'y découvrait pas de cristaux ; la membrane synoviale des genoux était parsemée de petits points blancs. Plusieurs orteils furent examinés avec soin dans le but spécial de rechercher au sein de quels tissus se développent primitivement les concrétions tophacées articulaires. Dans aucun cas les ligaments n'étaient le siége des concrétions, alors que celles-ci n'existaient pas sur les cartilages articulaires.

Les reins étaient petits, ratatinés ; chacun d'eux pesait 85 grammes ; en enlevant la capsule fibreuse, on déchirait un peu la substance corticale qui était très-atrophiée. On apercevait des points blancs au sommet de chaque pyramide, et des stries de même couleur s'irradiaient dans la direction des tubes urinifères.

Obs. 10. — Je dois l'observation qui va suivre à l'obligeance de mon ami, M. J. Clover. Elle concerne un sujet goutteux chez lequel il n'existait ni déformations des jointures, ni traces de dépôts tophacés extérieurs. Elle a d'autant plus de prix à mes yeux que c'est le premier cas de ce genre qu'il m'ait été donné de recueillir.

J. T..., âgé de soixante-quinze ans, était goutteux depuis trente ans, mais la maladie n'avait jamais revêtu chez lui la forme chronique ; elle n'avait d'ailleurs déterminé ni roideur des jointures ni aucune autre lésion permanente appréciable. A l'époque où je vis ce malade, il était sous le coup d'une diarrhée opiniâtre qui finit par amener la mort. On permit d'examiner l'un des gros orteils; l'articulation métatarso-phalangienne était le siége d'altérations très-prononcées, il existait des petits dépôts de matière calcaire à la face externe des ligaments et dans la coulisse du muscle long péronier latéral. Lorsqu'on eut ouvert la jointure, on trouva la tête du métatarsien et l'extrémité concave de la phalange fortement incrustées d'urate de soude, ainsi que les os sésamoïdes. La surface du métatarse qui s'articule avec le premier cunéiforme était intacte; il en était de même de la poulie de l'extrémité antérieure de la première phalange. La synovie paraissait un peu moins fluide que dans l'état normal, et présentait une réaction alcaline. La membrane synoviale était parsemée de petits dépôts blancs, formés d'urate de soude.

Obs. 11. — W. S..., âgé de quarante-neuf ans, chirurgien, n'avait aucune prédisposition héréditaire à la goutte; ce fut évidemment par suite des nombreux excès auxquels il s'était livré qu'il devint sujet à cette maladie. Il ressentit treize années environ avant sa mort les premières atteintes de la goutte; lors du premier accès l'affection resta limitée à l'articulation métatarso-phalangienne de l'un des gros orteils. A la seconde attaque, en outre du gros orteil, un des genoux fut pris. Ce malade n'a éprouvé en tout que huit accès de goutte, et le dernier accès a eu lieu dix-huit mois avant la mort. Une seule fois la goutte s'est portée sur les extrémités supérieures et encore n'a-t-elle affecté qu'une seule articulation d'un des doigts de la main. Six mois environ avant la terminaison fatale se manifestèrent tous les signes d'une affection du foie; puis survint une ascite qui nécessita la ponction. A la suite de cette opération, le malade fut pris de diarrhée, s'affaiblit de jour en jour, et enfin succomba.

Pendant sa vie, ce malade n'avait présenté ni roideur, ni difformité dans aucune articulation, et sur ses oreilles on ne rencontrait pas la moindre trace de dépôts d'urate de soude; du reste, il ne se croyait que légèrement atteint par la goutte. Les urines ne contenaient pas d'albumine.

A l'autopsie, on trouva le foie atrophié et la capsule fibreuse épaissie; la surface de l'organe était un peu inégale; sur une coupe, le tissu hépatique paraissait extrêmement granuleux. Le ventricule gauche du cœur était un peu hypertrophié. Les valvules semi-lunaires et aortiques portaient des dépôts athéromateux.

Examen des jointures : dans l'articulation métatarso-phalangienne du gros orteil gauche, on trouva la tête du métatarsien parsemée de concrétions d'urate de soude, ainsi que l'extrémité concave de la première phalange. Des taches blanches se remarquaient sur les surfaces articulaires des os sésamoïdes et sur la face interne des ligaments correspondants. Ces diverses altérations sont représentées dans la figure 10.

L'articulation métatarso-phalangienne du gros orteil droit était le siége d'altérations toutes semblables et aussi prononcées. Dans ces deux articulations, la synovie avait une réaction alcaline très-manifeste et ne présentait d'ailleurs aucune altération appréciable.

Les condyles du fémur et les tubérosités du tibia, ainsi que la surface articulaire de la rotule, étaient parsemés, dans les deux genoux, de nombreuses taches blanches. Un pointillé de la même nature existait sur les synoviales de ces deux articulations.

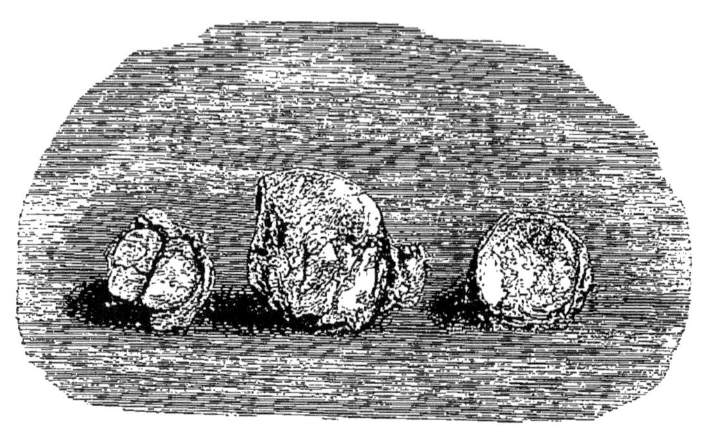

Fig. 10. — Aspect des surfaces articulaires de l'articulation métatarso-phalangienne du gros orteil gauche de W. S., qui n'avait eu que huit attaques de goutte. On n'apercevait à l'extérieur aucune trace de dépôts tophacés et il n'existait ni roideur ni difformités articulaires.

Les reins offraient les altérations particulières qu'on rencontre si communément dans la goutte ; mais jamais ces altérations n'avaient encore été signalées, que je sache, chez des sujets n'ayant éprouvé qu'un petit nombre d'accès de goutte aiguë.

Obs. 12. — Mai 1859. — Un boucher, âgé de trente-sept ans, souffrait depuis dix ans de la goutte, à laquelle il n'était pas prédisposé par l'hérédité. La première attaque siégea dans le gros orteil; dans la suite les articulations tibio-tarsiennes, les genoux et les poignets furent envahis. Dans les dernières années de sa vie, cet homme avait habituellement trois ou quatre attaques de goutte chaque année. Il se plaignait depuis quelque temps d'une gêne très-grande de la respiration ; et, depuis fort longtemps, on avait constaté dans son urine la présence de l'albumine. Il succomba à une péritonite. Il n'avait ressenti aucun des symptômes de la goutte pendant les six mois qui précédèrent sa mort.

Il n'existait chez ce sujet aucune trace de dépôt tophacé extérieur, pas même sur les oreilles. Les jointures ne présentaient ni roideur ni déformation. A l'ouverture des articulations métatarso-phalangiennes des gros orteils, on trouva les cartilages articulaires et les os sésamoïdes encroûtés de dépôts abondants d'urate de soude ; cette matière avait également pénétré dans le tissu des ligaments. Les articulations phalangiennes étaient parfaitement saines.

Dans le genou droit, on observa de légères stries blanches sur les condyles du fémur et sur les tubérosités du tibia ; le coude droit ne présenta rien de particulier. Les autres jointures ne furent pas examinées.

La longueur du rein gauche était moindre qu'à l'état normal, mais l'épaisseur était plus grande. La capsule fibreuse était opaque et adhérente au tissu subjacent ; lorsqu'on voulait la détacher, la substance corticale se déchirait. La surface de ce rein était d'ailleurs granuleuse. Il pesait 142 grammes. Le rein droit présentait le même aspect que le gauche ; mais de plus, il existait à sa surface un kyste volumineux, qui pénétrait dans la profondeur de la substance corticale. Sur les deux reins, on constata la présence de points blancs aux sommets des pyramides et de stries blanches le long des tubes urinifères. A l'examen microscopique, on reconnut que ces points et ces stries étaient composés de cristaux d'urate de soude.

Obs. 13. — Août 1859. — J. S..., âgé de cinquante-neuf ans, avait été renversé par un fiacre. Lors de son admission, il avait au genou droit une blessure assez grave, et au pied gauche une contusion relativement légère. La gangrène se manifesta à la jambe droite, et l'on dut pratiquer l'amputation de la cuisse. Mais le moignon se gangréna à son tour; le malade tomba dans le marasme, et ne tarda pas à succomber. La femme de ce malade rapporta qu'il avait éprouvé de temps à autre des accès de goutte, pendant le cours des dix dernières années. La maladie paraît avoir le plus souvent siégé aux gros orteils et aux articulations tibio-tarsiennes; mais parfois aussi elle se serait portée sur quelqu'une des articulations des extrémités supérieures. Une fois, le genou gauche avait été légèrement affecté.

Des altérations qui furent constatées à l'autopsie, nous ne ferons connaître que celles qui paraissent se rapporter à la goutte.

Les cartilages des surfaces articulaires de l'articulation métatarso-phalangienne du gros orteil droit étaient incrustés d'urate de soude dans plus de la moitié de leur étendue; des dépôts d'urate de soude se voyaient aussi sur les os sésamoïdes, et çà et là sur la face interne des ligaments articulaires. Des altérations semblables se retrouvaient au gros orteil gauche, mais elles y étaient moins prononcées; les surfaces articulaires de l'articulation tibio-tarsienne du même côté étaient parsemées de taches blanches d'urate de soude. On ne découvrit aucune trace de dépôt tophacé dans le genou droit. Nous avons fait remarquer que le genou gauche n'avait été atteint qu'une seule fois, et encore très-légèrement, de la goutte. Il était, par conséquent, très-intéressant d'examiner avec soin l'état de cette jointure, afin de rechercher s'il n'y existait pas quelques lésions pouvant se rattacher à cette attaque unique, qui remontait à plusieurs années. On ne trouva aucune trace de dépôt tophacé sur les surfaces articulaires du tibia; le condyle interne était également sain; mais sur la partie antérieure du condyle externe, on voyait une petite plaque blanche, d'environ 4 millimètres et demi de large sur 13 de long; l'épaisseur de ce petit dépôt allait en diminuant d'avant en arrière. Sur la poulie intercondylienne, on remarquait une petite concrétion du même genre; il en existait une autre, ayant environ le volume d'un grain de poivre, près de la tubérosité externe du condyle externe, dans le point où se fixe le ligament latéral correspondant. Enfin, la moitié externe de la surface articulaire de la rotule présentait un dépôt abondant d'urate de soude; la matière déposée était très-superficielle en certains points, tandis que sur d'autres points elle avait pénétré dans l'épaisseur du cartilage, et s'étendait jusqu'au voisinage du tissu osseux. Le tissu fibreux qui revêt la face externe de la rotule présentait aussi, çà et là, plusieurs petites concrétions d'urate de soude (voyez la fig. 11). D'autres altérations se voyaient encore sur cette même jointure. C'étaient quelques rares taches blanches situées à la face inférieure du cartilage semi-lunaire interne, mais trop minimes pour être reproduites par le dessin.

Les deux reins étaient petits et pâles. Le rein droit pesait 85 grammes et le gauche 78 grammes. Lorsqu'on eut enlevé les capsules fibreuses, on reconnut que la surface des reins présentait l'aspect granuleux, et une coupe permit de constater une atrophie de la substance corticale. Des amas de cristaux d'urate de soude étaient déposés sous forme de points ou de stries aux sommets des pyramides et dans la direction des tubes urinifères. L'urine ne fut pas examinée.

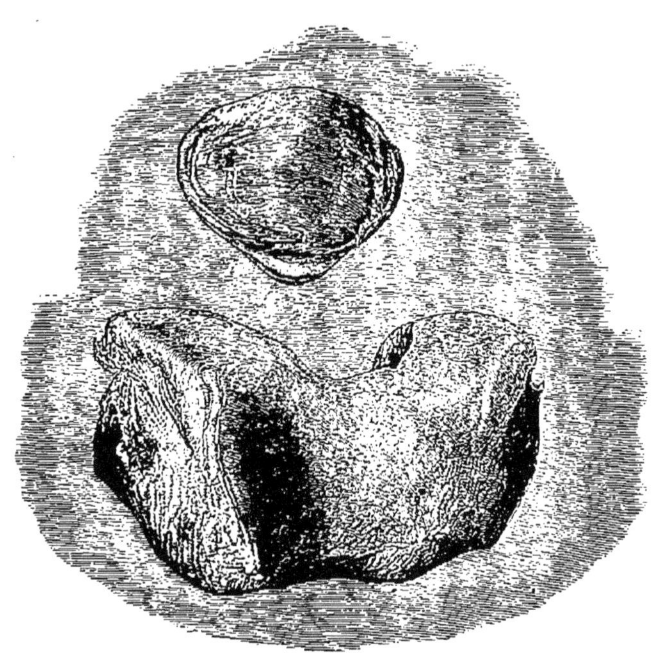

FIG. 11. — Concrétions d'urate de soude développées dans un genou à la suite d'une légère attaque de goutte.

OBS. 14. — C. H..., âgé de cinquante ans, descendait d'un père et d'une mère qui, tous les deux, avaient été atteints de la goutte ; il avait toujours vécu sobrement. Il avait eu, il y a quatre ou cinq ans, une attaque de goutte, siégeant au gros orteil, et qui s'était reproduite, au bout de six mois, dans le même lieu ; en somme, cet homme n'avait pas éprouvé plus de quatre ou cinq accès de goutte. Dans les six derniers mois de sa vie, il avait été atteint d'hydropisie consécutive à une affection du cœur.

A l'autopsie, on trouva des dépôts considérables d'urate de soude dans les articulations métatarso-phalangiennes des gros orteils. Toutes les autres jointures étaient saines. Il y avait une altération profonde des valvules aortiques et mitrale, et le cœur était très-hypertrophié ; les reins paraissaient sains.

IV. — *Autopsie d'un sujet chez qui l'articulation métatarso-phalangienne du gros orteil droit avait seule été occupée par l'inflammation goutteuse.*

Obs. 15. — R. R..., âgé de cinquante ans, non prédisposé à la goutte par hérédité. Depuis près de dix ans, il s'était plaint de palpitations et de dyspnée, symptômes liés à une hypertrophie du cœur compliquée d'affection valvulaire. Il avait également souffert d'une toux opiniâtre. Cet homme avait toujours vécu largement, et il buvait habituellement beaucoup de bière. Trois ans et demi avant la mort, il avait éprouvé un accès de goutte bien manifeste, et cependant d'intensité moyenne. La goutte avait occupé l'articulation métatarso-phalangienne du gros orteil droit. Un an après survint une nouvelle attaque qui occupa exactement la même jointure. Jamais les autres articulations ne furent affectées pendant le cours de ces deux accès. D'ailleurs, après le deuxième accès, la goutte n'a plus reparu. Les urines ne renfermaient pas d'albumine. A l'autopsie, on trouva une affection du cœur des plus prononcées; cet organe pesait 737 grammes; les parois du ventricule gauche étaient extrêmemement épaissies; de nombreuses végétations se voyaient sur les valvules aortiques, qui étaient en même temps insuffisantes. Les reins pesaient, l'un 170 grammes et l'autre 198 grammes; ils n'étaient le siége d'aucune altération appréciable, seulement il existait un kyste sur le rein droit. L'articulation métatarso-phalangienne du gros orteil droit présenta, lorsqu'on l'ouvrit, les désordres suivants : la cavité articulaire renfermait une petite quantité de synovie d'aspect normal et de réaction alcaline. Une large plaque blanche recouvrait, dans un sixième environ de son étendue, la surface de la tête du premier métatarsien; un examen attentif fit reconnaître que cette plaque était formée par la réunion de plusieurs petites taches juxtaposées. L'extrémité excavée de la première phalange était également revêtue, dans un quart à peu près de son étendue, d'une couche de matière blanche; toutefois cette couche était fort mince et ne faisait saillie sur aucun point. Les surfaces articulaires des os sésamoïdes étaient intactes. La figure 12[1] reproduit ces diverses altérations.

La surface interne des ligaments articulaires était parsemée de points blancs.

L'articulation métatarso-phalangienne du gros orteil gauche était saine; il en était de même des articulations phalangiennes des deux pieds, et de plusieurs autres articulations qui furent encore examinées. La figure 12[2] reproduit l'aspect qu'offrait la surface articulaire de la première phalange de l'articulation métatarso-phalangienne du gros orteil restée intacte. Les différents dépôts représentés figure 12, furent soumis à l'examen micros-

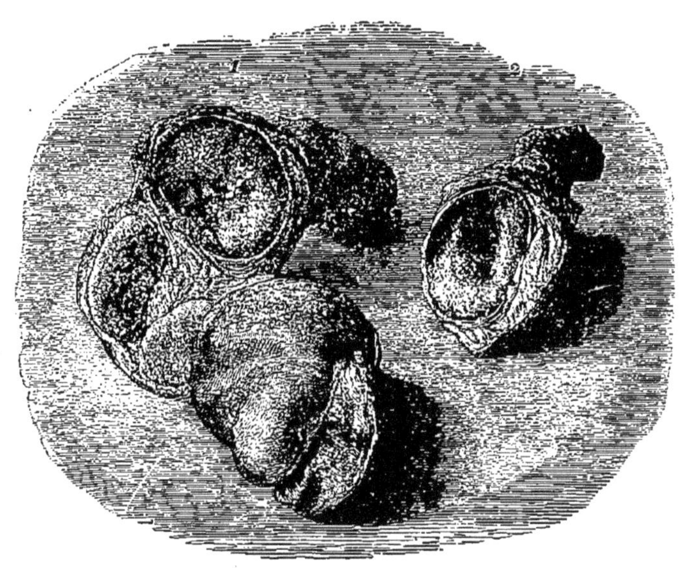

Fig. 12[1]. — Articulation métatarso-phalangienne du gros orteil droit de R. R. Ce malade n'avait eu que deux légères attaques de goutte qui étaient restées limitées à cette articulation.

Fig. 12[2]. — Cavité phalangienne de l'articulation correspondante du côté gauche. Cette articulation ne présentait aucune trace de dépôts d'urate de soude.

copique et à l'analyse chimique. Par là, on reconnut qu'ils possédaient les caractères propres aux dépôts goutteux, qui seront plus loin l'objet d'une étude spéciale.

V. — *Autopsie d'un sujet qui n'avait éprouvé qu'un seul accès de goutte survenu treize ans avant la mort.*

Obs. 16. — E. R..., âgé de quarante-cinq ans, palefrenier et cocher, adonné aux excès de tous genres; il buvait de deux litres à deux litres et demi de porter chaque jour. Ses parents n'étaient pas goutteux.

Il y a treize ans environ, le gros orteil droit devint chez lui le siége d'une attaque de goutte qui fut intense et dura deux semaines. Auparavant il avait toujours joui d'une bonne santé, et depuis la goutte ne reparut plus.

Il succomba à une affection du cœur compliquée d'apoplexie pulmonaire et d'hémoptysie.

On trouva sur les cartilages de l'articulation métatarso-phalangienne du gros orteil droit un grand nombre de plaques blanches d'urate de soude. La surface articulaire de la première phalange était couverte de ces concrétions dans plus des trois quarts de son étendue; elles existaient aussi, mais en nombre moindre, sur la tête du métatarsien. Quelques points blancs se voyaient également sur les cartilages de l'articulation phalangienne du même orteil.— Toutes ces altérations ont été représentées avec soin figure 13.

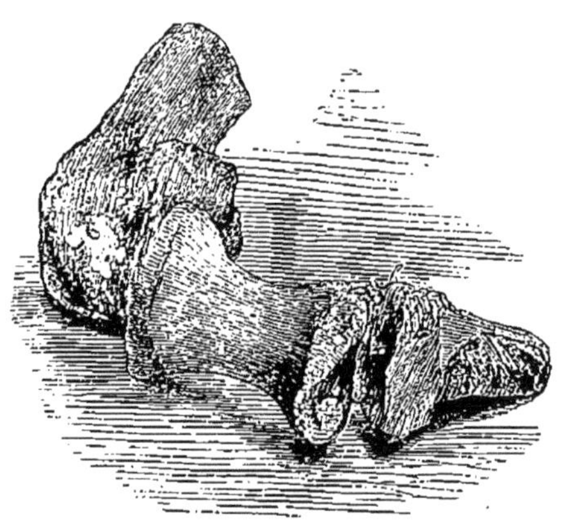

Fig. 13. — Gros orteil de E. R... Une seule attaque de goutte survenue treize ans avant la mort.

Ce malade n'avait jamais indiqué que le gros orteil du côté droit comme siége de son accès de goutte, et il s'était plaint tout particulièrement de la vive douleur qu'il avait ressentie en cet endroit. Néanmoins, en ouvrant l'articulation métatarso-phalangienne du gros orteil gauche, on y rencontra quelques petites concrétions d'urate de soude; on trouva également un petit point blanc dans l'articulation phalangienne du même orteil. La figure 14 représente les surfaces articulaires de la première de ces deux jointures. Les genoux ne contenaient pas trace de dépôt, non plus que les autres jointures.

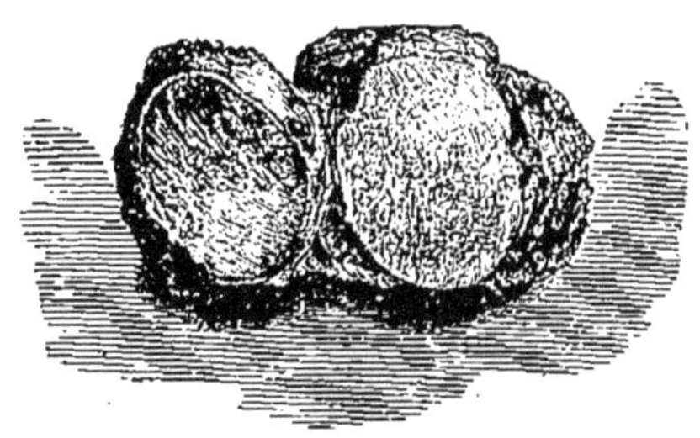

FIG. 14. — Articulation phalangienne du gros orteil gauche de E. R...: (obs. 16).

Les reins étaient congestionnés, et pesaient chacun 184 grammes. On n'y rencontrait pas de dépôts d'urate de soude, soit sous forme de points, soit sous forme de stries.

CHAPITRE VII.

ANATOMIE PATHOLOGIQUE DE LA GOUTTE (suite) : Conséquences des observations rapportées dans le chapitre précédent. — Preuves de l'existence constante d'un dépôt de matière crétacée dans la véritable inflammation goutteuse. — Caractères microscopiques et chimiques des dépôts qui se font dans différents tissus ; — dans les cartilages articulaires ; — dans les membranes synoviales ; — dans les tissus fibreux. — Ankylose du gros orteil. — Changements que subissent les reins des goutteux : 1° dans les formes chroniques de la maladie ; 2° dans ses premières périodes. — Dépôts dans d'autres parties.

Les observations rassemblées dans le précédent chapitre, surtout celles qui sont relatives aux sujets goutteux dont les jointures n'avaient présenté pendant la vie ni roideur, ni déformation, fournissent matière à d'importantes déductions. Ces déductions, à leur tour, ne pouvaient manquer de jeter un jour nouveau sur la théorie de la goutte. C'est ce que nous allons essayer de montrer actuellement.

Déjà nous avons insisté suffisamment sur les résultats auxquels conduit l'étude nécroscopique dans les premiers cas du premier groupe, qui tous concernent, on ne l'a pas oublié, des sujets atteints de goutte chronique et portant des concrétions tophacées plus ou moins volumineuses. Incrustations plus ou moins étendues d'urate de soude sur les surfaces articulaires; dépôts de la même substance dans l'épaisseur des ligaments, des tendons et des gaînes tendineuses, et même parfois sur les prolongements aponévrotiques des muscles (1) : telles sont les

(1) Dans un fait rapporté par Schrœder van der Kolk (*Nederl. Lancet*, 1853

altérations qui s'observent le plus habituellement dans les cas de ce genre. Mais, avec le temps, les dépôts d'urate de soude s'accroissent ; ils compriment les tissus voisins qui s'atrophient et quelquefois même disparaissent complétement : c'est ainsi que la matière tophacée, d'abord déposée dans les parties profondes, gagne peu à peu les parties superficielles du corps ; primitivement, à l'état demi-liquide, elle se solidifie graduellement par suite de la résorption des parties liquides, et arrive enfin à acquérir la consistance de la craie. Dans le cas où les dépôts se forment sur un cartilage qui n'est recouvert que par la peau, comme cela se voit à l'hélix de l'oreille, ils deviennent bientôt apparents ; mais, au contraire, lorsqu'ils se sont développés au sein de tissus profondément situés, ils n'atteignent que fort tard le tégument externe, et, à cette époque, ils ont acquis déjà une consistance ferme. Sur un seul point mes observations sont en désaccord avec celles de M. Cruveilhier. Suivant cet auteur, l'urate de soude pourrait se déposer tout d'abord loin des cartilages, dans l'épaisseur même des os, tels que l'astragale, le calcanéum, ou encore la rotule. En vain j'ai cherché à retrouver ces altérations dans les cas que j'ai pu observer ; toutes les fois que j'ai rencontré, dans le tissu osseux, un dépôt d'urate de soude, il était en connexion

Julij en Aug., p. 97, — et *Canstatt's Jahresb.*, 1854, t. II, p. 46), l'urate de soude accumulé en grande quantité sous la peau, au voisinage de plusieurs articulations des doigts de la main, avait envahi les parois des veines, et pénétrait même jusque dans l'épaisseur de quelques filets nerveux. — Le névrilème était le siége de dépôts d'urate de soude, dans un cas du même genre que nous avons observé M. Cornil et moi, et qui figure dans la note insérée à la page 77 du présent ouvrage. (J. C.)

immédiate avec un dépôt de même nature développé sur un cartilage articulaire. J'ai vu, sur quelques phalanges, de semblables dépôts s'étendre du cartilage au tissu osseux dont ils déterminaient l'atrophie par compression, et pénétrer ainsi très-profondément.

Les observations de la deuxième classe mettent en évidence un fait intéressant, qui, je le crois, n'avait pas été reconnu jusqu'ici, c'est que l'urate de soude peut se déposer en abondance dans l'épaisseur des tissus qui composent une jointure, sans qu'aucun signe le révèle à l'extérieur. On sait que, dans tous les cas de ce groupe, il n'avait existé, pendant la vie, ni déformations des jointures, ni tumeurs tophacées apparentes; seulement de petits amas d'urate de soude se voyaient sur les oreilles.

En outre, l'observation 6, qui appartient à ce même groupe, peut faire entrevoir déjà qu'une relation intime existe entre la formation des dépôts uratiques et le développement de l'inflammation goutteuse. On voit, en effet, dans cette observation, que les articulations où les douleurs de la goutte sont le plus rarement ressenties, la hanche, par exemple, ainsi que l'épaule étaient exemptes d'altérations, tandis que les jointures où l'on sait que la goutte se porte de préférence étaient au contraire encroûtées d'urate de soude. Malheureusement l'histoire du malade est restée inconnue, et il a été par conséquent impossible de déterminer les jointures qui, pendant la vie, avaient été en réalité plus spécialement affectées.

Comme les précédentes, les observations de la troisième classe établissent que les cartilages et autres parties de la jointure peuvent être encroûtées d'urate de soude, alors même qu'il n'existe aucune trace de dépôts tophacés superficiels.

Dans l'observation 10, il est expressément noté que, sur l'un des gros orteils, les cartilages de l'articulation métatarso-phalangienne étaient recouverts d'urate de soude, ainsi que les ligaments, tandis que l'articulation phalangienne du même orteil et l'articulation tarso-métatarsienne correspondante étaient restées exemptes d'altération. C'est là un fait que j'ai plusieurs fois rencontré, et qui montre bien la tendance qu'a la goutte à se porter sur telle jointure plutôt que sur telle autre.

Dans l'observation 9, plusieurs jointures des extrémités inférieures étaient altérées, tandis que celles des extrémités supérieures, ainsi que l'articulation coxo-fémorale, avaient été épargnées. On peut tirer de là, et plus légitimement encore, des conclusions semblables à celles qui ont été tirées à propos de l'observation 6.

L'observation 11 vient confirmer d'une manière remarquable plusieurs des conclusions qui ont été précédemment formulées. Les renseignements ici étaient bien précis. Le malade avait exercé la profession de médecin, et il était, par conséquent, en état de fournir tous les renseignements désirables. Il fut nettement établi qu'il avait éprouvé huit attaques de goutte seulement, et qu'une période de treize années s'était écoulée entre la première et la dernière de ces attaques. Une seule fois, un doigt de la main fut atteint ; toutes les autres attaques restèrent limitées aux gros orteils, aux pieds et aux genoux. A l'autopsie, on reconnut que toutes les jointures qui avaient été affectées pendant la vie étaient encroûtées d'urate de soude, tandis que les autres articulations étaient exemptes d'altérations; ce qui prouve à peu près jusqu'à l'évidence que l'inflammation goutteuse s'accompagne invariablement de la formation de dépôts d'urate de soude.

L'observation 15 place d'ailleurs ce dernier fait hors de toute contestation. Dans ce cas, la goutte, d'ailleurs accompagnée toujours de symptômes fort légers, n'avait jamais porté que sur une seule et même jointure. Néanmoins les surfaces de l'articulation métatarso-phalangienne du gros orteil droit, qui avait été seule affectée pendant la vie, étaient parsemées de dépôts uratiques, et un de ces dépôts se voyait encore sur l'un des ligaments articulaires.

A toutes ces preuves les observations 13 et 16 viennent ajouter des preuves nouvelles. Dans l'observation 13, il avait été positivement établi que le genou gauche n'avait été atteint de la goutte qu'une seule fois, et encore très-légèrement. Le genou droit était toujours resté indemne. A l'autopsie, on trouva quelques amas d'urate de soude sur les cartilages articulaires du genou gauche ; le genou droit était tout à fait exempt d'altérations. Enfin, on sait par l'observation 16 jusqu'à quel point les lésions déterminées par *un seul accès de goutte* peuvent être accusées. Après tout cela, comment ne pas reconnaître que *la formation d'un dépôt d'urate de soude est un caractère constant de l'inflammation goutteuse* (1) ?

(1) La formation d'un dépôt cristallisé d'urate de soude dans l'épaisseur du cartilage diarthrodial constitue, en définitive, le fait primordial et fondamental dans le processus de l'arthropathie goutteuse. Elle paraît avoir lieu dès

Les autres altérations pathologiques que l'on rencontre dans les jointures, chez les goutteux, sont relativement de peu d'importance. Tels sont la rougeur, l'épaississement et la sécheresse de la membrane synoviale, et quelquefois aussi les exsudations séreuses : ces altérations se rencontrent en effet dans des cas d'inflammation articulaire qui n'ont aucun rapport avec la goutte; d'ailleurs ces diverses lésions varient beaucoup suivant le temps qui s'est écoulé depuis le début de l'accès.

L'inflammation goutteuse est de nature spécifique, puisqu'elle s'accompagne nécessairement de l'excrétion d'un produit spécial, l'urate de soude. Et ce caractère sépare profondément les manifestations articulaires de la goutte de toutes les autres affections des jointures avec lesquelles elles ont été souvent confondues.

J'ai fait l'examen nécroscopique des jointures sur un grand nombre de sujets qui avaient été affectés des maladies articulaires les plus diverses, et je puis déclarer que jamais je n'ai rencontré ailleurs que dans la goutte les dépôts d'urate de soude. On ne les observe pas, non

la première attaque (p. 240), tandis que les dépôts uratiques de la membrane synoviale, ceux qu'on rencontre dans l'épaisseur des ligaments, du tissu cellulaire sous-cutané, des tendons, etc., se produisent secondairement et correspondent, par conséquent, à un degré plus avancé de saturation. On peut établir, de plus, qu'en règle générale, les concrétions articulaires précèdent les dépôts extérieurs. M. Garrod a observé cependant (p. 86) un cas dans lequel une concrétion de l'oreille externe se serait produite plusieurs années avant l'apparition d'aucun symptôme du côté des jointures. J'ai pu, pour mon compte, chez un homme âgé de trente-cinq ans, depuis plusieurs mois atteint de dyspepsie acescente, prédire à l'avance l'explosion de la goutte, grâce à la présence d'une semblable concrétion siégeant sur le rebord de l'hélix; mais ce sont là, incontestablement, des faits exceptionnels et qui ne sauraient infirmer la règle. (J. C.)

plus, dans les formes aiguës ou chroniques du rhumatisme, ni dans l'arthrite rhumatoïde, généralement connue sous le nom d'arthrite rhumatismale chronique, et où souvent les jointures présentent cependant les altérations les plus profondes (1).

Ce n'est pas assez d'avoir reconnu que la formation de dépôts d'urate de soude est un accompagnement nécessaire de l'inflammation goutteuse, il faut encore admettre, suivant moi, qu'il existe entre ces deux ordres de faits une relation de cause à effet, à savoir, que l'inflammation serait ici subordonnée à l'existence des dépôts. Ceux-ci se produiraient, en premier lieu, au sein des divers tissus, et exciteraient par leur présence l'orgasme inflammatoire. De nombreux arguments pourraient être invoqués en faveur de cette opinion, mais ils seront exposés et discutés dans un prochain chapitre; pour le moment, je me contenterai de mettre en relief les circonstances

(1) A part l'incrustation d'urate de soude, le cartilage diarthrodial ne présente habituellement, dans la goutte, aucune altération appréciable. Les chondroplastes ont conservé leurs formes et leurs dimensions normales; les éléments cellulaires qu'ils renferment ne sont pas en plus grand nombre qu'à l'état physiologique; enfin, il n'y a pas traces de segmentation de la substance fondamentale homogène. On peut toutefois observer des cas, — rares à la vérité, — où l'altération velvétique, l'usure des cartilages, les végétations osseuses développées à la périphérie des surfaces articulaires, et, en un mot, toutes les altérations de l'arthrite rhumatismale chronique, se rencontrent sur une même jointure avec les lésions propres à la goutte. Brodie (*Diseases of the joints*, Obs. LIII, p. 234; 5e édit., London, 1850), Bennet (*Dublin quarterly Journ. of med. science*, t. XXXVII, 1864), ont rapporté des exemples de ce genre, et j'en ai vu plusieurs pour mon compte.

Les dépôts goutteux des cartilages coexistent aussi parfois avec les lésions qui surviennent dans les diverses parties des jointures par le fait de l'immobilité prolongée. (J. C.)

qui plaident dans ce sens. Je ferai remarquer d'abord que les symptômes d'inflammation sont fort peu prononcés, bien qu'ils suffisent toutefois pour éveiller l'attention du malade dans les cas où l'urate de soude s'est déposé au sein des tissus doués d'une faible vitalité, comme sont, par exemple, les fibro-cartilages de l'oreille. Je ferai observer, en second lieu, que si l'inflammation est intense, l'urate de soude est détruit en partie. Ainsi on ne peut constater la présence de l'acide urique dans la sérosité provenant de vésicatoires appliqués sur les parties tuméfiées par l'inflammation goutteuse.

Caractères microscopiques et chimiques des dépôts goutteux. — Maintes fois déjà nous avons parlé de cette matière blanche, comme plâtreuse, qui, dans la goutte, se dépose sur les cartilages, les tendons, et d'autres parties encore ; mais jusqu'ici nous n'avons pas étudié d'une manière spéciale les caractères microscopiques et chimiques de cette matière. C'est là un sujet qui doit maintenant fixer notre attention.

Pour ce qui concerne d'abord les dépôts des cartilages articulaires, certains auteurs ont pensé que la matière tophacée s'y trouve substituée au tissu cartilagineux, qu'on suppose s'être résorbé ; d'autres admettent, au contraire, que cette matière est répandue sous forme d'une couche mince à la surface du cartilage resté intact. Tout cela est erroné. Nous verrons, en effet, que les concrétions goutteuses ont pour caractère essentiel de se développer dans les interstices des tissus.

Dans un travail qui fait partie des *Transactions de la Société médico-chirurgicale* pour 1848, j'ai fait représenter un cartilage articulaire pris sur l'un des métatarsiens d'un goutteux à qui M. Liston avait amputé le pied. On voit là le dépôt tophacé entièrement composé de cristaux aciculaires d'urate de soude, offrant la disposition qui se trouve reproduite planche V, fig. 2.

Plus tard, j'ai présenté à l'une des séances de la Société pathologique de Londres une pièce anatomique démontrant que les dépôts tophacés ne siégent pas sur la surface libre des cartilages, mais bien dans leur épaisseur, et qu'il est souvent possible de reconnaître la mince couche de substance organique qui s'étend au-dessus de ces dépôts, du côté de la cavité articulaire. Depuis cette époque, M. Budd s'est livré à des études suivies concernant les altérations des cartilages dans la goutte, et les résultats de ses recherches ont été consignés dans les *Transactions médico-chirurgicales* pour l'année 1855 (1).

Sur des tranches minces de cartilage encroûté de matière tophacée, obtenues en allant de la surface libre vers l'os, on reconnaît que les concrétions ne pénètrent d'ordinaire qu'à une profondeur relativement peu considérable ; rarement elles s'étendent au delà des deux tiers du cartilage, et le plus souvent elles restent bien en deçà de cette limite. En même temps on peut, à l'aide du microscope, observer la belle apparence cristalline qui

(1) Sur les altérations des cartilages dans la goutte, consultez : Bramson (*Zeitschr. fur ration. Medizin*, 1845, t. III, p. 175); — Broca (*Bull. de la Soc. anat.*, 1852, p. 637); — Dufour (*ibid.*, 1853, p. 358); — Charcot (*Comptes rendus de la Soc. de biologie*, 1859, p. 129); — Charcot et Cornil (*ibid.*, 1863, p. 159). (J. C.)

distingue ces dépôts (pl. V, fig. 1). Pour que le phénomène se présente dans toute sa netteté, il faut s'aider d'un grossissement de 100 à 200 diamètres, et faire intervenir, autant que possible, la lumière polarisée. Dans le mémoire cité plus haut, le docteur Budd a avancé que la matière tophacée se présente dans les cartilages sous deux aspects bien distincts : tantôt elle serait amorphe ou granuleuse, tantôt cristalline. Sur les très-nombreuses coupes de cartilages provenant des sujets goutteux que j'ai examinées, il m'est arrivé en effet, de temps à autre, de voir les concrétions tophacées offrir l'aspect granuleux ; mais toujours une étude plus attentive m'a permis de reconnaître, surtout à l'aide du polariscope, que ces mêmes concrétions étaient, en réalité, entièrement formées de petits cristaux : l'état amorphe n'est donc qu'une apparence produite par le mode de groupement et la direction générale des aiguilles cristallines. Sur la figure 1 de la planche V, on distingue la mince couche d'aspect membraneux qui revêt le dépôt du côté de la cavité articulaire. M. Budd a également figuré et décrit cette disposition dans le mémoire dont il a été question déjà. M. Toynbee, dans un travail sur les cartilages articulaires, inséré dans le *London medical Journal* de 1850, a fait remarquer que l'existence de cette mince couche organique est un argument puissant à invoquer lorsqu'on veut établir que les surfaces articulaires sont partout recouvertes d'une membrane synoviale. La figure 2 de la planche V représente une coupe horizontale d'un cartilage encroûté par la matière tophacée. Il est rare de voir les cristaux présenter une disposition symétrique aussi parfaite. Cette figure a été dessinée en 1848, d'après la pièce anatomique qui m'avait été communiquée par M. Liston.

C'est toujours vers la surface libre du cartilage que les dépôts tophacés montrent le plus d'épaisseur, et on les voit s'amincir graduellement à mesure qu'on pénètre plus profondément. Lorsque la surface articulaire est seulement parsemée de quelques taches blanches, la matière crétacée ne s'étend guère au delà du tiers de l'épaisseur du cartilage, ou tout au moins les cristaux deviennent si rares et si ténus au delà de cette limite, qu'on ne peut plus les distinguer sans de grandes précautions. S'il s'agit, au contraire, d'une jointure atteinte profondément et depuis longtemps, le cartilage articulaire paraît envahi dans toute son épaisseur. La figure 15 représente une

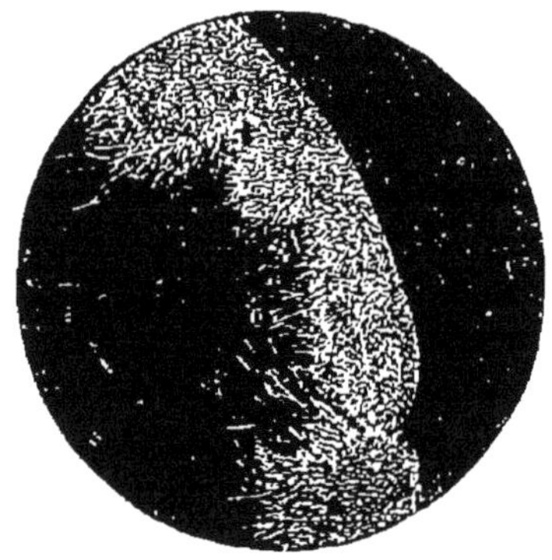

FIG. 15. — Coupe verticale très-mince d'un cartilage articulaire provenant d'un sujet goutteux. La densité de la matière déposée est plus grande à la surface et diminue à mesure que l'on pénètre dans la profondeur. — Dessin fait d'après une pièce conservée dans le baume du Canada. Grossissement de 220 diamètres. Lumière polarisée.

coupe verticale du cartilage encroûté de matière tophacée, examinée à la lumière polarisée. On voit que les aiguilles cristallines pénètrent profondément. La partie voisine de la surface paraît très-brillante, parce qu'il y a là entrecroisement d'innombrables cristaux. Cette coupe, vue comme objet opaque, offre encore un très-bel aspect.

Pour déterminer d'une manière précise la nature de ces dépôts qui encroûtent les surfaces articulaires, il suffit de prendre des tranches minces du cartilage altéré, de les laver d'abord dans l'eau froide, puis dans l'alcool, afin de les débarrasser des matières qui pourraient être solubles dans ces deux liquides; on les laisse alors dans l'eau chaude à 93° centigrades jusqu'à ce que le cartilage soit devenu transparent. Par le refroidissement et l'évaporation, la solution aqueuse laissera déposer de magnifiques touffes de cristaux (fig. 16). Il est facile de démon-

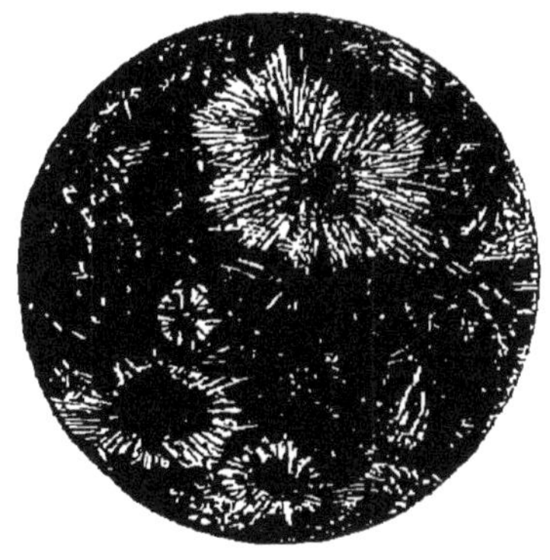

Fig. 16. — Cristaux d'urate de soude extraits d'une solution aqueuse dans laquelle on avait fait macérer un cartilage incrusté de matière tophacée. — Lumière polarisée; grossissement de 220 diamètres.

trer que ce dépôt cristallin se compose d'urate de soude pur : d'un côté, en effet, on obtient, après l'avoir incinéré, une cendre alcaline et soluble, qui est du carbonate de soude; et de l'autre, en le dissolvant dans l'eau et le traitant ensuite par l'acide acétique, on donne naissance à des cristaux rhomboédriques d'acide urique (pl. VI, fig. 1). D'ailleurs ce même dépôt, placé dans une capsule de porcelaine blanche et traité par l'acide nitrique dilué, fournit, lorsque la préparation presque desséchée est placée au-dessus d'une solution ammoniacale, une belle coloration pourpre, due à la production de murexide. Ces diverses réactions, et aussi la forme des cristaux, démontrent que l'opacité blanche que présentent les cartilages encroûtés de matière tophacée est uniquement due à la présence de l'urate de soude.

Lorsque l'on fait macérer pendant plusieurs jours dans l'eau chaude l'extrémité d'un os revêtu, même dans toute son étendue, d'une épaisse couche d'urate de soude, le dépôt ne tarde pas à disparaître en entier. Les parties reprennent alors les apparences de l'état normal, et le cartilage se dessine nettement à la surface de l'os. Il est souvent difficile, après cette préparation, de distinguer les cartilages autrefois encroûtés de matière tophacée, de ceux qui n'ont jamais présenté une telle altération. La seule différence que j'aie pu constater entre les premiers et les seconds, c'est que ceux-ci offrent une surface quelque peu inégale, et deviennent transparents et comme spongieux lorsqu'ils se sont desséchés. Plusieurs fois j'ai pris deux os provenant d'un même sujet et également encroûtés de matière tophacée, et j'ai soumis l'un d'eux, tantôt à l'influence de l'eau chaude à 46 degrés centigrades, tantôt à l'action d'une faible solution de carbonate potassique ou sodique. La figure 17 représente deux os métacarpiens : sur l'un d'eux le cartilage est revêtu de matière tophacée ; sur l'autre, il a été complétement débarrassé de cette matière par l'action prolongée de l'eau chaude ; avant d'avoir subi aucune préparation, ce dernier cartilage était peut-être plus pro-

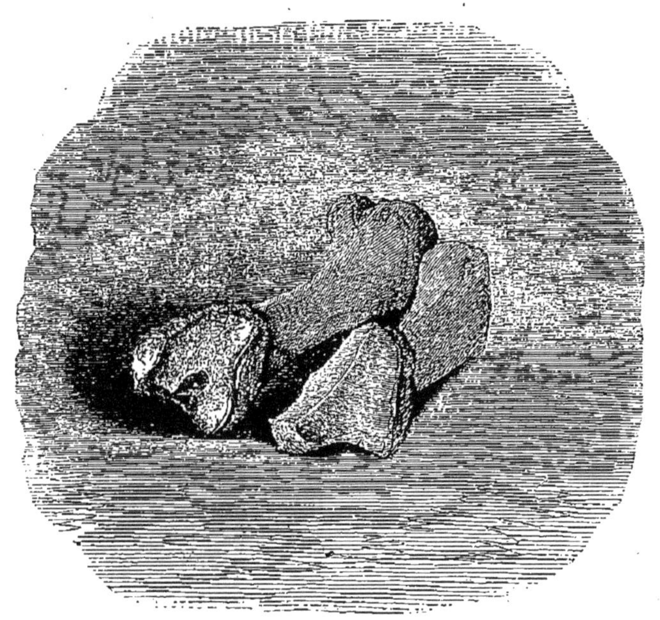

Fig. 17. — Extrémités de deux métacarpiens ; la première est incrustée d'urate de soude ; la seconde a été débarrassée de cette substance par l'action de l'eau chaude, et le cartilage qui la revêt semble normal.

fondément altéré que son congénère. Ces expériences démontrent péremptoirement que la formation des dépôts tophacés n'est point précédée de la résorption du tissu cartilagineux ; l'urate de soude se dépose dans les interstices de ce tissu. Si l'on place dans l'eau chaude, pendant plusieurs heures, de minces couches d'un cartilage ainsi altéré, l'urate de soude se dissout graduellement, et enfin disparaît, à tel point que le cartilage reprend sa structure normale. Si, pendant la durée de la préparation, on a soin d'examiner les pièces à diverses reprises, on arrivera à se rendre compte du mode de formation des dépôts tophacés. Dans plusieurs cas, les tranches minces de cartilage qui avaient macéré pendant longtemps, et d'où l'urate de soude avait en grande partie disparu, présentaient dans leur épaisseur des cristaux rhomboédriques d'acide urique. Mais il est probable que c'était là un résultat cadavérique, et que l'urate de soude avait été décomposé sous l'influence d'un acide développé pendant la putréfaction. J'ai presque toujours observé que les dépôts d'urate de soude, sur les cartilages soumis à la macération, présentent, à un moment donné, l'aspect de petits amas cristallins séparés par des espaces clairs. Un peu plus tard, ces sortes d'îlots, amoindris de toutes parts, semblent occuper le lieu où siégent les noyaux des cellules de cartilage (pl. 5, fig. 1).

Dans plusieurs des observations qui ont été présentées nous avons noté, entre autres détails nécroscopiques, l'état de la synovie. Souvent ce liquide est plus épais, plus opaque qu'à l'état normal; il tient en suspension de petites particules blanches; examiné au microscope, il paraît rempli de cristaux aciculaires ou prismatiques, le plus souvent réunis en faisceaux. Ces cristaux sont d'ailleurs solubles dans l'eau chaude, et le liquide qui les tient en dissolution donne, en se servant des réactifs convenables, la teinte caractéristique de la murexide. De plus, l'addition d'un acide quelconque fait apparaître, dans ce liquide, des cristaux rhomboédriques d'acide urique. La matière opaque qui est tenue en suspension dans la synovie est donc constituée, tout comme les dépôts tophacés des cartilages, par de l'urate de soude. On a parfois rencontré dans les formes les plus chroniques de la goutte des amas intra-articulaires de matière blanche (1). Ce sont là des cas rares ; en effet, même dans les cas où les articulations sont le plus maltraitées, et alors que la synovie est manifestement chargée d'urate de soude, il ne se forme que rarement des concrétions dans la cavité même de la jointure.

Nous avons signalé, en parlant de l'état des grandes jointures et notamment des genoux, l'existence fréquente de très-petits points blancs disséminés sur la synoviale.

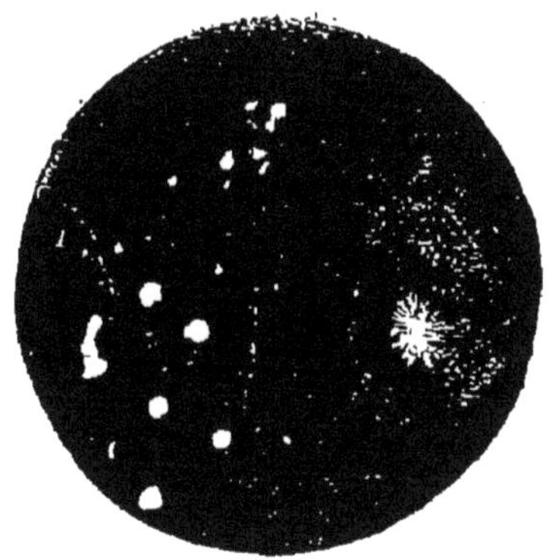

FIG. 18. — Petit morceau de la membrane synoviale du genou examinée à la lumière polarisée, avec un grossissement de 60 diamètres (1). — (2) Aspect cristallin d'une des plus petites saillies, vue à un grossissement de 220 diamètres.

Si l'on porte sous le microscope un fragment d'une membrane ainsi affectée et qu'on l'examine à l'aide de la lumière polarisée, avec un grossissement de 60 diamètres, on observe la disposition qui a été représentée figure **18** (1). Le pointillé de la synoviale est, comme on voit, con-

(1) Dans un cas de ce genre, observé par M. Rouget, l'urate de soude était contenu dans la cavité de cellules épithéliales détachées de la membrane synoviale. (*Comptes rendus de la Société de biologie*, 1850, p. 137.) (J. C.)

stitué par de petites saillies blanchâtres, situées presque à égale distance les unes des autres. Vient-on à détacher une de ces petites saillies et à l'examiner à un plus fort grossissement, on y distingue une structure cristalline, principalement si l'on presse légèrement sur le verre qui recouvre la préparation (fig. 18) (2). Si une membrane synoviale couverte de ces dépôts d'urate de soude est, pendant un certain temps, soumise à l'action continue de l'eau chaude, ceux-ci se dissolvent et la membrane reprend l'aspect normal.

Au sein des ligaments et des fibro-cartilages, des tendons et de leurs gaînes, la disposition de l'urate de soude ne diffère pas sensiblement de ce qu'elle est dans les cartilages articulaires. Seulement il y a lieu de remarquer que l'agencement des cristaux est souvent moins régulier dans le premier cas que dans le second. Je terminerai ce qui a trait à ce sujet par une remarque générale. Quel que soit le tissu, quelle que soit la lésion où se dépose l'urate de soude, on le voit toujours se présenter sous forme de cristaux. Ces cristaux sont quelquefois si ténus, qu'ils ne peuvent être distingués sans l'aide d'un gorssissement considérable et de la lumière polarisée.

Nous avons vu que la roideur permanente ou l'ankylose complète de l'articulation métatarso-phalangienne du gros orteil peuvent survenir, même à la suite d'un petit nombre d'accès de goutte aiguë. J'ai eu deux fois l'occasion, dans de pareilles circonstances, de constater l'état des parties malades. Dans le premier cas, une coupe perpendiculaire des os offrit l'aspect qui est représenté dans la figure 19. Il est à remarquer que la ligne courbe blanchâtre qui marque le siége de l'articulation est brisée par intervalles. On dirait que la tête du métatarsien a pénétré çà et là dans l'épaisseur de la substance osseuse qui forme la surface concave de la première phalange. Dans l'autre cas, les lésions étaient beaucoup plus prononcées encore, ainsi qu'on peut le voir, du reste, par la description qui en a été donnée dans le chapitre VI.

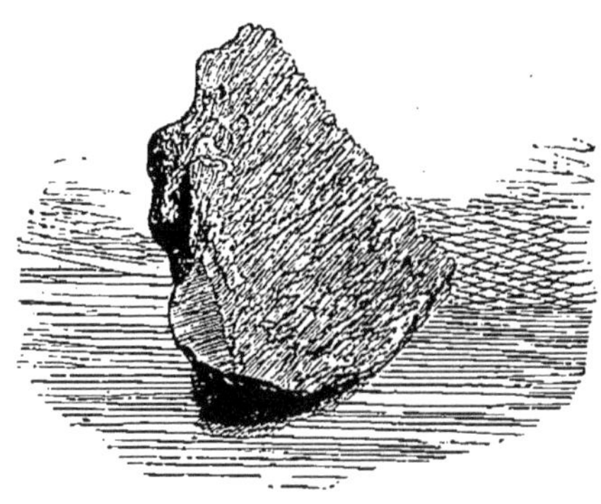

FIG. 19. — Coupe perpendiculaire de l'articulation métatarso-phalangienne de l'un de gros orteils, qui s'était ankylosée à la suite de quelques accès de goutte.

Nous verrons ailleurs que l'articulation métatarso-phalangienne des gros orteils est souvent le siége d'altérations variées, même chez les sujets qui, pendant la vie, n'ont jamais éprouvé les symptômes d'une affection articulaire quelconque. Peut-être cela nous permettra-t-il de comprendre pourquoi cette articulation est, dans la goutte, si fréquemment le siége des principales altérations.

Des altérations des reins dans la goutte. — C'est une opinion acceptée très-généralement depuis fort longtemps, qu'il y a connexité entre la goutte et certains désordres des fonctions urinaires. La fréquente coexistence de la goutte et de la gravelle chez un même individu paraît avoir fait naître cette opinion, qui se trouve corroborée encore par ce fait que les éléments les plus ordinaires des graviers et des calculs urinaires ne diffèrent pas essentiellement de ceux qui constituent les dépôts tophacés de la goutte. Il est incontestable que la goutte et la gravelle se rencontrent fréquemment chez un même sujet, soit simultanément, soit successivement à des époques plus ou moins éloignées ; et ce dernier cas est le plus habituel. Voici d'ailleurs suivant quel ordre cette relation s'établit en général. Lorsque la goutte et la gravelle doivent survenir chez un même sujet, celle-ci se montre, en premier lieu, dans la jeunesse, et celle-là se manifeste seulement dans l'âge mûr ou même dans la vieillesse.

Il y a quelques années, le docteur Todd a appelé l'attention des médecins sur ce qu'il nomme le *rein goutteux ;* c'est une altération particulière du rein qui, suivant lui, se rencontrerait fréquemment dans les cas de goutte chronique invétérée. On n'a pas encore, que je sache, étudié d'une manière suivie l'état des reins dans la goutte aiguë. Je me suis occupé tout particulièrement de ce sujet dans ces derniers temps, et je crois être arrivé à éclairer certains points jusqu'ici restés obscurs. Je montrerai, entre autres particularités, que les reins peuvent être sérieusement affectés, même dans les formes légères et dès les premières périodes de la goutte.

Voici en quoi consiste l'altération du rein qu'on rencontre dans les périodes avancées de la goutte. Le volume de l'organe a diminué de moitié et plus, des deux tiers même dans certains cas. Il est comme ratatiné et sa surface est granuleuse ; la capsule fibreuse est opaque et épaissie :

sur une coupe, on reconnaît que l'atrophie porte spécialement sur la couche corticale; celle-ci est parfois tellement mince, que la substance des pyramides s'étend, ou peu s'en faut, jusqu'à la surface de l'organe. Jusqu'ici nous ne trouvons, dans cette description, aucun caractère qui ne puisse se rapporter également à la forme chronique de la néphrite desquamative ordinaire. On ne saurait en dire autant de ce qui va suivre.

J'examinais en 1849 les reins d'un goutteux mort à la suite d'une maladie intercurrente : ces organes présentaient les altérations qui viennent d'être décrites ; mais j'y remarquai, en outre, de petites stries d'un blanc mat, siégeant principalement dans la substance des pyramides et dirigées dans le sens des tubes urinifères. Sur la substance corticale, ces stries se voyaient aussi, mais en nombre moindre. Enfin on remarquait encore de petits dépôts blancs formant une sorte de pointillé au sommet de chaque pyramide. Ce fait anatomique a été mentionné par le docteur Todd dans ses *Leçons sur les maladies des organes urinaires* (1). Dans le même ouvrage, on trouve relatée l'autopsie d'un sujet goutteux, mort de choléra, et chez lequel M. Ceeley rencontra également ces infarctus uratiques des reins (2).

La planche 4 représente le rein d'un sujet affecté de

(1) *Loc. cit.*, pp. 329 et 330.

(2) Ces amas d'urate de soude, qui se forment dans la substance des pyramides du rein chez les goutteux, paraissent avoir été, pour la première fois, remarqués et décrits par M. de Castelnau. (*Observ. et réflex. sur la goutte*, etc., in *Arch. gén. de méd.*, t. III, 4e série, 1843, p. 295.)

(J. C.)

goutte chronique. La figure 2, *a*, montre l'aspect que présentait la surface de ce rein. Sur la même figure, on distingue en *b* les stries et les points, et l'on peut voir en outre jusqu'où était portée l'atrophie de la substance corticale.

Examinée au microscope, la matière blanche des dépôts du rein parut constituée par des cristaux prismatiques d'urate de soude. D'ailleurs l'analyse chimique vint confirmer les résultats obtenus à l'aide du microscope;

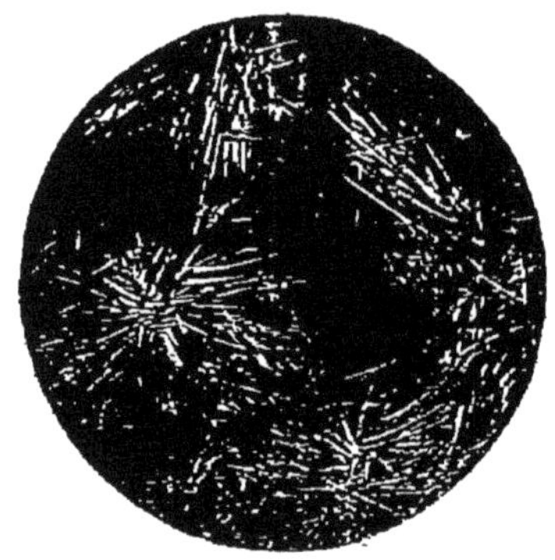

FIG. 20. — Cristaux d'urate de soude observés dans la substance médulaire d'un rein goutteux. Grossissement de 220 diamètres et lumière polarisée.

en effet, ces cristaux étaient, jusqu'à un certain degré, solubles dans l'eau chaude. Chauffés avec l'acide nitrique, puis traités par l'ammoniaque, ils donnèrent lieu à la coloration pourpre de murexide; enfin, lorsqu'on fit agir sur eux l'acide acétique, il se produisit des cristaux rhomboédriques d'acide urique. Ainsi, au double point de vue de la constitution physique et de la composition chimique, les infarctus uratiques des reins ne diffèrent en rien des dépôts crétacés qui incrustent les cartilages articulaires, ou de ceux qui constituent les tumeurs tophacées développées à l'extérieur des jointures.

Le nombre des cas de goutte dans lesquels j'ai observé l'atrophie rénale et les infarctus uratiques des reins est aujourd'hui assez considérable. De fait, j'ai rencontré l'une ou l'autre de ces altérations chez tous les sujets atteints de goutte invétérée, dont l'autopsie a pu être pratiquée. Plusieurs de ces cas ont été relatés dans le précédent chapitre, et là on peut voir que le poids des reins a été trouvé rarement supérieur à 92 grammes; plusieurs fois il est descendu jusqu'à 71 grammes (1).

L'atrophie rénale a d'ailleurs été notée depuis longtemps dans la goutte; mais on n'avait pas attaché d'importance à ce fait jusqu'à ces dernières années. M. Henry Watson, en 1782, dans la relation nécroscopique dont il a été question déjà, mentionne les reins comme étant petits, remplis d'hydatides (kystes ?) et ayant leur surface extérieure couverte de vésicules. Les auteurs qui ont rapporté les premières autopsies de goutteux ont, pour la plupart, passé sous silence l'état des reins.

Les altérations rénales sur lesquelles nous appelons l'attention sont-elles véritablement propres à la goutte? Pour ce qui concerne l'état atrophique des reins, il faut répondre par la négative. En effet, cet état se trouve assez fréquemment lié à certaines formes d'albuminurie tout à fait indépendantes de la goutte. On rencontre, d'ailleurs, en dehors des affections goutteuses, dans un grand nombre de cas d'altération granuleuse des reins

(1) Le poids du rein normal a été diversement évalué par les auteurs. Pour les uns il serait en moyenne d'environ 156 grammes chez l'homme et 14 chez la femme; pour les autres cette moyenne ne serait que de 128. Le rein gauche pèse généralement un peu plus que le droit.

ou de néphrite desquamative chronique, des modifications de l'urine assez semblables à celles qu'on observe dans les formes intenses de la goutte chronique, et ce n'est pas seulement par les caractères physico-chimiques tels que la couleur pâle, une densité faible, l'existence d'une proportion relativement minime d'albumine, que s'établit la similitude; mais c'est, en outre, par la présence des cylindres granuleux ou cireux. Quoi qu'il en soit, on n'a pas encore, que je sache, décrit les infarctus uratiques des reins dans une maladie autre que la goutte. Avec l'aide de M. Hickman, autrefois médecin assistant à l'hôpital d'*University college*, j'ai examiné attentivement l'état des reins dans une série de vingt-trois autopsies. J'avais pour but de rechercher si les dépôts d'urate de soude se rencontrent dans le rein, ailleurs que chez les individus goutteux. Les sujets sur lesquels notre examen a porté avaient succombé aux maladies les plus diverses; quelques-uns, à la suite d'accidents traumatiques. Un seul d'entre eux avait été goutteux; chez lui, en outre des altérations caractéristiques des jointures, on rencontrait dans les reins, les infarctus d'urate de soude. Ceux-ci faisaient absolument défaut dans dix-neuf cas; enfin, dans les trois autres cas, bien que les jointures ne présentassent aucune trace de dépôts tophacés, on découvrit néanmoins dans la substance du rein quelques cristaux composés, les uns d'acide urique, les autres d'urate de soude.

Il importe de remarquer que ces cristaux étaient beaucoup plus volumineux que ceux qui constituent les infarctus uratique de la goutte. De plus, ils occupaient tous la cavité des tubuli; tandis que dans la goutte, ainsi que nous l'avons fait observer déjà, les cristaux d'urate de soude paraissent être déposés surtout en dehors des canalicules urinaires dans le tissu cellulo-fibreux du rein, comme si ce tissu avait été le siége d'une véritable inflammation goutteuse. Sur ce dernier point, je ne saurais, pour le moment, formuler une opinion définitive; quoi qu'il en soit, s'il est vrai que les dépôts cristallins peuvent se produire dans les reins de sujets qui n'ont jamais souffert de la goutte articulaire, il faut reconnaître que c'est là un fait rare; d'ailleurs ces dépôts accidentels sont en général tellement minimes, qu'il faut beaucoup d'attention pour les découvrir, tandis que ceux qui appartiennent à la goutte, se reconnaissent à première vue. Des trois sujets non goutteux, chez lesquels les infarctus uriques des reins ont été rencontrés, deux étaient des hommes âgés, l'un de soixante-dix, et l'autre de soixante-treize ans; le troisième sujet était une femme morte des suites d'une brûlure.

Après avoir établi qu'une altération des reins existe constamment dans les périodes avancées de la goutte, et confirmé ainsi, à l'aide de nouveaux faits, les résultats obtenus par le docteur Todd et quelques autres, il me paraît utile d'aller plus loin et de rechercher si les reins sont également affectés dans les formes les plus légères de la maladie; d'autant mieux que j'ai été depuis longtemps conduit à penser que la goutte est intimement liée à certains troubles des fonctions rénales. Voici les résultats de cette nouvelle série de recherches :

On n'a pas oublié que dans l'observation 6, l'atrophie rénale était très-prononcée; de plus, on distinguait des dépôts d'urate de soude, disposés sous forme de points, au sommet des cônes ou de stries blanches parallèles aux canalicules urinifères dans la substance des pyramides. L'examen microscopique démontra d'ailleurs que les éléments du parenchyme rénal avaient subi les altérations qui ont été décrites plus haut. On sait que chez le malade qui fait le sujet de cette observation, les seuls indices extérieurs de la goutte avaient été deux ou trois petits dépôts d'urate de soude, siégeant sur le cartilage de l'une des oreilles.

Dans l'observation 7, les reins avaient également subi des altérations profondes. Leur poids était fort inférieur au taux normal. La substance corticale paraissait comme ratatinée ; on remarquait au sommet des cônes des points blancs, et dans la substance des pyramides, des stries blanches parallèles à la direction des tubuli. Les modifications du tissu du rein appréciables au microscope, étaient enfin très-nettement accusées.

Les reins, dans l'observation 8, étaient congestionnés et chacun d'eux pesait environ 170 grammes ; mais ils avaient néanmoins l'aspect granuleux, et l'on y remarquait des dépôts d'urate de soude disposés sous forme de stries blanches, comme dans l'observation 7.

Dans l'observation 9, on a noté une altération des reins, qui ne pesaient pas plus de 85 grammes et renfermaient de nombreux infarctus d'urate de soude.

L'examen des reins n'a pu être fait chez le sujet de la 10e observation.

Le goutteux, dont l'histoire a été rapportée dans l'observation 11, avait éprouvé en tout seulement huit attaques, et celles-ci n'avaient laissé après elles aucune trace appréciable à l'extérieur. Il était donc fort intéressant d'examiner chez lui l'état des reins. Or, à première vue, ces organes paraissaient normaux; chacun d'eux pesait 128 grammes, et la capsule fibreuse se détachait sans difficulté. Mais une étude plus attentive fit reconnaître l'existence de points blancs sur les cônes et de stries blanches dans la substance des pyramides. Le microscope révéla, d'ailleurs, dans le tissu des reins des altérations manifestes quoique peu prononcées encore. Le docteur G. Johnson, à qui j'envoyai un fragment des reins, sans renseignement aucun, m'a communiqué les remarques qui suivent : « Plusieurs des tubes urinifères renferment un » épithélium fortement granuleux, tandis que quelques » autres sont complétement dépouillés de leur revêtement » épithélial. L'altération dominante est, en définitive, » l'état graisseux de l'épithélium. L'accumulation des » gouttelettes de graisse dans les cellules épithéliales est » telle, que les contours des tubes urinifères en paraissent » très-sombres. »

Les infarctus d'urate de soude présentaient également, sous le microscope, des caractères bien tranchés.

Dans les observations 12 et 13, on nota l'existence des dépôts uratiques des reins.

Les observations 14, 15 et 16 sont, en définitive, les seules dans lesquelles il est dit que les reins ne présentaient aucune altération appréciable. Mais il faut remarquer toutefois que ces organes étaient, dans tous les cas, fortement congestionnés, et que les infarctus d'urate pouvaient, en conséquence, passer facilement inaperçus.

A l'époque où j'observai pour la première fois ces points et ces stries d'un blanc mat qui nous ont tant occupé déjà, je pensai tout d'abord qu'ils étaient produits par l'accumulation de la matière tophacée dans la cavité même des tubes urinifères, et telle était évidemment aussi la manière de voir de M. Ceeley. Des études ultérieures ont modifié mon opinion à cet égard. Dans le rein, les cristaux d'urate de soude, plus volumineux, en général, que ceux qui incrustent les cartilages ou les ligaments, paraissent souvent déposés au sein du tissu cellulo-fibreux plutôt que dans la cavité des tubuli. Il serait à désirer que de nouvelles recherches fussent entreprises sur ce sujet (1).

(1) Examinés au microscope sur des tranches minces du tissu du rein, les infarctus d'urate de soude apparaissent constitués par des groupes de longs cristaux prismatiques, libres par une de leurs extrémités, implantés par l'autre sur une base commune autour de laquelle ils rayonnent, de manière à présenter l'aspect d'un éventail. Ces amas cristallins forment, par leur réunion, des masses allongées plus ou moins volumineuses et dont le grand axe suit exactement la direction des tubes droits. Les cristaux en question siégent très-manifestement dans l'intervalle de ces tubes. Si l'on fait intervenir l'acide acétique, ils se dissolvent et bientôt il se forme sur les points qu'ils occupaient des tables rhomboïdales d'acide urique. On reconnaît alors que la cavité même des tubes est obstruée par des amas cylindriques d'urate de soude, vraisemblablement à l'état amorphe, lesquels se dissolvent à leur tour par l'action prolongée de l'acide acétique. Il y a donc à considérer dans l'infarctus uratique des reins : 1° des cristaux groupés en manière d'éventail situés en dehors des tubes droits ; 2° des dépôts d'urate de soude dépourvus, du moins en apparence, de structure cristalline, siégeant dans la cavité même des tubes dont ils représentent le moule interne et sur lesquels s'implantent les groupes de cristaux. Cette disposition mérite d'être rapprochée de celle qu'on observe lorsqu'il s'agit des cartilages diarthrodiaux : dans ce dernier cas, les nombreux cristaux aciculaires qui pénètrent la substance fondamentale du cartilage, paraissent implantés par une de leurs extrémités dans les chondroplastes autour desquels ils rayonnent ; tandis que la cavité de ceux-ci est littéralement remplie par des dépôts d'urate de soude amorphe. (Charcot et Cornil, *Op. cit.*, p. 153 ; voy. fig. 3 et fig. 4 ; fig. 6 et fig. 7.) (J. C.)

L'histologie pathologique du *rein goutteux* a été étudiée avec soin par le docteur G. Johnson. Ce médecin a d'ailleurs traité la question d'une manière complète dans son ouvrage. Je dois à son obligeance des préparations anatomiques qui m'ont permis de reproduire par le dessin les altérations dont il s'agit.

Dès les premières phases de l'affection, alors que les reins n'ont encore subi aucune diminution de volume ou de poids et présentent d'ailleurs, à l'œil nu, toutes les apparences de l'état normal, les cellules épithéliales des tubes contournés peuvent être déjà altérées, elles sont devenues opaques et granuleuses. « Dans quelques tu-
» buli, dit le docteur G. Johnson, il semble que les cel-
» lules épithéliales se soient détachées entières ; elles
» distendent le canalicule en même temps qu'elles le ren-
» dent opaque. D'autres tubuli également distendus et
» opaques, renferment seulement des débris de cellules
» désagrégées. Cette désagrégation des cellules se pro-
» duit d'ailleurs, tantôt alors que celles-ci adhèrent en-
» core à la membrane fondamentale, tantôt au con-
» traire après qu'elles s'en sont détachées par suite d'une
» sorte de desquamation et qu'elles se sont accumulées
» déjà dans la cavité du canalicule. » Indépendamment de ces altérations, les cellules épithéliales paraissent souvent chargées de gouttelettes huileuses.

Un peu plus tard, le contenu des tubuli s'altère plus profondément, et, peu à peu, il est entraîné avec les liquides que sécrètent les glomérules de Malpighi. Par suite, la membrane fondamentale paraît, à un certain moment, complétement dénudée ; sur des coupes transversales, les cavités des tubuli en partie recouvertes par le tissu cellulo-fibreux du rein, présentent alors l'aspect de vésicules. Cette disposition a été représentée sur la figure 21 : les tubes urinifères remplis de cellules épithéliales désagrégées se voient à droite et en bas. Les tubes vides et dont la coupe donne l'apparence de petits kystes

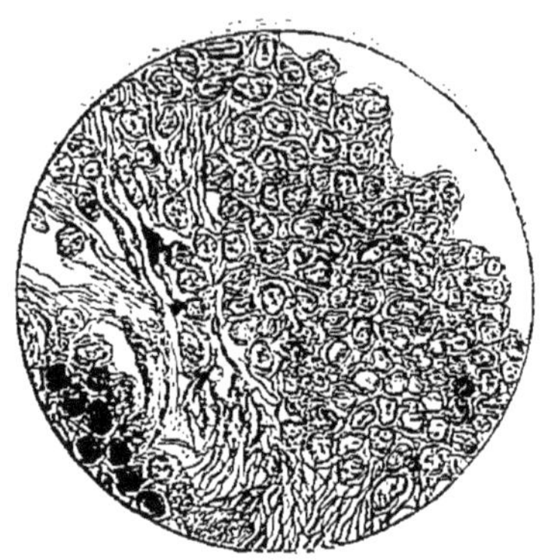

FIG. 21. — État des reins dans la goutte et dans quelques formes de l'albuminurie (néphrite desquamative chronique). A droite et en bas, les tubes urinifères sont remplis de débris de cellules épithéliales; l'aspect aréolaire qu'on aperçoit dans le reste de la préparation est dû à la chute de l'épithélium et à la dénudation des tubes. Grossissement de 100 diamètres.

occupent le reste de la préparation. Alors qu'ils ont perdu leur revêtement épithélial, les canalicules des reins ne tendent pas à s'atrophier et à se ratatiner en conséquence de l'affaissement des tissus environnants; puis les glomérules de Malpighi se rapprochent les uns des autres, et paraissent plus nombreux sur le champ du microscope. J'ai rencontré ces altérations toutes les fois qu'il m'a été donné d'examiner les reins dans les cas de goutte invétérée. La figure 22 nous montre à droite les tubuli vides et affaissés ; à gauche, se voient les corpuscules de Malpighi.

En même temps que les tubes urinifères subissent les

modifications de texture qui viennent d'être décrites, les vaisseaux des reins surtout, les artères et les capillaires des glomérules éprouvent de notables altérations. Les

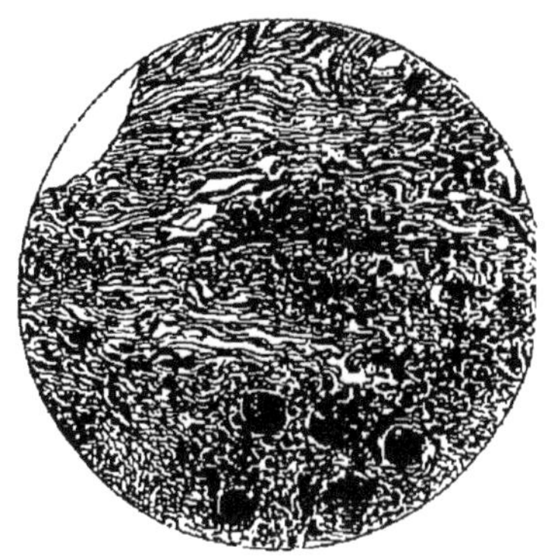

FIG. 22. — Coupe d'un rein dans un cas de goutte ancienne : à droite, tubes urinifères atrophiés et sinueux ; à gauche, glomérules de Malpighi rapprochés les uns des autres. Grossissement de 100 diamètres.

tuniques de ces vaisseaux s'hypertrophient ; suivant le docteur Johnson, les fibres circulaires et les fibres longitudinales seraient affectées à la fois ; mais celles-ci plus que celles-là. En s'hypertrophiant, la couche des fibres longitudinales arriverait à devenir aussi épaisse que la couche des fibres circulaires. Les vaisseaux afférents des glomérules présentent les altérations les plus prononcées. On les voit, sur la figure 23, à la fois tortueux et hypertrophiés. Cet état des artères ne se rencontre, d'ailleurs, que dans les cas où le parenchyme du rein est profondément altéré et où la circulation du sang est très-sérieusement entravée. On a peu étudié, jusqu'ici, les altérations que subissent les vaisseaux capillaires du rein chez les goutteux. Il y a lieu de croire qu'ils s'atrophient. Quant aux vaisseaux afférents et aux veines, il est certain que leurs parois n'augmentent pas d'épaisseur. Très-vraisemblablement ces vaisseaux, de même que les capillaires, reviennent sur eux-mêmes et subissent une atrophie lente (1).

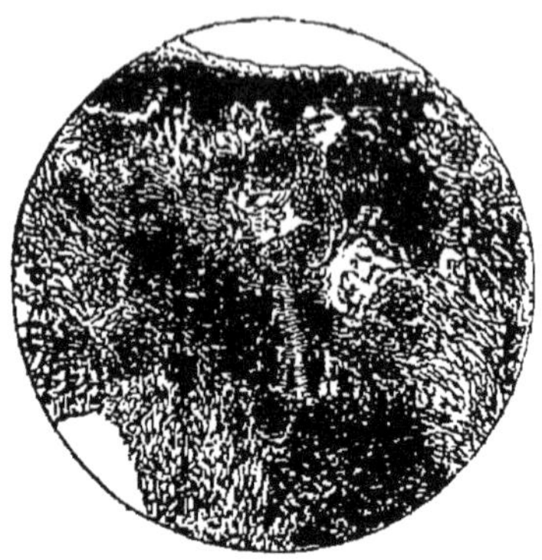

FIG. 23. — Artères des glomérules de Malpighi ; leurs fibres musculaires sont très-hypertrophiées, surtout les circulaires. Il faut changer un peu le foyer pour voir les fibres longitudinales. Grossissement de 100 diamètres.

Présence des concrétions goutteuses dans d'autres organes. — On a avancé que les concrétions tophacées peu-

(1) Les altérations du rein qu'on observe dans la goutte peuvent être rapportées à deux espèces bien distinctes :

I. En premier lieu, on trouve l'affection décrite par M. Rayer sous le nom de *Néphrite goutteuse* (Rayer, *Traité des maladies des reins*, t. II, p. 42, 1840) ; c'est à proprement parler la *gravelle du rein*. Les lésions anatomiques sont les suivantes : 1° à la surface de la substance corticale et quelquefois dans son épaisseur, on remarque de petits grains de sable qui, vus au microscope ou traités par les réactifs convenables, sont facilement reconnaissables pour être de l'acide urique. Lorsque ces dépôts de sable sont considérables, la substance corticale est plus ou moins altérée là où ils se sont opérés ; 2° en outre des grains d'acide urique dans la substance corticale, on en voit quelquefois un plus grand nombre dans l'intérieur des mamelons ou des calices ; 3° enfin on trouve quelquefois dans les calices ou dans le bassinet, non-seulement des grains de gravelle, mais encore de véritables calculs d'acide urique, ou des calculs dont le noyau est formé de cet acide. — Encore peu étudiées, les altérations concomitantes du tissu rénal paraissent devoir être rapportées tantôt à la néphrite interstitielle, tantôt à la néphrite suppurative. — Pendant la vie, les lésions qui viennent d'être décrites peuvent rester latentes. Dans les cas où des graviers plus ou moins volumineux se

vent se montrer chez les goutteux dans des organes ou des tissus autres que ceux où nous les avons signalées jusqu'ici. Rœring parle d'un vieillard goutteux chez qui les poumons renfermaient des concrétions; mais celles-ci s'étaient-elles développées sous l'influence de la goutte? Rien ne peut le faire supposer. Elles étaient, en effet, constituées par du phosphate de chaux, et l'on sait que de telles concrétions se rencontrent fréquemment dans les

sont engagés dans les uretères, elles se traduisent par les symptômes ordinaires de la colique néphrétique; d'autrefois les malades éprouvent, soit d'une manière pour ainsi dire habituelle, soit sous forme d'accès, des douleurs rénales plus ou moins accusées; ils rendent de temps à autre, en urinant, du sable d'acide urique cristallisé; en même temps les urines renferment une proportion variable d'albumine, et quelquefois, en outre, des globules rouges du sang.

II. En second lieu, on rencontre les lésions rénales de la maladie de Bright, tantôt sous la forme de la *néphrite parenchymateuse*, tantôt sous celle de la *néphrite interstitielle*. Ce dernier cas est, incontestablement, de tous le plus fréquent, et c'est à la néphrite interstitielle qu'il faut rapporter les descriptions qui ont été données du *rein goutteux* (*gouty kidney*) par le docteur Todd et quelques autres médecins anglais. Sur 152 cas de néphrite parenchymateuse (*reins à surface lisse*) constatés par l'autopsie, le docteur Dickinson (*Medico-chirurg. Transact.*, 1861, p. 170) n'en a rencontré qu'un seul qui fût relatif à un sujet goutteux; tandis que sur 281 cas de néphrite interstitielle (*reins atrophiés, à surface rugueuse*), 27 concernaient des individus qui, pendant la vie, avaient présenté les caractères les moins équivoques de la goutte. Il importe de remarquer d'ailleurs qu'à part la coexistence des infarctus d'urate de soude, les lésions du parenchyme rénal dont il s'agit ne diffèrent en rien d'essentiel de ce qu'elles sont, dans la maladie de Bright ordinaire et indépendante de la goutte.

Au point de vue symptomatologique, la néphrite albumineuse, lorsqu'elle est liée à la goutte, se distingue peut-être, entre toutes, par sa bénignité apparente, et par une évolution plus lente. Souvent l'anasarque et l'œdème font défaut; ils sont rarement très-accusés; la proportion d'albumine que renferment les urines est fréquemment peu considérable, etc. Ces caractères, toutefois, sont loin d'être constants.

Quoi qu'il en soit, il est certain que la néphrite albumineuse des goutteux

poumons chez des sujets qui n'ont jamais présenté aucune manifestation goutteuse (1).

Landerer a rencontré un dépôt blanc à la face interne de l'aorte d'un goutteux, mais j'ignore si, dans ce cas, l'analyse chimique a été faite (2).

J'ai examiné avec soin les dépôts athéromateux ou crétacés développés sur les valvules du cœur ou sur l'aorte, chez plusieurs goutteux, portant d'ailleurs de volumineuses tumeurs tophacées, sans pouvoir y découvrir

peut, comme les autres formes de la maladie, s'accompagner des redoutables symptômes de l'*urémie* convulsive ou comateuse ; et il est au moins très-vraisemblable que bon nombre d'accidents cérébraux qu'on rapporte à la *goutte remontée* ou *mal placée*, ne sont autre chose que des accidents *urémiques* subordonnés à l'affection rénale qui se développe si fréquemment sous l'influence de la goutte. La dyspepsie et la diarrhée urémiques, l'hémorrhagie intra-encéphalique, l'hypertrophie du cœur, sont aussi parfois des conséquences de la néphrite albumineuse, chez les goutteux. Ce sont là des faits que M. Garrod a d'ailleurs parfaitement reconnus et dont il sera plus amplement question par la suite. — Sur les altérations des reins dans la goutte, consultez : Rayer, *loc. cit.* — De Castelnau, *loc. cit.* — Todd, *Clinical lectures. Diseases of the urinary organs*, etc., London, 1857, p. 309. — G. Johnson, — *On the diseases of the kidney*, London, 1852, pp. 78, 109, 173, 186. — W. R. Basham, *On dropsy connected with disease of the kidney*, 2e édit., London, 1862, pp. 205, 210. Charcot et Cornil, *loc. cit.* — Charcot, *Gaz. des hôpitaux*, 2 août, 1866. — S. Rosenstein, *Die Pathologie und Therapie der Nierenkrankheiten*, Berlin, 1863, p. 220. — A. Fournier, *De l'urémie*, Paris, 1863, p. 85. — J. B. Malherbe, thèse de Paris, 13 août 1866. (J. C.)

(1) Le docteur Bence Jones dit avoir rencontré, chez un goutteux, des dépôts d'urate de soude cristallisé, dans la paroi des tubes bronchiques (*Patholog. Society.* — *The Lancet*, 1856, p. 98). (J. C.)

(2) Dans le cas rapporté par Landerer, la concrétion aortique présentait la composition suivante : acide urique, 14 ; matière animale, 6 ; phosphate de chaux, 62 ; carbonate de chaux, 16 ; carbonate de magnésie, 2. (*Buchner's repertorium*, 1847, t. XIV, p. 60, et G. Day, *Diseases of advanced Life*, London, 1849, p. 267. — Bence Jones (*loc. cit.*) et Bramson (*Zeitschrift fur ration. mediz.*, 1845, t. III) ont aussi rencontré de l'acide urique dans les concrétions de l'aorte thoracique chez des sujets goutteux. (J. C.)

jamais aucune trace d'acide urique. Les seuls cristaux qu'on rencontre dans ces dépôts se rapportent à la cholestérine (1).

On a parlé de dépôts siégeant dans les méninges cérébrales, et où Schœnlein aurait démontré l'existence de l'acide urique. Mais il n'est pas douteux que les dépôts de ce genre sont généralement constitués par du phosphate et du carbonate de chaux, et il est très-vraisemblable qu'ils n'ont aucune relation avec la goutte. On n'a peut-être pas oublié que H. Watson, dans la relation qu'il donne de l'autopsie d'un goutteux, parle d'un dépôt formé d'une matière crémeuse, semblable à de la chaux molle, siégeant sur la face externe de la pie-mère. Mais, à l'époque où écrivait Watson, on ne connaissait point les caractères chimiques des concrétions goutteuses. On peut d'ailleurs remarquer, d'une manière générale, que trop souvent on a rapporté à la goutte, indistinctement et sans critique, la plupart des altérations qu'on rencontrait à l'autopsie chez un sujet goutteux.

Dans un cas de goutte intense (obs. 3, chap. VI), j'ai vu, sur les cartilages aryténoïdes, plusieurs petits points blancs que j'ai reconnus, à leurs caractères chimiques et microscopiques, pour être formés d'urate de soude.

(1) Lobstein cite un cas dans lequel des plaques ostéoformes contenues dans l'épaisseur des valvules mitrales étaient composées, suivant une analyse faite par le professeur Masuyer, de phosphate et d'urate de chaux et de soude *Traité d'anatomie pathologique*, t. II, 1833, p. 527). Le docteur Samuel Edwards aurait observé un fait du même genre (*The Lancet*, 1850, t. I, p. 673). (J. C.)

CHAPITRE VIII.

CAUSES DE LA GOUTTE : *Causes prédisposantes :* Hérédité. — Age. — Sexe. — Tempérament ou constitution. — Liqueurs alcooliques. — Leur action différente dans la production de la goutte. — Troubles de la digestion. — Régime animal. — Défaut d'exercice. — Travaux excessifs de l'esprit. — Chagrins. — Climats. — Du plomb comme cause prédisposante de la goutte. Grande fréquence de cette maladie chez les peintres et les plombiers. — Influence de l'absorption du plomb sur l'excrétion de l'acide urique. *Causes excitantes :* Vins, etc. — Dyspepsie. — Froid et humidité. — Fatigue corporelle et intellectuelle.

L'observation la plus vulgaire permet de reconnaître déjà combien sont variées les causes de la goutte. Quelques individus viennent au monde avec une prédisposition bien marquée à contracter la maladie; d'autres acquièrent ces dispositions en raison de leurs occupations, de leur genre de vie. La goutte se montre surtout à certains âges, elle est rare aux autres époques de la vie; certaines causes la produisent seulement alors qu'elles ont agi pendant des mois ou des années; d'autres n'ont aucune influence sur le développement de la maladie elle-même, mais peuvent déterminer tout à coup l'explosion d'un accès. Parmi les causes de la goutte, les unes sont donc prédisposantes, les autres excitantes; à chacune de ces divisions devra correspondre un chapitre spécial.

I. — *Causes prédisposantes de la goutte.*

Les unes, inhérentes à l'individu, sont évidemment liées à certains états de la constitution; les autres, au contraire, viennent du dehors.

Hérédité. — C'est une cause à laquelle la plupart des auteurs accordent une grande part d'influence ; quelques-uns même (et Cullen était du nombre) ont été jusqu'à prétendre que la goutte était exclusivement héréditaire. Mais nous aurons maintes fois, dans la suite, l'occasion de démontrer que la goutte peut être acquise.

Sur un total de 523 goutteux, sir C. Scudamore en a compté 309 qui pouvaient tenir la maladie du père, de la mère ou des grands parents.

En France, une commission instituée par l'Académie de médecine (1), est arrivée à des résultats qui démontrent également, bien que d'une manière moins frappante, la puissante influence de l'hérédité sur le développement de la goutte. Sur 80 sujets affectés de goutte aiguë ou chronique, la maladie était héréditaire dans 34 cas. Dans ma pratique d'hôpital, 50 goutteux sur 100 ont accusé la prédisposition héréditaire, et la proportion des cas où l'influence de l'hérédité peut être invoquée augmenterait encore, si je faisais intervenir les résultats de ma pratique civile.

D'un autre côté, l'expérience m'a prouvé que la goutte acquise peut, en Angleterre au moins, apparaître souvent à un âge peu avancé. En outre, dans plusieurs cas de goutte invétérée que j'ai eu l'occasion d'observer, il était impossible de reconnaître l'influence héréditaire même la plus éloignée. Une femme, dont l'histoire a été rapportée par Heberden, souffrait de la goutte au plus haut degré ; elle portait des tumeurs tophacées volumi-

(1) Voy. Patissier, *Rapport sur l'emploi des eaux minérales de Vichy dans le traitement de la goutte*, Paris, 1840, p. 151.

neuses et qui avaient déterminé de nombreuses ulcérations; cette femme, cependant, ne comptait pas de goutteux dans sa famille. J'ai rencontré plusieurs faits du même genre. Chez une femme âgée de trente-neuf ans seulement et qui présentait déjà de nombreuses concrétions tophacées, l'influence de l'hérédité ne put être établie. Une autre femme, plus maltraitée encore par la goutte, ne pouvait attribuer son état qu'à l'abus prolongé du vin de Porto. Néanmoins il semble bien établi aujourd'hui que, toutes choses égales d'ailleurs, la goutte se montre de préférence chez les individus issus de parents goutteux.

Je fus consulté, il y a quelques années, par un gentleman affecté de goutte intense avec tumeurs tophacées; bien qu'il n'eût pas dépassé la cinquantaine, la maladie remontait chez lui à une date très-ancienne. J'appris de lui que, dans sa famille, depuis près de quatre siècles, l'aîné était invariablement affecté de la goutte au moment de prendre possession de l'héritage de ses ancêtres.

Il serait d'ailleurs inutile d'insister plus longuement sur ce sujet; car, pour peu qu'on ait étudié la goutte, on ne peut manquer de reconnaître le rôle important que joue la prédisposition héréditaire dans le développement de cette maladie.

Une opinion assez généralement répandue et que mes propres observations tendent à confirmer, c'est que la goutte se développe de bonne heure, surtout dans les cas où elle est héréditaire. Sir C. Scudamore partageait autrefois sans réserve cette opinion; ses recherches l'ont conduit, par la suite, à la modifier quelque peu. Il reconnaît, à la vérité, que la prédisposition héréditaire provoque souvent le développement prématuré de la goutte; mais il conteste que cette influence de l'hérédité soit aussi puissante qu'on l'a prétendu. Ainsi, sur 214 cas de goutte rassemblés par Scudamore dans le but spécial d'étudier cette question, on compte 90 cas de goutte acquise et 124 cas de goutte héréditaire. Ces derniers peuvent être ainsi distribués : 8 hommes et 2 femmes avaient contracté la goutte avant d'avoir atteint leur vingtième année ; 50 hommes et 6 femmes l'avaient contractée entre vingt et trente ans ; 50 hommes et 8 femmes entre trente et quarante ans.

Il m'est arrivé plusieurs fois de rencontrer des sujets chez lesquels la goutte s'était développée de bonne heure, sans qu'on pût cependant invoquer l'influence de l'hérédité ; mais dans tous ces cas, les habitudes et le genre de vie étaient assez exceptionnels pour expliquer le développement prématuré de la maladie. De fait, je ne connais aucun exemple de goutte survenue chez un sujet jeune, qui échappe à cette règle.

Influence du sexe. — Les femmes sont moins exposées que les hommes à contracter la goutte ; c'est là un fait incontestable. Mais, d'un autre côté, il est certain également que l'aphorisme d'Hippocrate : « *Mulier podagra non laborat nisi ipsi menstrua defecerint* », exact peut-être pour l'époque à laquelle il a été formulé, est aujourd'hui trop absolu. On doit reconnaître enfin que les formes régulières et franches de la goutte sont comparativement rares chez les femmes. Nous nous expliquerons sans trop de difficulté cette immunité relative du

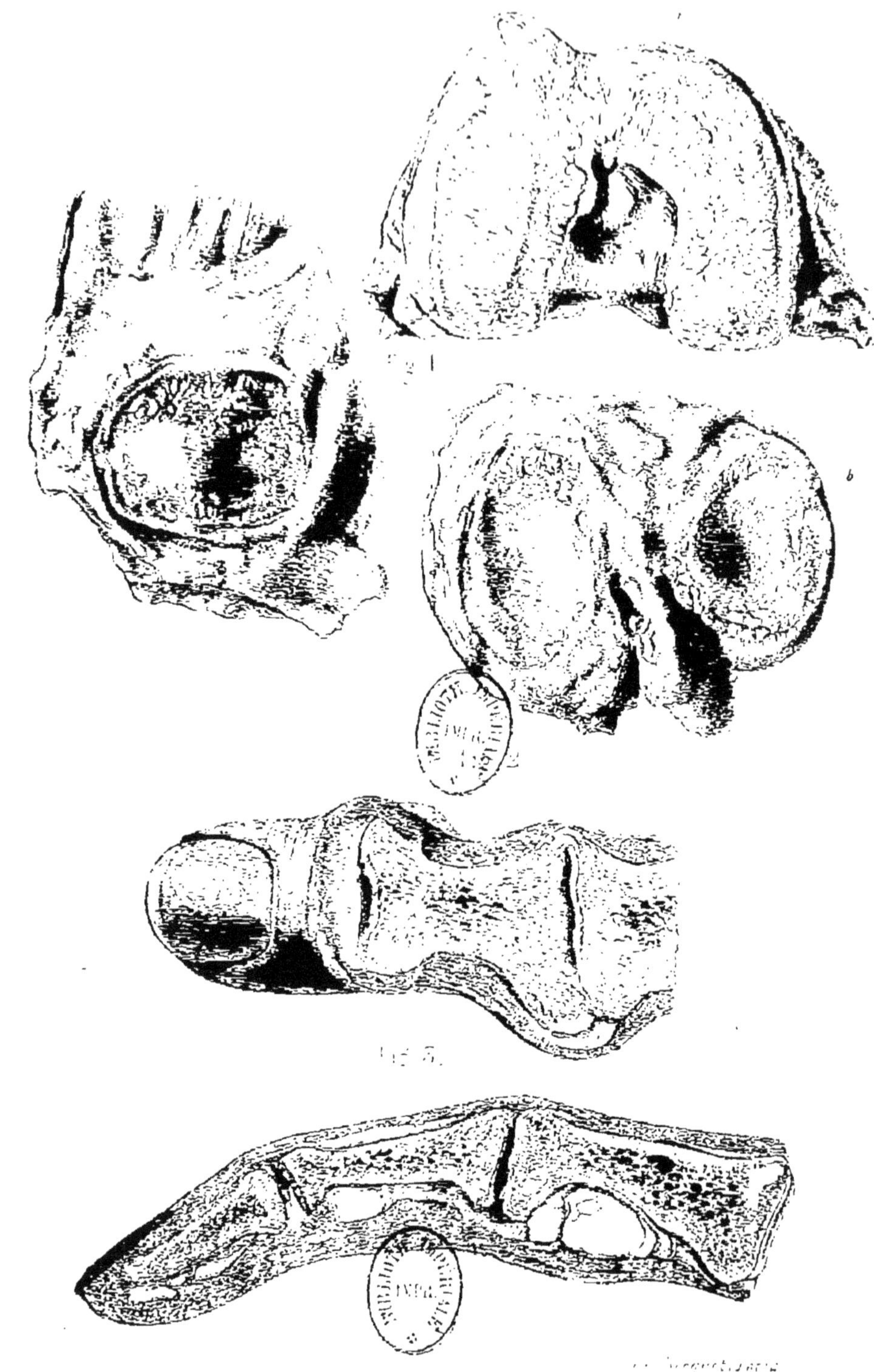

Publié par Adrien Delahaye à Paris

sexe féminin, lorsque nous aurons suffisamment approfondi l'étude des causes les plus importantes de la goutte. Nous reconnaîtrons en effet qu'en raison de leurs habitudes, les femmes sont beaucoup moins exposées que les hommes à l'action de ces causes. Il est hors de doute d'ailleurs que chez elles la menstruation opère pendant une bonne partie de la vie une dérivation puissante ; on voit néanmoins quelquefois des femmes régulièrement menstruées présenter tous les signes de la goutte légitime.

Il m'a été donné d'observer plusieurs faits de ce genre ; ainsi j'ai rencontré plusieurs cas dans lesquels les articulations métatarso-phalangiennes des gros orteils et quelques autres jointures avaient été vivement affectées pendant le cours d'une grossesse.

Je suis disposé à croire que, dans ce pays au moins, la goutte est rarement acquise chez les personnes du sexe féminin ; et, de fait, la plupart des femmes goutteuses qu'il m'a été donné d'observer avaient reçu la maladie par voie d'hérédité. A l'époque de la décadence, les femmes romaines, livrées à toutes sortes de débauches, étaient devenues, si l'on en croit Sénèque, sujettes à la goutte au même titre que les hommes.

Chez les femmes, la goutte a une tendance marquée à revêtir la forme asthénique, et en outre les manifestations en sont fréquemment larvées et irrégulières. C'est particulièrement à l'époque de la ménopause que la maladie fait sa première apparition.

Dans le tableau qui fait partie du rapport académique déjà cité, on compte, sur un total de 80 goutteux,

78 hommes et 2 femmes seulement. Mon observation personnelle concorde parfaitement avec ces résultats. L'influence du sexe sur le développement de la goutte est assez prononcée pour que l'on puisse trouver là un élément de diagnostic entre la goutte et le rhumatisme. Le rhumatisme, en effet, se montre peut-être plus fréquemment chez la femme que chez l'homme.

Influence de l'âge. — En général, la jeunesse reste à l'abri des atteintes de la goutte. «*Puer podagra non laborat ante veneris usum*», a dit Hippocrate, et Sydenham affirme de son côté qu'il n'a jamais vu la goutte sévir soit chez les enfants, soit chez les adolescents. Il fait remarquer toutefois que de légers symptômes précurseurs s'observent quelquefois chez les plus jeunes rejetons des familles goutteuses. Heberden n'a jamais vu survenir un accès de goutte bien dessiné avant la puberté. On a rapporté, cependant, plusieurs cas de goutte observés chez de très-jeunes enfants, mais je suis d'avis qu'il ne faut accueillir la plupart de ces faits qu'avec la plus grande réserve : chez les jeunes sujets, en effet, plusieurs affections articulaires, et en particulier le rhumatisme, peuvent facilement induire en erreur.

Sir C. Scudamore a noté l'époque de la première attaque dans 515 cas de goutte. Le tableau suivant contient le résultat de ces recherches.

A 8 ans.	1
— 12 —	1
— 15 —	1
— 16 —	1
— 17 —	1
A reporter....	5

	Report....	5
A	18 ans	5
—	19 —	3
Entre	20 et 25 ans	57
—	25 — 30 —	85
—	30 — 35 —	105
—	35 — 40 —	89
—	40 — 45 —	64
—	45 — 50 —	54
—	50 — 55 —	26
—	55 — 60 —	12
—	60 — 65 —	8
A	66 ans	2
		515

A propos de ce tableau, sir C. Scudamore fait remarquer qu'il n'a observé par lui-même qu'un petit nombre de cas de goutte développée soit avant vingt ans, soit après soixante-six ans.

Ce même tableau montre que la goutte apparaît le plus souvent dans l'âge adulte, alors que le développement du corps est complet et à une époque où les forces n'ont pas encore commencé à décliner. C'est entre la trentième et la quarantième année qu'éclate la maladie, dans le plus grand nombre des cas.

Je fus appelé, il y a quelques années, auprès d'un gentleman âgé de soixante-dix ans et chez qui un premier accès de goutte venait de se développer. Ce malade était atteint d'une affection cardiaque valvulaire. Il y avait de la dyspnée et une anasarque considérable. Un matin, de bonne heure, et au moment où ce dernier symptôme était à peine prononcé, l'articulation du gros orteil gauche se gonfla tout à coup et devint en même temps chaude et douloureuse. L'accès était terminé quelques jours après, et il fut suivi de desquamation épidermique. Pendant tout le temps que durèrent les symptômes goutteux, il y eut un amendement marqué de la dyspnée.

J'ai observé depuis deux ans plusieurs malades chez qui la première attaque de goutte n'était survenue qu'après l'âge de soixante-dix ans ; sir C. Blackmore rapporte le cas d'un gentleman très-vigoureux, qui ressentit les premières atteintes de la goutte à l'âge de soixante-dix-huit ans.

Tout récemment j'ai été consulté par un jeune homme âgé de dix-sept ans seulement, et qui venait de subir sa deuxième attaque de goutte ; le premier accès avait eu lieu douze mois environ auparavant, et il avait occupé, comme le second, l'articulation métatarso-phalangienne du gros orteil gauche. Le père et la mère de ce jeune homme, ainsi que plusieurs autres membres de sa famille, tant du côté paternel que du côté maternel, avaient été affectés de la goutte ; l'influence de la prédisposition héréditaire était donc ici des plus évidentes.

Plusieurs goutteux m'ont dit avoir éprouvé des accès bien caractérisés dès le temps de leurs premières études. Un gentleman aujourd'hui cruellement tourmenté par la goutte m'assure qu'il a ressenti sa première attaque alors qu'il était âgé de neuf ans seulement, et sa deuxième à douze ans.

La goutte héréditaire apparaît en général plus tôt que la goutte acquise. Ainsi, dans le rapport lu à l'Académie de médecine par M. Patissier, nous voyons que l'âge où s'est développée la goutte, est en moyenne de trente-quatre ans pour les 34 cas de goutte héréditaire; les extrêmes sont treize ans et soixante ans; tandis que pour les 43 cas de goutte acquise, où l'époque du premier accès a été indiquée, l'âge moyen est trente-huit ans; les extrêmes étant vingt-sept et cinquante ans. Ma propre expérience confirme pleinement ces résultats.

Au point de vue qui nous occupe, on peut signaler une différence marquée entre le rhumatisme articulaire aigu et la goutte. Celle-ci fait en général sa première apparition après trente-cinq ans; celui-là se montre rarement après cet âge.

Tempérament. Constitution. — J'ai fort peu de chose à dire relativement à l'influence des tempéraments sur la production de la goutte. Mes observations ne m'ont rien appris de satisfaisant à cet égard, et j'ai vu la goutte se développer chez des sujets de toutes les constitutions. Je crois pouvoir avancer toutefois, qu'en général la goutte aiguë sthénique se montre de préférence chez les individus doués d'un tempérament sanguin ou prédisposés à l'embonpoint, tandis que les formes asthéniques et irrégulières se rencontrent plutôt chez les sujets maigres et présentant les attributs du tempérament nerveux.

Voici d'ailleurs comment Cullen s'exprime sur ce sujet : « Si, à la manière des anciens, il était permis de déterminer par certains termes les différents tempéraments, je » dirais que la goutte est particulière aux hommes d'un » tempérament cholérico-sanguin ou mélancolique. Néan- » moins, il est très-difficile de traiter cette matière avec » une précision convenable (1) ». Ailleurs Cullen dit

(1) Cullen, *loc. cit.*, § 497.

encore : « La goutte attaque spécialement les hommes » dont le corps est robuste et gros, ceux qui ont la tête » grosse, qui sont pléthoriques et gras, et ceux dont la » peau est couverte d'un réseau muqueux épais et for- » mant une enveloppe plus grossière (1). »

Influence des boissons fermentées et distillées sur le développement de la goutte. — De toutes les causes qui disposent à contracter la goutte, l'usage des boissons fermentées est, sans contredit, la plus puissante; c'est là, peut-être, une des vérités les mieux établies en médecine, et l'on est en droit de se demander si l'homme privé de ces boissons eût jamais connu la goutte.

Considérées à ce point de vue, les boissons fermentées ne doivent pas être placées toutes sur le même rang ; ou, en d'autres termes, toutes ne sont pas également propres à provoquer le développement de la goutte. La science possède, sur ce sujet, bon nombre d'observations et de faits intéressants.

A première vue, on se trouve tout naturellement porté à admettre que le degré d'influence des diverses boissons fermentées, relativement à la production de la goutte, peut être mesuré par la quantité d'alcool qu'elles contiennent; mais cette hypothèse tombe devant les faits. A elles seules, les boissons distillées sont impuissantes, ou peu s'en faut, à engendrer la disposition goutteuse; il en est tout autrement du vin, de l'ale forte et du porter, ainsi qu'on peut aisément s'en convaincre, lorsqu'on recherche quelles sont les classes de la société et quelles

(1) Cullen, *loc. cit.*, § 496.

sont les diverses contrées où prédomine la goutte. Contrairement à ce qui a lieu en Angleterre, la goutte est rare en Écosse. Plusieurs médecins écossais des plus répandus m'ont assuré qu'ils n'observaient cette affection que d'une manière tout à fait exceptionnelle et seulement chez les classes privilégiées, dans les grandes villes, là où le vin et l'ale ont été substitués au whiskey. A l'infirmerie royale d'Édimbourg, sur 2200 malades qui ont été confiés à ses soins, le docteur Grégory n'a observé que deux cas de goutte, et pendant le cours d'une carrière nosocomiale qui compte près de trente années, le docteur Hamilton n'a également rencontré que deux goutteux. Les documents qui m'ont été fournis par le docteur Christison témoignent entièrement dans le même sens que les précédents. Attaché au même hôpital depuis trente ans, ce médecin n'a observé la goutte que chez deux sujets, et encore étaient-ce deux sommeliers anglais replets et gros mangeurs. De même qu'à Édimbourg, la goutte est rare dans d'autres villes d'Écosse, telles que Glasgow et Aberdeen par exemple; elle est rare aussi en Irlande, où la boisson alcoolique communément usitée est le whiskey (1). En Russie, en Pologne, en Danemark, les

(1) M. Bennett (*Clinical lectures on the principles of medicine*, 2e édit., 1858, p. 916) fait également remarquer que la goutte est très-rare chez le peuple à Édimbourg, et en général dans toute l'Écosse. Cela tient, suivant M. Bennett, en partie à la sobriété des habitants, mais surtout à cette circonstance que leur seule boisson alcoolique est le whiskey, et qu'ils ne font pas usage des bières fortes et des vins capiteux dont la classe ouvrière de Londres use, au contraire, si largement. — De même qu'à Édimbourg, la goutte est rare à Dublin, chez la population ouvrière, et vraisemblablement pour les mêmes causes (voy. à ce sujet Todd, *Clinical lectures on the urinary organs*, London, 1857, p. 401. — J. F. Duncan. *Dublin quarterly Journ.* May 1865, p. 302). (J. C.)

populations, qui font un grand usage des boissons distillées, jouissent cependant d'une sorte d'immunité relative à l'égard de la goutte (1).

En Hollande, si l'on en croit Van Swieten, la goutte était à peine connue jusqu'à l'époque où le vin commença à être substitué à la bière; et Linné, qui avait vu les Lapons faire impunément usage de la bière, était porté à penser que, parmi les boissons alcooliques, le vin seul a le pouvoir de produire la goutte. Mais ces remarques de Linné et de Van Swieten tendraient tout au plus à établir que la bière, telle du moins qu'on la boit dans certains pays, possède à un moindre degré que le vin la propriété de faire naître la goutte. Nous verrons bientôt qu'en réalité plusieurs sortes de bières, les bières fortes en particulier, sont éminemment propres à engendrer la disposition goutteuse.

Deux faits rapportés par Scudamore se rattachent au sujet qui nous occupe. Il s'agit dans le premier cas d'un homme de trente-quatre ans, vigoureux, chargé d'embonpoint, et sujet à la goutte depuis cinq ans. Dans la première partie de sa vie il avait été contrebandier; il vivait constamment au bord de la mer, et là il avait pris l'habitude de boire de un litre à un litre et demi de genièvre de Hollande chaque jour; un tel abus prolongé pendant quatre ou cinq ans n'avait eu d'autre effet que de produire chez lui une sorte d'état nerveux et de la dyspepsie. Plus tard, devenu maçon et ayant acquis quelque bien, il

(1) On sait que Magnus Huss, dans son traité de l'*Alcoolisme chronique*, ne signale pas la goutte parmi les affections qui, en Suède, résultent de l'abus prolongé de l'eau-de-vie. (J. C.)

s'adonna au vin et au *porter*, et n'usa plus de boissons distillées que dans des proportions relativement très-minimes. Ce fut deux ans après ce changement dans sa manière de vivre que cet homme ressentit les atteintes de la goutte.

Le deuxième cas est relatif à un malade, âgé de cinquante-neuf ans, qui avait vécu dans sa jeunesse à la campagne, où il buvait d'habitude beaucoup de genièvre. A l'âge de vingt-huit ans il vint habiter Londres, et y fut employé en qualité de sommelier. Depuis lors il s'était toujours livré sans réserve à l'usage du vin et des bières fortes. Pendant le cours des vingt-quatre dernières années, cet homme avait éprouvé chaque année une attaque de goutte. Chez aucun des deux sujets dont il vient d'être question, il n'existait de prédisposition héréditaire à cette maladie.

Aux déductions qu'on pourrait tirer de ces deux observations, on objectera sans doute, et non sans justesse, que la substitution définitive du vin et de la bière aux boissons distillées ne peut pas ici être seule incriminée, puisque en même temps qu'elle avait lieu, les habitudes et le genre de vie subissaient un changement marqué. On remarquera de plus que chez les deux sujets la goutte s'est développée à peu près à l'âge où elle se développe habituellement, même lorsqu'on ne peut invoquer l'influence des boissons fermentées.

Le fait suivant, rapporté par le docteur W. Budd, est plus démonstratif (1). « Il est, dit cet auteur, un corps » d'ouvriers employés sur la Tamise à extraire le sable du

(1) W. Budd, *The Library of Medicine*, t. V, p. 218.

» fond du fleuve. Comme cette opération ne peut se faire » que pendant la marée basse, les heures de travail sont » réglées par cette circonstance, et tombent tantôt le jour, » tantôt la nuit. Ce travail expose les ouvriers à toutes les » intempéries et nécessite un grand déploiement de force » musculaire. En raison de cela, il leur est alloué une très- » forte ration de boissons fermentées; chaque homme » boit de 9 à 13 litres et demi de porter par jour, et » généralement en outre une quantité considérable de » spiritueux. A part cette consommation énorme de bois- » sons fermentées, leurs habitudes et leur genre de vie » sont ceux de la plus basse classe de Londres. La goutte » est remarquablement fréquente chez ces ouvriers, et, » bien qu'ils ne forment pas un corps nombreux, plusieurs » d'entre eux sont admis à l'hôpital des gens de mer » (*Seamen's Hospital Ship*) atteints de cette affection. » C'est là un fait très-intéressant et qui semble démontrer » que le travail musculaire, quelque intense qu'il soit, ne » suffit pas à contre-balancer l'influence de doses aussi » considérables de porter. Les ouvriers dont il s'agit sont » presque tous des paysans irlandais, et, en conséquence, » ils ne doivent que bien rarement être prédisposés par » hérédité à contracter la goutte. »

Mes propres recherches sur la puissance respective des diverses boissons alcooliques, relativement à la production de la goutte, m'ont conduit aux résultats suivants : au premier rang il faut placer les vins dont on fait le plus communément usage en Angleterre, à savoir, le porto, le xérès et quelques autres vins spiritueux; mais on ne doit pas perdre de vue que ceux qui font de ce vins un usage habituel, peuvent se procurer en même temps d'autres jouissances et en particulier le luxe de la table ; or ce sont là des circonstances additionnelles bien propres à aider au développement de la goutte. Quoi qu'il en soit, l'abus du porto et du xérès, prolongé pendant quelques années seulement, suffit quelquefois à lui seul et sans l'intervention d'autres influences pour produire la goutte, alors même qu'on n'est nullement prédisposé par l'hérédité à contracter cette maladie. C'est ce qu'on peut voir, par exemple, à Londres, chez certains individus de la classe ouvrière qui, par la nature de leurs occupations, sont à même de boire de grandes quantités de vins spiritueux.

Les vins légers, tels que le bordeaux, le vin du Rhin et celui de la Moselle, le champagne enfin, ont souvent pour effet de provoquer les accès chez les sujets goutteux ; mais pourvu qu'ils soient pris avec modération, ils ne sauraient produire la maladie de toutes pièces, et à ce point de vue ils doivent être placés sur le même rang que les bières légères. Ainsi, en France et dans la Prusse rhénane, le peuple boit du vin, et cependant la goutte est rare chez lui, tout comme chez les paysans de notre pays. Il n'en est plus de même lorsqu'il s'agit des meilleures qualités de ces mêmes vins; car alors les excès de ce genre, principalement lorsqu'il s'y joint une nourriture animale trop abondante, peuvent conduire directement à la goutte. C'est pourquoi la goutte est commune, beaucoup moins cependant qu'en Angleterre, dans certaines grandes villes de France et d'Allemagne. On la rencontre assez fréquemment aussi en Bavière et à Berlin, où l'usage de la bière est très-répandu.

Dans la série des boissons qui prédisposent à contracter la goutte, le *stout* et le *porter* (1) doivent être placés au second rang, immédiatement après les vins spiritueux qui, eux, occupent le premier. Parmi les cas de goutte qui se sont présentés dans mon service d'hôpital, quelques-uns des plus graves et des plus invétérés reconnaissaient pour cause l'abus de ces boissons. Dans ce nombre je pourrais citer, par exemple, les faits relatifs à certains employés des grandes brasseries de Londres, lesquels ingèrent souvent des quantités de bière vraiment prodigieuses. Un jeune homme âgé de vingt-huit ans, affecté d'une goutte intense, et portant à l'un des pieds

(1) Il paraît certain qu'à Londres, l'usage habituel et trop souvent l'abus de certaines bières fortes, telles que le *porter* et le *stout*, placent la population ouvrière dans des conditions hygiéniques toutes spéciales et qui doivent expliquer, en grande partie, pourquoi la population dont il s'agit se montre affectée de goutte assez fréquemment, bien plus fréquemment que cela n'a lieu partout ailleurs ; c'est là du moins une opinion à laquelle les médecins anglais paraissent aujourd'hui se rattacher tous d'un commun accord et que Scudamore avait déjà très-nettement exprimée. « Je suis disposé à penser, a-t-il dit, « qu'en Angleterre et particulièrement à Londres, la goutte est devenue » bien plus fréquente dans les basses classes de la société, depuis l'usage très- » général et très abondant du *porter*. C'est un liquide très-nutritif qui, joint » aux spiritueux, et même à une quantité modérée d'aliments solides, peut » être regardé comme très-propre à amener cette pléthore inflammatoire qui » dispose à la goutte. » (*Traité sur la nature et le traitement de la goutte*, Paris, 1823, t. I, p. 103.) Sur cette question le docteur Todd n'est pas moins explicite : « Toutes les personnes, » dit-il, « qui font abus du porter » souffrent tôt ou tard de la goutte » ; et un peu plus loin : « La bière est » *par excellence* l'aliment de la goutte » (*Clinical lect. — Urinary organs*, 1857, p. 400). Dans plusieurs de ses écrits, le docteur T. Watson a témoigné dans le même sens (voy. *The Lancet*, 1843, p. 308. — *Lectures on the principles of physic.*, t. II, p. 759, London 1857). (J. C.)

un abcès goutteux profond, m'a assuré qu'il buvait environ 13 litres et demi de bière par jour, rarement moins et souvent plus.

Les ales fortes et même les bières amères ordinaires, dont l'usage est aujourd'hui si communément répandu, peuvent conduire aux mêmes résultats. J'ai été consulté, il y a quelques années, par un individu âgé de trente ans à peine, et employé dans une brasserie de *pale ale;* la goutte s'était manifestée chez lui pour la première fois quatre ans auparavant, c'est-à dire à l'âge de vingt-six ans. Ce premier accès était léger et borné au gros orteil du côté droit; trois ans plus tard était survenue une seconde attaque, très-intense cette fois et qui avait envahi non-seulement le gros orteil, mais aussi l'articulation tibio-tarsienne, le talon et le genou. Enfin, pendant le cours de l'année qui suivit, les attaques s'étaient reproduites très-fréquemment, environ tous les trois mois, et la maladie avait commencé à revêtir la forme chronique. Malgré une recherche attentive, il me fut impossible dans ce cas de découvrir aucune trace de l'influence héréditaire : ici la goutte paraît avoir été causée par l'usage du *pale ale*. Le malade ne prenait cette boisson qu'à petits coups, mais il y revenait souvent, et, en définitive, il se trouvait, à la fin du jour, en avoir consommé des quantités considérables.

L'usage du cidre et d'autres boissons du même genre peut aussi conduire à la goutte; mais il est vraisemblable que pour arriver à produire un tel résultat ces boissons doivent être prises en quantité bien plus considérable que les bières fortes. Autant que j'en puis juger d'après mes propres observations, la goutte est assez répandue dans le Devonshire et le Herefordshire. Le docteur Wood fait remarquer que si l'influence prédisposante du cidre était réellement très-puissante, la goutte eût été plus commune qu'elle ne l'est en réalité dans la Nouvelle-Angleterre et dans les États-Unis situés à l'est, où cette boisson était très-usitée. Que chez un sujet goutteux l'abus du cidre puisse provoquer l'apparition d'un accès, c'est là un fait qui ne saurait être l'objet d'un doute sérieux.

Par tout ce qui précède il est suffisamment démontré que les diverses boissons alcooliques n'ont pas toutes, au même degré, le pouvoir de provoquer le développement de la goutte. Il nous faut rechercher maintenant la raison de ce fait.

Pourquoi les boissons distillées sont-elles moins propres à produire la goutte que les boissons fermentées simples? L'influence de ces deux ordres de boissons n'est certainement pas en raison directe des proportions d'alcool qu'elles renferment, car la même quantité de ce dernier principe qui, prise sous forme de vin de Porto, détermine la goutte, reste sans effet lorsqu'elle est ingérée sous forme de whisky. La même remarque s'applique aux bières fortes comparées aux boissons distillées.

Mais entrons plus avant dans l'étude de la composition des diverses boissons alcooliques.

Les boissons distillées telles que l'eau-de-vie ordinaire, l'eau-de-vie de Hollande, le whisky, le genièvre, le rhum, renferment de l'alcool et de l'eau auxquels s'unissent quelquefois de petites quantités de matières colorantes; elles renferment en outre certaines substances auxquelles elles doivent leur parfum et leur saveur particuliers. La proportion d'alcool absolu qui se trouve dans ces diverses espèces de liqueurs varie de 40 à 70 pour 100.

Outre l'alcool et l'eau, les vins renferment du sucre, de la gomme, des matières extractives et albumineuses, certains acides libres, tels que les acides tartrique, racémique, malique et acétique, des tartrates de potasse, de chaux, de magnésie, du sel commun et enfin des traces de phosphate de chaux. Ils contiennent encore, surtout lorsqu'ils ont plusieurs années de cave, des composés organiques, tels que les éthers œnanthique et acétique par exemple, qui leur communiquent un parfum spécial. Enfin il entre dans la composition de quelques vins de l'acide tannique et des matières colorantes.

La nature et la proportion des différents principes qui viennent d'être énumérés peuvent varier notablement suivant l'espèce de vin qu'on examine, et à ce point de vue il y a lieu d'établir plusieurs catégories. Voici d'ailleurs la classification des vins proposée par Mulder :

1° Vins sucrés ou vins de liqueurs : tels sont le malaga, le tokay et le madère. Plusieurs de ces vins sont riches en sucre, mais le madère ne contient pas une forte proportion de ce principe.

2° Vins acides ou verts, riches en acide tartrique, mais pauvres en sucre : cette classe comprend les vins du Rhin (*Hocks*) et ceux de la Moselle.

3° Les vins spiritueux, tels que le porto, le bourgogne et le xérès.

4° Les vins qui contiennent de l'acide tannique; ils comprennent la plupart des vins de France (vins de Bordeaux). Ils se rapprochent de quelques-uns des vins de la troisième classe, avec cette différence toutefois qu'ils sont moins riches en alcool.

5° Vins mousseux; le vin de Champagne, par exemple.

Proportion d'alcool :

Vin de Porto.......	moyenne de 11	échantillons	= 19,3	p. 100
Vin de Madère	— 12	—	= 19,1	—
Vin de Ténériffe....	— 12	—	= 18,8	—
Vin du Rhin	— 11	—	= 10,6	—

La proportion d'alcool contenue dans le porto varie de 17 à 21 pour 100; dans le madère, elle est à peu près la même; dans le sauterne, elle varie de 10 à 15 pour 100; dans le vin rouge français, de 9 à 14 pour 100; dans les bons vins de Bordeaux, de 10 à 11 et 12 pour 100; dans le bourgogne, de 9 à 10 et 11 pour 100; dans le champagne, de 10 à 11 pour 100; dans les vins du Rhin, de 9 à 12 pour 100, ordinairement de 9 à 10 pour 100.

Le docteur Bence Jones a trouvé que sous le rapport de l'acidité, les vins peuvent être disposés dans l'ordre suivant, en commençant par les moins acides : xérès, porto, champagne, bordeaux, madère, bourgogne, vins du Rhin et de la Moselle. Parmi les boissons alcooliques, les moins acides sont le gin et le whisky, puis le rhum et l'eau-de-vie, enfin l'ale, le porter et le stout. En somme, les vins sont tous plus acides que les bières.

On a classé ainsi qu'il suit les diverses boissons alcooliques d'après la proportion de matière sucrée qu'elles renferment. Le sucre fait défaut dans le gin, le rhum, le whisky, le bordeaux, le bourgogne, les vins du Rhin et de la Moselle; il existe, au contraire, en proportions de plus en plus élevées dans l'eau-de-vie, le xérès, le madère, le champagne, le porto, le cidre, le porter, le stout, les vins de Malvoisie, l'ale, le tokay, les vins de Samos, de Paxarète et de Chypre.

Nos connaissances actuelles concernant la composition des diverses boissons alcooliques peuvent-elles rendre compte du degré variable d'influence que possèdent celles-ci relativement au développement de la goutte? Il paraît démontré, tout au moins, que la plus ou moins grande richesse en *alcool* ne saurait expliquer la diversité des effets produits; car nous savons que le whisky et les autres liqueurs distillées ne contribuent que pour une faible part à développer la goutte, tandis que l'abus des vins fortement chargés d'alcool, tels que le porto, par exemple, doit, au contraire, être compté parmi les causes qui prédisposent le plus puissamment à contracter cette maladie.

Le degré d'*acidité* d'une boisson alcoolique n'est pas une circonstance importante à considérer au point de vue qui nous occupe. L'influence du porto et du xérès est des plus puissantes, et cependant ces vins figurent parmi les moins acides; on peut en dire autant des bières fortes, qui sont encore moins acides que les vins. D'un autre côté, les vins les plus riches en acides libres comme le bordeaux et le vin du Rhin n'ont relativement qu'une action très-faible. Il est probable toutefois que l'usage des vins très-acides peut contribuer pour une part à provoquer les accès chez les sujets goutteux.

Il est vraisemblable que les *matières sucrées* n'ont pas non plus un grand effet. Tantôt elles existent en quantité considérable dans les boissons alcooliques les plus actives, mais tantôt aussi elles y font défaut, ou à peu près; il n'existe certainement pas de relation directe entre la proportion des matières sucrées que renferme une boisson alcoolique et le degré d'influence que celle-ci possède relativement à la production de la goutte.

En ce qui concerne le rôle des *substances salines* contenues soit dans les vins, soit dans les autres boissons alcooliques, nous ne savons là-dessus rien de précis. Il est vraisemblable toutefois que les sels alcalins, ceux de potasse en particulier, qui se trouvent en abondance surtout dans les vins légers, doivent, en raison de leurs propriétés diurétiques, atténuer jusqu'à un certain point les fâcheux effets de ces vins.

Nous fondant sur tout ce qui précède, nous croyons devoir nous arrêter aux conclusions suivantes :

1° L'alcool dilué, tel qu'on le consomme sous la forme de boissons distillées, n'a que peu d'influence sur le développement de la goutte, au moins chez ceux qui ne sont pas prédisposés d'ailleurs à cette maladie.

2° Au contraire, associé à d'autres substances, comme dans les vins et les bières, il peut devenir une des causes les plus puissantes de la goutte, et plus ces boissons sont riches en alcool, plus leur action sous ce rapport est énergique.

3° Jusqu'à présent rien ne démontre que ce soit au degré d'acidité, à la présence du sucre ou de tout autre principe connu, que l'alcool doive d'acquérir dans les vins une influence particulière relativement au développement de la goutte. Les vins les moins acides, les liqueurs les moins sucrées, sont souvent à cet égard les plus funestes.

Voici enfin une dernière proposition qui compte en sa faveur de nombreuses probabilités.

4° En ce qui regarde spécialement la goutte, les boissons alcooliques qui ont le moins de tendance à provoquer la dyspepsie et celles qui agissent à la manière des diurétiques sont moins à redouter que les boissons qui jouissent de propriétés opposées.

On ne doit pas oublier que tout ce qui a été dit plus haut sur l'innocuité relative des boissons distillées s'applique seulement à leur peu d'influence sur le développement de la goutte; à d'autres égards, ces boissons sont plus pernicieuses que les vins; dans les pays où leur usage est très-répandu, l'affection granuleuse des reins et l'hydropisie figurent parmi les affections les plus communes.

Dyspepsie, régime animal, défaut d'exercice. — Il est souvent difficile de démêler la part d'influence qui revient à chacune des causes qui viennent d'être énumérées. La dyspepsie, par exemple, qui est souvent déterminée par une alimentation excessive, peut également se produire sous l'influence du défaut d'exercice musculaire. Cullen a fait ressortir que la goutte attaque rarement les individus livrés aux travaux corporels, ainsi que ceux qui se nourrissent presque exclusivement d'aliments tirés du règne végétal, et c'est là un fait d'observation que personne ne sera tenté de révoquer en doute. On sait, en effet, que la goutte est rare chez les habitants des campagnes, qui fatiguent beaucoup et mangent peu de viande ; tandis qu'elle est, au contraire, fréquente chez les gens qui abusent des mets fortement épicés et qui ont pour habitude de prendre une quantité d'aliments bien supérieure à celle qui leur est nécessaire.

Ce dernier fait s'explique aisément si l'on remarque que la trop grande abondance d'aliments, principalement lorsqu'ils sont riches en azote, contribue à produire un excès d'acide urique; et l'on connaît l'influence de cet excès sur le développement de la goutte.

Ce n'est pas seulement la trop grande abondance des aliments, mais encore la manière dont s'effectue leur assimilation, qu'il faut considérer ici : toutes choses égales d'ailleurs, la goutte a plus de tendance à se produire lorsque les fonctions digestives s'accomplissent mal. Se fondant sur sa propre expérience, Sydenham admettait que la goutte provient de ce qu'il appelait une coction imparfaite, tant des solides que des liquides. Bien que nous ayons tout particulièrement insisté sur le rôle important que joue l'insuffisance des excrétions dans le développement de la goutte, nous ne méconnaissons pas cependant l'influence puissante qu'exercent à cet égard les digestions et l'assimilation imparfaites.

Il importe de déterminer les caractères de cette dyspepsie qui, à la longue, fait naître la diathèse goutteuse et provoque par la suite le développement des manifestations locales de la goutte. Plusieurs formes de dyspepsie atonique, qui entravent seulement la formation du chyme, et qui par suite n'ont d'autre effet que d'affaiblir le mouvement de la nutrition, ont sous ce rapport peu d'influence, tandis que les variétés de dyspepsie qui aboutissent à la formation d'un excès d'acide urique dans l'organisme, ont au contraire une grande tendance à produire la goutte. L'observation clinique m'a fait reconnaître que dans certaines dyspepsies la formation d'acide urique reste au-dessous du taux normal, tandis que, dans d'autres, elle est au contraire excessive. C'est seulement dans les cas du dernier genre qu'on peut s'attendre à voir naître la goutte. Le ralentissement du cours du sang dans la veine porte et la congestion hépatique sont des accompagnements fréquents de cette forme de dyspepsie qui précède la goutte.

Chez les sujets goutteux, principalement lorsqu'il s'est déjà produit plusieurs accès, il n'est plus guère possible de reconnaître les caractères de l'état dyspeptique qui a marqué le début de la maladie. En effet, si la formation d'un excès d'acide urique est une des conséquences d'une assimilation imparfaite, réciproquement la présence dans le sang d'un excès d'acide urique peut donner naissance à une dyspepsie secondaire, et provoquer ainsi les symptômes gastriques prémonitoires des accès, si communément observés chez les goutteux.

Voici en résumé quels sont les caractères les plus importants de l'état dyspeptique lié à la diathèse urique. Il y a de la cardialgie, des éructations, des oppressions et souvent de la somnolence après le repas. On éprouve un sentiment de plénitude à l'épigastre, et quelquefois, en outre, cette région est douloureuse ; la région hépatique est quelque peu tuméfiée; le bord du foie s'abaisse au-dessous des côtes et se montre sensible à la pression. La langue est chargée, rouge à la pointe et sur les bords; en même temps la bouche est amère et pâteuse; la salive paraît souvent plus visqueuse que dans l'état normal. Il y a habituellement de la constipation; les matières fécales sont dures ; elles présentent une coloration tantôt très-foncée, tantôt grisâtre et comme argileuse; cette dernière circonstance indique une insuffisance de la sécrétion biliaire. L'urine est rare, haute en couleur, très-acide; par le refroidissement il s'y forme un dépôt abondant d'urates ou un sédiment composé d'acide urique cristallisé, et dont la coloration varie du rouge-brique au jaune pâle.

Travaux intellectuels; émotions, etc. — L'esprit agit sur le corps au point de troubler, quelquefois profondément, les fonctions des divers organes ; c'est là un fait bien connu, surtout en ce qui concerne les fonctions des reins et celles des organes digestifs. Il n'est pas rare de voir une mauvaise nouvelle déterminer tout à coup une violente indigestion, et tout le monde sait qu'il existe une relation entre certains états de l'esprit et certains troubles de la sécrétion rénale. Les causes morales dont l'action est violente et soudaine produisent rapidement des désordres appréciables ; celles qui sont moins vives et plus durables ont un effet non moins certain : elles modifient insensiblement le processus de la nutrition et occasionnent ainsi des altérations profondes et permanentes. Les travaux excessifs et prolongés de l'esprit, presque nécessairement liés à une vie sédentaire, tendent à diminuer l'activité des organes excréteurs, celle des reins en particulier, en même temps qu'ils nuisent à la digestion. Il en résulte que plusieurs des principes de l'urine sont éliminés incomplétement, et qu'en outre la formation de ces mêmes principes s'exagère. Or, ce sont là des circonstances bien propres à développer une altération profonde du sang. On pourrait citer l'exemple d'un bon nombre d'hommes éminents par leur talent et leur amour de l'étude pour démontrer que les travaux de l'esprit ont de l'influence sur le développement de la goutte et peuvent aussi en provoquer les accès; qu'il me suffise de rappeler un passage d'une lettre adressée par Sydenham au docteur Short : « Je vous adresse, dit » Sydenham, un petit traité sur la goutte et les hydro- » pisies, en place de l'ouvrage plus volumineux que je » m'étais proposé d'écrire et qui devait comprendre » l'histoire des maladies chroniques que j'ai le plus sou- » vent rencontrées dans ma pratique. En appliquant aussi » fortement que possible mon esprit sur ce sujet et en » concentrant de la sorte toute l'énergie de ma pensée, » j'ai provoqué un accès de goutte, tel que jamais je n'en » avais éprouvé de semblable. Par là je fus averti d'aban- » donner, bien malgré moi, le travail projeté, et de » prendre soin de moi-même ; satisfait d'avoir, dans une » certaine mesure, traité de ces deux maladies. Chaque » fois que je retournais à mes études, la goutte reparais- » sait aussitôt. »

Dans le traité auquel cette lettre fait allusion, Sydenham représente les gens éclairés comme étant plus disposés à contracter la goutte que ne le sont les sots, et, en somme, toutes les opinions sont unanimes pour reconnaître que la contention d'esprit trop prolongée peut contribuer pour une bonne part à produire la goutte. Mais je crois que les causes de ce genre resteraient sans effet si elles agissaient seules et sans être aidées de l'influence de la prédisposition héréditaire.

« Feu M. Pitt, ainsi que son père, dit à ce sujet sir » C. Scudamore, avaient été tous deux atteints de la goutte » à un âge peu avancé. Le père n'était pas un adorateur » de Bacchus (1) ; on ne saurait en dire exactement » autant du fils ; mais tous deux étaient d'ardents tra» vailleurs. » C'est un fait bien connu, qu'en Angleterre au moins, les ministres et les hommes politiques les plus distingués par leurs talents et leurs travaux assidus deviennent de véritables martyrs de la goutte.

D'autres influences profondément dépressives, telles que les inquiétudes, les chagrins, peuvent aussi concourir à développer la disposition goutteuse. C'est ainsi qu'on a vu parfois les revers de fortune faire naître la goutte, quoiqu'ils soient en général accompagnés de circonstances bien propres à empêcher cette maladie de se produire.

Les anciens accordaient aux excès vénériens une grande influence sur le développement de la goutte. Toujours est-il que l'aphorisme d'Hippocrate relatif à ce sujet n'est vrai qu'en partie. S'il l'était dans sa totalité, les ennuques eussent dû être à l'abri de la goutte.

(1) Voy. Scudamore, *loc. cit.*, p. 70.

Or Galien nous apprend qu'au temps de l'empire romain ils ne jouissaient nullement d'une immunité à cet égard. Les excès vénériens, comme les autres causes débilitantes, dépriment les fonctions du système nerveux, et c'est ainsi qu'ils pourraient produire la goutte, mais les débauches alcooliques s'associent fréquemment aux excès vénériens, et c'est pour cela qu'il est en général fort difficile d'apprécier la part d'influence qui revient à cette dernière cause.

Lorsque nous aurons à nous occuper du traitement des formes chroniques de la goutte, il sera très-important de ne pas perdre de vue les effets de toutes les causes débilitantes qui viennent d'être passées en revue.

Climats et saisons. — C'est une tâche fort difficile que d'apprécier avec justesse le rôle des climats dans l'étiologie de la goutte. Bon nombre d'influences étrangères viennent en effet s'adjoindre à l'action du climat, et il est souvent presque impossible de démêler ce qui revient à celle-ci de ce qui appartient à celles-là. Quoi qu'il en soit, la science possède sur ce sujet intéressant quelques données dont la valeur ne semble pas être mise en doute.

Il est incontestable que la goutte s'observe moins fréquemment dans les pays chauds que sous les climats tempérés (1). Au rapport du docteur Livingstone, elle est

(1) Dans ses *Klimatologische Untersuchungen* (*Notizen ueber die geographische Absent von Gicht*. Leipzig, 1858, p. 212), le docteur A. Muhry a rassemblé les nombreux documents qui témoignent que, sous les tropiques — aux Indes en particulier, en Afrique, au Pérou et surtout au Brésil — la goutte est rare ou même à peu près inconnue, non-seulement chez les

inconnue, ainsi que la pierre, parmi les indigènes de l'Afrique centrale. Je tiens de bonne source qu'aux Indes orientales la goutte n'est pas commune, excepté chez les résidents européens qui l'ont acquise ailleurs; elle est rare également dans d'autres pays chauds. En Turquie, en Chine, au Japon, c'est à peine si elle est connue. En Italie, elle se montre beaucoup moins fréquente qu'en France et en Angleterre.

On aurait tort toutefois d'inférer immédiatement de ce qui précède que cette sorte d'immunité doit être mise tout entière sur le compte du climat. En effet, les habitants des pays où la goutte est peu commune se tiennent en général à l'abri de la plupart des autres causes capables de la produire (1). Ils font rarement usage des boissons alcooliques, et leur nourriture est peu azotée. A Rome, la goutte, peu fréquente d'abord sous la république, devint plus tard extrêmement commune, même chez les femmes, lorsque la débauche et la mollesse furent entrées dans les mœurs.

Nous avons fait remarquer déjà que la goutte est très-peu répandue en Écosse, en Irlande, en Russie et en Pologne ; il y a de bonnes raisons pour croire que cette rareté de la goutte dans les pays dont il s'agit est due à cette circonstance que l'usage du vin et de la bière y est

indigènes, mais encore parmi les résidents européens. — Voir aussi sur le même sujet : A. Hirsch : *Handbuch der historisch-geographischen Pathologie*, t. I, p. 572. Erlangen, 1859. (J. C.)

(1) L'influence de la race serait aussi fort importante à considérer ; mais sur ce point, les renseignements font défaut à peu près complétement. Toutefois, le docteur Quarrier a rapporté plusieurs observations de goutte survenue chez des nègres servant comme marins dans l'armée anglaise. (*Edinburgh medical and surgical Journal*, 1808, t. IV, p. 459.) (J. C.)

peu connu, bien plutôt qu'à une influence quelconque du climat.

L'influence des saisons sur l'époque d'apparition des attaques de goutte est surtout bien marquée dans les premières périodes de la maladie, alors que les accès sont encore séparés par de longs intervalles. Dès les temps les plus reculés, on a reconnu que la goutte se déclare de préférence pendant le printemps : « *Podagrici affectus vere et automo plerumque moventur* », a dit Hippocrate. Galien, de son côté, affirme que le printemps est l'époque de l'année où la goutte fait ses retours les plus fréquents, tandis que Sydenham place l'époque de sa première apparition à la fin de janvier ou au commencement de février.

J'ai analysé un grand nombre d'observations de goutte dans le but de déterminer à quelle époque de l'année se manifestent de préférence les premiers symptômes de la maladie ; les résultats que j'ai obtenus concordent avec l'opinion des anciens. Dans la plupart des cas, le premier accès et ceux qui, dans les premiers temps, se répètent ensuite une fois chaque année, ont lieu au printemps. Lorsque la maladie est plus ancienne, il y a deux accès par an, l'un au printemps, l'autre en automne. Enfin, à mesure qu'elle s'invétère, les retours deviennent plus fréquents, et ils se montrent à des intervalles moins réguliers.

En règle générale, les manifestations de la goutte, alors même que la maladie a revêtu la forme chronique, sont relativement rares pendant les mois d'été. Il y a cependant des exceptions à cette règle, et je pourrais citer des goutteux qui souffrent plus pendant l'été qu'à toute autre époque de l'année.

Intoxication saturnine. — La relation qui existe entre l'intoxication saturnine et la goutte n'avait pas été reconnue, que je sache, avant 1854. A cette époque, dans un travail lu devant la Société médico-chirurgicale de Londres, et publié ensuite dans les *Transactions* de la même Société (1), je fis ressortir comme un fait curieux qu'une bonne partie, un quart au moins, des goutteux admis à mon service d'hôpital, avaient éprouvé, à une période quelconque de leur existence, des symptômes d'intoxication saturnine, et exerçaient pour la plupart la profession de plombier ou de peintre en bâtiments. Depuis lors je n'ai jamais perdu de vue ce sujet, et de nouvelles observations n'ont fait que confirmer les premiers résultats obtenus. J'ai appris, entre autres particularités, en interrogeant à plusieurs reprises soit les patrons, soit les ouvriers eux-mêmes, qu'à salaire égal, les peintres sont plus fréquemment affectés de la goutte que les ouvriers des autres professions. Et cependant, en dehors de l'influence des émanations saturnines auxquelles ils sont exposés, on ne trouve dans les habitudes de ces hommes rien qui puisse expliquer leur aptitude particulière à devenir goutteux. A l'hôpital Saint-Barthélemy, le docteur Burrows a pu se convaincre de l'exactitude de ces données; et plusieurs autres médecins ont témoigné dans le même sens que M. Burrows (2).

(1) *Medico-chirurgical Transactions*, 1854, vol. XXXVI.

(2) Ce point d'étiologie, mis en relief par M. Garrod, ne pouvait manquer d'éveiller l'attention des cliniciens. Bientôt, en Angleterre, des faits confir-

Sur un ensemble de cinquante et un goutteux traités à l'hôpital depuis la publication de mon mémoire dans les *Transactions*, je trouve 16 peintres, plombiers ou autres ouvriers exposés aux émanations plombiques; encore ce chiffre ne comprend-il pas les individus admis pour

matifs furent produits, en particulier par M. R. W. Falconer (*British medical Journal*, 2 November 1861, p. 464), et W. Begbie (*Edinburgh medical Journal*, August 1862, p. 125). On a même pris soin de relever, dans les écrits de quelques anciens observateurs, plusieurs passages où une relation entre la colique de Devonshire et la goutte se trouve mentionnée en termes plus ou moins formels. G. Musgrave, par exemple, dans sa dissertation sur l'*Arthritis symptomatique*, s'exprime comme il suit : « *Alia vero colica, apud Damnonium ex pomaceo immiti et acido nimis usurpato, derivatur... Septimo et octavo ætatis lustro sæpe colica tentantur ii, qui vinum hoc indigena potare soleant, itaque pergraecari; et ubi illa confirmatur et jam inveterascit, non raro colicæ suppullulat arthritis, cum articulorum dolore, tumore, cæteroque appartu, ad puræ et genuinæ arthritidis faciem ordinato.* » (*De arthritide symptomatica. Genovæ*, 1752, cap. X, art. 5, p. 65.—Voy. aussi p. 68, hist. 2. *Arthritis colicæ ex pomaceo superveniens.*) Voici maintenant un passage extrait d'un *Essai sur les eaux de Bath*, publié en 1772 par le docteur W. Falconer : « Les eaux de Bath sont de la plus grande utilité dans le traitement des affections goutteuses qui succèdent quelquefois à la colique de Poitou, et qui ont été observées et décrites par le docteur Musgrave, et depuis par le docteur Huxham ». Pour ce qui concerne ce dernier auteur, je dois déclarer que dans son opuscule sur la colique de Devonshire, je n'ai rien trouvé qui ait positivement trait à la goutte.

Viennent ensuite des documents de date moins ancienne. La collection des écrits inédits de C. Hillier Parry (*Collections of the Unpublished medical Writings of the late C. H. Parry*. London, 1825, t. I, p. 243), recueil riche d'observations cliniques intéressantes, et qui révèlent presque toujours une rare sagacité, contient un tout petit chapitre daté de 1807, et portant ce titre : *Gout from Lead* (Goutte par le plomb). « J'observe, y dit l'auteur, qu'après la paralysie saturnine, des malades d'âge moyen, d'ailleurs auparavant bien portants, sont très-sujets à éprouver des accès de goutte dans les membres. M. C..., entre autres, a eu la goutte au pied, et il en a éprouvé quelque soulagement. » — Trois cas de goutte articulaire consécutive à la paralysie des mains, suite d'intoxication saturnine, sont

être traités d'une affection saturnine, et dont plusieurs avaient eu la goutte.

En présence de ces faits, plusieurs questions se présentent immédiatement à l'esprit : l'intoxication saturnine a-t-elle le pouvoir de produire la goutte sans le secours des autres causes prédisposantes ? L'influence de cette intoxication une fois reconnue, par quel mécanisme arrive-t-elle à développer la goutte ?

Je ne suis pas en mesure de répondre par l'affirmative à la première de ces questions, mais je n'oserais certai-

encore mentionnés dans un nouvel *Essai sur les eaux de Bath*, publié en 1822 par le docteur Barlow. — Parmi les observations que renferme le recueil des leçons faites par le docteur Todd, en 1843, au collége des médecins de Londres, nous pourrions en citer une, fort remarquable, où l'on voit un peintre en bâtiments être atteint pour la première fois de la goutte après avoir subi plusieurs attaques de colique de plomb, et éprouver par la suite un nouvel accès de goutte au moment où il venait d'être délivré d'une nouvelle atteinte de colique saturnine (*Practical Remarks on Gout, etc.* London, 1843, p. 44); un second cas de goutte développée chez un individu atteint de paralysie saturnine se trouve dans les leçons cliniques du même auteur, sur les maladies du système nerveux (*Clinical lect. on Paralysis, etc.* London, 1856, p. 530 et seq.) Parmi les réflexions qui suivent cette observation, on remarque la phrase suivante : « Chez ce malade nous avons constaté un accompagnement fréquent de l'intoxication saturnine, c'est-à-dire la goutte ». Le docteur Todd, dans un ouvrage postérieur au précédent (*Diseases of the Urinary Organs, sect.* 15, *on Gout*, p. 400. London, 1857), a signalé d'ailleurs les peintres en bâtiments au nombre des individus de la classe ouvrière atteints de goutte qui fréquentent le plus souvent les hôpitaux de Londres. Enfin, le docteur Bence Jones a, lui aussi, fait remarquer que les plombiers et les polisseurs de glaces sont particulièrement disposés à contracter la goutte (*The Lancet*, p. 45, 1856).

On voit qu'en définitive, les résultats de cette revue rétrospective, de même que les témoignages récents, paraissent favorables à la thèse soutenue par M. Garrod. Il ne faut pas oublier toutefois qu'à Londres, la prédominance du régime animal, l'usage des bières fortes, placent les ouvriers en général — et ceux qui manient le plomb ne se distinguent en rien sous ce rapport —

nement pas assurer que la goutte ne puisse, dans certains cas, être déterminée par la seule influence de l'intoxication saturnine. Il serait du plus haut intérêt pour la solution de ces questions-là, de rechercher si dans les pays où la goutte est rare chez la classe ouvrière prise en général, comme en France par exemple, ou en Écosse, cette maladie ne se montre pas relativement plus souvent chez les peintres et les plombiers. De fait, Tanquerel des Planches n'a mentionné l'existence de la goutte chez aucun des nombreux sujets affectés d'in-

dans des conditions spéciales qui suffisent à expliquer, au moins en partie, pourquoi la goutte est chez eux fréquente. Il paraît, par conséquent, fort difficile, au milieu d'éléments étiologiques complexes, de démêler la part d'influence qui peut revenir au plomb. On comprend par là de quel poids seraient pour la solution de la question, des études comparatives faites dans des localités où l'hygiène alimentaire spéciale aux ouvriers de Londres ne peut plus être incriminée.

En France, en Allemagne, du moins à notre connaissance, on ne s'est pas occupé jusqu'ici de savoir s'il existe en effet un rapport de causalité entre l'intoxication saturnine et la goutte. J'ai dans le temps entrepris quelques recherches sur ce sujet, et j'ai publié, *in extenso*, l'observation d'un individu atteint de goutte chronique avec concrétions tophacées et chez qui le genre de vie pas plus que l'hérédité ne pouvaient être invoqués ; seule l'intoxication saturnine, caractérisée par plusieurs accès de colique de plomb, se dessinait nettement chez lui dans l'histoire des précédents pathologiques. Mais je dois reconnaître qu'en somme, il résulte de mon enquête qu'à Paris, où les maladies de plomb sont nombreuses, la goutte est très-rare cependant, dans les hôpitaux, même parmi les individus qui sont sous le coup de l'intoxication saturnine. D'après cela je crois qu'il est permis de dire, dès à présent, que s'il paraît acquis que l'intoxication saturnine — ainsi que le veut M. Garrod — peut, avec le concours d'autres causes prédisposantes, contribuer puissamment à développer la goutte, rien ne démontre cependant que la goutte puisse se produire, pour ainsi dire de toutes pièces, par l'influence exclusive ou tout au moins prédominante de l'intoxication saturnine. — Compar. Charcot. *L'intoxication saturnine exerce-t-elle une influence sur le développement de la goutte.* — *Gaz. hebdomad.*, 1863, p. 433. (J. C.)

toxication saturnine, dont il a rapporté l'histoire dans son *Traité des maladies de plomb.*

Avec la plus grande obligeance, M. le docteur Christison m'a fait connaître les résultats de sa vaste expérience relativement au sujet qui nous occupe. Voici en quels termes il s'exprime dans sa réponse aux quelques questions que je lui adressai en 1859 : « Il m'est impossible, » d'après ma pratique à Édimbourg, de vous dire si les » individus exposés à l'influence délétère du plomb con- » tractent quelquefois la goutte. En effet, les affections » saturnines sont rares dans cette ville. Dans le temps où » j'étais étudiant, vers 1817, on admettait chaque année » à l'hôpital quelques ouvriers atteints de coliques ou de » paralysie saturnine bien caractérisées. Tous étaient atta- » chés à une fabrique de blanc de céruse où l'ancien » procédé était encore en usage, et située au village de » Portobello, à trois milles environ d'Édimbourg. Quel- » ques années après, cette fabrique cessa de fournir des » malades, le propriétaire ayant adopté la méthode qui » consiste à préparer la céruse à l'aide de lames de plomb » et à opérer le broyage sous l'eau. Un peu plus tard, » l'établissement de Portobello fut abandonné. Attaché » comme médecin à l'hôpital d'Édimbourg pendant plus » de trente ans, je n'y ai pas rencontré, durant ce long » espace de temps, un seul exemple de colique de plomb » ou de paralysie saturnine ordinaire. Deux fois seule- » ment j'ai observé la paralysie des extenseurs, chez des » compositeurs d'imprimerie.

» Les peintres en bâtiments et les plombiers sont en grand nombre dans notre ville, et ils sont fort occupés soit dans la ville même, soit aux environs. Or, je puis déclarer que je n'ai jamais vu aucun de ces ouvriers être affecté d'une maladie saturnine quelconque. J'ai souvenir d'un peintre en bâtiments fort intelligent admis à l'hôpital pour une affection étrangère au plomb, et qui en était à ignorer que dans sa profession on fût exposé à contracter une maladie particulière sous l'influence des émanations plombiques. Tout cela s'accorde avec ce que vous avez avancé lorsque vous avez dit que dans nos hôpitaux nous connaissions aussi peu les maladies d'intoxication saturnine que la goutte.

« La goutte, en effet, est extrêmement rare ici. Pendant toute la durée de ma carrière nosocomiale, je n'ai observé que deux individus atteints de cette affection, et encore étaient-ce deux sommeliers gros mangeurs et chargés d'embonpoint. J'ai voulu chercher quelle pouvait être la cause de cette sorte d'immunité dont jouissent ici, à l'égard des maladies de plomb, les peintres et les plombiers, les peintres surtout, ceux qui partout ailleurs et en particulier à Londres se montrent si fréquemment sujets à ce genre de maladies.

» J'ai donc interrogé un journalier qui avait fait, pendant dix-sept ans, le métier de peintre en bâtiments, partie à Édimbourg, partie à Londres ; il connaissait bien la colique de plomb et la paralysie saturnine pour avoir vu plusieurs de ses compagnons de travail en être atteints pendant son séjour dans la capitale. Mais depuis son retour en Écosse jamais il n'avait entendu dire que l'une ou l'autre de ces affections se fût déclarée chez un peintre n'ayant pas travaillé ailleurs qu'à Édimbourg.

» Voici du reste comment cet homme se rendait compte » de ce fait. A Édimbourg, les ouvriers ne se trouvent » jamais assez éloignés de leur domicile pour qu'ils ne » puissent y aller prendre leurs repas, et en conséquence » avant de se mettre à table ils sont libres de se débar- » rasser de leurs vêtements malpropres et de se laver les » mains et la figure. A Londres, au contraire, les ouvriers » sont tellement éloignés de leur logis ou de l'établisse- » ment de leur patron, qu'ils sont obligés de prendre » leur nourriture dans l'endroit même où ils travaillent. » Aussi ne se donnent-ils pas la peine de déposer leurs » habits de travail avant de manger. C'est là, il me sem- » ble, une explication fort plausible. Tout ce que m'a » appris cet homme, je l'ai entendu confirmer depuis, » tantôt par les ouvriers, tantôt par les patrons eux- » mêmes. »

Il est une circonstance qui semblerait propre à prouver que le plomb, agissant isolément, n'a pas une très-grande influence sur le développement de la goutte, c'est que les femmes employées dans les fabriques de céruse, et qui sont fréquemment atteintes de coliques de plomb, ne se montrent cependant pas sujettes à la goutte, au moins dans les mêmes proportions que les hommes; mais l'influence du sexe peut à bon droit donner la raison de ce privilége.

Dans le but de déterminer le mode d'action du plomb dans les cas qui nous occupent, j'ai recueilli des observations et institué des recherches qui, je l'espère, jetteront quelque lumière sur le sujet. J'ai d'abord étudié l'état du sang et des urines chez plusieurs sujets affectés de maladies saturnines, puis sur plusieurs individus soumis à l'emploi des préparations de plomb à dose médicinale ; j'ai noté les modifications produites dans l'excrétion de l'acide urique.

Dans le tableau suivant on a consigné le résumé de douze observations relatives à des sujets affectés de maladie saturnine et chez lesquels le sang et quelquefois les urines ont été examinés chimiquement.

Obs. I. J. S., fabricant de tuyaux d'orgues, 44 ans.	Paralysie des extenseurs ; coliques de plomb.	Plusieurs légères attaques de goutte depuis quatre ans.	Sang riche en acide urique. Moyenne de cet acide éliminé par les reins en vingt-quatre heures ; 0gr,3216.
Obs. II. R. T., peintre, 34 ans.	Coliques de plomb.	Légère menace de goutte dans le gros orteil, mais pas d'attaque.	Le sang contenait de l'acide urique. Quantité peu considérable d'acide dans l'urine.
Obs. III. L. J., cérusier, 42 ans.	Coliques de plomb.	N'a jamais eu la goutte.	Quantité peu considérable d'acide urique dans le sang.
Obs. IV. T. C., peintre, 46 ans.	Paralysie des extenseurs ; coliques de plomb.	N'a jamais eu la goutte.	Quantité anormale d'acide urique dans le sang.
Obs. V. J. R., artiste, 41 ans.	Paralysie des extenseurs ; coliques de plomb.	Aucun symptôme de goutte jusqu'au moment de l'entrée à l'hôpital.	Il existe beaucoup d'acide urique dans le sang, tandis que l'urine n'en contient que très-peu.
Obs. VI. C. D., peintre, 24 ans.	Coliques de plomb.	N'a jamais eu la goutte.	On ne trouve pas d'acide urique dans le sang, pendant la convalescence.

Obs. VII. S. C., cérusier, 36 ans.	Coliques de plomb.	N'a jamais eu la goutte.	Pas d'acide urique dans le sang.
Obs. VIII. J. C., peintre, 40 ans.	Coliques de plomb ; paralysie des extenseurs.	N'a jamais eu la goutte.	Acide urique dans le sang.
Obs. IX. H. M., peintre, 31 ans.	Coliques de plomb ; paralysie des extenseurs.	N'a jamais eu la goutte.	Beaucoup d'acide urique dans le sang.
Obs. X. W. P., vernisseur à la laque, 53 ans.	Paralysie des extenseurs.	N'a jamais eu la goutte.	Sang riche en acide urique.
Obs. XI. J. B., ajusteur d'appareils à gaz, 29 ans.	Paralysie des extenseurs.	N'a jamais eu la goutte.	Acide urique dans le sang.
Obs. XII. W. B., commissionnaire d'hôtel, 34 ans.	Paralysie des extenseurs.	N'a jamais eu la goutte.	Beaucoup d'acide urique dans le sang.

On voit par ce tableau qu'il existe à peu près toujours un excès d'acide urique dans le sang des individus affectés d'intoxication saturnine. Et cette altération du sang ne se rencontre pas seulement chez ceux d'entre eux qui ont déjà souffert de la goutte : plusieurs fois elle s'est présentée chez des malades qui n'avaient jamais éprouvé aucun des symptômes de la maladie. C'est un fait très-important, car en dehors de la goutte et de l'intoxication saturnine, il est extrêmement rare de trouver dans le sang de l'acide urique en excès (1).

Deux fois j'ai eu l'occasion d'étudier l'influence que le plomb, administré comme médicament, exerce sur l'excrétion de l'acide urique par les reins. Les résultats que j'ai obtenus jusqu'ici ont sans doute besoin de confirmation, mais tels qu'ils sont, ils ne sont pas sans intérêt. Les recherches de ce genre sont hérissées de difficultés. Les indications de prescrire le sel de plomb se présentent en effet rarement, et les urines dans ces cas-là ne peuvent pas toujours être recueillies avec soin.

Voici les résultats d'une première série d'analyses :

Il avait été constaté qu'un homme, âgé de trente ans, éliminait dans l'espace de plusieurs jours les quantités suivantes d'acide urique : 0gr,3901, 0gr,3384, 0gr,3617, 0gr,4328 et 0gr,5810 ; la moyenne étant de 0gr,4206. On administra alors, trois fois par jour, de l'acétate de plomb, sous la forme de pilules, à la dose de 0gr,26 ; les proportions d'acide urique rendu les cinq jours suivants furent : 0gr,3449, 0gr,1190, 0gr,2963, 0gr,1857 ; la moyenne étant 0gr,2362 (un accident fit perdre les résultats obtenus le troisième jour). L'administration du plomb ne fut continuée que pendant trois jours par suite de l'apparition de nausées et de vomissements. Environ

(1) Dans trois cas où l'intoxication saturnine s'était compliquée d'une affection articulaire mal déterminée, j'ai recherché, avec l'assistance de mon ami, le docteur Vulpian, et en suivant le procédé décrit par M. Garrod, si le sang contenait un excès d'acide urique. Le résultat de nos recherches a été négatif dans les trois cas. Il est vrai que nous n'avons pas opéré sur le sérum du sang, mais bien sur la sérosité obtenue par l'application de vésicatoires, et c'est là peut-être une circonstance défavorable. (J. C.)

une semaine plus tard, on donna trois fois par jour une potion contenant 0^{gr},20 de sel de plomb dissous dans l'eau avec quelques gouttes d'acide acétique étendu. Voici quelles furent les quantités d'acide urique éliminé les sept jours qui suivirent : 0^{gr},1727, 0^{gr},0155, 0^{gr},3287, 0^{gr},0149, 0^{gr},1909, 0^{gr},3591, 0^{gr},1249 ; la moyenne étant 0^{gr},1721. On suspendit alors le plomb pendant sept autres jours et l'on administra de légers toniques. Les proportions d'acide urique éliminé toutes les vingt-quatre heures furent : 0^{gr},4220, 0^{gr},4018, 0^{gr},3998, 0^{gr},3384, 0^{gr},3992, 0^{gr},5551, 0^{gr},8210 ; en moyenne, 0^{gr},4853.

L'autre malade qui fut soumis à l'usage du même médicament était un jeune homme d'environ dix-neuf ans. Voici la proportion d'acide urique qu'il élimina pendant les neuf jours qui précédèrent l'expérience : 0^{gr},4969, 0^{gr},4982, 0^{gr},4225, 9^{gr},4206, 0^{gr},5590, 0^{gr},3785, 0^{gr},4425, 0^{gr},4011, ou en moyenne 0^{gr},4374. Les dix jours suivants, le malade prit trois fois par jour 0^{gr},13 d'acétate de plomb ; les quantités d'acide urique excrété dans les vingt-quatre heures furent alors : 0^{gr},3067, 0^{gr},1242, 0^{gr},3636, 0^{gr},4891, 0^{gr},2161, 0^{gr},5047, 0^{gr},3927, 0^{gr},5998, 0^{gr},4141, 0^{gr},4212, c'est-à-dire en moyenne 0^{gr},3830.

On voit qu'il s'est produit, chez ces deux malades, sous l'influence de la médication saturnine, une diminution très-notable de la quantité moyenne d'acide urique excrété ; dans le premier cas, cette diminution a été de près de moitié ; dans le second, elle a été moindre, bien que très-sensible encore. On observa en outre dans les deux cas un phénomène très-remarquable : au bout des deux ou trois premiers jours de l'administration du médicament, il y avait arrêt brusque de l'excrétion d'acide urique, puis la fonction des reins se rétablissait ensuite en partie, d'une manière intermittente ainsi que cela a communément lieu chez les sujets qui sont sous l'influence de la goutte.

Il semblerait d'après cela que si, chez les individus atteints de maladies de plomb, le sang se charge d'acide urique, ce n'est point parce que cet acide se forme réellement en excès, mais bien parce qu'il est éliminé par le rein d'une manière insuffisante. Quoi qu'il en soit, un fait ressort évidemment de tout ce qui précède, c'est que, toutes choses égales d'ailleurs, les individus soumis à l'imprégnation saturnine sont plus disposés que d'autres à contracter la goutte.

Jusqu'ici rien ne démontre que d'autres métaux partagent avec le plomb la propriété de limiter l'excrétion de l'acide urique, mais l'existence de métaux doués de telles propriétés n'est pas non plus invraisemblable. Quelques faits tendraient même à établir que la chaux exerce une certaine influence sur le développement de la goutte. Suivant Murgrave, la goutte se serait montrée plus fréquente parmi les habitants du Devonshire depuis l'époque où l'emploi de la chaux en agriculture s'est répandu. La même observation a été faite à l'égard de l'île de Crète et de quelques autres pays, mais il ne serait pas difficile de démontrer que ces faits, en supposant leur existence bien constatée, se prêtent à une interprétation toute différente. On ne doit pas méconnaître toutefois que le plomb et la chaux ont en commun certains caractères chimiques. Peut-être même pourrait-on montrer qu'il y a de l'analogie entre ces deux corps au double point de vue de la physiologie et de la thérapeutique.

II. — *Causes excitantes.*

Plusieurs des influences qui viennent d'être étudiées dans le précédent chapitre peuvent, si leur intensité s'accroît tout à coup à un moment donné, provoquer l'immédiate apparition d'un accès de goutte ; mais il existe tout un ordre de causes excitantes de la goutte dont l'action, cependant fort puissante, est impropre à créer la prédisposition goutteuse. Le degré d'intensité que doit posséder la cause excitante pour déterminer une attaque varie beaucoup suivant certaines aptitudes individuelles. Une même cause pourra rester sans effet chez tel sujet et occasionner chez tel autre un violent accès. Il est à remarquer en outre que les causes déterminantes des attaques, à l'inverse des causes productives de la maladie, n'ont en général d'action qu'en raison de certains états de l'économie. C'est ainsi que tantôt l'exposition au froid, tantôt une indigestion, tantôt enfin un ébranlement violent de l'organisme, pourront jouer le rôle de cause excitante.

Boissons alcooliques. — Parmi les causes propres à provoquer la manifestation des accès de goutte, l'une des plus communes est l'ingestion, en une seule débauche, d'une forte proportion de boissons alcooliques, ou encore l'ingestion, même en quantités relativement minimes, de certains vins, tels que ceux de Champagne (1). Les bières

(1) Relativement à l'influence du vin de Champagne sur le développement

devenues aigres produisent les mêmes effets. L'influence de quelques sortes de vins est tellement puissante, que certains goutteux ne peuvent prendre un seul verre de champagne sans qu'il s'ensuive immédiatement un accès. Pour d'autres, c'est le vin de Porto qui est surtout à redouter; pour d'autres encore, c'est le madère. La cause de cette diversité d'action des différents vins semble résider dans certaines particularités des fonctions de digestion et d'assimilation. L'influence des vins que je viens de nommer et celle de l'ale forte se sont montrées des plus manifestes dans plusieurs cas que j'ai observés. Un gentleman me racontait tout récemment que son premier accès de goutte s'était développé consécutivement à une fatigue immodérée, suivie d'une débauche de bière. L'abus du cidre et du poiré peut conduire à un résultat semblable.

Voici encore l'indication sommaire de quelques faits relatifs à cette question. Un gentleman sujet à la goutte fut pris en plein été d'un accès pour avoir bu six ou sept verres de vin de Champagne. Jamais la goutte ne lui était survenue dans cette saison de l'année. Un autre, sous l'influence du même vin, ressentit les atteintes de la goutte, avant même de quitter la table. Un troisième fut saisi d'une attaque violente après avoir fait usage des vins de France pendant quelques jours. Un quatrième enfin voyait un de ses gros orteils devenir chaud, rouge et douloureux toutes les fois qu'il buvait du vin de Porto,

des accès de goutte, voyez Day (*Diseases of advanced life*, London, 1849, p. 304); — Braun (*Matériaux*, etc., Paris, 1862, p. 46), et surtout Scudamore (*Traité de la goutte*, Paris, 1823, p. 140). (J. C.)

même avec modération, pendant plus d'une semaine. Je pourrais citer encore le cas d'un malade atteint de la goutte à un faible degré, et qui avait éprouvé des douleurs lancinantes dans l'articulation métatarso-phalangienne d'un des gros orteils immédiatement après avoir bu deux verres de ce même vin.

Mais ce sont là des exemples que pourraient facilement multiplier tous les médecins qui ont l'occasion d'observer un grand nombre de goutteux. La connaissance de cette propriété qu'ont les boissons alcooliques de provoquer immédiatement l'apparition des accès de goutte n'est pas sans importance au point de vue du diagnostic. Je crois pouvoir avancer que *toutes les fois que chez un individu quelconque, il suffit de quelques verres de vin, d'ale ou de porter pour déterminer rapidement et d'une manière invariable l'inflammation d'une jointure, cette inflammation est certainement de nature goutteuse* (1).

Dyspepsie. — C'est là encore une cause occasionnelle très-efficace. Bon nombre de goutteux font dépendre leurs accès de l'usage de certains aliments qui ont troublé leurs fonctions digestives. Les aliments propres à développer l'acidité gastrique amènent surtout ce résultat. On s'expose encore à provoquer l'apparition des accès de goutte lorsqu'on se surcharge l'estomac de mets variés, fortement assaisonnés et indigestes, ou encore lorsqu'on use au repas de plusieurs espèces de boissons alcooliques ; pratique, soit dit en passant, bien plus pré-

(1) C'est dans ce sens que Scudamore a pu dire : « L'hermitage rouge et le bourgogne, le dernier de ces vins surtout, renferment la goutte dans chaque verre. » (*Gout and gravel*, 4e édit., London, 1823, p. 665.) (J. C.)

judiciable, à quantités égales, que celle qui consiste à ne faire usage que d'une seule boisson. La congestion temporaire du foie, suivie d'une altération et d'une sécrétion exagérée de la bile, peut encore provoquer les accès.

J'ai vu une forte attaque de goutte succéder à une indigestion qu'avait produite un bain chaud pris peu de temps après un repas copieux. Pour montrer jusqu'à quel point les aliments indigestes ou acides concourent à développer les symptômes de la goutte, le docteur Petit cite le cas d'un médecin chez qui les articulations, habituellement un peu sensibles, devenaient douloureuses au point d'empêcher la marche, dès qu'il goûtait à un citron. Un autre malade racontait au docteur Petit qu'il provoquait à coup sûr une attaque de goutte lorsqu'il mangeait des pommes au beurre, quand ces fruits étaient acides et non suffisamment mûrs. Le même auteur rapporte l'histoire d'un prêtre qui, deux fois dans une même année, éprouva un accès de goutte après avoir mangé du veau à l'oseille. Enfin Larrey assurait tout récemment avoir connu un homme qui ressentait des douleurs violentes dans les jointures des extrémités inférieures toutes les fois qu'il prenait de la limonade.

Froid et humidité. — Le froid et l'humidité sont incapables de produire la diathèse goutteuse, mais, chez beaucoup d'individus ils provoquent l'apparition des accès de goutte.

J'ai vu l'influence de ces agents se manifester d'une manière frappante dans plusieurs cas de goutte parfaitement caractérisée. Un goutteux chez qui le début s'était opéré par l'un des gros orteils et dont le sang était d'ailleurs chargé d'un excès d'acide urique, voyait toujours ses accès survenir lorsque soufflaient les vents d'est. Les troubles gastriques ou intestinaux n'étaient pour rien dans le développement de ces accès. L'application locale du froid, l'humidité des pieds, peuvent jouer encore le rôle important de cause excitante, et cela arrive très-communément chez les goutteux des classes inférieures, même sans l'adjonction des excès alcooliques.

Le mode d'action du froid dans les cas de ce genre se comprend aisément. Il y a arrêt de la sécrétion cutanée et, par suite, rétention des acides de la peau. On sait de plus que l'impression du froid sur les téguments entraîne nécessairement une congestion des organes intérieurs, bientôt suivie de troubles fonctionnels. Le froid peut encore agir quelquefois en déprimant directement l'énergie du système nerveux.

Travaux intellectuels immodérés. Grandes fatigues musculaires. Agents traumatiques, etc. — Les veilles consacrées à l'étude peuvent occasionner la goutte. Van Swieten rapporte l'histoire d'un mathématicien célèbre qui fut pris de la goutte pour avoir appliqué son esprit d'une manière soutenue à la solution d'un problème difficile. Nous avons vu que Sydenham éprouvait le même sort toutes les fois qu'il se livrait avec plus d'ardeur que de coutume à la composition de son traité. Une grande fatigue physique, une longue marche par exemple, est quelquefois suivie d'un accès; on peut en dire autant d'un coup violent, d'une chute ou de toute autre cause traumatique (1). Il existe dans la science maints exemples

(1) Sur la goutte développée à la suite de causes traumatiques, consultez

de fractures des membres, de luxations, voire même d'opérations chirurgicales, qui ont été suivies d'accès de goutte. Une lésion produite en un point du corps n'agit pas seulement en provoquant le développement de la goutte, mais encore en déterminant le siége de l'affection locale. C'est ainsi que les articulations du genou ou du cou-de-pied, lorsqu'elles sont le siége d'une altération quelconque, peuvent être affectées par la goutte en premier lieu, avant même qu'elle se soit manifestée dans l'un des gros orteils.

Il n'est pas jusqu'aux hémorrhagies qui ne puissent jouer, relativement à la goutte, le rôle de cause excitante, vraisemblablement par suite de la dépression du système qui en est la conséquence. J'ai vu, par exemple, une première attaque de goutte succéder à une hématémèse abondante; à une perte de sang produite par l'avulsion d'une dent; à une épistaxis. D'un autre côté, il n'est pas rare de voir la suppression d'un écoulement sanguin habituel, la brusque interruption des règles, être immédiatement suivie d'un accès de goutte. Duringe rapporte l'histoire d'une dame chez qui une vive frayeur avait supprimé le cours des règles. Bientôt après cet accident plusieurs attaques de goutte se déclarèrent; mais la menstruation s'étant rétablie, les symptômes goutteux disparurent à tout jamais. Les observations tendant à démontrer que la suppression d'un

un intéressant article de Scudamore (*Traité de la goutte*, Paris, 1823, p. 149). Il est remarquable que les accès de goutte qui se produisent dans de pareilles circonstances ont en général moins d'intensité que ceux qui se développent spontanément, et, si l'on peut ainsi dire, *dans leur temps*. (J. C.)

flux hémorrhoïdal peut produire des effets semblables, sont loin d'être rares.

La dépression des forces déterminée par une maladie débilitante quelconque est d'ailleurs une circonstance favorable au développement d'un accès de goutte. J'ai vu plusieurs fois de tels accès se déclarer à la suite de furoncles et d'anthrax (1).

En résumé, toutes les causes capables d'accroître la formation des acides dans l'économie, ou de limiter leur élimination par la peau, et toutes celles qui dépriment brusquement l'énergie du système nerveux, sont éminemment propres à provoquer le développement des accès chez les sujets prédisposés à la goutte (2).

(1) Dans ses *Remarques sur la goutte*, M. Todd a consacré un intéressant chapitre à l'étude de la goutte survenant chez les sujets débilités (*Gout occurring in a low state of system. — Loc. cit.* London, 1843, p. 43). — Dans le même ouvrage (p. 53), il mentionne l'histoire d'un individu qui, à plusieurs reprises, fut pris de la goutte après avoir été saigné au bras. (J. C.)

(2) La goutte peut-elle exister chez les animaux ? Dans un traité récent de pathologie comparée (*Lehrbuch der vergleich. Pathologie*. Leipzig, 1865, p. 684), M. Gleisberg n'hésite pas à résoudre cette question par la négative. Il est de fait que la plupart des altérations des jointures qui, chez les mammifères ou les oiseaux, ont été attribuées à la goutte, appartiennent plutôt au rhumatisme chronique (arthrite sèche); mais il est incontestable néanmoins que certains oiseaux et quelques reptiles maintenus en captivité, présentent parfois des dépôts tophacés qui, tant par leur siége que par leur constitution chimique et microscopique, rappellent les concrétions qui, chez l'homme, caractérisent la goutte. Aldrovandi (*Ornitholog.*, t. I, p. 456) avait remarqué déjà que les faucons sont sujets à présenter des tumeurs siégeant autour des doigts et formés par des amas d'une matière gypseuse. Mais voici des faits plus récents et plus précis : Chez le perroquet (*Psittacus grandis*), Berlin, d'Utrecht (*Archiv für die Hollandisch Beiträge zur Natur und Heilkunde*. Utrecht, 1857, p. 262, Bd. I), a observé plusieurs fois, sur les jointures du métatarse et des doigts antérieurs, des tumeurs composées d'une substance blanche, plâtreuse, qui, examinée au microscope et traitée par les réactifs convenables, offrait les formes cristallines et les caractères chimiques qui

CHAPITRE IX.

PATHOGÉNIE OU NATURE DE LA GOUTTE : Existence d'un rapport intime entre la goutte et l'acide urique. — Caractères et composition de l'acide urique ainsi que des sels qui en dérivent. — Produits de sa métamorphose dans diverses circonstances. — Son rôle physiologique et pathologique. — Idées des anciens sur la nature de la goutte. — Objections faites par Cullen à la doctrine des humoristes et opinion de cet auteur sur ce sujet. — Théorie de Murray Forbes. — Opinions de Sir C. Scudamore, de Sir H. Holland, du docteur Barlow, du docteur Gairdner et de plusieurs autres. — Vues de l'auteur sur la nature de la goutte. — Mode de développement de la diathèse goutteuse et des symptômes prémonitoires. — Explication des accès et des phénomènes variés qu'on observe dans le cours de la maladie.

Après avoir passé en revue les phénomènes que présentent le plus communément les sujets goutteux, lorsque la goutte se montre chez eux douée de ses caractères

distinguent l'urate de soude. On rencontrait, en outre, chez ces animaux, des concrétions de même nature dans les diverses articulations des extrémités antérieures, sur le péricarde et sur le péritoine, dans la substance tubuleuse des reins. Des altérations, en tout semblables, ont été observées par Maitland et Berlin (*loc. cit.*) sur la tortue géométrique, et tout récemment par Pagenstecher et Carius, chez l'*Alligator sclerops* (*Verhandl. der naturh. med. Ver. zu Heidelberg*, III, 129-133, et *Centralblatt*, 1865, 4 feb., n° 6.)

Il est curieux de rencontrer, chez des animaux aussi peu voisins de l'homme, des lésions assez analogues à celles de la goutte ; mais un fait plus intéressant encore peut-être, c'est que les lésions dont il s'agit peuvent être artificiellement provoquées et portées même à leur plus haut degré, par l'expérimentation. C'est ce qui résulte d'un remarquable travail publié récemment à Tubingue par le docteur Zalesky (*Untersuch. ueber den urämisch. Process*. Tubing. 1865). Cet observateur lie les deux uretères, chez des pigeons, des oies et des couleuvres (*Coluber natrix*). On sait que chez les oiseaux et chez la plupart des reptiles, l'urine à l'état normal, ainsi que l'ont démontré John Davy et d'autres chimistes, ne renferme généralement pas d'urée et est à peu près exclusivement constituée par de l'acide urique ou de l'urate d'ammoniaque. Les premiers phénomènes morbides se déclarent

typiques, nous avons déterminé en quoi consistent les altérations du sang et de l'urine qu'on rencontre dans cette maladie, ainsi que les modifications pathologiques qui surviennent dans les divers tissus sous l'influence de l'inflammation goutteuse. Nous avons étudié ensuite les principales causes tant prédisposantes que déterminantes de la goutte. Il nous faut aborder maintenant un sujet des plus difficiles : il s'agit, en effet, de rechercher quelle est la véritable nature, ou autrement dit, l'essence même de cette maladie.

Pour peu qu'on ait parcouru les divers chapitres où l'on traite de l'altération du sang chez les goutteux et de la nature chimique de la substance qui, chez eux, forme les concrétions superficielles ou infiltre les tissus articulaires, on ne peut manquer de reconnaître (quelle que

de douze à quinze heures après l'opération. La vie se prolonge deux ou trois jours au plus. Après la mort, on constate les altérations suivantes : 1° Les *reins* sont affectés en premier lieu, avant tous les autres organes, et c'est là que les lésions se montrent toujours le plus prononcées. Les canalicules urinifères sont, dans la substance tubuleuse, oblitérés et distendus par des amas d'urates à l'état concret ; tandis que leurs origines, dans la substance corticale sont, ainsi que les corpuscules de Malpighi, libres de tout dépôt. Des masses uratiques solides remplissent le calibre des uretères au-dessus des ligatures. 2° Les *membranes séreuses* (le péritoine au niveau du foie principalement et sur l'estomac ; le péricarde) sont parsemées de plaques blanches qui, examinées au microscope, paraissent composées de noyaux uratiques amorphes autour desquels rayonnent de fines aiguilles cristallines. Bon nombre de ces amas siégent dans la cavité des vaisseaux lymphatiques qu'ils obstruent, tandis que les vaisseaux sanguins restent perméables. 3° La capsule du foie est farcie de dépôts uratiques ; ceux-ci font défaut, au contraire, dans la profondeur de l'organe, ou, s'ils s'y produisent, ils épargnent les cellules hépatiques et occupent exclusivement la trame conjonctive. 4° Des dépôts d'urate se voient quelquefois dans la cavité des petites *ramifications bronchiques*. 5° On en observe souvent en grand nombre sur l'*endocarde*, principalement aux appareils valvulaires ; on en rencontre aussi çà

soit l'opinion à laquelle on s'était d'abord arrêté sur ce sujet) que l'acide urique joue un rôle important dans la pathogénie de la goutte. Cela étant, il ne sera pas sans intérêt de rappeler quelle est la constitution chimique de cet acide et de l'étudier brièvement dans ses rapports avec l'organisme, chez les diverses classes d'animaux et dans les états variés de santé et de maladie.

L'acide urique ou, comme on l'appelle quelquefois encore, l'acide lithique, se présente, lorsqu'il est parfaitement pur, sous la forme de petites lames blanches et brillantes, constituées par des cristaux rhombiques aplatis, tellement fins qu'à l'œil nu ils offrent l'apparence d'une poussière amorphe; mais, à l'examen microscopique, on reconnaît immédiatement leur structure cristalline; les aspects qu'ils revêtent sont reproduits dans la planche V,

et là dans l'épaisseur des parois musculaires du cœur. 6° La membrane muqueuse de l'*estomac* et celle de l'intestin sont, chez les oiseaux, habituellement rouges et enflammées; les *follicules gastriques* sont en outre oblitérés par des amas d'urate de soude. Chez la couleuvre, l'urate se dépose dans la cavité de l'estomac, sous forme d'une boue blanchâtre. 7° La plupart des *jointures* présentent des accumulations d'urate de soude qui siégent dans la cavité articulaire et quelquefois, en outre, à l'extérieur des capsules fibreuses. 8° En règle générale, on ne rencontre dans les *muscles de la vie animale* aucune trace de concrétions uratiques; mais toujours l'examen chimique permet de constater l'existence d'une très-notable quantité d'acide urique dans l'extrait musculaire. 9° Constamment le *cerveau* et ses enveloppes ont paru exempts de dépôts uratiques. 10° Pour ce qui touche aux liquides de l'économie, le *sang* renferme une forte proportion d'acide urique, et après la mort on trouve dans les caillots du cœur et des gros vaisseaux de petits grumeaux d'urate de soude. La *bile* aussi est chargée d'urate de soude qui, dans la *vésicule du fiel*, se sépare sous forme concrète.

Ces faits de pathologie expérimentale font connaître sous leur forme la plus accentuée les effets de la saturation urique. Pour le moment nous nous bornerons à les indiquer sans plus de commentaires. Ils trouveront plusieurs fois leur application par la suite. (J. C.)

figure 5, et la planche VI, figure 1. L'acide urique extrait de l'urine de serpents et d'oiseaux est tout à fait blanc; quand il provient de l'urine de l'homme, il a une coloration jaunâtre ou rouge, par suite de son affinité remarquable pour les matières colorantes, et de sa tendance à se les incorporer lorsqu'il précipite dans un liquide coloré. Il est très-peu soluble dans l'eau; suivant le docteur Prout, il exige, pour se dissoudre, au moins 10000 fois son poids d'eau froide, et même 15000 fois, d'après d'autres auteurs; il est plus soluble dans l'eau bouillante, dont il ne lui faut que 1800 fois son poids environ pour se dissoudre. Il possède les propriétés chimiques d'un acide, et cependant sa solution aqueuse ne rougit pas le papier de tournesol. Insoluble dans l'alcool et dans l'éther, il se dissout un peu mieux dans l'acide chlorhydrique dilué que dans l'eau; il est parfaitement soluble dans l'acide sulfurique concentré, dont il se sépare dès qu'on ajoute de l'eau. L'acide urique se dissout facilement dans plusieurs solutions salines, par exemple, dans les liquides qui contiennent des alcalis et leurs carbonates; dans ce cas, il se forme des urates de ces bases plus solubles que ne l'est l'acide lui-même. La solubilité de l'acide urique est accrue par le phosphate ou le biborate de soude; il communique au premier de ces deux sels, qui est naturellement très-alcalin, une réaction acide, par suite de la production simultanée d'un urate et d'un phosphate acide de soude.

La composition de l'acide urique peut être représentée ainsi qu'il suit:

$$HO,C^5HN^2O^2$$

ou comme un acide bibasique par :

$$C^{10}H^{4}N^{4}O^{6}$$

ou encore :

$$2HO,C^{10}H^{2}N^{4}O^{4}$$

L'eau, dans cette dernière formule, est considérée comme formant la base; elle peut être remplacée en totalité ou en partie par une base fixe, de manière à former deux classes de sels, les uns dits neutres et les autres acides, bisels.

Les urates qui offrent le plus d'intérêt pour le physiologiste et le pathologiste ont été réunis dans le tableau suivant : là se trouvent indiqués la composition chimique et le degré de solubilité de chacun d'eux :

Bi-urate de soude ($HONaO,C^{10}H^{2}N^{4}O^{4}+HO$). — Soluble dans environ 124 parties d'eau bouillante, 1150 parties d'eau froide à 15° C. Ce sel existe dans l'urine et dans le sang des goutteux; il se dépose également, chez ces mêmes malades, dans les divers tissus. Il cristallise en aiguilles à six pans, souvent disposées en étoiles.

Bi-urate d'ammoniaque ($HONH^{4}O,C^{10}H^{2}N^{4}O^{4}$). — Il existe quelquefois dans l'urine et les calculs urinaires de l'homme, ainsi que dans l'urine des oiseaux et des serpents. Il cristallise en aiguilles et forme aussi des masses arrondies d'où partent de petites aiguilles; soluble dans 1600 parties d'eau à 15° C.; plus soluble dans l'eau chaude.

Bi-urate de potasse ($HOKO,C^{10}H^{2}N^{4}O^{4}$). — Soluble dans 700 parties d'eau froide, à 18° C. environ, et dans 79 parties d'eau bouillante.

Bi-urate de chaux ($HOCaO,C^{10}H^{2}N^{4}O^{4}+2HO$). — Se dissout dans 603 parties d'eau froide.

Bi-urate de magnésie ($HOMgO,C^{10}H^{2}N^{4}O^{4}+6HO$). — Soluble dans environ 160 parties d'eau bouillante et dans 3750 parties d'eau froide. Cristallise en aiguilles.

Bi-urate de lithine ($HOLiO,C^{10}H^{2}N^{4}O^{4}$). — Sa solubilité est supérieure à celle de tous les urates connus, mais elle n'a pas encore été déterminée avec précision. Ce sel cristallise en longues aiguilles prismatiques.

Il est impossible d'obtenir artificiellement les urates neutres de ces mêmes bases, à l'exception toutefois des urates d'ammoniaque et de magnésie; mais comme ces sels se décomposent et se convertissent en bi-urates sous l'influence de l'acide carbonique qui enlève la moitié de la base en combinaison, ils ne peuvent exister dans les liquides de l'économie animale, et n'offrent relativement que peu d'intérêt au point de vue de la physiologie et de la pathologie.

Soumis à l'action des corps oxydants, l'acide urique se décompose, et plusieurs des produits auxquels il donne naissance offrent un très-grand intérêt. Lorsqu'on fait bouillir, par exemple, de l'acide urique avec de l'eau tenant en suspension de l'oxyde puce de plomb, il se forme de l'urée, de l'acide oxalique et de l'allantoïne, substance identique avec celle que l'on trouve dans les eaux amniotiques de la vache. Ces sortes de métamorphoses s'opèrent souvent dans l'économie animale. Wöhler, par exemple, a fait voir que si l'on injecte une solution d'acide urique dans les veines d'un chien, il apparaît de l'acide oxalique dans l'urine de cet animal; il n'est pas rare de rencontrer dans les calculs urinaires de l'homme des couches alternantes d'urate de soude et d'oxalate de chaux, et dans certaines urines qui contiennent ordinairement des dépôts d'urates, on voit fréquemment, sous l'influence de circonstances insignifiantes, telles qu'un changement de temps ou une modification dans le régime, ces sels être remplacés tout à coup par un dépôt cristallin d'oxalate de chaux.

Lorsqu'on traite l'acide urique par l'acide nitrique, il

se forme de l'alloxane et de l'alloxantine; ajoute-t-on alors de l'ammoniaque, on obtient le murexide, cette belle matière colorante qui constitue, dans les cas où elle se produit, un réactif si important pour déceler la présence de l'acide urique. Soumis à l'action d'une haute température comme pour une distillation sèche, l'acide urique se décompose en urée, acide prussique et carbonate d'ammoniaque, et lorsqu'on le fait fondre avec un alcali caustique, il se forme également des composés dérivant du cyanogène.

Le rôle physiologique et pathologique de l'acide urique peut, dans l'état actuel de nos connaissances, être indiqué, en résumé, ainsi qu'il suit : Cet acide est l'un des principes constituants de l'urine chez l'homme en bonne santé : les reins en excrètent environ 0^{gr},5176 chaque jour. Il existe également dans le sang normal en quantité minime, et Scherer a constaté sa présence dans la rate (1). C'est un des éléments normaux de l'urine d'un grand nombre d'animaux; tantôt on ne le rencontre chez eux qu'en faible proportion, tantôt, au contraire, il forme la

(1) L'acide urique a été rencontré également dans les poumons (Cloetta, Wiederhold), dans le foie, dans le cerveau (Parkes, *loc. cit.*, p. 28). On suppose assez généralement qu'il se produit dans ces organes, comme dans la rate, pendant l'acte de la désassimilation. M. le professeur Robin a indiqué une nouvelle source de l'acide urique; suivant lui, les uratés se produisent au sein des tissus fibreux par désassimilation, «comme la créatine dans les muscles». (*Dictionnaire de médecine*, etc., 1865, p. 678. — *Programme du cours d'histologie*, etc., 1864, p. 90.) Les tissus fibreux de l'économie, d'après le même auteur, s'assimilent dans l'acte de la nutrition les substances albuminoïdes, qui se changent en *géline*, partie constituante de ces tissus; dans l'acte de la désassimilation, la géline se dédouble en principes cristallisables, au nombre desquels prédominent les urates et l'acide urique. (Trousseau, *Clinique médicale*, t. III, p. 351, 1865.) (J. C.)

partie principale du produit excrété. Il paraît exister en proportion minime dans l'urine des mammifères herbivores, tels que le bœuf et la vache, d'après les observations de Fownes, Bödeker et Brücke; suivant Wöhler, il en serait de même pour l'urine du veau. On le trouve généralement en bien plus grande quantité chez les carnivores que chez les herbivores; néanmoins, chez les premiers il est toujours moins abondant que chez l'homme. Il est d'ailleurs difficile de déterminer d'une manière précise la proportion d'acide urique contenue dans l'urine de ces animaux; la séquestration à laquelle ils sont presque toujours condamnés ne permet pas de considérer leur urine comme normale dans les cas où l'occasion de faire des recherches de ce genre vient à se présenter. Divers observateurs, Hieronymi, Vauquelin en particulier, ont constaté la présence de l'acide urique dans l'urine du lion, du tigre, du léopard, de la panthère, de l'ours, de l'hyène, du loup et du chien. On ne l'a pas encore découvert dans l'urine du porc.

L'acide urique est un élément important et constant de la sécrétion urinaire des oiseaux; il forme la plus grande partie de la matière blanche, demi-liquide, qui entoure leurs excréments. Soumise à l'analyse chimique, cette matière blanche paraît être composée d'urate, ou, pour parler plus exactement, d'urate acide ou de biurate d'ammoniaque; au microscope, on reconnaît qu'elle est constituée par de petites masses sphériques ou ovalaires, ayant l'aspect représenté dans la planche IV, figure 2, *h.*; le dessin a été fait d'après un spécimen d'urine de pigeon. Les urines offrent ce même aspect chez tous les oiseaux, et le volume des petites masses qu'elles renferment semble, d'après mes observations, être à peu près identique, que l'urine provienne des plus grands oiseaux, comme l'autruche, ou des plus petits, comme le serin. Ces masses ovalaires sont cristallines; elles décomposent la lumière et présentent des stries qui partent d'un point central, ainsi que de fréquentes dentelures en forme de coins. On rencontre les mêmes caractères dans la sécrétion rénale des reptiles et dans celle d'un bon nombre d'invertébrés. Je ferai remarquer que l'urine demi-solide des oiseaux paraît être composée presque exclusivement d'urate d'ammoniaque et d'eau; on n'y trouve ordinairement aucune trace d'urée; néanmoins, Coindet affirme que cette substance constitue un des éléments de l'excrétion urinaire chez les oiseaux carnivores. Le guano, qui est l'excrément ou plutôt l'urine des oiseaux de mer, contient habituellement beaucoup d'acide urique.

L'urine des reptiles renferme une forte proportion d'acide urique; celle du boa constrictor et celle du python fournissent la plus grande partie de l'acide urique du commerce. Chez les ophidiens comme chez les oiseaux, la presque totalité de l'urine consiste en urate d'ammoniaque, et l'urée y fait défaut.

L'urine de la plupart des sauriens est riche en urate d'ammoniaque; on a trouvé ce sel chez le crocodile, le lézard et l'igname. On le rencontre également chez les chéloniens, comme les tortues de terre et de mer.

Les diverses opinions qui ont été avancées au sujet

de l'urine des tortues s'expliquent facilement. Un observateur affirme, par exemple, que cette urine est riche en urate d'ammoniaque; tandis qu'un autre prétend, au contraire, qu'elle est entièrement dépourvue de ce sel. Une telle contradiction dépend évidemment de l'état où se trouve le tube digestif de l'animal. Lorsque la tortue n'a pas pris de nourriture depuis plusieurs mois, ainsi que cela arrive au commencement du printemps, l'urine est ordinairement limpide et riche en urée; mais, lorsque l'animal a absorbé une grande quantité d'aliments, l'urine acquiert une consistance crémeuse et contient, indépendamment de l'urée et de l'acide hippurique, une forte proportion d'urate d'ammoniaque.

La composition de l'urine des poissons a été peu étudiée; quelques observateurs seulement y ont signalé la présence de l'acide urique; l'urine des poissons se rapproche vraisemblablement de celle des reptiles chéloniens.

Chez les invertébrés, la présence de l'acide urique est presque constante; on l'a démontrée chez les vers à soie, les papillons et les mouches; chez les teignes, les chenilles, les sauterelles, les grillons, le hanneton commun, et celui d'Espagne, les diverses espèces de cantharides; il est probable que l'excrétion azotée des animaux invertébrés est principalement composée d'urate d'ammoniaque.

D'après les remarques précédentes, on voit que la présence de l'acide urique est un fait constant dans la série animale, seulement les proportions de cet acide qu'on rencontre dans les produits d'excrétion peuvent varier dans des limites extrêmement étendues; ainsi, tantôt l'acide urique constitue, à lui seul, la totalité de l'excrétion azotée; tantôt, au contraire, on n'en rencontre que de faibles traces.

La proportion d'acide urique rendue par l'homme est sujette à de grandes variations; celles-ci ne dépendent pas seulement de l'état morbide, elles tiennent encore à des circonstances tout à fait compatibles avec une santé parfaite. Il importe néanmoins de ne pas perdre de vue que la proportion d'acide urique excrété ne représente pas toujours la quantité réelle qui s'en forme dans l'économie, car les reins peuvent perdre leur pouvoir d'éliminer cette substance, alors même qu'elle existe en proportion anormale dans le sang. C'est là un fait que nous avons mis hors de doute dans les pages précédentes, et qui a une importance extrême relativement à la pathogénie de la goutte.

Parmi les circonstances susceptibles de faire varier la proportion de l'acide urique excrété, du moins chez les animaux ovipares, nous pouvons mentionner la nature et la quantité des aliments, le temps depuis lequel ils sont ingérés, et leur digestion plus ou moins parfaite. Les résultats de certaines expériences de Boussingault montrent d'une manière évidente que la formation de l'acide urique varie considérablement selon la nature de l'alimentation : ainsi des canards nourris de différentes substances excrétaient dans les vingt-quatre heures des quantités variables de cet acide. Par exemple :

Sous l'influence de la diète, la quantité d'acide urique rendue fut de 0gr,27
Après l'ingestion de boules de terre glaise, elle se maintint à . . . 0gr,27

Sous l'influence d'une alimentation composée seulement de gomme, à	$0^{gr},29$
Après l'administration de caséum	$10^{gr},55$
Après l'administration de gélatine	$10^{gr},21$
Après une nouvelle administration de gélatine	$13^{gr},21$
Sous l'influence d'une alimentation composée de fibrine	$9^{gr},10$
Sous l'influence d'une alimentation composée de viande	$18^{gr},91$

Ces expériences de Boussingault établissent que l'acide urique tire principalement son origine des aliments; en effet, les animaux soumis à la diète et ceux auxquels on avait administré des substances non nutritives ou privées d'azote, avaient rendu moins de $0^{gr},33$ d'acide; mais elles démontrent aussi surabondamment que les animaux nourris de substances végétales, éliminent néanmoins par les urines une quantité considérable d'acide urique.

Une tortue nourrie de laitues rend une assez forte proportion d'urate d'ammoniaque, demi-solide, provenant sans aucun doute des principes azotés contenus dans les plantes que ces animaux mangent en si grande quantité.

Les expériences de Lehmann, faites sur sa propre personne, conduisent à un résultat analogue; de plus, elles montrent en même temps que, chez l'homme, la nature de l'alimentation influe beaucoup moins sur la formation de l'acide urique que sur celle de l'urée. Cet observateur a trouvé que dans les vingt-quatre heures il éliminait les proportions suivantes d'acide urique (1) :

Diète exclusivement végétale	$1^{gr},47$
Diète mixte	$1^{gr},18$
Diète exclusivement animale	$1^{gr},02$

(1) On remarquera que la quantité d'acide urique excrétée par Lehmann s'est montrée bien supérieure à la moyenne que nous avons adoptée. Mais

Il est probable que si la quantité d'aliments ingérés était seulement suffisante pour maintenir la nutrition en bon état, la proportion d'acide urique excrété resterait en pareil cas constamment la même, toutes choses égales d'ailleurs et quelle que fût la nature de l'alimentation; pourvu toutefois qu'il s'agît là d'aliments de bonne nature, d'un estomac fonctionnant normalement, et d'un sujet jouissant d'une santé parfaite.

Toute cause capable d'entraver la digestion et l'assimilation, qu'elle dépende de la nature des aliments ou de l'état des organes digestifs, peut modifier dans le même temps, non-seulement la proportion absolue de l'acide urique formé, mais encore les proportions de cet acide relativement aux autres éléments solides de l'urine. Ainsi, d'après Lehmann, le rapport de l'acide urique à l'urée, dans les conditions normales, est comme *un* est à *vingt-huit* ou *trente*, et le rapport de cet acide au reste des matières solides de l'urine comme *un* est à *soixante*. Mais lorsque la digestion se fait mal, l'acide urique se trouve être, relativement à l'urée, comme *un* est à *vingt-trois* ou *vingt-six*, et comme *un* est à *quarante et un* ou *quarante-deux* relativement aux autres éléments solides.

Le rapport qui existe entre la proportion de l'acide urique excrété et le genre d'alimentation se trouve également mis en évidence par les expériences du docteur H. Bence Jones. Ces expériences toutefois indiquent

cet observateur explique lui-même cette particularité lorsqu'il fait remarquer qu'au moment même de ses expériences il se trouvait sous le coup d'une affection pulmonaire.

plutôt les effets immédiats de l'alimentation que son influence absolue, et elles montrent entre autres particularités que la quantité d'acide urique éliminé est à son maximum pendant la durée de la digestion.

Avant l'ingestion d'aucun aliment, l'urine avait une densité de 1024, et 1000 grammes d'urine contenaient..........................	0gr,049 d'acide urique.
Après une nourriture animale, l'urine, dont la densité était de 1027, contenait...........	0gr,022 id.
Après une nourriture végétale, l'urine dont la densité était de 1025, contenait...........	0gr,010 id.

C'est une tâche on ne peut plus difficile que de chercher à déterminer les causes variées qui peuvent affecter la formation et l'excrétion de l'acide urique (1). De nouvelles recherches sont nécessaires pour élucider comme elles le méritent les questions relatives à ce sujet.

Liebig prétendait que la fonction respiratoire a, sous ce rapport, une influence puissante, et à l'appui de son

(1) Relativement à l'influence des diverses boissons sur l'excrétion de l'acide urique, nos connaissances sont encore fort peu avancées. Quelques recherches cependant ont été entreprises dans le but d'élucider la question. Voici l'indication sommaire des résultats les plus intéressants auxquels elles ont conduit. Suivant Bœcker (*Beiträge zur Heilkunde*, vol. I, p. 240) et Hammond (*American journal of medic. science*, octobre 1856), l'alcool, et cela s'applique sans doute également à la plupart des boissons distillées, aurait pour effet de diminuer remarquablement la proportion d'urée rendue dans les vingt-quatre heures, et aussi, mais à la vérité d'une manière bien moins sensible, celle de l'acide urique. Encore d'après Bœcker (*Ueber die Wirkung des Biers auf den Menschen*. — *Archiv des Vereins für wissensch. Heilk.*, Bd. I, p. 343), la bière, celle du moins qui renferme 4,7 à 5,4 d'alcool pour 100, augmente au contraire le taux de l'acide urique, tandis que celui de l'urée est considérablement amoindri. Suivant Liebig (Moleschott, *Handbuch der Diätetik*. 1850, p. 546), il faudrait en dire autant du vin, du moins en ce qui concerne l'acide urique. Le thé et le café, d'après Bœcker (*Archiv des Vereins*, etc., Bd, I, p. 173. — *Beiträge zur Heilkunde*,

hypothèse, il rappelait ce fait, à savoir, que les mammifères carnassiers excrètent de faibles proportions d'acide urique, tandis que les reptiles ophidiens se nourrissant des mêmes aliments, rendent des quantités énormes de cet acide. Or, chez les animaux de la première classe, la fonction respiratoire est très-active, et, conséquemment, le chiffre de l'oxygène absorbé est fort élevé; il est, au contraire, peu considérable chez ceux de la deuxième classe.

Cette prétendue action directe de l'oxygène fournissait une explication extrêmement simple, et en parfait accord avec la propriété qu'ont les corps oxydants de décomposer l'acide urique, et de le ramener à des combinaisons organiques moins complexes et spécialement à l'état d'urée.

Cette théorie est, sans contredit, fort attrayante; mais malheureusement bon nombre de faits peuvent lui être

Ed. I, p. 188), agiraient dans le même sens que l'alcool, c'est-à-dire en diminuant l'excrétion de l'acide urique en même temps que celle de l'urée.

Les individus soumis aux expériences dont il est ici question étaient, sans aucun doute, dans l'état normal; par conséquent, tout porte à croire que l'accroissement ou le décroissement de l'excrétion de l'acide urique observés chez eux après l'emploi des diverses boissons, correspondait à une augmentation ou à une diminution réelles de la proportion de cet acide formée dans l'organisme. Cela étant, on pourra remarquer qu'il existe une certaine concordance entre les résultats obtenus par l'expérimentation physiologique et ceux qu'a fournis, sur ce point spécial, l'étude empirique des faits étiologiques relatifs à la goutte (voyez le chapitre VIII, p. 286, 288, 292, etc.). C'est ainsi que l'alcool et les boissons distillées en général, qui semblent n'avoir pas d'influence marquée sur le développement de la goutte, tendent à diminuer la production de l'acide urique; tandis que les boissons fermentées simples qui, comme la bière et le vin, augmentent cette production, paraissent, au contraire, contribuer puissamment à faire naître l'affection goutteuse.

(J. C.)

opposés. Les caractères de la sécrétion urinaire chez les oiseaux et chez les insectes peuvent être, entre autres, invoqués pour démontrer son insuffisance. L'urine des oiseaux et des insectes est constituée principalement par de l'urate d'ammoniaque; néanmoins la fonction respiratoire de ces animaux est extrêmement active, et la proportion d'oxygène absorbé est peut-être chez eux, eu égard au volume de leur corps, plus considérable que chez toute autre classe d'animaux. Il n'est pas impossible que toutes choses égales d'ailleurs, la quantité d'oxygène absorbé exerce une certaine influence sur l'excrétion de l'acide urique; mais il est certain que, quant à présent, la nature de cette influence ne saurait être précisée (1).

Lorsqu'on cherche à évaluer la proportion d'acide urique éliminé dans diverses maladies, on rencontre trop de causes capables de faire varier cette proportion, indépendamment du simple trouble de la fonction respiratoire, pour qu'il soit permis aujourd'hui d'attacher beaucoup d'importance aux résultats obtenus; en règle générale, il y a augmentation de la proportion d'acide urique excrété dans les maladies fébriles et inflammatoires et plus particulièrement dans les cas où il y a affection du foie, de la rate (2) ou des autres organes qui sont en connexion avec le système de la veine porte.

On admet généralement que les fonctions de la peau

(1) Voyez la critique de la théorie de Liebig, dans le traité de *Chimie anatomique* de MM. Robin et Verdeil (t. II, p. 425. Paris, 1853). (J. C.)

(2) En dehors de tout état fébrile, dans certaines affections qui s'accompagnent d'une hypertrophie de la rate, et, en particulier, dans la *Leucémie splénique* (Parkes, *Medical Times*. June, 1850. — *On urine*. London, 1860,

exercent une certaine influence sur la sécrétion de l'acide urique; cette opinion s'appuie sur ce fait qu'on observe des dépôts d'urates dans les urines des malades qui ont subi un refroidissement. Elle peut s'appuyer encore sur cette circonstance que l'on rencontre fréquemment des calculs urinaires composés d'acide urique ou de ses dérivés, dans les comtés de l'est de l'Angleterre, là où se font sentir fortement les vents froids du nord-est. Il est probable que les fonctions de la peau ont, en effet, quelque influence sur la formation des dépôts d'acide urique. Mais, sans aucun doute, elles agissent principalement en altérant la solubilité de cet acide dans l'urine. Lorsque la transpiration est supprimée, l'urine devient immédiatement plus acide, et, par suite, l'acide urique tend à se précipiter, soit à l'état d'urate de soude, soit à l'état libre et sous forme de cristaux.

L'exercice agit probablement sur la formation et sur l'excrétion de l'acide urique, mais ses véritables effets n'ont pas encore été nettement déterminés. Lehmann a remarqué sur sa propre urine que, sous l'influence de l'exercice, le rapport de l'acide urique à l'urée diminuait notablement : ainsi, pendant l'état de repos, ce rapport était de *un* à *trente-huit;* après un exercice musculaire considérable (le régime n'ayant subi aucune modification), il n'était plus que de *un* à *soixante-dix-sept.* D'autres observateurs, cependant, ont vu l'acide urique s'accroître

p. 331. — Walshe et Ranke, *Ausscheidung der Harnsäure.* München, 1858, p. 23), on a plusieurs fois constaté, à l'aide de l'analyse méthodique des urines, un accroissement remarquable de la proportion de l'acide urique rendu dans les vingt-quatre heures. (J. C

sous l'influence de l'exercice (1), et, comme on voit, les opinions sur ce sujet sont loin de concorder.

Après avoir fait connaître en résumé ce que l'on sait de plus positif sur la formation et l'excrétion de l'acide urique dans les différentes classes d'animaux, et sur les influences qui font varier cette excrétion chez l'homme, nous sommes convenablement préparés pour examiner les opinions qui ont été émises à diverses époques touchant la nature de la goutte. Déjà nous avons reconnu que les médecins de l'antiquité avaient fort bien observé cette maladie et décrit la plupart de ses symptômes; nous savons même qu'ils avaient cherché à en pénétrer la nature et qu'ils avaient produit des théories à ce sujet; mais ils ignoraient les changements qui, sous l'influence de la goutte, s'opèrent dans les tissus et les liquides de l'organisme, et ils étaient par conséquent privés des moyens d'arriver à une doctrine pathogénique de quelque valeur.

Voués surtout aux théories humorales, les anciens faisaient dépendre la goutte de certaines conditions morbides du sang; mais tous n'envisageaient pas de la même

(1) Beneke, par exemple (*Nord See Bad.*, 1855, p. 85), Genth (*Untersuch. über den Einfluss des Wassertrinkens auf den Stoffwechsel.* Wiesbaden, 1856) et Fl. Heller (*Heller's Archiv.* N. F. I), ont observé une augmentation dans l'excrétion de l'acide urique, à la suite de l'exercice musculaire longtemps prolongé. Ranke (*Aussch. der Harnsäure.* München, 1858, p. 14), a vu, de son côté, la proportion de l'acide urique diminuer très-légèrement par le fait d'un exercice modéré, et s'accroître, au contraire, à la suite de mouvements musculaires qui avaient déterminé un sentiment marqué de fatigue dans les membres. Ces résultats contradictoires montrent assez que la question est loin d'être résolue, contrairement à ce que semblent admettre plusieurs théoriciens. (J. C.)

manière cette altération présumée du liquide sanguin; les uns la rattachaient à la présence du phlegme, d'autres à celle de la bile, d'autres enfin au mélange de ces deux humeurs. Tous considéraient les concrétions tophacées comme résultant de l'exsudation et de la solidification de la matière peccante. Les opinions avancées sur ce sujet par quelques-uns des auteurs anciens les plus recommandables, tels que Galien, Arétée, Cælius Aurelianus, Alexandre, Aétius, Paul d'Égine et Démétrius Pépagomène, ont été exposées suffisamment dans notre chapitre d'introduction, et il est inutile d'y revenir à présent. Nous avons indiqué aussi les opinions des Arabes et celles de la plupart des médecins qui se sont succédé depuis eux jusqu'à nos jours.

Nous voulons actuellement insister tout particulièrement sur la théorie de Cullen. Dans la seconde moitié du dernier siècle, cet auteur s'est en effet constitué le principal adversaire de l'ancienne doctrine humorale relative à la goutte; et les arguments qu'il a formulés à ce sujet dans son traité de médecine pratique ont eu alors beaucoup de retentissement non-seulement à cause de leur valeur intrinsèque, mais aussi en raison de l'autorité de l'auteur. Ces arguments contiennent d'ailleurs les plus importantes des objections qui depuis Cullen ont été dirigées contre la théorie humorale; c'est pourquoi nous avons cru utile de les faire connaître en substance. — En premier lieu, rien ne démontre, suivant Cullen, l'existence d'un principe morbifique particulier chez les sujets disposés à la goutte; il n'est pas d'expérience, pas d'observation propre à établir que le sang et les liquides sécrétés diffèrent, en quoi que ce soit, chez les goutteux, de ce qu'ils sont chez des sujets placés dans des conditions tout à fait différentes. Il n'existe, ajoute l'auteur, antérieurement aux attaques de goutte, aucun signe d'une altération des liquides, et la maladie éclate en général inopinément chez des individus qui jusque-là avaient toujours joui d'une santé parfaite et qui conservent encore les apparences de la santé au moment même où la maladie se déclare. Cullen reconnaît à la vérité qu'il se produit, à certaines périodes de la goutte, une matière particulière, mais cela aurait lieu dans quelques cas seulement et lorsque la maladie est déjà ancienne; par conséquent cette matière est pour lui un effet et non pas une cause de la goutte. Cullen reconnaît encore que certaines substances âcres, introduites dans l'organisme, paraissent déterminer la goutte, mais il admet qu'elles n'agissent pas en produisant la cause matérielle de la maladie; leur mode d'action, suivant lui, est tout à fait inexplicable.

De tout cela Cullen conclut qu'il n'y a pas de preuve que la goutte reconnaisse pour cause la présence d'une matière morbifique particulière.

D'un autre côté, les hypothèses émises sur la nature particulière de cette matière morbifique qu'on suppose propre à produire la goutte doivent être rejetées comme vagues et contradictoires; plusieurs d'entre elles sont d'ailleurs si peu conformes avec les connaissances chimiques et avec les lois connues de l'économie animale, qu'elles sont dénuées de toute valeur.

En troisième lieu, toujours d'après Cullen, l'opinion que

la goutte est produite par l'action d'une matière morbifique particulière, ne peut rendre compte des phénomènes de la maladie; elle ne peut, entre autres, expliquer les métastases fréquentes et soudaines d'une partie à l'autre.

Quatrièmement, ajoute Cullen, s'il existait en réalité une matière morbifique particulière à la goutte, son action devrait se montrer identique dans toute les parties qu'elle affecte; or, dans le fait, il n'en est rien; car lorsqu'elle attaque les jointures, la goutte y produit l'inflammation, tandis que lorsqu'elle affecte l'estomac, elle y détermine un effet sédatif et détruit le ton de l'organe.

Cinquièmement, il fait ressortir que la goutte n'est pas contagieuse, et trouve là un argument favorable à l'opinion qui rejette l'existence d'un principe morbifique particulier. Avant le temps où écrivait Cullen, beaucoup de médecins croyaient la goutte contagieuse; les arguments invoqués en faveur de cette manière de voir se trouvent consignés dans les écrits de Boerhaave, de Van Swieten et de quelques autres.

En sixième lieu, le fait que la goutte est transmissible par hérédité ne suffit pas, d'après Cullen, pour démontrer l'origine humorale de cette maladie. En effet, dit-il, la plupart des maladies héréditaires ne reconnaissent pas pour cause l'existence d'une certaine matière morbifique, mais bien une constitution particulière du corps, laquelle se transmet des parents aux enfants. Or, c'est ce qui paraît arriver surtout dans la goutte. On peut aussi observer que les maladies héréditaires qui dépendent de la présence d'un poison morbide, se manifestent dans un âge beaucoup moins avancé que ne le fait communément la goutte.

Septièmement, il fait valoir que la théorie humorale de la goutte n'avait suggéré jusqu'ici aucune méthode curative heureuse, et qu'elle avait, au contraire, dans certains cas, conduit à l'emploi de moyens nuisibles.

Huitièmement, la théorie humorale est entièrement superflue ; elle ne peut servir à rien expliquer si l'on ne fait pas intervenir un changement dans l'état des puissances organiques motrices. Or un tel changement suffit bien à lui seul pour expliquer toutes les circonstances de la maladie, sans qu'il soit nécessaire d'avoir recours à l'hypothèse d'une matière morbifique.

En dernier lieu, Cullen rejette encore l'hypothèse en question, parce que la maladie peut, en dehors de celle-ci, s'expliquer d'une manière bien plus en rapport avec les phénomènes observés, les lois connues de l'économie animale et enfin le mode de traitement consacré par l'expérience.

Telles sont les nombreuses objections qu'oppose Cullen à la théorie humorale : ce n'est pas ici le lieu de montrer que la plupart d'entre elles paraîtraient aujourd'hui sans valeur ou même complétement erronées ; nous devons suivre l'auteur dans l'exposé qu'il donne de sa propre théorie de la goutte. Cette théorie, en effet, quelque peu modifiée à la vérité, a trouvé jusqu'à notre époque de nombreux partisans. Cullen cherche à établir que la goutte dépend d'une conformation particulière du corps, et en particulier d'une affection des centres nerveux, où siégent, suivant lui, les puissances motrices primordiales de l'organisme tout entier. Voici sur quels arguments il se fonde particulièrement : ce sont les hommes qu'affecte surtout la goutte, et les femmes qui en sont atteintes se distinguent généralement par une constitution robuste et une sorte d'état pléthorique. Les eunuques sont rarement atteints par la goutte, qui, au contraire, attaque fréquemment les individus vigoureux, à tête volumineuse. D'après l'opinion de Cullen, les causes excitantes de la goutte, telles que l'intempérance, les troubles de la digestion, les influences dépressives et le froid, agiraient directement sur le système nerveux; et la plupart des symptômes de la goutte rétrocédée, qui sera plus loin l'objet d'une étude spéciale, consisteraient manifestement en des troubles variés de ce même système. Il pense également que l'estomac, dont les sympathies avec le reste de l'organisme sont si universelles, est l'organe que la goutte attaque le plus souvent et le plus vivement, et il fonde cette opinion sur ce fait que les symptômes dyspeptiques précèdent généralement les accès; il croit aussi qu'une bonne partie des causes excitantes d'un paroxysme agissent d'abord sur l'estomac, et enfin que dans la goutte rétrocédée cet organe est généralement affecté. Il remarque, en passant, qu'il y a une sorte d'équilibre entre l'état des parties internes et celui des parties externes, et, en particulier, que l'état de l'estomac a une connexion intime avec celui des parties externes, de manière que le ton qui existe dans l'un peut se communiquer aux autres.

Voici d'ailleurs dans quels termes Cullen expose lui-même sa théorie de la goutte : « Il y a chez quel-
» ques personnes un certain état de vigueur et de plé-
» thore de l'économie qui, à une période particulière de

» la vie, est sujette à une perte de ton dans les extré-
» mités. Cette perte de ton se communique jusqu'à un
» certain point à tout le système, mais se manifeste sur-
» tout dans les fonctions de l'estomac. Lorsqu'elle sur-
» vient pendant que l'énergie du cerveau est encore
» intacte, *la force médicatrice de la nature* tend à ré-
» tablir le ton des parties, et elle y parvient en excitant
» une affection inflammatoire dans quelque partie des
» extrémités.

» Lorsque cette affection a subsisté quelques jours, le
» ton des extrémités et de tout le corps se rétablit et le
» malade recouvre son état ordinaire de santé.

» Tel est l'ordre des symptômes dans la forme ordi-
» naire de la maladie que nous nommons *goutte régulière*,
» mais il y a des circonstances où cet ordre est inter-
» rompu, ou varie. Ainsi, quand l'atonie se manifeste
» sans être suivie de réaction, elle continue dans l'es-
» tomac ou peut-être dans d'autres parties internes, et
» produit l'état que nous nommons, pour des raisons qui
» sont maintenant sensibles, *goutte atonique*. Un second
» cas où l'ordre des symptômes varie est celui où il succède
» à l'atonie un certain degré de réaction et d'inflamma-
» tion, mais dans lequel le ton des extrémités, et peut-
» être de tout l'organisme, est affaibli par des causes
» internes et externes, de manière que l'état inflamma-
» toire cesse tout à coup et entièrement, sans que le
» degré auquel il est parvenu ou le temps qu'il a duré
» soit suffisant pour rétablir le ton de l'organisme. C'est
» pourquoi l'estomac et les autres parties internes retom-
» bent dans l'état d'atonie; quelquefois même cet état est

» augmenté par l'atonie qui leur est communiquée des » extrémités. Tous ces symptômes se manifestent dans ce » que nous avons nommé *goutte rétrocédée*.

» Un troisième cas où l'ordre ordinaire des symptômes » de la goutte varie, est celui où l'atonie qui précède » communément l'accès, est suivie d'une réaction in- » flammatoire parfaite, mais où cette réaction, par suite » de quelques circonstances particulières, ne peut se » porter comme de coutume aux articulations ; elle est » en conséquence déterminée sur une partie interne, où » elle produit une affection inflammatoire ; c'est cet état » que nous avons appelé *goutte mal placée* (1). »

Il ne serait pas difficile, dans l'état actuel de nos connaissances, de réfuter complétement la plupart des vues théoriques proposées par Cullen ; il est, en effet, démontré que dans la goutte proprement dite, une matière morbifique est *constamment* présente, non-seulement pendant la période inflammatoire, mais même avant le début des accès. Le premier argument de Cullen est donc, d'après cela, tout à fait dénué de fondement. On peut ajouter que la nature même de cette matière morbifique n'est plus un mystère et que sa composition chimique a été nettement définie. On dit que les symptômes de la goutte s'accordent mal avec l'hypothèse d'une matière morbifique ; mais ne sait-on pas que certains poisons semblent choisir plus particulièrement certaines parties de l'économie pour y exercer leur action. L'atropine, par exemple, affecte surtout la pupille, les membranes

(1) W. Cullen, *First Lines of the practice of physic*. Edinb., 1816, t. I, p. 203. — Et *Éléments de médecine pratique*, Paris, 1785, t. I, p. 336.

muqueuses buccale et pharyngienne, et enfin la peau; la strychnine agit sur la moelle épinière; les poisons morbides qui produisent les diverses fièvres éruptives ont aussi leurs lieux d'élection. Ainsi la gorge, la peau et les reins sont spécialement affectés dans la scarlatine, tandis que, dans la rougeole, c'est sur la peau et sur les membranes muqueuses qu'ont lieu surtout les déterminations morbides. L'objection qui consiste à rappeler que dans certaines parties, telles que les jointures, l'action de la goutte est stimulante, tandis que dans d'autres, l'estomac par exemple, elle est sédative, cette objection, disons-nous, est à peu près sans valeur. C'est en effet un point aujourd'hui élémentaire en pathologie, que l'inflammation s'accompagne ordinairement de l'affaiblissement ou de la destruction des fonctions de l'organe qui en est atteint.

La goutte, à la vérité, n'est point contagieuse, mais ce fait ne saurait évidemment servir à prouver qu'elle n'est point subordonnée à la présence dans le sang de certains principes morbifiques. La cinquième objection de Cullen tombe donc comme les précédentes; la sixième n'a guère plus de consistance : elle est fondée, comme on sait, sur cette opinion que la plupart des maladies héréditaires dérivent d'une constitution particulière de l'organisme; or il est certain aujourd'hui qu'un bon nombre des maladies qui se transmettent par voie d'hérédité résultent de la présence d'un poison morbide dans l'économie.

Les trois dernières objections formulées par Cullen méritent à peine de fixer notre attention. Si les théories humorales qui ont pour but d'expliquer la pathogénie de la goutte n'ont fait faire aucun progrès au traitement de cette maladie, on peut adresser le même reproche aux théories solidistes; et la plupart des médecins doivent aujourd'hui sentir le besoin d'une explication des phénomènes de la goutte plus satisfaisante que celle qui a été proposée par Cullen et ses partisans.

Sous le titre de *Traité de la goutte et de la gravelle*, Murray Forbes a publié en 1793 un petit ouvrage, remarquable surtout en raison des vues chimiques qu'il renferme sur la nature des deux maladies dont il y est question. Sa théorie a beaucoup d'analogie avec celles qui ont été émises de nos jours par plusieurs pathologistes. Forbes avance, par exemple, que puisque l'acide lithique — c'est ainsi qu'on nommait autrefois l'acide urique — se rencontre dans l'urine, il doit aussi exister dans le sang, où, à la vérité, la chimie ne l'a pas encore découvert. Voici d'ailleurs dans quels termes l'auteur s'exprime à ce sujet : « La fréquente déposition de l'a-» cide urique dans diverses parties du corps témoigne » assez, dit-il, de sa présence dans les liquides de l'éco-» nomie. » Or, la formation de dépôts d'acide urique a lieu surtout dans la goutte, et Forbes part de ce fait pour se demander s'il faut voir là l'effet d'une coïncidence fortuite, ou si, au contraire, la maladie dont il s'agit ne reconnaîtrait pas pour cause la présence d'un excès d'acide urique dans les humeurs. Forbes met ensuite en relief les rapports qui existent entre la goutte et la gravelle. A ce propos, il insiste tout particulièrement sur cette circonstance que ces deux affections se rencontrent chez des sujets qui ont une constitution semblable et sur ce fait qu'elles cèdent toutes deux aux mêmes remèdes. Il compare ensuite les amas d'acide lithique qui se forment dans l'épaisseur des tissus tendineux aux graviers qui se déposent dans les voies urinaires. On ne doit pas oublier que cette théorie était formulée avant que Wollaston eût, en 1797, découvert la véritable composition des concrétions goutteuses. Il n'est pas étonnant d'après cela que Forbes ait pu croire que ces concrétions étaient constituées par de l'acide urique, tandis qu'en réalité elles sont formées par de l'urate de soude. Il n'est pas étonnant, non plus, qu'il ait pu supposer que l'acide urique, qui suivant lui forme ces dépôts, est mis en liberté par suite de la présence d'un autre acide introduit dans l'organisme. En somme, si la théorie de Forbes est entachée d'erreur sur plusieurs points, il n'en est pas moins vrai qu'elle se rapproche beaucoup de la réalité ; elle témoigne en tout cas de la sagacité de son auteur, surtout si l'on tient compte de l'époque où elle a été émise ; d'ailleurs c'est le premier document de quelque valeur fourni à l'appui de la doctrine humorale de la goutte.

Les arguments invoqués par Murray Forbes et la découverte de Wollaston ne firent point perdre à la doctrine de Cullen la prééminence qu'elle avait acquise. Elle continua à régner, tout en subissant néanmoins certaines modifications. Sir C. Scudamore, par exemple, inclinait vers la théorie qui subordonne la goutte à un état de pléthore, plutôt que vers celle qui rattache cette maladie à une altération des liquides de l'économie, et il n'avait pas modifié son opinion sur ce sujet à l'époque où fut publiée la deuxième édition de l'*Appendice au traité de la goutte.* Il confessait, à la vérité, que l'hypothèse de la pléthore rend difficilement compte de certains symptômes de la goutte, et en particulier du développement des concrétions tophacées. De son aveu même, ces concrétions sont propres à la goutte vraie, mais il les croyait tellement rares qu'il lui semblait impossible de fonder sur leur présence une théorie générale de la maladie ; à plus forte raison se refusait-il à admettre que la substance qui constitue les dépôts tophacés est la cause prochaine de tous les phénomènes morbides. De fait, Scudamore, sur cinq cents cas de goutte, n'avait rencontré les concrétions que quarante-cinq fois, et dans plusieurs de ces cas celles-ci ne s'étaient produites qu'au bout de longues années. Il pensait qu'on ne devait pas rencontrer un aussi grand nombre de goutteux exempts de concrétions, si la relation qu'on a voulu établir entre la goutte et la présence de l'acide urique dans l'organisme était réelle. Rien ne prouve d'ailleurs, ajoutait-il, que l'acide urique existe quelque part dans l'économie, en dehors des produits de sécrétion. De plus, en supposant même que l'acide urique existe dans le sang, pourquoi ne serait-il pas constamment éliminé par les reins? Dans les cas où cet acide se dépose sur les jointures ou ailleurs, les vaisseaux capillaires des parties affectées par l'inflammation goutteuse suppléent dans leurs fonctions les vaisseaux sécréteurs des reins. Scudamore faisait valoir enfin, en faveur de son opinion, que chez plusieurs sujets portant aux mains et aux pieds de volumineuses concrétions tophacées, il avait, par des expériences répétées, constaté que l'acide urique existait dans les urines en quantité moindre qu'à l'état normal ou même faisait complétement défaut.

A l'époque où ces idées étaient exposées, aucune preuve n'avait encore été donnée de la présence de l'acide urique dans l'organisme en dehors des liquides sécrétés; on n'avait pas démontré, non plus, qu'il existe *constamment* des dépôts d'urate de soude dans les parties qui sont le siége de l'inflammation goutteuse.

Ayant donné des soins à sir C. Scudamore dans les dernières années de sa vie, j'ai été à même de savoir que ses opinions concernant les causes prochaines de la goutte s'étaient singulièrement modifiées; il inclinait alors à considérer cette maladie comme étant intimement liée à la présence de l'acide urique dans l'économie.

Dans un article de l'*Encyclopédie de médecine pratique*, le docteur Barlow a également soutenu la théorie qui rattache la goutte à un état de pléthore sanguine. Le paroxysme de goutte doit être, suivant cet auteur, considéré comme un trouble constitutionnel de nature inflammatoire, suivi d'une inflammation locale de caractère particulier, et ayant pour siége une ou plusieurs jointures. Ce trouble constitutionnel suit une marche déterminée, et se termine en général en peu de temps par le retour à la santé, lorsque la maladie n'est pas ancienne. Les idées de M. Barlow sur la pathogénie de la goutte paraissent avoir subi dans ces derniers temps de profondes modifications. C'est ce dont on peut se convaincre par la lecture d'un article qui fait partie du *Manuel de médecine pratique*, et où l'auteur incline manifestement vers les théories humorales (1).

A son tour, le docteur Gairdner a émis, il y a quelques années, sur le même sujet, une hypothèse qui mérite une étude particulière, bien qu'elle se confonde sous plusieurs rapports avec celles qui viennent d'être examinées.

Il pense qu'un état de pléthore vasculaire des grands organes chylopoiétiques se rencontre toujours dans la goutte, et l'on observe, suivant lui, dans le temps qui précède les accès, un engorgement variqueux des veines des extrémités inférieures; en même temps le cœur est surchargé de sang veineux rendu impur par suite de la présence d'une certaine quantité d'urée, d'urates et probablement aussi de principes biliaires dont l'élimination est restée insuffisante. Mais le docteur Gairdner ne s'en tient pas là; il va plus loin que ses prédécesseurs, et voici dans quels termes il expose la théorie d'une attaque de goutte.

« Une congestion veineuse, dit-il, me semble être la » première condition nécessaire au développement de » la diathèse goutteuse. Ce n'est point là une observation » nouvelle, car on la retrouve à chaque page dans les » écrits des auteurs anciens. Ceux-là même qui acceptent » des théories peu compatibles avec le fait, n'hésitent » pas à en reconnaître la réalité. Cet état du sang a été » nettement signalé, pour la première fois, et considéré » comme une des grandes causes de la goutte, par » Galien, dont les opinions n'ont pas cessé d'exercer » jusqu'à nos jours une influence plus ou moins directe

(1) G. H. Barlow, *A manual of the practice of medicine*. London, 1856, p. 142.

» sur l'esprit des médecins. L'existence d'une congestion » veineuse dans la goutte est, à mon avis, un fait incon- » testable, et ce sera toujours une source d'embarras » pour toute théorie qui n'en tiendrait pas suffisamment » compte. Mais les gros troncs veineux, aussi bien que » les artères les plus volumineuses, sont, comme on sait, » doués d'élasticité, et grâce à cette propriété ils peuvent » lutter contre le flux du sang qui retourne au cœur; ce » liquide se trouve donc compris entre deux forces agis- » sant en sens contraire, d'une part l'impulsion cardiaque » et la tension artérielle qui dirigent son cours, et de » l'autre la résistance en sens inverse des grosses veines » qui aboutissent au cœur. Je pense que sous l'influence » de cette pression, les vaisseaux cèdent et se rompent » et qu'il se produit, par suite, une véritable hémorrhagie » dans la partie affectée. Si la rupture a lieu aux dépens » des vaisseaux capillaires très-ténus et qui ne charrient » que la portion séreuse du sang, il en résultera de » l'œdème; si elle s'effectue au contraire aux dépens » de vaisseaux contenant du sang rouge, une véritable » ecchymose en sera la conséquence. »

« On admettra aisément, ajoute plus loin le même au- » teur, que les vaisseaux capillaires et nourriciers qui se » distribuent sur les fibrilles terminales et sensitives des » nerfs, sont affectés de la même manière que les troncs » veineux les plus considérables. Or, je crois que ces » capillaires ainsi distendus sont le siége réel et la cause » des phénomènes douloureux de la goutte. N'est-il pas » naturel, en effet, d'admettre que ces vaisseaux étant » dilatés à l'extrême et gênés dans leur développement

» par les tissus fibreux résistants où siége habituellement » la goutte, il y a là une cause de vives souffrances. »

Cette théorie est évidemment passible des mêmes objections que l'a été celle de Cullen. Il nous suffira d'examiner avec quelque détail la première des hypothèses émises par M. Gairdner, car elle contient pour ainsi dire les deux autres; il s'agit de cet état de pléthore vasculaire des grands organes chylopoiétiques qui, suivant l'auteur, se montrerait constamment dans la goutte.

Il est incontestable que dans la goutte, surtout lorsqu'elle est acquise et qu'elle se développe chez des individus robustes, un état de pléthore des viscères abdominaux précède les accès; et alors on observe une sorte de plénitude de l'hypochondre droit et de l'épigastre. Les intestins sont paresseux, la sécrétion biliaire est insuffisante, et les digestions se font mal. Mais je conteste que ce soient là des phénomènes constants; je pourrais citer nombre de cas où l'accès de goutte n'a été précédé par aucun des symptômes qui révèlent habituellement la congestion du système de la veine porte. C'est surtout chez les sujets débiles et chez ceux que l'hérédité prédispose à la goutte qu'on voit manquer la pléthore abdominale. Chez eux, ce sont les fonctions des reins bien plutôt que celles du foie qui s'exercent imparfaitement.

D'un autre côté, s'il était vrai que la congestion des organes digestifs est un avant-coureur indispensable de l'accès de goutte, comment comprendrait-on que la goutte ne se montre pas plus fréquemment dans les cas où une semblable congestion existe à un haut degré? Dans les cas de ce genre, cependant, les malades présentent les conditions qui, suivant le docteur Gairdner, favorisent particulièrement la rupture des vaisseaux capillaires des extrémités. Toute affection grave du cœur qui gêne les fonctions de cet organe au point d'amener une congestion de tout le système veineux, devrait, suivant la théorie que nous discutons, déterminer des accès de goutte; or, tous les cliniciens savent que ce cas se présente rarement.

On ne saurait nier que les veines qui prennent leur origine dans les parties enflammées, se gonflent dans le temps où a lieu l'accès de goutte; on peut même voir là un des traits caractéristiques de l'inflammation goutteuse; mais je doute que ce phénomène ait jamais été observé pendant la période prodromique de l'accès, et je crois qu'il ne se montre que dans les cas où la jointure a été préalablement affectée.

Un mot sur l'hémorrhagie qui, d'après le docteur Gairdner, se produirait à chaque accès de goutte et qui, suivant lui, serait la cause de l'affection locale. L'auteur paraît attacher une certaine importance à cette partie de sa théorie, et il ne se trompe pas lorsqu'il pense qu'elle pourra surprendre le lecteur par sa nouveauté. Elle ne tend à rien moins qu'à établir que l'hémorrhagie en question rend compte de tous les phénomènes de l'inflammation goutteuse et en constitue la véritable raison d'être; malheureusement M. Gairdner ne rapporte aucun fait capable de démontrer l'existence de l'hémorrhagie qui, dans son hypothèse, provoque les accès de goutte, et l'on peut supposer qu'il n'a jamais observé les ecchymoses auxquelles il fait fréquemment allusion. Pour ce qui concerne l'*hémorrhagie incolore*, ou, autrement dit, l'exsúdation séreuse à laquelle il fait jouer un grand rôle, elle se montre dans de nombreuses affections qui n'ont aucun rapport avec la goutte, et il est toujours facile de s'en rendre compte sans qu'il soit nécessaire d'invoquer l'existence, d'ailleurs fort problématique, des vaisseaux séreux.

Pour mon compte, j'ai eu maintes fois l'occasion de faire la nécroscopie des parties qu'affecte particulièrement la goutte, et je suis obligé de déclarer que je n'ai jamais rencontré un seul fait qui puisse être invoqué à l'appui de la thèse soutenue par M. Gairdner. Les altérations que j'ai observées dans ces cas sont tout autres que celles qu'il décrit; cependant elles sont constantes et doivent être considérées comme pathognomoniques de l'inflammation goutteuse.

Si l'espace ne me manquait, j'aurais à parler encore des opinions émises par plusieurs médecins qui, dans le siècle dernier, ont écrit sur la goutte. Qu'il me suffise de rappeler qu'en Angleterre, Parkinson, Wollaston et Sir E. Home se sont montrés partisans de la théorie humorale, et ont soutenu qu'il existe une relation intime entre la goutte et la présence de l'acide urique dans le sang; tandis que d'autres pathologistes, tels que Parry et Sutton par exemple, ont au contraire fait dépendre la goutte de certaines altérations du système circulatoire ou des organes digestifs.

Sur le continent, en France plus particulièrement, les écrivains les plus éminents, Barthez par exemple et Guilbert, n'ont émis, concernant la nature de la goutte, que des théories fort vagues. Le premier, à vrai dire, n'a formulé aucune hypothèse, il s'est contenté d'avancer que la goutte dépend d'une disposition toute particulière de l'organisme, combinée avec un affaiblissement des parties où l'affection établit son siége. Le second a supposé que, sous l'influence de certaines causes qui entravent le jeu des organes digestifs, troublent les fonctions de la peau et occasionnent un état pléthorique, il y a rétention de certains produits excrémentitiels qui remplissent les vaisseaux lymphatiques et sont en réalité la cause matérielle des accidents morbides.

Plus récemment, d'autres médecins français, tels que Cruveilhier et Ch. Petit (1), ont considéré la goutte comme intimement liée à la présence de l'acide urique dans l'organisme. Ces deux auteurs, dont les écrits sont antérieurs à la découverte de la présence de l'acide urique dans le

(1) Voyez aussi Rayer (*Rapports des altérat. de l'urine et du sang; in Traité des malad. des reins*. Paris, 1839, t. I, p. 243). — Personne, peut-être, parmi les médecins français, ne s'est exprimé d'une manière plus formelle que M. Cruveilhier, concernant le rôle important de l'acide urique dans la théorie de la goutte ; c'est ce dont témoigneront quelques passages que j'extrais de l'*Anatomie pathologique du corps humain* (planche 3, 4ᵉ livraison), et qu'il m'a paru intéressant de rappeler ici. « La lésion matérielle de la goutte, » dit M. Cruveilhier, « celle qui lui est exclusivement propre, consiste dans le dépôt de matières tophacées dans l'intérieur des articulations et dans leur voisinage. » ... « *La sécrétion d'urate de soude a-t-elle lieu dès la première attaque de goutte ?* Cela ne me paraît pas douteux. La formation de l'urate est un phénomène trop spécial pour qu'on ne doive pas lui donner la première place dans la série des phénomènes qui constituent la maladie, et je regarderai jusqu'à nouvel ordre l'urate comme la cause matérielle de la goutte, amené, comme malgré moi, par l'anatomie pathologique à la même opinion que Sydenham et tant d'autres observateurs de l'antiquité. » ... « La grande différence qui existe entre la goutte et le rhumatisme, me paraît principalement consister dans la sécrétion de l'urate dans un cas, et dans le défaut de cette sécrétion dans l'autre. » (J. C.)

sang, ont cependant produit, en faveur de leurs opinions, des arguments d'un grand poids.

Avant d'exposer mes propres idées sur la nature de la goutte, je ne puis m'empêcher de signaler à l'attention du lecteur un chapitre des *Medical notes and reflections* où l'auteur, M. Henry Holland, traite le sujet d'une manière remarquable. On trouvera là une critique approfondie et savante de tous les documents qui existaient sur la question qui nous occupe, au moment où cet article fut rédigé (2).

Dans les *Transactions médico-chirurgicales* pour 1848, me fondant sur plusieurs observations que j'avais faites relativement à l'état du sang et des urines dans la goutte, le rhumatisme et l'albuminurie, je me suis hasardé à formuler ainsi qu'il suit, et sous toutes réserves, les conclusions qui me paraissaient ressortir de mes observations : « Les résultats obtenus dans les recherches dont il s'agit, disais-je alors, prouvent que l'acide urique n'est pas, comme on le suppose encore assez généralement, formé de toutes pièces par l'action sécrétante des reins, mais que, préexistant dans l'organisme, il est seulement éliminé par ces organes. Ils paraissent établir encore que l'excrétion par les reins des parties solides de l'urine n'est pas un phénomène simple, en ce sens que l'urée et l'acide urique sont éliminés séparément ; si bien que l'élimination de l'une de ces substances peut s'opérer imparfaitement, être supprimée même, tandis que l'autre

(1) London, 1839, p. 116. *On gout and the use of colchicum.* (J. C.)

élimination continue à avoir lieu dans les conditions normales. On sait, que dans la néphrite albumineuse, où l'*élimination de l'urée* est surtout en défaut, cette substance passe dans le liquide des hydropisies et qu'il se produit ainsi une sorte d'excrétion supplémentaire. Il est vraisemblable que quelque chose d'analogue a lieu dans la goutte : ici c'est l'*excrétion de l'acide urique* qui est insuffisante, et le produit de l'élimination supplémentaire est représenté par l'urate de soude qui constitue les dépôts tophacés.

» La goutte, d'après cela, semble dépendre au moins en partie d'un arrêt (temporaire ou permanent) dans l'élimination de l'acide urique par les reins. Les symptômes prémonitoires aussi bien que ceux qui constituent les paroxysmes reconnaîtraient pour cause, d'abord la présence dans le sang d'un excès d'acide urique, et ensuite la somme d'efforts que fait l'organisme pour rejeter au dehors ce *principe morbifique*. Toute production en excès d'acide urique, quelle qu'en soit la cause, favorise le développement de la goutte. On s'explique ainsi la relation qui existe entre elle et la gravelle urique, et aussi l'influence de la bonne chère, du défaut d'exercice corporel, de l'usage de certaines boissons, telles que les vins, le porter, sur le développement de la maladie.

» Notre hypothèse rend également compte de deux faits qui ont été souvent invoqués contre la théorie humorale de la goutte. Je veux parler du caractère héréditaire de la maladie et de son existence fréquente chez des organisations débilitées. En effet, on comprend que cette manière d'être du rein qui a pour conséquence une modification de l'élimination rénale, puisse se transmettre par voie d'hérédité; on comprend aussi que, dans les cas où la fonction du rein dont il s'agit est affectée d'une manière permanente, l'acide urique puisse s'accumuler dans le sang, sans qu'il y ait eu en réalité formation excessive de cet acide. »

Il y a quatorze ans déjà qu'a été publié le travail d'où ce passage est extrait, et les observations cliniques que j'ai été à même de faire depuis cette époque n'ont fait que me confirmer dans les vues qui s'y trouvent exposées. Si ces vues sont insuffisantes pour rendre compte de tous les phénomènes de la goutte, elles pourront néanmoins, je l'espère, avec l'aide des acquisitions récentes, nous conduire à une théorie rationnelle de la maladie.

Pour plus de clarté et de concision, les points principaux de cette théorie seront présentés sous forme de propositions :

Premièrement. — Dans la goutte, l'acide urique, sous la forme d'urate de soude, existe toujours en proportion anormale dans le sang, aussi bien antérieurement à l'accès que pendant sa durée même. Cet excès d'acide urique est une condition nécessaire à la production des accès de goutte; néanmoins, dans certains états morbides, tels que l'intoxication saturnine par exemple, et dans quelques autres circonstances encore, l'acide urique peut s'accumuler dans le sang, sans qu'il s'ensuive aucun symptôme articulaire. La seule présence de l'acide urique en excès ne suffit donc pas à expliquer le développement de l'accès de goutte.

Deuxièmement. — Les travaux les plus récents sur l'anatomie pathologique de la goutte prouvent, d'une manière incontestable, que l'existence d'un dépôt d'urate de soude dans les tissus affectés est un caractère *constant* de la véritable inflammation goutteuse.

Troisièmement. — Ce dépôt occupe les interstices des tissus, et il est de structure cristalline ; une fois formé dans les cartilages ou les tissus ligamenteux, il persiste pendant fort longtemps, peut-être même pendant toute la durée de la vie du malade.

Quatrièmement. — L'urate de soude qui constitue les dépôts dont il s'agit, doit être considéré comme la cause et non comme l'effet de l'inflammation goutteuse.

Cinquièmement. — L'inflammation goutteuse tend à détruire l'urate de soude dans le sang de la partie où elle siége, et, par suite, dans tout le système circulatoire.

Sixièmement. — Les reins sont affectés dans la goutte, vraisemblablement dès la période initiale ; ils le sont très-certainement lorsque la maladie est devenue chronique. La lésion du rein n'est peut-être d'abord que fonctionnelle ; plus tard l'organe est modifié dans sa structure. Le produit de la sécrétion urinaire est également modifié dans sa composition.

Septièmement. — L'altération du sang qui résulte surtout de la présence de l'urate de soude en excès, est probablement la cause des troubles morbides qui précèdent l'accès de goutte, et, aussi de plusieurs des symptômes qu'on observe parfois chez les sujets goutteux.

Huitièmement. — Indépendamment des particularités individuelles, les causes qui prédisposent à la goutte sont toutes les circonstances qui ont pour effet d'accroître la formation de l'acide urique dans l'organisme, ou encore de retenir cet acide dans le sang.

Neuvièmement. — Les causes excitantes des accès de goutte sont toutes les circonstances qui tendent à diminuer l'alcalinité du sang ; toutes celles qui, à un moment donné, augmentent d'une manière notable la formation de l'acide urique, ou qui entravent temporairement l'élimination de cet acide par la voie des reins.

Dixièmement. — L'existence d'un dépôt d'urate de soude dans les parties affectées par l'inflammation est exclusivement propre à la goutte. Elle ne se rencontre dans aucune autre maladie.

Le fait énoncé dans la *première* proposition, à savoir, que dans la goutte, le sang renferme toujours, pendant la durée des accès, une proportion anormale d'acide urique ; ce fait, dis-je, a été déjà suffisamment démontré. Nous avons vu en effet, dans le chapitre IV, que chez *quarante-sept* individus observés dans le temps où ils étaient en proie à un accès de goutte, le sang a été trouvé riche en acide urique. Ce premier résultat s'est trouvé d'ailleurs pleinement confirmé par la suite, chez près de *cent* autres goutteux observés dans des circonstances semblables (1). Cette altération du sang par un

(1) Dans un article dont la publication est toute récente et qui fait partie du *Système de médecine*, édité par le docteur Russell Reynolds (t. I, p. 827. London, 1866), M. Garrod a fait connaître ainsi qu'il suit, les résultats de quelques recherches nouvelles qu'il a entreprises relativement à l'état du sang dans l'intervalle des accès de goutte : « 1° Dans les intervalles qui séparent les premières attaques de goutte, il n'y a pas surabondance de l'acide urique du

excès d'acide urique existe antérieurement au développement de l'accès; c'est ce que démontre le fait suivant relatif à un individu atteint de paralysie saturnine, et chez qui la goutte s'est développée pour la première fois pendant la durée de son séjour à l'hôpital.

Obs. 15 février 1859. — J. B..., âgé de quarante et un ans, artiste peintre; il peint à l'huile et à l'aquarelle. Il y a dix ans environ qu'il éprouva les premiers accidents dus à l'absorption du plomb, à savoir : des coliques d'abord, ainsi qu'une constipation opiniâtre, puis la paralysie des extenseurs. Ces symptômes disparurent et le malade put reprendre ses occupations habituelles. Il y a trois ans à peu près, il perdit complétement le pouvoir de remuer ses poignets, et en même temps il éprouva une attaque violente de colique. C'est alors qu'il réclama pour la première fois mes soins. Le traitement auquel je le soumis amena une telle amélioration qu'il put reprendre son travail. Il y a six semaines, la paralysie des extenseurs reparut ainsi que les coliques. Aujourd'hui les deux poignets sont entièrement dépourvus de force; les muscles extenseurs des avant-bras et les fléchisseurs du pouce droit ont subi une atrophie considérable ; il existe des douleurs péri-ombilicales intenses, de la constipation, de l'inappétence et de la faiblesse du pouls; un liséré

sang; 2° on a noté une diminution très-prononcée de la proportion de l'acide urique du sang chez plusieurs malades observés au sortir d'une attaque de goutte aiguë; 3° dans la goutte chronique, le sang examiné dans l'intervalle des accès a toujours été trouvé riche en acide urique; 4° dans plusieurs cas où il s'était manifesté des symptômes de goutte irrégulière, sans accompagnement d'affection des jointures, on a reconnu la présence d'un excès d'acide urique dans le sang. » (J. C.)

bleu très-net se voit sur le bord libre des gencives, tant à la mâchoire supérieure qu'à l'inférieure.

Une petite quantité de sang tirée lors de l'entrée du malade à l'hôpital présenta les caractères suivants : caillot ferme et légèrement couenneux; sérum jaune, transparent et alcalin; densité 1027 à 15° C. Au moyen de l'expérience du fil on constata que le sang était très-riche en acide urique. Urine pâle, sans dépôt, à peine quelques traces d'acide urique après l'addition d'un acide.

Pendant son séjour à l'hôpital ce malade fut pris d'un accès de goutte bien caractérisé. L'affection siégea d'abord à l'articulation métatarso-phalangienne du gros orteil gauche, et plus tard à l'articulation correspondante du pied droit (1).

Nous avons montré déjà que dans certaines circonstances, et indépendamment de toute inflammation goutteuse, le sang peut contenir une proportion anormale d'acide urique; et nous avons cité comme exemples, plusieurs cas d'intoxication saturnine; d'autres faits du même genre seront encore présentés plus loin.

(1) Cette observation eût été plus démonstrative si le malade ne se fût pas trouvé sous le coup de l'intoxication saturnine dans le temps même où son sang a été soumis à l'examen; car, par le seul fait de cette intoxication et indépendamment de toute affection goutteuse, le sang peut, comme on l'a vu, se trouver chargé d'acide urique. Un cas qu'on trouvera mentionné au chapitre XII du présent traité, serait plus propre que le précédent à démontrer que, sous la seule influence de la goutte, le sang renferme un excès d'acide urique antérieurement aux accès. Il s'agit dans ce cas d'un vieillard qui, après avoir éprouvé plusieurs attaques épileptiformes, fut pris d'un accès de goutte articulaire; des ventouses scarifiées avaient été appliquées aux tempes alors qu'existaient les accidents cérébraux; le sang ainsi obtenu fut examiné : on y trouva une forte proportion d'acide urique. Malheureusement les détails manquent. (J. C.)

L'exactitude de notre *deuxième* proposition se trouve, je l'espère, mise hors de doute par l'examen des faits contenus dans les chapitres consacrés à l'étude anatomo-pathologique de la goutte. Là, en effet, nous avons démontré que les dépôts d'urate de soude ne se voient pas seulement dans la goutte chronique ; on les rencontre dans tous les cas où existe l'inflammation goutteuse, fût-elle même au plus faible degré. Dans un cas où la goutte n'avait affecté qu'une seule articulation, — c'était une articulation de petite dimension, — les surfaces articulaires de cette jointure présentaient un dépôt d'urate de soude (1). Un dépôt de même nature fut rencontré dans une articulation du genou qui n'avait été affectée qu'une seule fois, et encore très-légèrement, par l'inflammation goutteuse (2). Enfin depuis l'époque où a été publiée la première édition de cet ouvrage, la même observation a été faite dans un cas où il n'avait jamais existé qu'une seule attaque de goutte (3). Je désire appeler tout particulièrement l'attention du lecteur sur les faits de cet ordre. L'existence constante des concrétions tophacées dans tous les cas d'inflammation goutteuse, quel qu'en soit d'ailleurs le degré, est en effet le fil conducteur qui, pendant longtemps, nous avait manqué dans l'étude de la goutte. En réalité ces dépôts constituent un caractère vraiment pathognomonique et qui permet de distinguer la goutte de toutes les maladies qui s'en rapprochent.

Pour ce qui concerne la *troisième* proposition, nous

(1) Voy. chap. VI, p. 238.

(2) Voy. chap. VI, p. 237.

(3) Voy. chap VI, p. 240.

avons peu de choses à ajouter à ce qui a été dit ailleurs sur ce sujet. Nombre de fois nous avons reconnu que les concrétions tophacées présentent dans les cartilages et les ligaments une structure cristalline, et qu'elles occupent les interstices de ces tissus. De puissants arguments attestent d'un autre côté la longue persistance de ces concrétions au sein des tissus où elles se sont formées.

On n'a pas oublié que dans l'observation 15 du chapitre VI, deux années s'étaient écoulées depuis l'époque où l'articulation métatarso-phalangienne de l'un des gros orteils avait été atteinte; et cependant un dépôt d'urate de soude se voyait sur les surfaces de cette jointure. Un espace de temps au moins égal s'était écoulé, dans l'observation 13, depuis le moment où le genou avait été affecté; et pourtant cette articulation, qui n'avait été atteinte qu'une seule fois et encore fort légèrement par la goutte, présentait les altérations caractéristiques.

Enfin dans l'observation 10, il n'y avait jamais eu qu'une seule attaque de goutte; or, après un intervalle de treize années, les cartilages se montraient encore incrustés d'urate de soude cristallisé. Il est vraisemblable que dans la majorité des cas les dépôts tophacés persistent pendant toute la durée de la vie; ils vont même s'accroissant à chaque nouvel accès.

Il serait de la plus haute importance d'établir l'exactitude de notre *quatrième proposition*. Il s'agit, comme on le sait, de démontrer que l'existence des dépôts d'urate de soude est la cause, bien plutôt que l'effet, de l'inflammation goutteuse. C'est là incontestablement une question fort intéressante au point de vue de la théorie de la goutte ; mais, à la vérité, la solution de cette question ne laisse pas que d'être entourée de certaines difficultés. Quoi qu'il en soit, plusieurs faits militent fortement contre l'opinion qui considère les dépôts tophacés comme des effets de l'inflammation goutteuse. On sait, par exemple, que les dépôts uratiques peuvent se former dans certains tissus peu propres à devenir le siége d'un travail inflammatoire, sans exciter, pour ainsi dire, des troubles dans la vascularisation de ces tissus. C'est ce qui a lieu, en particulier, pour les fibro-cartilages de l'oreille externe. Dans la grande majorité des cas, les concrétions se forment sur cette partie sans même éveiller l'attention des malades, tellement est légère l'inflammation qui se développe en pareille circonstance. Il est tout à fait exceptionnel qu'on soit averti de la formation de ces dépôts par une sensation quelconque, et qu'on éprouve ce qu'on pourrait appeler un accès de goutte à l'oreille.

Un autre argument à faire valoir contre l'opinion que nous combattons, peut être tiré de la proposition cinquième, qu'il s'agit d'examiner actuellement. L'inflammation goutteuse, est-il dit dans cette proposition, tend à détruire l'urate de soude contenu dans le sang de la partie qu'elle affecte. Or, nous avons vu déjà que l'acide urique fait défaut dans le sérum obtenu à l'aide d'un vésicatoire appliqué sur une jointure enflammée, tandis que le sang du même sujet et la sérosité d'un vésicatoire placé sur une partie non enflammée renferment des traces manifestes d'acide urique. Le siége qu'occupent les concrétions d'urate de soude et la disposition particulière qu'elles affectent, sont encore des circonstances qu'on peut invoquer à l'appui de notre proposition.

La matière des dépôts semble, en effet, choisir les tissus peu vasculaires, tels que les cartilages, les fibro-cartilages, les ligaments, les tendons, les surfaces des membranes synoviales; et même dans ces tissus elle se limite aux parties les plus éloignées du champ d'action des vaisseaux sanguins. Ainsi, bien qu'elles occupent les interstices des tissus où elles siégent, les concrétions des cartilages articulaires se développent tout d'abord à la limite même de la surface libre de ces derniers. Ce n'est que par la suite qu'elles s'accroissent et s'étendent progressivement dans la direction de l'os. La rotule a présenté les seules exceptions à cette règle que j'aie rencontrées. Parfois de petites masses d'urate de soude s'observent dans l'épaisseur de cet os à une certaine distance de la surface articulaire; mais il ne faut pas oublier que la rotule est en réalité un os sésamoïde peu vasculaire, et c'est ainsi que l'on peut comprendre comment Cruveilhier a signalé, dans l'épaisseur de la rotule, des dépôts qu'il a considérés comme formés d'urate de soude.

A la surface des os où l'altération goutteuse est le plus prononcée, le dépôt d'urate de soude semble éviter le voisinage des franges vasculaires synoviales; cette disposition est souvent très-accusée sur les condyles du fémur; elle a été signalée pour la première fois, comme on le sait, par le docteur W. Budd; elle se trouve représentée à la figure 1 de la planche III.

En dernier lieu, il résulte de certaines expériences physiologiques que l'acide urique injecté dans le sang y subit une décomposition rapide, et ce fait est propre à confirmer l'opinion que, dans l'état pathologique, ce même acide tend à se détruire, par son contact avec les vaisseaux sanguins, principalement lorsque ceux-ci sont le siége d'un travail inflammatoire.

De ce qui précède il semble résulter que l'accès de goutte peut être, jusqu'à un certain point, considéré comme un processus salutaire ayant pour effet de débarrasser l'économie d'une bonne partie de l'acide urique qui s'y est accumulé souvent depuis fort longtemps; mais il ne faut pas oublier toutefois que l'accès de goutte a toujours pour résultat de déterminer certaines affections locales capables d'entraîner, dans un avenir plus ou moins éloigné, des conséquences fâcheuses.

Nous renvoyons au chapitre VII pour la démonstration de la *sixième* proposition. Nous y avons fait voir qu'à peu d'exceptions près, chez les sujets qui ont souffert de la goutte à un degré quelconque, il existe une altération particulière des reins caractérisée par la présence de dépôts uratiques qui siégent au sommet des pyramides et se prolongent dans la direction des tubes urinifères; nous avons établi également que, dans ces mêmes circonstances, les reins présentent fréquemment une atrophie plus ou moins prononcée et des modifications de texture qui portent principalement sur la substance corticale. Depuis longtemps d'ailleurs on avait supposé que les reins sont affectés dans la goutte; Morgagni, par exemple, avait émis l'opinion que l'étude anatomo-pathologique de ces organes pourrait éclaircir la théorie de la maladie dont il s'agit. D'autres auteurs encore, parmi ceux qui ont été cités plus haut, ont pensé également qu'il y a dans la goutte une altération des reins et de quelques autres viscères abdominaux.

Nous avons assez insisté, pour qu'il ne soit plus nécessaire d'y revenir, sur les altérations que subit la sécrétion rénale dans la goutte. Nous avons démontré, entre autres, que l'excrétion de l'acide urique s'opère en pareil cas d'une manière insuffisante, et que souvent on rencontre en outre une faible proportion d'albumine dans les urines. L'insuffisance de l'élimination rénale est parfois la principale, sinon l'unique cause de l'altération du sang dans la goutte. Pour prouver que la formation exagérée de l'acide urique dans l'économie n'a pas nécessairement pour conséquence une accumulation de ce principe dans le sang, nous n'avons qu'à rappeler ce qui se passe chez les oiseaux. Chez eux, la totalité de l'azote se transforme en acide urique, et cependant le sang reste exempt d'acide urique. Plusieurs fois j'ai examiné le sang du dindon, du canard et du pigeon, sans pouvoir y constater l'existence de cet acide.

La *septième* proposition est d'une démonstration difficile; et cependant la plupart des médecins rattachent volontiers certains phénomènes morbides à la présence dans le sang de certains principes morbifiques.

Les observations, tant physiologiques que pathologiques, ont aujourd'hui surabondamment démontré que l'interruption complète de la sécrétion urinaire a pour conséquence l'apparition des symptômes les plus graves; en conséquence de quoi, il paraît tout à fait raisonnable d'admettre que, si un ou plusieurs des éléments constituants de l'urine sont retenus dans le sang, certains phénomènes morbides devront s'ensuivre.

Dans la goutte, quelques-uns des symptômes peuvent être rattachés à la seule présence d'un excès d'acide urique dans le sang; d'autres paraissent dépendre des efforts que fait l'organisme pour se débarrasser de ce principe. J'incline à considérer l'état dyspeptique qui précède habituellement les accès comme dépendant de la première cause, tandis que je rattacherais plutôt à la seconde la plupart des formes anormales et irrégulières, dont nous ferons plus loin une étude toute spéciale.

L'examen de la proposition *huitième* présente un vif intérêt. Si en effet on parvient à établir que les causes prédisposantes de la goutte sont de deux ordres, les unes exagérant la *formation* du principe morbifique, tandis que les autres amènent la *rétention* dans le sang de ce même principe, on aura, du même coup, expliqué pourquoi il existe, pour ainsi dire, deux espèces de goutte, connues vulgairement sous les noms de *goutte du riche* et de *goutte du pauvre*. Nous avons démontré que l'inflammation goutteuse est nécessairement liée à l'existence des dépôts d'urate de soude, et que ceux-ci peuvent être considérés comme étant la cause du travail inflammatoire ; or il est évident, d'après cela, que toute circonstance qui favorise l'accumulation de l'urate de soude dans l'économie et conséquemment rend possible la formation des dépôts uratiques dans les tissus articulaires, toute circonstance de ce genre, disons-nous, devient nécessairement une cause prédisposante de la goutte, soit qu'il y ait, sous son influence, d'abord production exagérée de l'urate de soude, puis affaiblissement des fonctions rénales, soit que le pouvoir excréteur de ces organes ait été, au contraire, primitivement entravé. Il est vraisemblable que dans la majorité des cas de goutte, les deux ordres de causes agissent de concert ; mais on comprend aisément que l'une ou l'autre peut, en agissant isolément, si son action est suffisamment énergique, conduire à la goutte. Les causes du premier ordre produiront surtout la goutte du riche, celles du second ordre la goutte du pauvre.

Aux termes de la *neuvième* proposition, la formation des dépôts d'urate de soude peut avoir lieu de deux façons différentes : tantôt elle résulte de l'accumulation excessive de l'acide urique dans le sang ; tantôt elle se produit parce que le sang est devenu moins prepre à tenir en dissolution l'urate de soude. La première de ces conditions existe lorsque la proportion d'acide urique s'accroît brusquement, comme cela a lieu dans les cas où la dyspepsie habituelle est aggravée par l'ingestion d'aliments indigestes ; cette même condition se rencontre encore lorsqu'il y a arrêt subit de l'élimination de l'acide urique par les reins, à la suite, par exemple, des émotions morales, de certains accidents traumatiques, etc., toutes circonstances qui, on le sait, sont éminemment propres à provoquer l'apparition des accès de goutte. Quant à la deuxième condition, elle tend à se produire lorsqu'on fait usage de boissons acides, telles que certaines espèces de vins, les bières âpres, les marinades ; ou encore dans les cas où il y a suppression des fonctions cutanées, rétention des produits acides de sécrétion, et, consécutivement, diminution de l'alcalinité du sang.

Le sérum qui tient en dissolution l'urate de soude, offre une réaction alcaline qu'il doit en partie à la présence du phosphate de soude, en partie à celle de bicarbonates alcalins. Dans un très-grand nombre de cas pathologiques variés, j'ai examiné la réaction du sérum du sang et jamais il ne m'est arrivé de la trouver acide; il est même on ne peut plus vraisemblable qu'une telle réaction serait incompatible avec la vie. Mais le degré d'alcalinité du sang peut subir de grandes variations, et dans plusieurs cas de goutte chronique, la réaction de ce liquide s'est montrée presque neutre. Toute circonstance qui rend le sang moins alcalin, le rend en même temps moins apte à tenir en dissolution l'urate de soude, et, par là, favorise la formation des concrétions uratiques dans les tissus, principalement lorsque ceux-ci présentent une réaction moins franchement alcaline que ne l'est celle du sang. C'est là un fait dont on peut vérifier l'exactitude expérimentalement. Il suffit pour cela de dissoudre, dans une solution aqueuse de phosphate de soude, une proportion d'acide urique telle que le liquide ne cesse pas cependant de présenter la réaction alcaline. Si l'on vient à diminuer l'alcalinité de cette solution, en y laissant tomber quelques gouttes d'un acide faible, on voit se former un précipité d'urate de soude. Mais si le liquide est rendu décidément acide, il s'y dépose des cristaux d'acide urique libre.

Tout cela étant admis, nous pouvons nous rendre compte de la diversité d'action des différentes causes excitantes de la goutte. Parmi ces causes, les unes, ainsi que nous l'avons dit déjà, sont de la même nature que les causes prédisposantes, tandis que les autres, quelque prolongée que soit d'ailleurs leur action, sont impuissantes à créer une prédisposition. Nous saisissons maintenant la raison de ces différences : Toute influence qui, lorsqu'elle agit avec intensité, est capable d'accroître la formation de l'acide urique et, conséquemment, de provoquer l'apparition des accès de goutte, est isolément propre, lorsque son action est plus lente, à jouer le rôle de cause prédisposante. Au contraire, les agents qui n'ont d'autre effet que de diminuer l'alcalinité du sérum, et de rendre, par suite, l'urate de soude moins soluble, ces agents, dis-je, seront impuissants par eux-mêmes à faire naître la maladie. Le froid, par exemple, provoque souvent le développement des accès de goutte, mais il est tout à fait impropre à faire naître la diathèse goutteuse.

Il nous reste à examiner actuellement la proposition *dixième*, elle a pour but d'établir que la formation des dépôts d'urate de soude dans les parties affectées est un caractère qui appartient exclusivement à la goutte proprement dite. Chez environ douze sujets ayant succombé pendant le cours d'un rhumatisme articulaire aigu parfaitement caractérisé, j'ai examiné nécroscopiquement plusieurs des jointures qui, pendant la vie, avaient été le principal siége de l'affection. Dans plusieurs cas la vascularisation était exagérée, le liquide synovial était trouble, les cartilages étaient opaques, et l'on observait encore d'autres altérations en rapport avec l'existence d'un processus inflammatoire ; mais dans aucun des cas je n'ai rencontré la moindre trace d'un dépôt d'urate de soude. Les concrétions uratiques ont fait défaut, également, dans tous les cas d'arthrite rhumatismale chronique qui ont été observés, soit par moi-même, soit par d'autres ; et cependant dans tous ces cas les cartilages articulaires étaient ulcérés.

On a avancé toutefois, je dois le dire ici, que les dépôts articulaires d'urate de soude se rencontrent parfois chez des sujets qui pendant la vie n'ont offert aucun des symptômes de la goutte. A l'appui de cette opinion, M. Barwell a montré récemment à la Société pathologique de Londres une articulation du genou qu'il supposait présenter les conditions requises. Mais un examen attentif de la pièce m'a permis de constater que les dépôts qui remplaçaient çà et là le cartilage détruit étaient composés de phosphate et de carbonate de chaux, et ne renfermaient pas traces d'acide urique. Sur plus de quarante sujets chez lesquels aucun symptôme de goutte n'avait été observé, j'ai examiné nécroscopiquement l'état des articulations des gros orteils. Dans deux de ces cas il existait sur les cartilages des dépôts d'urate de soude. Ceux-ci, à la vérité ne se rencontraient, chaque fois, que sur un seul orteil, et ils consistaient en un très-petit point siégeant sur la cupule articulaire de la première phalange. L'un de ces sujets était un cocher, âgé de quarante-huit ans, qui avait succombé à la suite d'un accident traumatique : les reins présentaient l'altération granuleuse. L'autre était un homme de cinquante-trois ans, mort de *delirium tremens*. Dans les deux cas, les dépôts occupaient la situation qu'on voit indiquée sur la figure 24.

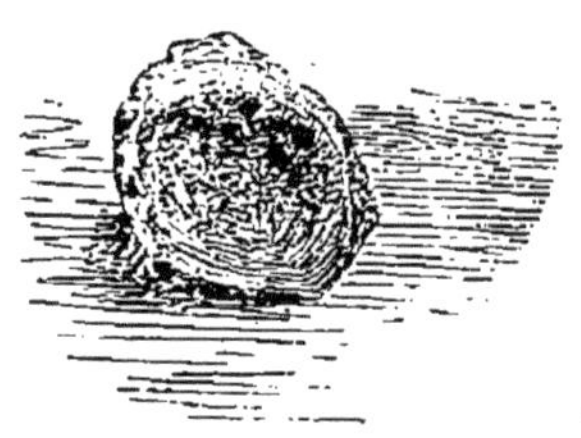

FIG. 24. — La Cupule de la première phalange d'un gros orteil. On remarque sur le cartilage un petit dépôt blanc d'urate de soude. Le sujet avait succombé pendant un accès de *delirium tremens*.

C'étaient là sans aucun doute les vestiges de légères attaques de goutte qui avaient passé inaperçues (1).

J'ai la conviction que bien des gens éprouvent de très-légers accès douloureux qu'il est naturel de rattacher à la goutte, avant que la maladie ait éclaté chez eux sous forme d'un accès caractéristique. Plusieurs goutteux m'ont affirmé qu'ils avaient ressenti, longtemps avant leur premier accès, de légers élancements, survenant d'une manière périodique, dans l'articulation du gros orteil qui devait être plus tard affectée. Je crois fer-

(1) Voy. Garrod, dans Reynolds, *A System of medicine*, p. 850.

mement qu'à l'époque où se déclarent les élancements dont il s'agit, les dépôts tophacés articulaires sont déjà formés.

Les propositions qui ont été l'objet de la précédente discussion pourront nous aider peut-être à expliquer certains phénomènes de la goutte, dont l'interprétation a toujours paru jusqu'ici hérissée de difficultés. Examinons tout d'abord les phénomènes qui constituent à proprement parler l'accès de goutte. Pour que l'accès ait lieu, il est nécessaire que le sang soit altéré par la présence d'un excès d'urate de soude. Cette altération se développe sous l'influence des causes prédisposantes dont l'enumération a été faite ailleurs; il est vraisemblable qu'elle suffit par elle-même à produire les symptômes prémonitoires, qui consistent surtout, comme on le sait, en des troubles fonctionnels des organes digestifs et circulatoires. Mais pour que l'accès de goutte éclate, l'intervention d'autres influences est nécessaire encore; nous entendons parler ici des causes qui accroissent rapidement la proportion d'urate de soude, ou bien rendent ce sel moins soluble, et favorisent, en tous cas, la formation des dépôts cristallins dans l'épaisseur des tissus ligamenteux et des cartilages articulaires. L'intensité si particulière de la douleur qui marque l'accès de goutte dépend de la rigidité des parties où siégent les dépôts, ou encore de l'état de tension qui existe dans l'intérieur de la jointure; toujours est-il que les souffrances présentent une grande violence seulement dans les cas où l'inflammation est intra-articulaire. Lorsque celle-ci est au contraire limitée aux tissus superficiels péri-articulaires, la douleur n'est pas plus vive que dans d'autres maladies où l'inflammation occupe les mêmes parties.

L'inflammation goutteuse présente un caractère particulier que nous avons signalé dans notre second chapitre; je veux parler de cet œdème auquel succède bientôt la desquamation épidermique. Ces deux symptômes-là ont une certaine importance, car autant ils sont fréquents dans la goutte, autant ils sont rares, au contraire, dans le rhumatisme articulaire. On n'a pas oublié que nous avons essayé de rattacher l'œdème dont il s'agit à la présence d'un excès d'urée dans le sang, et de fait cette altération du sang se rencontre souvent dans la goutte. L'œdème est un symptôme prédominant de la néphrite albumineuse, affection dans laquelle l'élimination de l'urée par les reins se fait imparfaitement; quant à la desquamation épidermique, c'est un des caractères de la scarlatine qui s'accompagne si fréquemment d'une affection des reins. Tout bien considéré, je ne puis me défendre de croire que l'interprétation que j'ai donnée de l'œdème des goutteux est exacte; je reconnais toutefois que certaines recherches cliniques et chimiques devront être entreprises pour dissiper les doutes qui peuvent subsister encore sur ce point. La présence des concrétions calcaires, ou autrement dit, des tophus goutteux, qui pendant si longtemps a été une pierre d'achoppement pour ceux qui se refusaient à reconnaître que la goutte est subordonnée à une altération du sang, s'explique aujourd'hui facilement : *Tout accès de goutte est lié à la formation d'un dépôt d'urate de soude.*

Suivant Henry Holland, il est, dans l'histoire clinique de la goutte, un fait qui se concilie mal avec l'hypothèse d'une *matière morbifique :* c'est que très-fréquemment la douleur et la tuméfaction goutteuses des jointures se développent sans avoir été annoncées par aucun symptôme prodromique; il s'agit, en effet, d'expliquer comment cette matière morbifique qui, en s'accumulant dans le sang, doit produire les accès de goutte, peut séjourner dans l'organisme sans provoquer de désordres appréciables jusqu'au moment où éclate l'accès; comment, après être restée latente pendant un laps de temps souvent fort long, sa présence se révèle tout à coup par l'apparition des symptômes de la goutte aiguë. En réalité, la solution du problème était impossible à l'époque où écrivait sir Henry Holland, ainsi qu'il en fait d'ailleurs lui-même la remarque; aujourd'hui elle n'offre pas même, ce me semble, de difficultés sérieuses. Nous savons en effet que, seule, l'accumulation de l'urate de soude dans le sang est impuissante à déterminer l'inflammation goutteuse. Pour que ce genre d'inflammation se développe, l'existence d'un dépôt d'urate de soude au sein des tissus est une condition indispensable, et qui d'ailleurs ne se produit guère que sous l'influence de certaines causes excitantes : voilà pourquoi dans bon nombre de cas l'accès éclate sans prodromes, et pourquoi le poison morbide peut demeurer latent dans l'organisme. Mais lorsque les cristaux d'urate de soude se sont formés dans l'épaisseur des tissus, ils y provoquent tout à coup un travail inflammatoire, et par suite l'accès de goutte se déclare.

D'autres questions dont la solution est bien plus difficile se présentent encore dans l'histoire de la goutte. Pourquoi, par exemple, l'inflammation goutteuse siége-t-elle de préférence, lors des premiers accès, dans l'articulation métatarso-phalangienne du gros orteil?

Pourquoi, d'un autre côté, y a-t-il un plus grand nombre de jointures affectées dans le cours ultérieur de la maladie?

Maintes fois déjà on a tenté de résoudre la première de ces questions; voici comment Sydenham s'exprime à ce sujet. « Les pieds sont le siége naturel de la matière peccante; celle-ci, à la vérité, peut aussi se porter sur d'autres points du corps, mais il est évident qu'en pareil cas la marche de la maladie est intervertie, ou bien que, par suite de la reproduction fréquente des attaques, les forces du malade se sont graduellement amoindries. »

Dans un de ses aphorismes, Boerhaave signale également le pied comme étant le siége constant des premières attaques de la goutte régulière; suivant lui, la goutte affecte de préférence les parties du pied les moins perméables aux liquides, celles qui sont le plus éloignées du cœur et le plus exposées aux pressions, aux chocs de toute nature; tels sont, par exemple, le périoste, les tendons, les nerfs, les membranes et les ligaments.

Le commentateur de Boerhaave, Van Swieten, ajoute qu'il n'est pas impossible de s'expliquer pourquoi la goutte débute en général par ces parties, si l'on tient compte de la difficulté qu'éprouvent les liquides à les traverser. Comme elles sont en effet chargées de soutenir le poids du corps entier, elles subissent ainsi une pression très-forte. De plus, elles se trouvent à une grande distance du cœur, et elles sont en même temps exposées à l'action du froid et de l'humidité; enfin le sang qui leur est amené par les artères, doit vaincre, lorsqu'il retourne par les veines, l'action de la pesanteur. Il faut ajouter encore que les pieds sont fréquemment blessés dans la marche, le saut, les chutes, etc. Je crois qu'il y a beaucoup de vrai dans ces remarques de Boerhaave et de Van Swieten; mais l'état de la science ne leur a pas permis d'aller plus loin et leur explication est restée incomplète. En réalité, plusieurs circonstances concourent à faire du gros orteil le lieu d'élection des premiers dépôts de la matière goutteuse; là se trouvent en abondance des tissus peu vasculaires, ou dont la nutrition s'opère sans le concours des vaisseaux sanguins, et qui, par conséquent, sont particulièrement propres à devenir le siége de l'affection. D'un autre côté, le gros orteil est très-éloigné du cœur, et l'activité de la circulation y est à son minimum. Enfin, par cela même qu'elle supporte le poids du corps, l'articulation métatarso-phalangienne est remarquablement exposée aux chocs et aux lésions de tout genre.

A l'appui de ce qui précède, je puis ajouter qu'ayant examiné les articulations métatarso-phalangiennes des gros orteils, chez un grand nombre d'individus qui n'avaient jamais éprouvé aucun des symptômes de la goutte, j'ai presque toujours rencontré dans ces jointures des lésions bien manifestes. Celles-ci siégeaient à la surface des cartilages qui recouvrent la tête de l'os métatarsien et la cavité articulaire de la phalange. Il n'existait rien de semblable, soit dans les articulations correspondantes des autres orteils, soit dans les articulations phalangiennes.

Dans ces derniers temps, aidé du concours de M. Wilmot-Power, médecin attaché à l'hôpital d'*University Collége*, j'ai recueilli, sur ce sujet, des résultats numériques. Nous avons noté avec soin l'état des articulations du gros orteil, chez vingt sujets qui n'avaient jamais eu la goutte ; ces résultats peuvent être ajoutés à ceux auxquels il a été fait allusion plus haut, et qui ont été mentionnés d'une manière très-générale. Dans six cas, les deux orteils ont été trouvés dans un état d'intégrité parfaite ; dans trois autres cas, un seul orteil était sain ; enfin dans onze cas, les cartilages présentaient aux deux orteils des ulcérations plus ou moins étendues.

Le tableau suivant fera connaître les particularités les plus intéressantes de nos recherches.

OBSERVATIONS.	SEXE.	AGE.	ÉTAT DE L'ARTICULATION MÉTATARSO-PHALANGIENNE DU GROS ORTEIL.
1	Femme..	67 ans.	A droite, état normal. A gauche, légère ulcération du cartilage de la cavité glénoïde avec un petit point jaune (graisse).
2	Femme..	53 —	Petite ulcération du cartilage de la cavité glénoïde. A gauche, ulcération plus petite encore.
3	Femme..	62 —	A droite, trace d'ulcération sur le cartilage de la cavité glénoïde. A gauche, à peine une trace.
4	Femme..	64 —	A droite, petite ulcération. A gauche, petite ulcération.
5	Femme..	24 —	A droite, état normal. A gauche, état normal.
6	Femme..	61 —	A droite, très-légère ulcération sur le cartilage de la cavité glénoïde.

OBSERVATIONS.	SEXE.	AGE.	ÉTAT DE L'ARTICULATION MÉTATARSO-PHALANGIENNE DU GROS ORTEIL.
6	Femme..	61 ans.	A gauche, un quart de la surface articulaire est complétement dénué de cartilages.
7	Femme..	64 —	A droite, état normal. A gauche, dénudation peu étendue, mais profonde du cartilage de la cavité glénoïde.
8	Homme.	33 —	A droite, petite ulcération du cartilage de la cavité glénoïde. A gauche, état normal.
9	Homme.	46 —	A droite, ulcération du cartilage de la cavité glénoïde. A gauche, ulcération encore plus marquée.
10	Homme.	48 —	A droite, état normal. A gauche, état normal.
11	Homme.	29 —	A droite, état normal. A gauche, état normal.
12	Homme.	54 —	A droite, cavité glénoïde et tête articulaire ulcérées dans une certaine étendue. A gauche, même état.
13	Homme.	38 —	A droite, état normal. A gauche, état normal.
14	Homme.	42 —	A droite, petite ulcération sur le bord de la cavité glénoïde. A gauche, ulcération commençante.
15	Homme.	52 —	A droite, ulcération ovalaire du cartilage de la cavité glénoïde; petite ulcération de la tête du métatarsien correspondant à celle de la cavité glénoïde. A gauche, légère ulcération de la même cavité.
16	Homme.	34 —	A droite, très-petite ulcération du cartilage de la cavité glénoïde. A gauche, légère ulcération du cartilage de cette même cavité.
17	Homme.	47 —	A droite, ulcération étendue et profonde de la cavité glénoïde. A gauche, légère ulcération du cartilage de cette cavité.
18	Homme.	31 —	A droite, très-petite ulcération du cartilage de la cavité glénoïde. A gauche, légère ulcération de ce même cartilage.
19	Homme.	26 —	A droite, état normal. A gauche, état normal.
20	Homme.	34 —	A droite, état normal. A gauche, état normal.

C'est peut-être ici le lieu de rappeler que certains poisons sont pour ainsi dire attirés vers certains tissus, et que les manifestations extérieures auxquelles donne lieu leur action sur l'organisme affectent habituellement une disposition symétrique. Plusieurs maladies de la peau peuvent être citées comme des exemples de ce genre. Les effets d'un bon nombre de médicaments donnent également l'idée d'une sorte de sélection ; c'est ainsi que la digitale agit plus particulièrement sur le cœur, l'opium sur le cerveau, et la strychnine sur la moelle épinière.

Relativement à la seconde question que nous avons soulevée, à savoir, pourquoi les jointures sont affectées en grand nombre, à une période avancée de la goutte, voici la solution que je crois pouvoir proposer. A mesure que la maladie prend racine dans l'économie, l'urate de soude que renferme le sang devenant plus abondant, l'étendue des surfaces où cette substance peut se déposer doit s'accroître en proportion; c'est pourquoi l'on voit la maladie envahir d'autres jointures après celles des gros orteils. D'ailleurs les cartilages et les ligaments des articulations affectées en premier lieu se trouvent être, pour ainsi dire, saturés d'urate de soude au bout d'un certain temps. C'est à tel point que les articulations métatarso-phalangiennes des gros orteils peuvent être ankylosées et converties en une sorte de coque calcaire, et l'on conçoit que de nouveaux dépôts d'urate de soude ne sauraient trouver place dans une jointure ainsi altérée.

Il n'est pas sans intérêt de faire remarquer la régularité avec laquelle les diverses jointures sont successivement envahies dans les cas où la maladie suit sa marche ordinaire. Les gros orteils sont affectés en premier lieu, ce sont ensuite les talons, puis les articulations tibio-tarsiennes, plus tard celles des genoux, les petites articulations des mains, les coudes, et enfin les épaules et les hanches. On trouve, il est vrai, de nombreuses exceptions à cette règle générale, mais presque toujours une circonstance accidentelle, telle qu'un coup, une entorse ou toute autre lésion, peut rendre compte des anomalies observées. Il est à remarquer que l'ordre de succession qui vient d'être indiqué est en corrélation étroite avec les circonstances qui favorisent la formation des dépôts d'urate de soude. Les talons et les articulations du cou-de-pied, par exemple, sont à un haut degré soumis aux pressions; ils sont en même temps situés loin du cœur. Les genoux se trouvent être à peu près dans les mêmes conditions; quant aux articulations de la hanche et de l'épaule, qui sont plus rarement atteintes, la circulation y est très-active; de gros troncs artériels passent dans leur voisinage, et le sang veineux qu'elles fournissent n'éprouve que de faibles obstacles dans son trajet vers le cœur. D'ailleurs ces articulations sont protégées par d'épaisses couches musculaires.

Les dépôts d'urate de soude qui se forment à la surface du corps, affectent le plus souvent des parties où la circulation est peu active. Nous avons vu que l'oreille externe est un lieu d'élection pour la formation de ces dépôts ; or il est assez probable que la température de l'hélix est inférieure à celle de tout autre point du corps. Ainsi que je l'ai déjà fait remarquer, lorsque chez un goutteux il existe au voisinage des jointures des dépôts tophacés, et que les oreilles externes ne présentent rien de semblable, celles-ci ont une température plus élevée que d'ordinaire. Je ne me rappelle pas avoir jamais rencontré chez les femmes de dépôts tophacés siégeant sur l'oreille; cela ne tiendrait-il pas à ce que leurs coiffures maintiennent habituellement la chaleur de ces parties ?

Une nouvelle question se présente tout naturellement ici : pourquoi les dépôts d'urate de soude ont-ils lieu constamment dans les ligaments, les cartilages ou les tissus analogues ?

On peut invoquer tout d'abord le peu de vascularité de pareils tissus; les dépôts qui s'y forment, sont, pour ainsi dire, soustraits à l'action des vaisseaux sanguins; ajoutez encore que, suivant toute probabilité, les liquides qui imprègnent ces tissus présentent un degré d'alcalinité relativement faible, et qu'ils sont certainement moins alcalins que ne l'est le sang lui-même. Dans des cas de goutte ancienne, il arrive parfois que le liquide synovial contenu dans les jointures offre une réaction franchement acide, alors même qu'il ne s'est écoulé qu'un petit nombre d'heures depuis l'époque de la mort. Mais ce phénomène est loin d'être constant, comme le montrent plusieurs des relations nécroscopiques consignées dans le chapitre VI. Quoi qu'il en soit, la faible vascularité des ligaments et des cartilages, la moindre alcalinité des liquides qui les imprègnent, sont deux circonstances qui semblent permettre d'expliquer pourquoi ces parties sont affectées de préférence à toute autre.

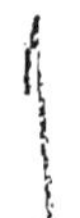

Pourquoi les femmes sont-elles relativement exemptes

de la goutte, ou tout au moins des manifestations les plus régulières de cette maladie? Pourquoi la goutte attaque-t-elle si rarement les jeunes sujets ? La réponse à ces questions n'est pas difficile : si les femmes sont comme les hommes soumises à l'influence de la prédisposition héréditaire, il faut reconnaître qu'elles se tiennent à l'abri de la plupart des causes à la fois prédisposantes et excitantes qui viennent du dehors. C'est ainsi, pour ne citer qu'un exemple, qu'elles évitent habituellement les excès de vin et de bières fortes. Il y a lieu de remarquer, en outre, qu'elles doivent, en partie vraisemblablement, leur immunité à l'existence de la fonction cataméniale, laquelle persiste pendant une bonne partie de l'âge adulte et tend à débarrasser l'organisme du sang superflu, sans occasionner le moindre affaiblissement. En général, c'est surtout après la cessation des menstrues, ou alors que celles-ci ont été supprimées par une cause accidentelle, que la goutte se développe ; et, à ce point de vue, l'aphorisme d'Hippocrate auquel j'ai fait allusion plus haut, trouve ici sa confirmation. Pendant la jeunesse, alors que le développement du corps s'opère rapidement et qu'un excès de nourriture est nécessaire pour affermir la constitution, alors aussi que les fonctions de sécrétion sont en pleine activité, l'état du sang qui engendre la goutte a peu de tendance à se produire. D'ailleurs il est rare qu'on s'expose à cet âge aux causes qui prédisposent à la goutte.

A elle seule la prédisposition héréditaire ne suffit pas à provoquer le développement de la goutte, et l'on pourrait citer un bon nombre d'exemples où elle est restée sans effet, bien qu'elle fût des plus accusées; mais il n'est pas rare d'observer les formes larvées de la goutte chez des individus qui, prédisposés par l'hérédité, échappent cependant aux manifestations régulières de la maladie. Cela se voit surtout chez les jeunes sujets.

On peut, en dernier lieu, se demander pourquoi le retour des accès de goutte est pour ainsi dire nécessaire, et pourquoi la maladie revêt dès l'origine un caractère périodique? A cet égard il y a lieu de remarquer que chez les goutteux, il existe une altération presque permanente du sang, que cette altération soit due à la formation exagérée de l'acide urique, ou à l'élimination insuffisante de ce principe. On comprend, d'après cela, que toute cause excitante suffisamment énergique pourra en tout temps faire éclater un accès. Au début de l'affection goutteuse les accès éclatent à peu près exclusivement au printemps et à l'automne, c'est-à-dire à l'époque de l'année où les organes circulatoires et sécrétoires sont particulièrement sujets à de brusques dérangements; mais par la suite les attaques se montrent plus fréquentes et se produisent sous l'influence des moindres écarts de régime.

Il peut arriver qu'un accès de goutte reste isolé et ne se reproduise plus; mais les cas de ce genre sont tout à fait exceptionnels. Il n'en est pas moins vrai qu'en s'astreignant à un régime sévère et en apportant dans leur manière de vivre des modifications profondes, les sujets qui ne sont pas prédisposés à la goutte par l'hérédité, parviennent quelquefois à empêcher le retour des attaques, alors même que celles-ci se sont déjà reproduites plusieurs fois.

CHAPITRE X.

TRAITEMENT DE LA GOUTTE : Courte revue des traitements suivis par les anciens. — La goutte est-elle une maladie curable ? Opinion de Cullen. — Vues de l'auteur concernant l'opportunité de l'intervention médicale aux différentes périodes de la goutte. — Traitement de la goutte aiguë. — Hygiène et régime. — Purgatifs. — Mercuriaux. — Leurs fâcheux effets dans beaucoup de cas. — Diurétiques et diaphorétiques. — Saignées. — Colchique. — Traitement local. — Sangsues. — Vésicatoires. — Applications chaudes. — Lotions volatiles. — Calmants. — Résumé du traitement d'un accès de goutte.

Nous avons suffisamment indiqué dans notre chapitre d'introduction, le mode de traitement généralement suivi dans la goutte par les auteurs anciens ; on a pu remarquer que les médecins des temps passés employaient surtout les évacuants, tels que la saignée, les purgatifs, les vomitifs, auxquels ils associaient souvent l'hermodacte ; concurremment ils prescrivaient la diète, spécialement au commencement de l'accès. Ils avaient aussi recours aux applications locales, aux scarifications, aux fomentations et aux topiques émollients. La convalescence une fois établie, ils donnaient des aliments et prescrivaient l'usage des stomachiques ; fréquemment, en outre, ils conseillaient l'emploi de frictions répétées sur les jointures malades.

Cette médication était, sans aucun doute, instituée d'après l'idée qu'on se faisait alors touchant la nature de la goutte, et elle avait principalement pour but de débarrasser l'organisme de la matière morbifique. Quelle qu'ait pu être autrefois son efficacité, il est certain qu'on ne

Fig. 1.

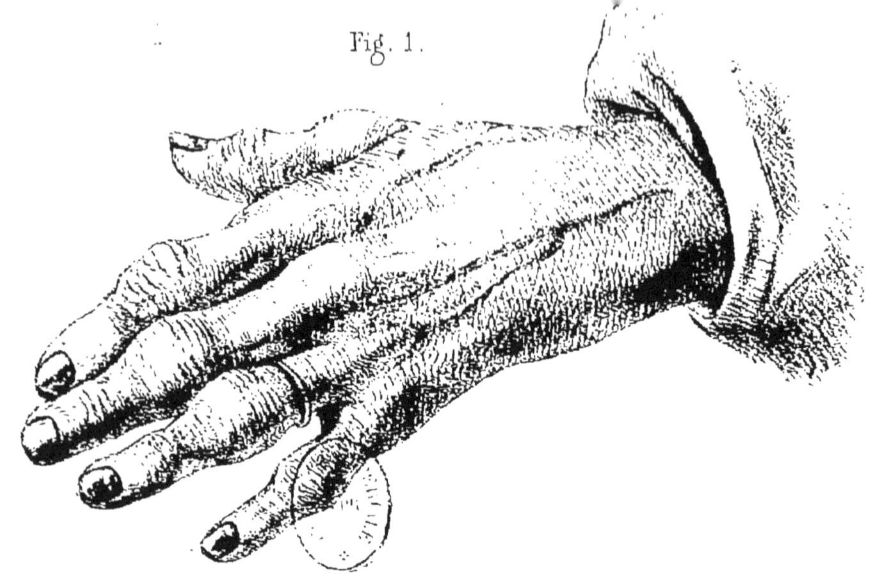

Fig. 2.

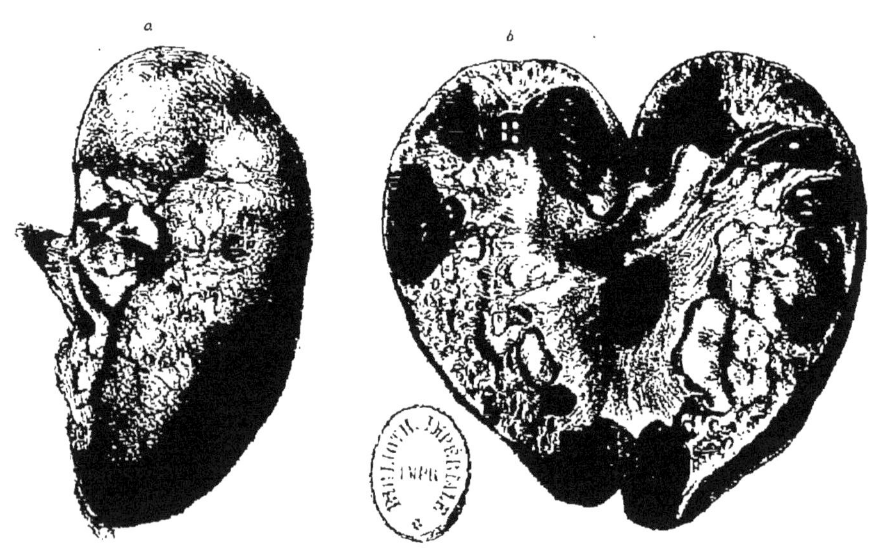

Imp. Becquet, Paris.

Publié par Adrien Delahaye à Paris.

saurait l'appliquer sans danger aux goutteux de la génération actuelle ; il nous faut donc avoir recours aujourd'hui à des moyens de traitement mieux appropriés.

Et d'abord, est-il possible de guérir la goutte ? Cette question a souvent été posée et la solution qui en a été donnée n'est guère satisfaisante, soit pour le malade, soit pour le médecin. En effet, il est une opinion qui a longtemps prévalu non-seulement dans le public, mais encore dans le corps médical, c'est que la goutte est au premier chef une maladie incurable ; que la goutte seule guérit la goutte, ou, en d'autres termes, qu'un accès de goutte est indispensable pour débarrasser l'économie de la matière morbifique. Cette manière de voir s'est vraisemblablement produite sous l'influence des opinions qu'ont émises dans leurs écrits quelques-uns des médecins les plus compétents sur la matière. Voici, par exemple, un passage que nous relevons dans les œuvres de Sydenham : « Il semble que la nature ait le privilége de se débarrasser de la matière peccante de la goutte à sa propre façon, en la déposant dans les jointures, et l'éliminant ensuite par la transpiration insensible. » De son côté, Cullen, qui considérait la goutte comme un désordre de tout l'organisme, et souvent même comme le résultat d'une disposition originelle, inclinait à penser que cette maladie ne saurait être guérie par l'emploi des médicaments, dont les effets sont toujours transitoires et rarement suivis d'un changement durable dans l'économie. Peut-être, ajoute Cullen, serait-il à désirer que tous les goutteux consentissent à se rattacher sans réserve à cette opinion ; car alors ils se tiendraient plus souvent à l'abri des charlatans qui tantôt les trompent, en leur proposant des drogues inertes, et tantôt leur administrent des remèdes dont l'effet est pernicieux.

S'il est vrai que certaines constitutions robustes puissent subir parfois pendant près d'un demi-siècle sans en être sérieusement ébranlées, les atteintes périodiques de la goutte, il faut bien reconnaître que c'est là une exception à la règle générale. La goutte tend, de sa nature, à devenir chronique : à mesure qu'elle s'invétère, les dépôts d'urate de soude s'accroissent tant à l'intérieur qu'au voisinage des articulations ; celles-ci, par suite, deviennent rigides et se déforment; enfin l'élimination rénale se montre de moins en moins active.

On ne saurait contester, d'un autre côté, que les goutteux n'éprouvent souvent un grand amendement dans leur état, à la suite d'un violent accès, dont l'effet a été de détruire en partie le principe morbifique. Sur ce fait même est fondée l'opinion de Sydenham, à savoir, que plus violente est l'inflammation goutteuse, plus courts sont les accès et plus longs les intervalles qui les séparent. Quoi qu'il en soit, l'action destructive des accès contre-balance leur influence salutaire ; car à chacun de leurs retours il y a formation d'un nouveau dépôt d'urate de soude, qui désormais pourra agir à la manière d'un corps étranger et devenir la cause de nouveaux désordres.

Dès lors on doit se proposer pour but non pas de provoquer l'apparition des accès, ainsi qu'on l'a quelquefois conseillé, mais au contraire de prévenir autant que possible l'altération du sang, et de diriger l'élimination du principe morbifique sur des voies autres que les surfaces articulaires.

Voici d'ailleurs l'opinion que je me suis faite de l'opportunité du traitement médical dans la goutte; elle se fonde sur l'expérience que donne une pratique étendue.

Premièrement. — Dans sa forme aiguë, la goutte peut être modifiée par l'action des agents thérapeutiques avec autant d'avantage que lorsqu'il s'agit de toute autre maladie caractérisée par des symptômes inflammatoires. De plus, la nature du traitement dont on fait choix est ici chose fort importante à considérer. C'est là un point que je tiens à faire ressortir, car j'ai la conviction que la judicieuse administration des remèdes peut avoir la plus grande influence, non-seulement sur la durée de l'accès, mais encore relativement au degré d'intensité qu'atteignent les lésions consécutives des jointures.

Deuxièmement. — Les formes essentiellement chroniques de la goutte, quel que soit d'ailleurs leur degré d'intensité, ne sont pas elles-mêmes au-dessus des ressources de l'art. Si, en pareil cas, on ne doit pas chercher à obtenir une cure radicale — et l'on ne saurait guère y songer lorsque les jointures sont déjà déformées et que les concrétions tophacées ont pris un grand développement — on peut s'efforcer tout au moins de procurer du soulagement et de rendre la vie supportable. On peut s'opposer encore à l'accroissement progressif des altérations qui ne manquent presque jamais de se produire lorsque la maladie est abandonnée à elle-même, et surtout lorsqu'elle est traitée sans méthode.

Troisièmement. — La goutte tend à reparaître toujours avec une intensité croissante, et, à chaque nouvel accès, elle s'enracine plus profondément dans l'organisme. Il importe donc de rechercher s'il ne conviendrait pas de régler d'une manière particulière, pendant le temps des rémissions, le genre de vie des malades, ou même, dans le but de prévenir autant que possible l'altération du sang et d'éloigner ainsi le retour des accès, d'avoir recours à l'emploi de certains agents qu'on ne peut guère, à proprement parler, appeler des médicaments.

Le précepte « patience et flanelle » appliqué sans réserve au traitement de la goutte, doit être, malgré l'autorité de Cullen, hautement réprouvé. On pourra objecter, à la vérité, que c'est là le traitement dicté par la nature, ce guide infaillible ; mais nous nous bornerons à rappeler que l'état de civilisation place l'homme dans des conditions pour ainsi dire anormales et sans lesquelles la goutte ne se serait, suivant toute probabilité, jamais développée. La maladie une fois produite, il faut de toute nécessité se résigner à l'emploi de moyens artificiels ; s'il était possible de renoncer au genre de vie habituel et de se conformer de tous points aux lois dictées par la nature, les secours de la médecine deviendraient vraisemblablement inutiles (1).

Je vais essayer de faire connaître le mode de traitement qu'il convient, suivant moi, de mettre en œuvre chez la

(1) Ce serait peut-être ici le lieu de rappeler, en manière de correctif, les arguments nombreux et puissants qui ont été produits en faveur de l'emploi de la méthode expectante, dans la goutte régulière. Mais nous ne saurions

plupart des malades, aux différentes périodes de la goutte; mais il n'est pas un praticien qui ignore que chaque cas isolé, en raison des particularités qu'il présente, devient un nouveau sujet d'études et réclame souvent, à certains égards, un traitement spécial. L'oubli de ce précepte peut conduire à une pratique routinière, voisine de l'empirisme, et trop souvent il a compromis dans sa dignité l'art de guérir.

Traitement de la goutte aiguë. — Lorsqu'on est appelé auprès d'un malade en proie à une attaque de goutte aiguë et de date récente, il convient d'instituer le traitement de l'inflammation ordinaire, en tenant compte du degré d'intensité des symptômes. Il ne faut jamais perdre de vue toutefois que la maladie dont il s'agit, relève de conditions spéciales de l'organisme, qui peuvent imprimer aux divers symptômes des modifications profondes.

En dehors de certaines circonstances, une diète sévère est de rigueur. Mais comme l'appétit est parfois remarquablement conservé, il n'est pas toujours facile d'obtenir l'exécution de cette prescription. L'expérience m'a montré que souvent les accès se prolongent au delà du terme ordinaire par ce seul fait que l'on n'a pas suffisamment tenu compte de l'utilité de la diète. Ainsi, bon

mieux faire que de renvoyer le lecteur aux pages éloquentes consacrées par M. Trousseau au développement de cette question (*Clin. méd. de l'Hôtel-Dieu*, t. III, p. 353). D'ailleurs on trouvera signalés, chemin faisant, particulièrement au chapitre XIV, les accidents plus ou moins graves qui peuvent survenir chez les goutteux, aux diverses époques de la maladie, par suite de l'application inopportune des agents médicamenteux. (J. C.)

nombre de goutteux m'ont appris que leurs accès avaient généralement duré plusieurs semaines, toutes les fois qu'on leur avait permis l'usage des substances animales, tandis qu'habituellement la maladie ne se prolongeait pas au delà de quelques jours lorsque le régime alimentaire avait été convenablement réglé. L'erreur qui consiste à permettre, en pareil cas, l'usage des aliments d'origine animale, ne résulte pas seulement du désir de satisfaire l'appétit du malade ; elle se fonde encore sur une opinion fort répandue, à savoir, que, dans la goutte, il faut s'attacher à prévenir l'affaiblissement des forces ; et une nourriture substantielle peut seule, à ce que l'on croit, permettre d'atteindre ce but. Mais pour peu qu'on y réfléchisse, il paraîtra évident que la débilitation qui résulte de la prolongation du travail inflammatoire, est bien autrement sérieuse que la légère perte de forces produite par la diète. D'ailleurs, bien que les malades dont il s'agit aient conservé l'appétit, les fonctions digestives sont toujours affaiblies chez eux ; et en pareil cas le régime animal ne saurait avoir d'autre effet que de contribuer à augmenter l'altération du sang et à aggraver, par conséquent, la disposition goutteuse. Inutile d'ajouter qu'un tel régime est bien de nature à entretenir l'activité du mouvement fébrile.

En cas de goutte aiguë sthénique les préceptes diététiques qu'il convient d'appliquer peuvent être résumés ainsi qu'il suit : Le malade sera soumis, à peu près exclusivement, à l'usage des boissons délayantes et des aliment farineux, jusqu'au moment où il deviendra évident que les symptômes tendent à s'amender ; ce que l'on reconnaîtra d'ailleurs à la tension moindre de la peau, à la diminution des douleurs, et enfin aux empreintes que déterminera la pression du doigt sur les parties affectées. Le régime se compose de pain, d'arrow-root, de sagou, de tapioca et d'autres aliments du même genre ; le lait, les décoctions peu chargées d'orge, de gruau ou de pain grillé, et enfin le thé faible, seront d'un emploi utile. Les boissons délayantes, prises en abondance, ont le grand avantage d'entretenir les fonctions de la peau et des reins. Pour ce qui est des boissons stimulantes ou alcooliques, leur usage doit être formellement proscrit, car elles ne sauraient avoir d'autre effet que de prolonger la durée du mal. A l'appui de ce précepte, je pourrais citer l'histoire d'une dame, chez laquelle un accès de goutte s'est prolongé pendant près de six mois ; un sentiment de prostration profonde l'avait conduite instinctivement à prendre chaque jour de deux à trois verres de vin de Porto, et c'est là, dans ce cas, la seule circonstance qui ait pu rendre compte de la longue durée qu'a présentée la maladie.

De temps à autre, à la vérité, il survient telle circonstance où il est bon de se relâcher un peu de ces règles ; mais je reste convaincu que, dans la goutte aiguë, les cas de ce genre se présentent rarement. Nous devons peu tenir compte des sensations éprouvées par le malade, et nous laisser guider bien plutôt par l'état du pouls et les autres symptômes objectifs.

Lorsque le mouvement fébrile est tombé et que les symptômes locaux se sont décidément amendés, il est permis de revenir à un régime plus substantiel. Il importe d'éviter néanmoins tout ce qui pourrait troubler l'accomplissement des fonctions digestives. On permettra, tout d'abord, le thé de bœuf, puis le poisson blanc, et enfin la volaille ou la viande tendre; celle-ci ne devra être prise qu'avec modération, car tout ce qui n'est pas strictement nécessaire à la nutrition ne peut qu'entretenir la maladie. Même à cette période, il est généralement imprudent d'autoriser l'emploi des boissons alcooliques. Lorsque l'état des voies digestives rend l'usage de ces boissons réellement indispensable, on aura recours de préférence à l'eau-de-vie mélangée en faible proportion d'eau pure ou chargée de gaz.

On peut, si on l'aime mieux, remplacer l'eau-de-vie par le genièvre de Hollande ou le whisky. Parmi les vins c'est le bon xérès qu'il conviendrait de choisir de préférence. Mais on ne doit pas oublier que le vin possède la propriété de provoquer la goutte à un plus haut degré que les boissons distillées. L'usage de la bière expose tout particulièrement aux rechutes ; il doit donc être absolument proscrit.

Lorsque, dans la goutte aiguë, il existe un mouvement fébrile de quelque intensité, les malades doivent garder le lit pendant au moins un jour ou deux. A la suite de mouvements exercés prématurément, l'inflammation quitte parfois les jointures pour se porter sur des organes importants; les cas où l'on a vu ainsi le cerveau être affecté et le délire se produire, sont loin d'être rares. D'un autre côté, une température trop élevée et l'inactivité prolongée sont nuisibles. Elles amènent la débilité et entravent le libre jeu des divers organes. Plusieurs auteurs ont conseillé jadis de combattre l'accès de goutte par un exercice musculaire violent. Ce moyen peut réussir quelquefois lorsqu'il y a seulement menace d'inflammation, mais jamais lorsque l'inflammation est définitivement établie. Au déclin de l'accès, l'exercice modéré et graduel est fort utile, en particulier pour prévenir la roideur et la faiblesse des jointures affectées.

Le traitement médical de la goutte peut être divisé en traitement général et local.

Le traitement général s'adresse au processus inflammatoire et au mouvement fébrile; il a également pour but de ramener le sang à son état normal. Les moyens généralement employés pour combattre l'inflammation ordinaire, répondent à la première indication; il s'agit d'entretenir l'activité des divers organes sécréteurs par l'emploi des purgatifs, des diurétiques et des diaphorétiques; de diminuer la force et la fréquence du pouls à l'aide de sédatifs vasculaires; et enfin, si cela est nécessaire, de calmer la douleur à l'aide des parégoriques. Pour ce qui concerne le mouvement fébrile, il réclame surtout l'emploi de certains médicaments qui ont une influence toute spéciale sur la composition du sang.

Nous allons essayer maintenant de faire apprécier la valeur des diverses médications qui ont été mises en usage dans le traitement de la goutte aiguë; mais nous devons prévenir le lecteur que nos remarques à propos de certains médicaments ne se borneront pas à leur emploi dans la forme aiguë de la maladie.

Purgatifs. — Quelques médecins ont condamné sans

réserve l'emploi des purgatifs dans le traitement de la goutte, tandis que d'autres les ont hautement préconisés. Parmi les premiers nous pourrions citer Sydenham, Mead et Boerhaave; parmi les seconds Hoffmann, Sutton et sir C. Scudamore. Cette idée de dangers attachés à l'emploi des purgatifs dans la goutte, Sydenham la pousse à l'extrême. Le passage suivant de son *Traité* en fait foi. « Je suis persuadé, dit-il, que les pur-» gatifs de toute espèce, les plus énergiques comme » les plus doux, que l'on met ordinairement en usage » dans le but de dégager les jointures, sont très-nui-» sibles, soit qu'on les emploie pendant l'accès en vue » de diminuer l'humeur peccante, ou au déclin de l'accès » pour dissiper le reste de la maladie, ou enfin dans le » temps des intermissions afin de prévenir le retour des » attaques. J'ai éprouvé sur les autres et sur moi-même » que les purgatifs employés à ces différentes époques ne » font qu'augmenter le mal, au lieu de le guérir. » Sydenham s'efforce ensuite d'expliquer pourquoi les purgatifs sont nuisibles dans ces diverses circonstances, et il nous fait savoir qu'il a constaté sur sa propre personne l'impuissance absolue de ces médicaments. Il nous apprend enfin qu'il a connu des goutteux qui, après avoir persévéré dans l'emploi des purgatifs, n'en avaient pas moins continué de souffrir des formes les plus graves de la goutte. D'un autre côté, Scudamore considérait la goutte comme étroitement liée à une congestion du système porte, et il se montrait conséquent avec cette opinion en employant largement les purgatifs, surtout ceux d'entre eux qui agissent plus spécialement sur l'appareil biliaire. Il administrait ordinairement, associé à l'extrait composé de coloquinte, un mélange de calomel et de poudre antimoniale ; ce médicament devait être pris toutes les nuits ou toutes les deux nuits, suivant le caractère des évacuations et les avantages qui semblaient résulter de son emploi. Il avait en outre l'habitude de prescrire, dans le but d'entretenir la liberté du ventre, une potion dans laquelle entraient du sulfate de magnésie, de la magnésie calcinée et de l'extrait acétique de colchique.

C'est à dessein que nous omettons de mentionner dans ce chapitre les préparations de colchique. Le colchique peut agir comme un cathartique puissant, cela est incontestable, mais ce n'est certainement pas à cette propriété qu'est due son efficacité dans le traitement de la goutte. Les plus heureux effets qui résultent de son administration, se produisent souvent sans qu'il y ait augmentation de la quantité des évacuations alvines. Si j'en juge d'après les enseignements de ma propre expérience, les purgatifs n'ont pas d'action décisive contre l'inflammation articulaire dans la période aiguë de la goutte, et à ce point de vue spécial ce sont des médicaments sur lesquels on ne saurait compter. Je suis amené à faire ici cette remarque, parce que plusieurs auteurs attribuent les vertus curatives du colchique à ses propriétés cathartiques. D'après eux, toute action purgative de même intensité obtenue à l'aide d'un médicament autre que le colchique, produirait un résultat équivalent. C'est là une opinion tout à fait erronée; j'ai pu m'en convaincre pleinement par des observations cliniques répétées et dirigées dans le but d'élucider ce point particulier. Je ferai connaître le résultat de ces recherches lorsqu'il s'agira de signaler les propriétés thérapeutiques du colchique.

Administrés avec modération, les purgatifs sont d'une utilité incontestable dans bon nombre de cas de goutte aiguë, en particulier lorsqu'il existe de la constipation, des signes de rétention biliaire ou de congestion hépatique. Mais l'efficacité de ces agents doit être uniquement rapportée, dans ce cas, à la propriété qu'ils ont de ramener à l'état normal les fonctions troublées, et nullement à quelque action spécifique exercée soit sur l'affection articulaire, soit sur l'altération du sang. Il est fort douteux que les produits de la sécrétion intestinale excitée par les purgatifs, même drastiques, contiennent jamais de l'acide urique ; et en supposant que cela eût lieu, ce mode d'élimination serait certainement toujours insuffisant pour modifier, d'une manière notable, la crase du sang. On conçoit à priori, et l'observation démontre, que dans la goutte la médication hydragogue ne procure jamais le même soulagement que dans l'albuminurie ou dans l'anasarque liée à une affection du cœur. D'un autre côté, la dépression produite par l'emploi des purgatifs administrés à doses exagérées peut être ici fort préjudiciable ; en effet, l'amendement de la douleur qui en est quelquefois la conséquence est seulement temporaire, et de plus on voit fréquemment à la suite de cette débilitation plus ou moins profonde, la maladie récidiver plus souvent et revêtir la forme chronique ou tout au moins asthénique. Dans chaque cas particulier le degré de l'action purgative devra être mesuré sur l'état des forces ; le même effet hydragogue qui chez l'un serait bien supporté, pourrait chez un autre déterminer une prostration sérieuse.

C'est encore l'étude des particularités individuelles qui doit surtout nous guider dans le choix des purgatifs. S'il y a seulement de la constipation, sans dérangement sensible des fonctions hépatiques, il suffira d'avoir recours aux laxatifs ou aux cathartiques légers, tels que la manne, la magnésie, la rhubarbe, le séné, l'aloès; certains médicaments composés, tels que la poudre de Grégory, les pilules de rhubarbe, de coloquinte, la médecine noire ordinaire, pourront également être employés. On en prescrira juste assez pour empêcher l'accumulation des matières fécales dans le tube digestif. Mais si le foie est affecté, on pourra s'adresser avec avantage à d'autres purgatifs choisis parmi ceux qui exercent une action spéciale sur la sécrétion biliaire. De petites doses d'une préparation mercurielle, calomel ou pilules bleues, auxquelles on pourra associer la coloquinte, seront administrées le soir; le lendemain matin elles seront remplacées par la médecine noire. Chez certains malades, un peu d'extrait acétique de colchique ajouté aux pilules de coloquinte pourra tenir lieu de préparation mercurielle; chez d'autres, au contraire, les mercuriaux combinés aux préparations de colchique produiront de meilleurs effets.

Les purgatifs salins conviennent chez les individus vigoureux et pléthoriques; on peut dans ces conditions administrer de temps à autre avec avantage le sulfate de magnésie ou le tartrate de potasse associés ou non au séné, à la rhubarbe, au jalap, avec addition de quelque substance aromatique. Il importe d'éviter, dans ces cas, toute action hydragogue un peu énergique.

Il est à peine nécessaire de mentionner ici l'emploi des vomitifs ; en effet on n'y a recours en cas de goutte que dans des circonstances tout à fait exceptionnelles.

Si, au commencement d'un accès, l'estomac se trouve embarrassé et surchargé, l'administration d'un vomitif pourra amener du soulagement, mais sans qu'il en résulte aucune modification appréciable dans la marche de la maladie. L'emploi des vomitifs dans la goutte a cependant été préconisé par plusieurs médecins, en particulier par le docteur Small. Ce dernier avait l'habitude de recourir pour lui-même à l'émétique associé à l'écorce de quinquina.

Préparations mercurielles. — Nous venons de voir que certaines préparations mercurielles peuvent être prescrites avec avantage à titre de purgatifs dans le traitement de la goutte aiguë ; il importe de faire remarquer maintenant que ces agents doivent toujours être administrés avec précaution en pareil cas, principalement lorsqu'il s'agit de sujets chez lesquels il y a quelque raison de soupçonner l'existence d'une altération des reins. En effet, portées au delà de ce qui est nécessaire pour influencer la sécrétion hépatique, les préparations mercurielles pourraient, chez les malades de ce genre, produire des accidents sérieux, et je puis citer, par exemple, le cas d'un goutteux qui fut atteint d'une salivation très-abondante par suite de l'administration de 10 centigrammes de calomel (1).

Sir C. Scudamore prescrivait assez volontiers les mercuriaux à titre d'altérants, et il les regardait comme des agents d'une grande valeur, pourvu qu'ils fussent maniés avec précaution et discernement ; il paraît cependant avoir été frappé des accidents sérieux que leur emploi à doses répétées peut amener chez les goutteux, et il rapporte plusieurs observations qui sont bien de nature à justifier ses craintes à cet égard. D'un autre côté, il serait facile de prouver que les mercuriaux n'exercent aucune action spécifique sur l'inflammation goutteuse ; on devrait conséquemment proscrire l'usage de ces médicaments dans la goutte aiguë, ou le limiter tout au moins aux cas où l'on veut obtenir promptement une action purgative. Dans les formes chroniques de la goutte, les préparations mercurielles doivent être absolument rejetées.

Diurétiques et diaphorétiques. — Dans la goutte aiguë, lorsque l'urine est rare, la peau chaude et sèche, les diu-

(1) A l'appui de l'opinion émise par M. Garrod relativement à la susceptibilité particulière que présenteraient les sujets goutteux à l'égard des préparations mercurielles, M. Price Jones a cité le fait suivant : Un homme vigoureux soumis depuis trois jours à l'emploi de doses relativement minimes de calomel, fut pris tout à coup, le matin du troisième jour, sans avertissement préalable, d'une très-abondante salivation. L'urine ne renfermait pas traces d'albumine et il n'existait d'ailleurs aucun signe de maladie rénale. Deux jours après le début de l'affection hydrargyrique, survint une attaque de goutte bien caractérisée, et l'on apprit alors du malade que depuis huit ans, il avait été fort sujet à éprouver de semblables accès. (*Medic. Times*, 1855, p. 66, t. I.) (J. C.)

rétiques et les diaphorétiques sont appelés à rendre de grands services. L'acétate, le citrate, le tartrate, le nitrate ou enfin le bicarbonate de potasse, administrés à petites doses, auront pour effet d'accroître l'activité de la fonction rénale ; on peut en dire autant du phosphate de soude et du sulfate de magnésie, mais à la condition que la dose n'en sera pas assez forte pour déterminer des effets purgatifs. La plupart de ces sels possèdent d'ailleurs la propriété de modifier la crase du sang en augmentant son alcalinité, et à ce nouveau point de vue ils peuvent être très-utiles dans la goutte aiguë. Du reste, nous aurons l'occasion d'insister davantage sur ce sujet, lorsque nous nous occuperons de la goutte chronique. S'il s'agit d'exciter la diaphorèse, on pourra faire choix de l'acétate d'ammoniaque, en ayant soin de faciliter l'action de ce médicament par l'injection d'une grande quantité de boissons. Il peut être utile, dans certaines circonstances, d'activer les fonctions de la peau à l'aide d'un bain d'air chaud ou de vapeur, ou au moyen d'affusions faites avec une éponge trempée dans un mélange d'eau tiède et de vinaigre ; mais le refroidissement de la surface du corps doit, en tous cas, être évité avec le plus grand soin.

Parégoriques et narcotiques. — Une douleur intense accompagne le plus souvent l'accès de goutte aiguë, et à ce propos, s'offre tout naturellement la question de savoir jusqu'à quel point il convient, en pareil cas, d'administrer les narcotiques.

L'opium calme souvent très-promptement les douleurs de la goutte ; c'est là un point sur lequel personne ne saurait élever le moindre doute. Mais, dans l'espèce, l'action de ce médicament n'est-elle pas suivie de conséquences fâcheuses? Voici dans quels termes Cullen résout la question dont il s'agit : « Les opiacés, dit-il, » procurent très-certainement un adoucissement à la » douleur; mais, lorsqu'ils sont donnés au commence» ment des accès, ils font revenir ceux-ci avec plus de » violence. » Sydenham voulait également que ces médicaments ne fussent employés que dans des circonstances exceptionnelles. J'ai été conduit, de mon côté, à adopter une opinion tout à fait semblable; à moins que les douleurs ne soient excessives ou qu'il n'y ait lieu de craindre quelque complication du côté du système nerveux, je me sens toujours disposé à rejeter l'emploi des opiacés, et à recourir de préférence à d'autres moyens. On sait d'ailleurs que ces agents ont pour effet de diminuer l'activité des sécrétions et d'accroître la congestion du système porte (1).

(1) Chez les sujets atteints d'une affection quelconque du parenchyme rénal, mais en particulier dans la maladie de Bright, l'opium détermine souvent des effets hors de proportion avec les doses employées; plusieurs fois j'ai vu ce médicament occasionner, en pareil cas, des phénomènes cérébraux inquiétants, et provoquer même l'apparition de symptômes urémiques. On devra craindre, dans la goutte, de voir les préparations opiacées produire des accidents de ce genre, lorsque la maladie est déjà de date ancienne et que les lésions du *rein goutteux* se sont déjà prononcées. C'est ce dont témoigne, entre autres, un fait intéressant rapporté par le docteur Todd, dans ses *Leçons cliniques sur les maladies des voies urinaires* (*loc. cit.*, p. 343). Il s'agit là d'un individu atteint de goutte depuis longtemps et présentant sur divers points du corps, particulièrement sur les oreilles externes, de volumineuses concrétions d'urate de soude. Les urines pâles, exemptes de sédiment, renfermaient une certaine proportion d'albumine. Se trouvant sous le coup d'une exacerbation des douleurs articulaires qui le privait de sommeil

S'il est réellement nécessaire d'employer l'opium, on pourra l'administrer à l'état solide, en teinture, ou encore sous la forme d'un sel de morphine. Il est convenable alors de l'associer à des substances purgatives et sudorifiques, afin d'éviter autant que possible sa fâcheuse influence sur les fonctions des organes sécréteurs. La poudre d'ipécacuanha composée est, dans l'espèce, une préparation utile.

Pour ce qui concerne les autres agents parégoriques, tels que la jusquiame ou la belladone par exemple, il est des cas où leur emploi pourra être conseillé. Il faut ici tenir surtout compte des idiosyncrasies. La jusquiame produit du calme chez tel individu qui ne pourrait supporter la moindre dose d'opium sans éprouver des troubles nerveux. La jusquiame et la belladone ont d'ailleurs sur l'opium ce grand avantage qu'elles n'entravent pas les fonctions de sécrétion. Quelques auteurs ont préconisé l'aconit, mais la valeur de cet agent dans le traitement de la goutte est loin d'être établie.

Emissions sanguines. — Quelle est la valeur des émissions sanguines dans le traitement de la goutte ? C'est là une question dont la discussion eût paru des plus importantes il y a quelques années encore, alors que la lan-

depuis plusieurs jours, ce malade prit une dose modérée de poudre de Dover. Peu après il tomba dans une somnolence profonde et les urines devinrent très-rares. Sous l'influence d'une médication appropriée, mais seulement au bout de deux jours, les urines se montrèrent abondantes et en même temps l'état comateux disparut. Il faut sans doute rapprocher de ce fait l'histoire d'un goutteux que rapporte Musgrave (*De arthritide anomalâ*, cap. XV, hist. III) et qu'il présente sous ce titre : *Somnus ab opiato profundus, ipsa propemodum mors.* (J. C.)

cette était en honneur ; aujourd'hui il suffira d'y consacrer quelques lignes.

La saignée, d'après Sydenham, ne guérit point la goutte ; mais il est des cas où elle peut être employée avec avantage, sous réserve de certaines restrictions : « Si le malade est jeune encore, dit-il, et qu'il se soit » échauffé par des excès alcooliques, on pourra ten- » ter la saignée au commencement de l'accès ; mais » il faut éviter de l'employer constamment dans les » accès qui viendront ensuite ; autrement il pourrait » arriver que la goutte prît racine même chez de jeunes » sujets, et qu'elle devînt conséquemment, non plus un » maître, mais bien un tyran. »

Cullen, qui ne s'est jamais montré partisan d'une intervention active dans le traitement de la goutte, admet cependant qu'il y a lieu, principalement chez les individus jeunes et vigoureux, et lorsque la maladie est à son début, de chercher à modérer l'orgasme inflammatoire ; la saignée lui paraît propre à remplir ce but ; mais il pense qu'on ne pourrait sans danger en répéter souvent l'emploi. D'après la réserve avec laquelle ces éminents observateurs ont émis leur opinion sur ce sujet, il est évident que, tout en permettant la saignée dans certains cas, ils n'avaient pas grande confiance dans son efficacité ; et bien que les émissions sanguines générales aient été fortement recommandées par Hamilton, Rush et Huxham, les médecins de notre époque semblent à peu près unanimes pour les considérer comme un moyen auquel on ne doit recourir que dans des circonstances exceptionnelles.

Suivant le docteur Todd, la saignée amène la dépression et peut devenir ainsi la cause des déplacements qu'éprouve l'inflammation goutteuse. Suivant le docteur Gairdner, au contraire, les petites émissions sanguines peuvent se montrer parfois très-utiles. « J'ai » rencontré, dit cet auteur, des cas de goutte atonique » avec pléthore, devant lesquels je serais resté impuissant sans le secours des saignées, qui apportaient » un soulagement instantané et complet. Je suis tout à » fait convaincu, ajoute-t-il ailleurs, que dans de telles » circonstances, la saignée épargne bien des souffrances » sans causer jamais aucun inconvénient sérieux. » Il importe toutefois, pour se faire une juste idée des opinions de l'auteur, de rapprocher des citations qui précèdent, le passage qui va suivre : « La saignée, dit-il, me » paraît tout à fait contre-indiquée chez les goutteux dont » la constitution est altérée ou affaiblie, alors même » qu'il existerait des signes de pléthore. Ce moyen » trouve, je crois, son application uniquement chez les » sujets doués d'une grande résistance vitale, c'est-à- » dire dans les cas où la goutte n'a pas encore accompli » la première phase de son évolution. »

Il est certain que la saignée n'a pas d'action spécifique contre l'inflammation goutteuse; elle n'a pas non plus le pouvoir de modifier l'état du sang ou de faire disparaître les dépôts qui se forment au sein des tissus enflammés. Le seul avantage qu'on en puisse réellement retirer, c'est d'amoindrir la pléthore qui d'ordinaire accompagne l'accès de goutte aiguë. Mais il est juste d'ajouter immédiatement que ce résultat peut être obtenu plus sûrement à l'aide de moyens moins énergiques. J'ai vu plusieurs fois de petites saignées amener chez des sujets atteints de goutte aiguë un soulagement notable. Mais dans aucun cas, je n'ai tiré de la veine plus de 150 ou tout au plus 200 grammes de sang. Le plus souvent même je n'ai pas été aussi loin, et toujours je me suis efforcé de ne point déterminer un affaiblissement quelque peu durable. Dans tous les cas où, à ma connaissance, la perte de sang a été suffisante pour déprimer les forces, elle a eu pour effet de rendre les accès plus fréquents et plus prolongés, sans que pour cela leur intensité ait été en rien diminuée.

Voici, relativement à l'emploi des émissions sanguines dans la goutte, les règles auxquelles, suivant moi, on peut se conformer en toute confiance.

La saignée ne doit jamais être employée en vue de juguler l'inflammation goutteuse.

Elle doit être rejetée dans tous les cas où la goutte est déjà de date ancienne, et lorsque la constitution du sujet est très-affaiblie.

Lorsqu'il est réellement utile de recourir à ce moyen pour combattre la pléthore locale ou générale — et celle-ci, à vrai dire, se rencontre fort rarement dans les grandes villes — il importe de ne tirer que la quantité de sang strictement nécessaire pour remplir l'indication. Jamais on ne doit perdre de vue que toute émission sanguine qui dépasserait le but, aurait pour effet, presque à coup sûr, d'aggraver la maladie et d'en prolonger la durée.

Traitement local de la goutte aiguë. — Faut-il abandonner à elles-mêmes les jointures enflammées? Convient-il, au contraire, de faire intervenir l'emploi des moyens locaux? C'est là une question d'une certaine importance pratique. Désireux d'obtenir un prompt soulagement à leurs souffrances, les malades sont naturellement portés à supposer que les remèdes appliqués directement sur la partie enflammée sont d'un grand secours; le médecin peut être conduit, au contraire, à considérer le traitement général comme la chose importante, et quelquefois même à rejeter les applications locales comme dangereuses. Il sera donc opportun de passer en revue les principales médications locales qui ont été proposées en vue de combattre l'inflammation goutteuse, et de rechercher quelle est la valeur réelle de chacune d'elles.

Sangsues. — Les idées régnantes concernant la nature du processus qui constitue l'inflammation ordinaire, et aussi la connaissance des bons effets que produisent les émissions sanguines locales dans le traitement de cet état pathologique, pourraient conduire à supposer que les applications de sangsues faites sur les articulations affectées de goutte aiguë, doivent être, presque à coup sûr, suivies d'un soulagement immédiat. Il n'est pas rare en pareil cas qu'on ait recours à ce mode de traitement.

Il faut reconnaître toutefois que l'expérience ne s'est pas prononcée en sa faveur. Les applications de sangsues sur les jointures envahies par la goutte aiguë ont eu en effet quelquefois pour conséquence le transport de l'affection soit sur d'autres jointures jusque-là restées indemnes, soit encore sur les organes intérieurs ; d'autres fois, elles ont paru provoquer le développement d'une inflammation diffuse. On a même soutenu que l'emploi de ce moyen, qui n'amène jamais qu'un amendement temporaire, a presque toujours pour résultat, non-seulement de prolonger la convalescence, mais encore de déterminer un état de faiblesse plus ou moins persistant de la jointure affectée (1).

L'inefficacité relative des saignées locales dans la goutte aiguë se comprend d'ailleurs aisément, lorsqu'on ne se laisse pas impressionner trop vivement par l'aspect que présentent les jointures enflammées ; on ne doit jamais perdre de vue que, dans cette maladie, l'affection locale n'est qu'une manifestation particulière d'un trouble morbide qui occupe l'organisme tout entier.

C'est une opinion bien arrêtée chez moi que les saignées locales ne produisent aucun effet favorable dans la goutte aiguë ; jamais je n'ai prescrit l'application de sang-

(1) On avait remarqué depuis longtemps que les applications de sangsues sur les articulations envahies par l'inflammation goutteuse ont souvent pour effet de déterminer la faiblesse permanente et la rigidité plus ou moins prononcée de ces parties. La réalité de ce fait — dont la raison nous échappe d'ailleurs quant à présent — nous paraît être établie aujourd'hui sur un assez grand nombre d'observations authentiques. Le docteur Todd (*Urinary diseases*, *loc. cit.*, p. 414) et après lui M. Garrod (art. GOUT, in Reynold's *a System of medicine*, t. I, p. 859, London, 1866) ont appelé particulièrement l'attention sur ce point. Tout récemment M. Garrod a rapporté, entre autres exemples du même genre, l'histoire de deux sujets goutteux chez qui les articulations des genoux furent rapidement frappées d'ankylose complète, après avoir été, à deux ou trois reprises seulement, le siége de la goutte. Dans ces deux cas on avait chaque fois combattu le mal par l'application de sangsues nombreuses sur les jointures enflammées. (J. C.)

sues sur une jointure atteinte d'inflammation goutteuse, tant j'ai la conviction que ce moyen n'est en général d'aucune utilité et que son emploi peut entraîner parfois des suites fâcheuses. Les résultats que j'ai pu constater chez les malades qui sont venus me consulter, après avoir été soumis à ce traitement, ne sont certes pas de nature à modifier en rien ma manière de voir.

Vésicatoires. — L'usage des vésicatoires, comme agent local dans le traitement de la goutte, n'est assurément pas moderne. Il y a environ un siècle, une femme d'Horsham vendait un emplâtre qui jouissait d'une grande réputation ; plus tard, on acheta le secret, et l'on reconnut que cet emplâtre était simplement un cérat vésicant. En 1770, le docteur Cartwright employait les vésicatoires, avec grand succès paraît-il, contre les douleurs de la goutte, et l'on assure que sir B. Shelley usa pour lui-même de ce moyen pendant près de soixante ans.

Dans ces derniers temps, le docteur Todd a préconisé à son tour l'emploi des vésicatoires contre l'inflammation goutteuse.

Pour mon compte, j'ai prescrit l'application de petits vésicatoires dans de nombreux cas de goutte. Les propositions suivantes feront connaître ce qu'on doit attendre, suivant moi, de ce mode de traitement, et indiqueront les circonstances dans lesquelles il peut être employé.

Les vésicatoires ne sont pas utiles dans les premières périodes de la goutte asthénique, lorsqu'il n'existe aucun signe d'une altération permanente des jointures.

Ils doivent être proscrits dans la goutte ancienne,

lorsque l'élimination rénale est devenue insuffisante, surtout s'il existe des dépôts tophacés volumineux ; car, en pareil cas, on peut craindre de voir se développer des ulcères dont la guérison est toujours difficile à obtenir.

L'emploi des vésicatoires est très-utile dans la goutte asthénique, lorsque l'inflammation tend à se fixer sur les jointures et à y produire des épanchements.

L'action favorable des vésicatoires dans les formes chroniques et asthéniques de l'inflammation goutteuse, peut trouver une explication rationnelle. La vésication a d'abord pour effet d'imprimer à la circulation locale une certaine accélération, et de diriger l'action morbide vers le tégument externe ; de plus, elle provoque un travail d'exsudation séreuse, et le liquide exsudé renferme en certaine proportion les principes qui causent l'altération du sang (1).

L'application des *moxas* a été de temps à autre conseillée dans la goutte. Sir William Temple y avait recours d'habitude, et il y trouvait un grand soulagement.

(1) Suivant Todd (*Urinary diseases, loc. cit.*, p. 414), les vésicatoires peuvent être employés avec avantage, alors même que l'affection est de date récente et que les articulations rouges, tuméfiées et douloureuses, présentent les signes de l'inflammation la plus vive ; il importe seulement qu'ils ne soient pas appliqués sur une trop large surface. Toujours ils doivent être de très-petite dimension ; leur diamètre ne doit pas dépasser, par exemple, celui d'une pièce de cinq francs pour une grande articulation et celui d'une pièce de cinquante centimes lorsqu'il s'agit d'une petite jointure. Afin de rendre leur action plus prompte et plus énergique, il sera utile de recouvrir de farine de moutarde, ou de térébenthine, pendant vingt minutes environ, les parties sur lesquelles ils doivent être appliqués. J'ai plusieurs fois obtenu de bons effets de l'emploi des vésicatoires en suivant la méthode préconisée par le docteur Todd. (J. C.)

Bon nombre d'autres agents locaux ont été proposés encore. Quelques-uns d'entre eux méritent une mention spéciale.

On a souvent préconisé l'application de la chaleur sur les jointures enflammées; celles-ci sont habituellement enveloppées dans de la flanelle neuve, ou mieux dans du coton cardé, et le tout est recouvert de toile cirée. D'autres fois, on a recours aux fomentations et aux cataplasmes. On a reproché à tous ces moyens de relâcher les tissus et de les affaiblir ; il est douteux que ce reproche puisse être appliqué à l'emploi du coton cardé.

Sir C. Scudamore était grand partisan des lotions tièdes faites sur les jointures enflammées, à l'aide de liquides volatils ; il prescrivait habituellement un mélange d'une partie d'alcool rectifié et de deux parties de mixture camphrée. Il est dit, dans le *Traité de la goutte*, que ces lotions doivent être appliquées au moyen de compresses de toile superposées au nombre de sept à huit, et maintenues constamment humides ; un morceau de taffetas huilé peut servir à empêcher, pendant la nuit, une évaporation trop rapide et la prompte dessiccation de la toile. Une température de 25 à 30 degrés est celle qui convient le mieux. Suivant Scudamore, ces lotions sont très-utiles ; elles peuvent être employées, même très-largement, sans qu'on ait à redouter de les voir provoquer une métastase.

Je ne voudrais pas formuler d'opinion définitive à l'égard de ce moyen de traitement, car je n'ai pas eu souvent l'occasion de le mettre en pratique ; mais je dois déclarer que j'incline à considérer l'application des agents locaux dans la goutte comme inutile dans la majorité des cas. Si cependant la douleur était très-intense, on pourrait chercher à l'apaiser à l'aide de substances narcotiques; les préparations d'opium, de belladone et d'aconit ont été tour à tour employées dans ce but. La belladone est peut-être, de tous ces agents, celui qui est appelé à rendre le plus de services. On pourra faire choix d'une solution d'atropine; de 10 à 15 centigrammes de cet alcaloïde seront dissous dans un mélange peu concentré d'alcool et d'eau, et un plumasseau de charpie ou quelques compresses de toile imbibées de ce liquide seront appliquées sur la jointure enflammée. Une enveloppe de taffetas huilé empêchera l'évaporation.

Considérant la goutte comme une maladie toute locale, quelques médecins ont pu conseiller l'application du froid sur les jointures enflammées, et l'on a vu des malades plonger le membre affecté dans l'eau froide, ou encore le recouvrir de neige, dans l'espoir d'obtenir un prompt soulagement. C'est là une pratique entourée des plus grands dangers et que réprouve complétement une saine théorie de la goutte; car elle peut avoir pour effet de déterminer la rétrocession de l'inflammation articulaire et la brusque apparition d'une affection viscérale grave. D'ailleurs, l'application du froid sur les articulations affectées par la goutte ne produit jamais qu'un apaisement passager de la douleur; elle n'a aucune influence réelle soit sur l'intensité, soit sur la durée de l'accès.

Le traitement que réclame un accès ordinaire de goutte aiguë peut être résumé ainsi qu'il suit :

En ce qui concerne le régime, on permettra seulement une alimentation légère et composée surtout de substances amylacées; les boissons délayantes pourront être prises en abondance, mais les stimulants alcooliques seront interdits, si ce n'est toutefois dans des cas exceptionnels.

Le traitement médical consiste surtout dans l'administration de quelque sel alcalin associé à de faibles doses de colchique. On prescrira, si cela est nécessaire, des purgatifs, et le choix de ces médicaments sera fixé d'après l'état actuel du malade et en tenant compte de sa constitution.

Dans la majorité des cas, ces moyens suffiront à remplir toutes les indications; cependant des circonstances peuvent se présenter où il conviendra de modifier la méthode; ainsi, dans les cas de pléthore, il pourra être utile de tirer quelques onces de sang. Si, au contraire, les forces vitales sont affaiblies, s'il y a dépression du système vasculaire et nerveux, on devra peut-être associer l'ammoniaque aux autres sels alcalins et rejeter l'emploi du colchique, ou en user tout au moins avec une grande circonspection.

Pour ce qui concerne le traitement local, il suffira le plus souvent d'envelopper la partie malade d'une couche d'ouate, que l'on recouvrira d'une toile de taffetas gommé. Quelquefois, il pourra être avantageux d'avoir recours aux narcotiques ou à l'application d'un petit vésicatoire sur la partie affectée.

CHAPITRE XI.

TRAITEMENT DE LA GOUTTE : Colchique. — Il importe d'étudier son mode d'action. — L'hermodacte des anciens est probablement une espèce de colchique. — Analyse chimique du colchique. — Son action physiologique. — Ses effets purgatifs n'expliquent point ses propriétés thérapeutiques. — Son influence sur l'appareil circulatoire, — sur l'urine. — Expériences du docteur Christison. — Observations du professeur Chelius. — Analyses de l'auteur, qui montrent les effets du colchique sur l'urine. — Conséquences de ce fait. — Manière d'administrer le colchique dans le traitement de la goutte. — Le colchique peut-il nuire? — Ses diverses préparations. — De l'ellébore blanc dans la goutte. — Observations relatives à l'action de cette substance.

Très-généralement usité dans le traitement de la goutte, le colchique a été cependant condamné par quelques auteurs, tandis que d'autres l'ont au contraire considéré comme un véritable spécifique. Il nous semble utile de consacrer un chapitre spécial à l'étude de ce médicament et de chercher en particulier à déterminer quel genre d'influence il exerce, soit en bien, soit en mal, sur l'organisme.

Au temps des médecins grecs et arabes, la substance nommée *hermodacte* (ἑρμοδάκτυλος, de Ἑρμῆς, Hermès ou Mercure, et δάκτυλος, doigt) jouissait d'une grande réputation comme remède contre les affections arthritiques. Signalée pour la première fois par Alexandre de Tralles (vers l'an 580 de notre ère), elle a été depuis mentionnée par Paul d'Egine, Avicenne, Sérapion et Mésué.

Sous la désignation de *surugen* ou *hermodacte*, Sérapion comprend à la fois le κολχίκον et l'ἐφήμερον de Dioscoride, ainsi que l'ἑρμοδάκτυλος de Paul d'Egine. Plusieurs auteurs anciens ont appelé l'hermodacte : *anima articulorum*. Suivant Pereira, les bulbes qui, dans les temps modernes, sont apportées d'Orient sous le nom d'hermodactes, répondent à la description de l'hermodacte des anciens. Ces deux substances, d'après lui, ne feraient qu'un ; ce serait la tige souterraine de quelque espèce de colchique autre que le colchique d'automne. L'hermodacte n'a pas encore été étudié, que je sache, au moins en Angleterre, au point de vue de l'expérimentation physiologique ; toujours est-il que les effets produits sur l'organisme par la substance que les anciens administraient sous ce nom dans les cas d'affections articulaires, paraissent correspondre aux effets que détermine le colchique ordinaire ; cela semble du moins ressortir d'un passage de Paul d'Egine (1) : « Il est, dit-il, des médecins » qui dans les attaques de toute maladie articulaire, ont » recours à l'hermodacte à titre d'agent purgatif ; mais » il y a lieu de remarquer que l'hermodacte agit sur l'es» tomac d'une manière fâcheuse, produisant des nausées » et de l'anorexie ; c'est pourquoi il convient de l'em» ployer seulement chez les gens très-pressés de se gué» rir. Cette substance possède en effet la propriété de » faire disparaître très-rapidement, dans l'espace de deux » ou trois jours au plus, la fluxion articulaire ; si bien que » les malades se trouvent bientôt à même de reprendre » leurs occupations. »

Le colchique d'automne, ou safran des prés, n'a été

(1) *Pauli Æginetæ opera*, lib. III, p. 426. Lugdun., 1567.

employé en médecine qu'à partir du siècle dernier ; c'est Störk qui, en 1763, l'a le premier introduit dans la thérapeutique. Il constitue, très-vraisemblablement, la partie active de la célèbre eau médicinale préconisée vers la même époque par Husson, officier au service du roi de France.

Le colchique d'automne appartient à l'ordre naturel des Mélanthacées qui renferme plusieurs autres plantes douées également de propriétés très-énergiques ; telles sont, par exemple, le *Veratrum album* ou ellébore blanc, le *Veratrum viride* et l'*Assagræa officinalis* ou cévadille. Les bulbes et les semences sont à peu près les seules parties usitées ; cependant on s'est quelquefois servi des fleurs. Toutes les parties de la plante possèdent un goût amer et un peu âcre dû évidemment à la présence d'un principe particulier.

On a admis d'abord, sur l'autorité de MM. Pelletier et Caventou, que le principe actif amer du colchique est le même que celui qui existe dans le *Veratrum album* et dans la cévadille, mais c'est une erreur.

Depuis lors, en effet, Geiger et Hesse ont annoncé qu'ils avaient extrait du colchique, un alcaloïde auquel ils ont donné le nom de *colchicine*. Suivant ces auteurs, l'alcaloïde dont il s'agit, se distingue de la vératrine par plusieurs caractères ; il est soluble dans l'eau, l'alcool et l'éther, et de plus il est cristallisable ; sa saveur est amère, mais il ne possède pas les propriétés irritantes et sternutatoires de la vératrine ; traité par l'acide nitrique, il donne une belle coloration violette qui se change rapidement en indigo, puis en vert et enfin en jaune. Postérieurement au travail de Geiger et de Hesse, plusieurs chimistes ont essayé d'obtenir la colchicine cristallisée, mais, à ce que je crois, sans succès.

M. Oberlin, qui en 1856 a repris cette question, n'est pas parvenu à retrouver l'alcaloïde décrit par Geiger et Hesse, mais il a isolé une autre substance qu'il a appelée du nom de *colchicéine*. C'est un principe presque insoluble dans l'eau, soluble au contraire dans l'alcool, l'éther et le chloroforme ; il offre une réaction neutre et donne avec l'acide nitrique une belle coloration violette.

Les effets physiologiques du colchique sont ceux d'un irritant local puissant et d'un sédatif du système nerveux. Injecté dans les veines d'un animal supérieur, tel que le chien, par exemple, il amène la perte de tous les mouvements volontaires, ralentit à un haut degré les mouvements respiratoires et diminue considérablement la fréquence et la force du pouls ; il détermine aussi des vomissements et des selles bilieuses ; plus tard le pouls devient rapide et irrégulier, la respiration s'embarrasse et la mort a lieu. A l'autopsie, les membranes muqueuses de l'estomac, du duodénum ainsi que d'autres parties du canal intestinal, paraissent congestionnées et enflammées.

Il existe plusieurs exemples d'empoisonnement par le colchique observés chez l'homme (1). Les symptômes qu'on trouve le plus souvent signalés en pareil cas sont les suivants : vomissements, diarrhée avec ténesme, pouls lent, faible, souvent intermittent, refroidissement des

(1) Voyez, entre autres, Christison, *Treatise on poisons*, p. 746. Edinb., 1832. — Bouchardat, *Annuaire de thérapeutique*, p. 145. Paris, 1853. (J. C.)

extrémités, grande prostration. Rarement il survient des convulsions et du coma. Administré à doses thérapeutiques, le colchique agit surtout puissamment sur les fonctions de sécrétion et d'excrétion de la membrane muqueuse gastro-intestinale. Si les doses sont élevées et souvent répétées, il a un effet purgatif et, en même temps, il se déclare fréquemment des nausées et des vomissements. La coloration que présentent alors les selles et les matières vomies démontre suffisamment que ce médicament exerce sur les fonctions du foie une action particulière. On admet généralement que le colchique agit comme diurétique ; on croit également qu'il modifie la composition de l'urine, en augmentant la proportion des matériaux solides, surtout celle de l'acide urique et de l'urée. En nous fondant sur les résultats des observations qui nous sont propres, nous aurons à rechercher si cette dernière opinion est exacte.

Le colchique, quelle que soit la préparation dont on fasse usage, exerce une action puissante et favorable sur l'évolution de l'inflammation goutteuse ; c'est là un fait qu'il est impossible de méconnaître. L'influence du colchique n'est pas limitée exclusivement aux phénomènes de la goutte articulaire, elle se montre encore toute-puissante contre les formes larvées et irrégulières de la goutte. D'après les résultats d'une longue expérience, M. Henry Holland assure que les effets du colchique sont des plus remarquables et des plus décisifs, alors même qu'il s'agit des manifestations chroniques de la diathèse goutteuse, par exemple dans les cas d'ophthalmie et de bronchite goutteuse, enfin dans certaines formes de céphalalgie liées au même état diathésique.

Mes propres observations sur ce sujet concordent pleinement avec celles de M. Holland, et j'irais même jusqu'à affirmer que les seuls effets du colchique sur la marche de l'inflammation goutteuse, permettent quelquefois de distinguer la goutte de toutes les affections qui s'en rapprochent.

Plusieurs médecins ont émis l'opinion que le colchique n'agit dans la goutte qu'en raison de ses propriétés purgatives. Mais c'est là une manière de voir que ne partagent pas ceux qui ont expérimenté ce médicament sur une grande échelle (1), et qui se trouve en opposition avec les résultats de mes observations. Je puis alléguer tout d'abord, que le soulagement qui résulte de l'emploi du colchique ne se produit pas sous l'influence des plus fortes purgations déterminées par d'autres substances; j'ai constaté de plus qu'un amendement rapide des plus vives douleurs de la goutte peut suivre l'emploi du colchique, sans qu'il survienne aucune évacuation diarrhéique.

(1) Suivant M. Gairdner, par exemple (*On Gout*, p. 332. London, 1860), l'administration du colchique dans la goutte « ne produit jamais autant de soulagement que lorsque le médicament agit doucement, silencieusement et sans déterminer aucune action purgative ». Bon nombre d'auteurs ont témoigné dans le même sens. — Voyez, en particulier, Todd (*Practic. remarks on gout*, p. 105. London, 1843); Watson (*On the principles and practice of physic*. t. II, p. 767. London, 1857); W. Budd (*Library of medicine*, t. V, p. 222); Wells (*On Gout*, p. 223. London, 1854); Goupil, de Rennes (*Mémoire sur le colchique d'automne*, in *Archiv. génér. de médecine*, p. 37, 5e série, t. XVIII. Paris, 1861); Galtier-Boissière (*De la goutte*. Paris, 1859). (J. C.)

Un goutteux, sujet à éprouver des accès d'une grande intensité et qui avait depuis longtemps contracté l'habitude de se traiter sans le conseil d'un médecin, m'a rapporté que deux ou trois heures après avoir pris environ 7 grammes de vin de colchique, il se sentait comme transporté dans le paradis, — ce sont ses propres expressions, — et cependant le médicament ne déterminait chez lui aucune action purgative. Dans une autre circonstance où j'avais prescrit 5 grammes de la même préparation, sans addition d'aucune autre substance, les douleurs de la goutte furent calmées très-promptement, et cette fois encore il n'y eut pas d'évacuations diarrhéiques. Pendant le cours des cinq dernières années, j'ai vu le même soulagement survenir chez quatre goutteux, après l'administration d'une pareille dose de vin de colchique; l'effet purgatif ne se produisit que dans un cas et plusieurs heures seulement après la cessation des douleurs.

Je puis citer un fait qui me paraît propre à démontrer l'inefficacité de l'action purgative sur la marche de l'inflammation goutteuse. Il s'agit d'un homme âgé d'environ trente-deux ans qui, lors de son admission à l'hôpital, était en proie à un accès de goutte : c'était le septième qu'il eût éprouvé. Bon nombre de jointures étaient affectées, le pouls était fréquent, dur et plein, la langue chargée, la peau sèche et brûlante ; il y avait une soif intense. Je prescrivis un mélange de 8 grammes de sulfate et de 1^{gr},50 de carbonate de magnésie délayés dans 30 grammes d'eau de cannelle, à prendre trois fois dans les vingt-quatre heures. L'action purgative fut énergique, les évacuations étaient jaunes, aqueuses; cependant, après deux jours de ce traitement, l'affection goutteuse n'avait subi aucune modification appréciable. En conséquence l'emploi de la mixture purgative fut suspendu et remplacé par l'administration du vin de colchique qui fut prescrit par doses de 4 grammes. Quarante-huit heures après, le malade accusait un grand soulagement qu'il attribuait lui-même à l'influence de la nouvelle médication. La nuit s'était passée sans douleurs, il n'y avait eu qu'une seule garde-robe. L'état des jointures s'était grandement amélioré; il y existait bien encore un peu de sensibilité, mais seulement sous l'influence des mouvements. Le pouls était mou, à 72; il n'y avait pas de nausées. Cette observation nous paraît démontrer nettement que le colchique peut, sans déterminer cependant d'effet purgatif, amener dans la goutte un soulagement qu'on n'obtient pas lorsqu'on emploie, même très-largement, les purgatifs ordinaires. J'avais fait choix du sulfate et du carbonate de magnésie parce que ces sels entrent dans la composition d'une préparation de colchique très-usitée, et que plusieurs fois on a voulu rapporter, pour la majeure partie, l'efficacité de cette préparation à l'action des sels purgatifs qu'elle renferme. J'ai maintes fois reproduit la même expérience, et je suis arrivé à cette conviction, que si le colchique purge souvent en même temps qu'il soulage, cela n'est rien moins que général. L'action curative de ce médicament peut se montrer tout à fait indépendante de ses effets purgatifs.

Le colchique agit-il à la manière des sédatifs du système vasculaire, et est-ce à ce titre qu'il modère l'inflammation goutteuse? L'action sédative exercée par ce médicament tant sur le cœur que sur d'autres parties du système vasculaire ne saurait être révoquée en doute; elle est attestée par la lenteur et la faiblesse du pouls qui surviennent après son administration.

Dans deux expériences faites sur lui-même, le docteur Maclagan a vu 12 centigrammes de teinture de colchique modifier la fréquence du pouls ainsi qu'il suit :

Première expérience.			Deuxième expérience.		
A 8 heures du soir,	pouls à	87.	A 6 heures du soir,	pouls à	84.
— 9	—	87.	— 7	—	84.
— 10	—	80.	— 8	—	78.
— 11	—	75.	— 9	—	72.
— 11 1/2	—	70.	— 10	—	66.
— 12	—	65.	— 11	—	60.
— 12 1/2 du matin,	—	65.	— 12	—	62.

Dans ces expériences il ne se manifesta pas d'autres effets physiologiques apparents, si ce n'est toutefois quelques nausées.

Si l'action du colchique dans la goutte devait être rapportée tout entière à ses propriétés sédatives, nous verrions ce médicament modifier les inflammations de tout genre au même degré qu'il modifie l'inflammation goutteuse; il n'en est rien cependant : en dehors de la goutte l'influence du colchique sur le processus inflammatoire est peu prononcée; elle est moins prononcée certainement que celle qu'exercent, en pareil cas, d'autres médicaments, tels que le tartre stibié par exemple, ou le calomel. Ces derniers, d'un autre côté, qui se montrent si puissants contre l'inflammation ordinaire, n'agissent dans la goutte que d'une manière très-incertaine.

Si l'action sédative exercée sur le système vasculaire ne peut, pas plus que les effets purgatifs, rendre compte des propriétés thérapeutiques du colchique, on est naturellement conduit à rechercher s'il ne faut pas invoquer ici une action particulière du médicament sur les reins et sur la sécrétion urinaire ; plusieurs questions se présentent dès lors : le colchique agit-il comme diurétique ? ou bien a-t-il pour effet, soit de détruire l'acide urique accumulé dans le sang, soit de provoquer l'élimination de cet acide ? On peut encore se demander si l'action du colchique reste limitée aux tissus dans lesquels siége l'inflammation développée par la présence des dépôts d'urate de soude.

Chez un malade soumis à l'administration du colchique, le docteur Christison a trouvé, au bout de deux jours de traitement, la proportion d'urée presque doublée. Avant le commencement du traitement, l'urine avait un poids spécifique de 1020 ; elle renfermait 2 pour 100 d'urée et ne présentait pas de dépôts d'urates. Le premier jour du traitement le poids spécifique de l'urine s'était élevé à 1033,5 et à 1034 le second jour. Ce liquide était trouble par suite de la présence d'une certaine quantité d'urate d'ammoniaque. On constata de plus qu'il contenait au moins 3,5 d'urée pour 100. A première vue ces résultats semblent démontrer qu'un des effets du colchique est d'accroître l'élimination de l'urée et de l'acide urique; mais pour peu qu'on y réfléchisse, on ne tarde pas à reconnaître qu'il s'est glissé là une cause d'erreur. Dans ses analyses le docteur Christison n'a pas tenu compte de la quantité d'urine rendue dans les vingt-quatre heures; or, de ce que, pendant l'administration du colchique, tel échantillon d'urine a été trouvé plus riche en urée et en acide urique, on ne saurait légitimement conclure que la quantité de ces principes éliminée dans les vingt-quatre heures, se fût réellement élevée au-dessus du taux normal. Il est possible, au contraire, que l'inverse ait eu lieu, car on sait que, sous l'influence de l'action purgative déterminée par le colchique, les urines deviennent souvent plus rares.

Des recherches du même genre ont conduit le docteur J. MacGregor Maclagan à des résultats semblables (1). Les analyses ont porté sur des échantillons d'urine recueillis à diverses époques de la journée. Cette fois encore on n'a pas cherché à déterminer la quantité totale d'urée ou d'acide urique rendue dans les vingt-quatre heures.

C'est ici le lieu de mentionner quelques observations dues au professeur Chelius, d'Heidelberg; elles tendraient aussi à démontrer que le colchique active l'élimination de l'acide urique par les reins. Chelius aurait vu chez un sujet soumis à l'action de ce médicament la proportion de l'acide urique presque doublée dans l'espace de douze jours. Mais il importe de noter qu'il s'agissait là d'un goutteux relevant d'un accès, circonstance à elle seule bien suffisante pour rendre l'expérience fautive. On sait, en effet, qu'à la suite d'un accès de goutte, pendant la convalescence, la proportion de l'acide urique rendue par les urines peut être accrue, alors même qu'aucun médicament n'a été administré.

(1) *On Colchicum autumnale*, etc., in *Monthly Journal of medic. science*, t. XIII, 1851, et XIV, 1852. (J. C.)

L'opinion du docteur Graves contraste avec celle des précédents auteurs. Suivant lui, le colchique n'active pas l'élimination de l'acide urique par les reins; il aurait pour effet d'entraver la formation de cet acide dans l'économie et c'est à ce titre qu'il agirait dans la goutte.

Il est temps de faire connaître les résultats des recherches que j'ai entreprises dans le but de déterminer l'action du colchique sur la sécrétion rénale.

Le premier sujet de ces expériences était un homme, W. L..., âgé de trente ans, et affecté seulement d'un léger eczéma chronique. Pendant le temps où les analyses furent faites, le malade resta soumis à un régime bien déterminé. On recueillait avec soin la totalité des urines rendues dans les vingt-quatre heures.

Avant l'administration du colchique, l'analyse des urines donna les résultats suivants :

Date.	Urine.	Densité.	Acide urique excrété dans les 24 heures.
	gr.		gr.
30 octobre,	1585	1016	0,5648
31 —	1811	1014	0,6276
1er novembre,	2377	1012	0,5234
3 —	1868	1016	0,5292
Moyenne....	1910		0,5612

Pendant l'administration du colchique :

Date.	Urine.	Densité.	Acide urique excrété dans les 24 heures.
4 novembre,	1585	1015	0,3914
5 —	1585	1016	0,5506
6 —	1292	1020	0,5176
7 —	1585	1016	0,4277
9 —	1528	1021	0,5840
Moyenne....	1515		0,4942

Le second malade, C. W..., était un jeune homme de

dix-neuf ans atteint d'une affection chronique de la lèvre supérieure (*éléphantiasis*) ; sa santé générale laissait peu à désirer. Pendant le temps que durèrent les recherches, il fut soumis à un régime uniforme et toutes les précautions furent prises pour rendre les résultats aussi exacts que possible.

État de l'urine avant l'administration du colchique :

Date.	Urine.	Densité.	Acide urique excrété dans les 24 heures.
	gr.		gr.
13 janv. 1854,	1557	1017	0,5118
14 —	792	1027	0,2899
15 —	849	1027	0,1941
Moyenne...	1066		0,3453

Pendant l'administration du colchique (1gr,75 trois fois par jour) :

Date.	Urine.	Densité.	Acide urique excrété dans les 24 heures.
16 janv.	1330	1015	0,0867
18 —	650	1024	0,4885
19 —	679	1025	0,4684
20 —	368	1031	0,3235
22 —	538	1027	0,3455
Moyenne....	711		0,3625

La dose de colchique fut prise pendant deux jours, trois fois par jour ; après que l'action purgative s'était manifestée on supprima une des doses : deux doses dans les vingt-quatre heures suffisaient pour entretenir la liberté du ventre.

Le troisième cas est relatif à un goutteux, le nommé B. F... Pendant cinq jours, le malade n'étant soumis à aucune médication rendit dans les vingt-quatre heures, les quantités suivantes d'acide urique : 0gr,0666, 0gr,1262,

0gr,1766, 0gr,1385, 0gr,1973. Le vin de colchique fut ensuite administré à la dose de 1gr,75 trois fois par jour, associé à la magnésie calcinée. Presque immédiatement après le début du traitement, une amélioration notable survint dans l'état des jointures affectées.

Pendant l'administration du colchique :

Le 20 janvier 1853, urine, 1217 grammes; densité, 1011 ; acide urique excrété dans les vingt-quatre heures, 0gr,1669.

Le 21, la diarrhée causée par le médicament fit perdre beaucoup d'urine.

Date.	Urine.	Densité.	Acide urique excrété dans les 24 heures.
	gr.		gr.
22 janvier,	990	1012	0,2148
23 —	1330	1011	0,2582
26 —	2094	1011	0,2633
27 —	1585	1011	0,1993

Le 21, le malade ne prit que deux doses de colchique.

Le 22, il n'en prit qu'une, puis discontinua l'usage du médicament.

Moyenne, avant l'administration du colchique, de la quantité d'acide urique excrétée dans les vingt-quatre heures, = 0gr,1445.

Moyenne de la quantité d'acide urique excrétée dans les vingt-quatre heures, pendant l'administration du colchique, = 0gr,2206.

Le nommé C. F... recevait une demi-ration d'aliments. Il n'y avait pas de symptômes d'affection aiguë chez ce malade, qui avait un abcès volumineux donnant issue à de l'urate de soude mêlé de pus.

Sous l'influence du colchique :

Date.	Urine.	Densité.	Acide urique éliminé dans les 24 heures.
	gr.		gr.
4 janvier,	1613	1012	0,0375
5 —	1245	1013	0,0039
6 —	1245	1013	0,0000
7 —	1047	1012	0,0091
8 —	1358	1011	0,0000
9 —	1245	1011	0,0000

Le colchique supprimé, mais le régime restant le même :

Date.	Urine.	Densité.	Acide urique éliminé dans les 24 heures.
	gr.		gr.
10 janvier,	1613	1012	0,0466
11 —	962	1014	0,0550
12 —	1726	1013	0,1579
13 —	1557	1012	0,0000
14 —	2462	1009	0,0000

La moyenne étant :

Sous l'influence du colchique : urine, 1290 gram. ; acide urique, 0gr,0084
Sans aucun médicament..... — 1590 — — 0gr,0518

J. L..., âgé de cinquante-sept ans, avait éprouvé quelques accès de goutte, séparés en général par des intervalles d'une année ou même plus. A l'origine, les articulations métatarso-phalangiennes des gros orteils étaient seules affectées ; mais, plus tard, la maladie s'était étendue aux jointures des membres supérieurs. Il n'existait pas de dépôts apparents d'urate de soude. Lorsque les accès étaient intenses, l'urine était rare, fortement colorée et elle déposait un sédiment rouge constitué par des urates. Au moment où l'on commença les analyses quantitatives, le malade souffrait légèrement des jointures, mais il n'avait pas de fièvre.

Avant le commencement du traitement :

7 février. — Urine, 750 grammes; densité, 1021 à 15° cent.; transparente.

Urée éliminée dans les vingt-quatre heures = 13gr,5811.

8 février. — Urine, 792 grammes ; densité, 1020,5 à 15° cent.

Urée éliminée dans les vingt-quatre heures = 12gr,8753.

Acide urique, quelques cristaux trop peu nombreux pour qu'il fût possible de les peser.

9 février. — Urine, 1047 grammes ; densité, 1019 à 15° cent.
Urée excrétée dans les vingt-quatre heures = 16gr,76.
Acide urique, seulement quelques cristaux microscopiques.

Sous l'influence du colchique :

10 février. — Urine, 1075 grammes ; densité, 1019 à 15° cent.
Urée excrétée dans les vingt-quatre heures = 13gr,5223.
Acide urique, en trop petite quantité pour qu'elle pût être dosée.
11 février. — Urine, 903 grammes ; densité, 1021 à 15° cent.
Urée éliminée dans les vingt-quatre heures = 13gr,7868.
Acide urique, en proportion microscopique seulement.
12 février. — Urine, 1160 grammes ; densité, 1019 à 15° cent.
Urée éliminée dans les vingt-quatre heures = 17gr,4690.
Acide urique, des traces seulement.
13 février. — Urine, 1104 grammes ; densité, 1017,5 à 15° cent.
Urée éliminée dans les vingt-quatre heures = 15gr,5927.
Acide urique, cristaux trop peu nombreux pour être pesés.
14 février. — Urine, 934 grammes ; densité, 1021,5 à 15° cent.
Urée éliminée dans les vingt-quatre heures = 16gr,7573.
Acide urique, traces seulement.

On suspendit la médication pendant un jour, le malade ayant éprouvé quelques malaises.

Date.	Urine.	Densité.		Urée éliminée dans les 24 heures.
	gr.			gr.
16 février,	849	1020	à 15° cent.	13,0047
19 —	849	1020	—	13,0047
20 —	1189	1017,5	—	16,2397
21 —	1443	1014,5	—	18,0513
22 —	1528	1013,5	—	16,1750

Moyenne avant le commencement du traitement :
Quantité d'urine excrétée dans les vingt-quatre heures = 863 grammes.
— d'urée —................ = 14gr,4669
Moyenne pendant l'administration du colchique :
Quantité d'urine excrétée dans les vingt-quatre heures = 1036 grammes
— d'urée —................ = 15gr,7868.
Moyenne après la cessation du traitement :
Quantité d'urine excrétée dans les vingt-quatre heures = 1172 grammes.
— d'urée —................ = 15gr,2951

Constamment la quantité d'acide urique s'est montrée trop faible pour qu'on pût la doser.

Le nommé H. C..., âgé de cinquante et un ans, avait eu de nombreux accès de goutte, mais il ne présentait aucun symptôme d'affection aiguë lorsque son urine fut examinée.

Urine avant l'administration du colchique :

Date.	Urine.	Densité.	Acide urique éliminé dans les 24 heures.
	gr.		gr.
25 novembre,	2773	1008	0,1268
26 —	2038	1012	0,2029
27 —	1924	1014	0,1770
28 —	1698	1014	0,1941

Sous l'influence du colchique (6 centigrammes de vin, trois fois par jour) :

29 novembre,	1924	1011	0,1161
30 —	1868	1012	0,1423
1er décembre,	1811	1012	0,1378
2 —	2038	1008	0,1009

Moyenne avant le traitement :
Urine, 2108 grammes ; acide urique éliminé dans les vingt-quatre heures = 0gr,1747.
Moyenne pendant le traitement :
Urine, 1920 grammes ; acide urique éliminé dans les vingt-quatre heures = 0gr,1216.

Les soixante et onze analyses d'urine qui vont être rapportées ci-après, sont relatives à un homme âgé de cinquante et un ans, H. C..., qui, en novembre 1852, fut admis à l'hôpital pour une bronchite chronique avec gêne très-grande de la respiration. Les symptômes thoraciques s'amendèrent très-rapidement et d'une manière très-remarquable, en même temps que survint dans l'un des gros orteils un violent accès de goutte qui s'étendit par la suite à la partie interne du pied et au genou. Cinq semaines après environ, le malade fut admis derechef à l'hôpital, étant en proie à une nouvelle attaque de bronchite. A l'époque où l'examen des urines fut commencé, il ressentait dans plusieurs articulations des douleurs erratiques. On recueillait chaque jour la totalité des urines rendues, on notait la densité du liquide, et l'on déterminait la quantité d'acide urique éliminée dans les vingt-quatre heures.

Un des résultats de ces analyses est de mettre en relief cette circonstance que, dans la goutte, les reins éliminent l'acide irrégulièrement et d'une manière intermittente. Tantôt, en effet, la proportion de cet acide s'élevait, dans les vingt-quatre heures, à $0^{gr},5176$, tantôt elle ne dépassait pas $0^{gr},0129$. Pendant une partie du temps qu'ont duré les analyses, le malade était soumis à l'administration du colchique ; de telle sorte que l'on a pu étudier l'influence exercée par ce médicament sur la constitution des urines. Ces recherches paraissent démontrer que le colchique entrave l'élimination de l'acide urique plutôt qu'il ne l'active, et ainsi la conclusion à laquelle nous étions arrivés déjà, se trouve confirmée.

La moyenne des quantités d'acide urique rendues chaque jour, a été, pour la durée de l'administration du colchique, de $0^{gr},1068$; elle s'élève à $0^{gr},1462$ pour le temps pendant lequel il n'a été pris aucun médicament.

Date.	Quantité et densité de l'urine.		Acide urique éliminé dans les 24 heures	Observations particulières.
1852.	gr.		gr.	
25 nov.	2773	1008	0,1268	Pas de médicaments. Moyenne de l'acide urique éliminé par jour = 0gr,1747.
26 —	2038	1012	0,2019	
27 —	1924	1014	0,1738	
28 —	1698	1013,5	0,1941	
29 —	1924	1010	0,1171	Vin de colchique, 1 gr., trois fois par jour. Moyenne de l'acide urique éliminé dans les 24 heures = 0gr,0899.
30 —	1585	1011,5	0,1423	
1er déc.	1812	1011,5	0,1378	
2 —	1472	1007	0,0233	
3 —	1768	1011	0,0285	
4 —	1824	1010	0,0731	Vin de colchique, 2 gr., trois fois par jour. Moyenne de l'acide urique éliminé dans les 24 heures = 0gr,0822.
5 —	1811	1010	0,0414	
6 —	1824	1010,5	0,1100	
7 —	2151	1010	0,1145	
8 —	2057	1011	0,0310	
9 —	1981	1011	0,0304	
10 —	1302	1012	0,0893	
11 —	1415	1010,5	0,0647	
12 —	1330	1012,5	0,1825	
13 —	1274	1012	0,1068	Pas de médicaments.
14 —	1047	1014	0,1197	
15 —	1443	1009,5	0,0660	
16 —	1274	1010	0,0582	
17 —	1047	1011,5	0,0871	
18 —	1528	1007	0,0175	
19 —	1302	1010	0,0097	
20 —	1613	1009	0,0123	
21 —	1439	1015	0,1430	
22 —	1868	1012	0,1171	
23 —	1387	1010	0,0421	
24 —	991	1013	0,0485	
25 —	1387	1011,5	0,1699	
26 —	1811	1008	0,0699	
27 —	1358	1010	0,0414	
28 —	1726	1012	0,0789	
29 —	1472	1013	0,0446	
30 —	1387	1015,5	0,0265	
31 —	1387	1012	0,0317	
1853.				
1er janv.	1500	1015	0,0116	
2 —	1868	1013,5	0,2633	
3 —	1981	1011,5	0,2640	
4 —	1443	1012	0,2362	
5 —	1415	1011	0,1889	
6 —	1811	1010	0,0828	
7 —	1358	1011,5	0,1294	
8 —	1584	1011	0,2051	
9 —	1613	1011,5	0,1637	
10 —	1557	1009	0,0165	

Date.	Quantité et densité de l'urine.		Acide urique éliminé dans les 24 heures.	Observations particulières.
1853.	gr.		gr.	
11 janv.	311	1030	0,2006	
12 —	1019	1012,5	0,2329	
13 —	792	1018	0,1682	
14 —	1330	1013,5	0,1400	Pas de médicaments.
15 —	1500	1011,5	0,2384	
16 —	1217	1011,5	0,2135	
17 —	991	1014,5	0,3623	
18 —	651	1019,5	0,4011	
19 —	679	1022	0,5564	Vin de colchique, trois fois par jour.
20 —	594	1022	0,3688	
21 —	1415	1012	0,3235	
22 —	1047	1008	0,0796	Moyenne de l'acide urique éliminé dans les 24 heures $= 0^{gr},1954$.
23 —	1585	1007,5	0,0963	
24 —	1274	1011	0,2232	
25 —	1472	1006,5	0,0364	
26 —	849	1016	0,1294	
27 —	1670	10105,	0,1268	
28 —	1613	1314,5	0,2827	
29 —	1415	1011	0,0757	
30 —	1641	1012	0,0628	
31 —	2406	1907	non recherché	Pas de médicaments.
1er févr.	1274	1012	0,0495	
2 —	1896	1612	0,1592	
3 —	1302	1012	0,1093	

Acide urique éliminé dans les vingt-quatre heures :

Maximum . . . . $0^{gr},5664$

Minimum. . . . . $0^{gr},0116$

Moyenne. . . . . $0^{gr},1268$

Moyenne avant l'administration du colchique. . . . . $0^{gr},1462$

Moyenne sous l'influence du colchique. . . . . $0^{gr},1068$

Quantité et densité de l'urine rendue dans le même temps :

Quantité moyenne de l'urine avant l'administration du colchique, 1443 gr. Densité, 1012,5.

Quantité moyenne sous l'influence du colchique, 1443 grammes. Densité, 1011,4.

Résultats des précédentes analyses. — Voici en résumé ce qui ressort de nos recherches relatives au mode d'action du colchique : chez le premier sujet, qui n'était point goutteux et qui n'avait pas de fièvre, le colchique paraît avoir eu pour effet de diminuer un peu la quantité totale d'urine et, en même temps, la proportion d'acide urique excrétée dans les vingt-quatre heures.

Le deuxième sujet se trouvait à peu près dans les mêmes conditions : il y a eu chez lui, sous l'influence du colchique, une diminution marquée de la quantité d'urine, mais en même temps la proportion d'acide urique paraît s'être légèrement accrue. Toutefois cette augmentation est restée au-dessous de 16 milligrammes ; elle peut s'expliquer d'ailleurs, au moins en partie, par cette circonstance que l'acide urique étant à un certain degré soluble dans l'eau, une certaine proportion de cet acide se trouve *entraînée* par ce seul fait que l'excrétion urinaire est devenue plus abondante.

Dans le troisième cas, l'examen a eu lieu pendant la convalescence d'un accès de goutte aiguë. Le chiffre de l'acide urique s'est élevé quelque peu au-dessus du taux normal ; mais une augmentation pareille s'observe fréquemment chez les goutteux, alors qu'ils ne sont soumis à l'action d'aucun médicament.

Dans la quatrième observation, l'effet du colchique paraît avoir été de diminuer en même temps et la proportion de l'urine et celle de l'acide urique.

Dans la cinquième observation, les analyses d'urine furent faites avant, pendant et après l'administration du colchique. Or, dans ces diverses circonstances, la quantité d'acide urique, éliminée dans les vingt-quatre heures, n'a guère varié, et, en général, elle a été très-faible. Pendant la durée de l'administration du médicament, l'urée a éprouvé une légère augmentation ; en même temps l'urine s'est montrée très-abondante; mais de ce dernier fait, on ne saurait rien conclure, puisqu'il a persisté alors même que la médication avait été suspendue.

Chez le sujet de la sixième observation, il y a eu à la fois diminution notable de la proportion de l'acide urique et de la quantité totale des urines rendues. Mais il y a lieu de remarquer que, chez ce malade, des variations considérables et tout à fait indépendantes de l'action du colchique, ont été observées dans la proportion des urines; or, c'est là une circonstance qui amoindrit jusqu'à un certain point la valeur des résultats obtenus.

Dans la huitième observation, la quantité d'urine rendue est restée, pendant l'administration du colchique, ce qu'elle était auparavant; mais la proportion de l'acide urique a été notablement inférieure au taux ordinaire, tant qu'a duré la médication.

En outre des précédentes observations, nous pourrons rappeler qu'un certain nombre d'analyses relatives au même sujet ont été présentées dans le chapitre consacré à l'étude de l'urine chez les goutteux. Pour ce qui concerne d'abord la goutte aiguë, nous remarquons que le sujet de la quatrième observation avait éprouvé, le 19 et le 20 février, un amendement notable, sous l'influence du colchique; or, on trouve noté qu'à la même époque, la proportion de l'acide urique était faible relativement à ce qu'elle avait été dans le temps où le travail inflammatoire existait encore dans toute son intensité.

Dans le cinquième cas, l'administration du colchique fut continuée pendant toute la durée de l'accès; mais la dose était faible et, de plus, le malade était depuis longtemps habitué au médicament, de telle sorte qu'on doit vraisemblablement rapporter les variations qu'a présentées la proportion de l'acide urique, bien plus à l'évolution même du processus morbide qu'à l'influence du médicament.

Parmi les faits de goutte chronique rassemblés dans ce chapitre, nous rappellerons l'observation onzième, dans laquelle l'administration du colchique paraît avoir eu pour effet de diminuer l'excrétion de l'acide urique et celle de l'urée.

De tout ce qui précède nous avons tiré les conclusions suivantes :

1° Rien ne démontre qu'un des effets du colchique sur l'économie soit de provoquer une élimination plus considérable de l'acide urique; lorsque l'action du médicament est longtemps prolongée, elle semble même produire tout le contraire.

2° Nous ne pouvons affirmer que le colchique ait quelque influence sur l'excrétion, soit de l'urée, soit des autres principes solides de l'urine (1).

3° Le colchique n'agit pas toujours comme diurétique; au contraire, il diminue souvent la quantité des urines, principalement lorsque son action sur le tube digestif est très-prononcée.

Si, dans les observations qui précèdent, on s'était borné à analyser les urines rendues à une certaine épo-

(1) Les recherches de Bœcker qui datent de 1849 (*Beitraege zur Heilkunde*, t. II, p. 204) tendent, comme celles de Garrod, à établir que sous l'influence du colchique, il y a plutôt diminution de la proportion de l'urée et de l'acide urique rendus par les urines. (J. C.)

que de la journée, on serait arrivé probablement à des résultats semblables à ceux qu'a obtenus le docteur Christison. L'observation deuxième, par exemple, eût pu être invoquée pour démontrer que, sous l'influence du colchique, la proportion de l'acide urique excrétée par le rein peut être plus que doublée, tandis que la quantité totale de cet acide éliminée dans les vingt-quatre heures n'avait en réalité subi dans ce cas aucune augmentation.

D'après cela, j'incline à croire que tout ce qui a été dit concernant l'accroissement de la proportion de l'acide urique sous l'influence de l'administration du colchique est fondé sur des déductions erronées; tantôt on rapporte au médicament ce qui est un effet naturel de la maladie à certaines périodes, tantôt l'erreur provient d'analyses incomplètes, et portant sur une partie seulement des urines de la journée.

Comme on le voit, l'action du colchique dans la goutte ne peut s'expliquer ni par les effets purgatifs du médicament, ni par un changement produit sous son influence dans la composition du sang et de l'urine. Il y a là un sujet de recherches digne, à tous égards, de fixer l'attention du médecin. Quelques personnes ont avancé que le colchique agit, dans la goutte, comme sédatif du système nerveux; mais c'est là une propriété très-générale et dont jouissent plusieurs autres médicaments. On a dit encore que le colchique doit toute son efficacité à une influence spéciale qu'il exerce sur les tissus impliqués dans l'inflammation goutteuse, particulièrement sur les ligaments articulaires et sur les cartilages. Cette opinion a quelque vraisemblance; nous voyons, en effet, certains sédatifs agir spécialement sur le cœur, d'autres sur le système capillaire; il n'est donc pas impossible que les tissus qui, comme les ligaments articulaires, n'ont qu'une vitalité faible, soient particulièrement affectés par le colchique. A la vérité, s'il en était réellement ainsi, on devrait voir l'inflammation non goutteuse de ces mêmes tissus céder, elle aussi, à l'emploi du colchique; de plus, le colchique devrait rester sans effet toutes les fois que les accidents goutteux se passent en dehors des tissus dont il s'agit. Mais ces questions-là ne sauraient être résolues définitivement sans le secours de nouvelles observations cliniques. On rencontre d'ailleurs dans ce genre de recherches plus d'un obstacle; l'un des plus grands gît incontestablement dans la difficulté qu'il y a de reconnaître avec certitude si, lorsqu'il s'agit de cas que l'on compare entre eux, ce sont bien les mêmes tissus qui sont affectés.

S'il est vrai que le colchique possède un certain degré d'action sur l'inflammation rhumatismale, très-certainement son influence, en pareil cas, n'est pas décisive comme lorsqu'il s'agit de la goutte (1). On peut d'ailleurs faire remarquer que l'action morbide ne se porte pas précisément sur les mêmes tissus dans les deux cas.

(1) C'est ce qu'ont établi, entre autres, les recherches de M. Monneret, du moins relativement au rhumatisme articulaire aigu (*Arch. gén. de méd.*, 4e sér., t. IV, 1844). Cette affection se sépare donc encore profondément de la goutte à ce nouveau point de vue. Je puis ajouter, d'après mes propres observations, que dans le rhumatisme articulaire chronique, généralisé ou partiel, le colchique administré à l'époque des exacerbations se montre à peu près toujours impuissant. (J. C.)

A en croire quelques auteurs, le colchique aurait la propriété de rendre l'urine neutre ou même alcaline. Si j'en juge d'après les observations qui me sont propres, ce fait serait loin d'être constant. Mes recherches, à la vérité, ont toujours été faites sur la totalité de l'urine rendue dans les vingt-quatre heures et, par suite, il ne m'a pas été toujours possible de faire la part des modifications qui surviennent spontanément dans ce liquide peu de temps après la miction.

Sans chercher à déterminer en quoi consiste l'action du colchique sur l'inflammation goutteuse, je veux me borner pour le moment à démontrer que cette action est des plus puissantes. Ce fait a été mis déjà précédemment hors de toute contestation, et il serait facile de l'établir encore sur de nouvelles preuves. Je pourrais invoquer en outre cette circonstance, que les goutteux ont souvent recours au colchique, sans prendre conseil des médecins, et parfois même en dépit de leurs recommandations. La grande faveur dont ont joui les prétendus spécifiques, tels que l'Eau médicinale, la teinture de Wilson, le remède de Reynolds, qui tous doivent leur efficacité au colchique qu'ils contiennent, plaide dans le même sens. Pour mon compte je ne craindrai pas d'affirmer que le colchique exerce sur l'inflammation goutteuse une action spécifique comparable à celle que le quinquina exerce sur la fièvre intermittente. Mais les arguments invoqués jusqu'ici pour mettre en évidence l'influence salutaire du colchique sur les symptômes les plus pressants de la goutte ne vont pas jusqu'à démontrer que les effets ultérieurs de ce médicament sont inoffensifs. C'est là cependant un point sur lequel il importerait d'être fixé.

Sir C. Scudamore, qui avait eu l'occasion fréquente d'observer les effets de l'Eau médicinale, assurait que ce remède affaiblit le système nerveux, produit une sorte de prostration et de langueur inconnues jusque-là au malade, et que sous son influence on voit souvent la goutte revêtir la forme chronique. Suivant le même auteur, les cas de goutte les plus réfractaires sont précisément ceux qui ont été ainsi traités d'une manière empirique.

Ces remarques relatives à l'Eau médicinale n'ont cependant pas empêché Scudamore de faire du colchique un usage pour ainsi dire habituel ; il a même avancé dans plusieurs de ses écrits que c'est là un médicament précieux, et dont on ne peut manquer de reconnaître les avantages lorsqu'on a eu souvent l'occasion de le mettre à l'épreuve.

D'autres auteurs se sont montrés plus explicites relativement aux effets nuisibles du colchique. M. Petit, par exemple, pense qu'il rend les accès plus fréquents et qu'il augmente leur durée. Dans ses leçons cliniques, M. Todd a exprimé une opinion à peu près semblable. Le colchique, suivant lui, abrége, il est vrai, la durée des accès, mais il a pour effet de diminuer les intervalles qui les séparent. La tolérance s'établit à l'égard de ce médicament, ainsi que cela a lieu pour l'opium, de telle sorte que les doses doivent être progressivement élevées pour que les effets thérapeutiques continuent à se produire (1). Il est assez curieux de voir Paul d'Egine,

(1) Dans le passage auquel on fait allusion ici, le docteur Todd compare ingénieusement les *buveurs de colchique* aux *mangeurs d'opium* (*Urinary*

lorsqu'il traite de l'emploi de l'hermodacte dans la goutte, reconnaître que ce médicament, qui peut dans l'espace de deux jours faire disparaître tous les symptômes de la maladie, est cependant préjudiciable en ce qu'il irrite l'estomac et détermine l'inappétence. C'est, suivant lui, une raison suffisante pour que cet agent soit administré seulement à ceux que pressent d'importantes affaires.

A ces autorités on peut opposer le jugement porté par plusieurs médecins éminents qui considèrent le colchique comme un agent de la plus grande valeur dans le traitement des diverses manifestations de la diathèse goutteuse. Parmi ces auteurs je puis citer le docteur Watson qui, dans ses Leçons de médecine pratique, s'est exprimé sur ce sujet de la manière la plus explicite.

Suivant lui, le colchique, pour peu qu'il soit administré d'une manière convenable, peut être à bon droit considéré comme un véritable spécifique de la goutte aiguë. Plus loin, le même auteur dit encore : « Ce médicament

diseases, *loc. cit.*, p. 416). Mais en ce qui concerne le colchique, la tolérance n'est pas, tant s'en faut, un fait général, et l'on rencontre assez fréquemment, ainsi que l'a reconnu lui-même M. Todd (*On gout*, *loc. cit.*, p. 106), des sujets chez qui l'usage continu de petites doses de ce médicament détermine tôt ou tard des effets d'accumulation (*Cumulative effects*). Ceux-ci se traduisent habituellement par l'apparition brusque, inopinée, de phénomènes toxiques plus ou moins graves et qui se sont quelquefois terminés par la mort. Sous ce rapport, comme l'a bien fait ressortir M. le professeur Bouchardat (*Annuaire de thérapeutique*, p. 136, Paris, 1853. — *Manuel de matière médicale*, t. I, p. 162, Paris, 1864), le colchique peut être rapproché de la digitale ou de la strychnine, et il n'est guère douteux que plusieurs cas cités comme des exemples de goutte remontée ou rétrocédée, doivent être rapportés à un empoisonnement par le colchique ; plusieurs faits qu'on trouve consignés dans un intéressant travail du docteur Potton, de Lyon (*De la goutte, etc.*, p. 46, 61, Paris, 1860), nous paraissent, en particulier, pouvoir se prêter à cette interprétation. (J. C.)

» calme d'une manière presque magique les douleurs de » la goutte; c'est là un fait incontestable; en quoi con- » siste en pareil cas son action sur l'organisme, c'est ce » qu'il est plus difficile de décider. On sait qu'il peut dé- » terminer des nausées, de la diarrhée et de la prostration; » mais ses effets curatifs ne sont nullement subordonnés à » l'existence de ces symptômes. Après son administration » la brusque disparition de l'inflammation goutteuse est » quelquefois le seul phénomène qui se laisse apercevoir. » Aujourd'hui le malade est perclus, en proie aux plus » atroces douleurs; la jointure est tuméfiée, chaude et » rouge; demain il pourra se trouver tout à fait bien, en » état de marcher. Le colchique est un parégorique par » excellence. » Relativement à l'emploi du colchique dans les cas où la goutte tend à prendre la forme chronique, M. Watson s'exprime ainsi : « Je crois que la meilleure » méthode à suivre pour chasser le mal de ses derniers » retranchements est de continuer à administrer le col- » chique par petites doses, pendant un certain temps : » 3 grammes de vin de colchique, par exemple, répétés » deux ou trois fois chaque jour. » Enfin M. Watson est d'avis que l'administration judicieuse du colchique dans l'intervalle des accès de goutte peut être suivie des meilleurs résultats. C'est ce dont on pourra se convaincre par la lecture du passage suivant : « Je crois, dit-il, qu'il est » possible de faire disparaître les reliquats que laisse après » lui l'accès de goutte, par l'emploi continu du colchique à » doses altérantes, c'est-à-dire capables de produire l'effet » thérapeutique d'une manière graduelle et insensible. » Mais je crois, en outre, qu'en administrant le colchique

» suivant cette même méthode, dès la première apparition » des symptômes prémonitoires, on parviendrait souvent » à prévenir le développement des accès. »

Je suis loin de vouloir dissimuler que la plupart des questions relatives soit aux effets apparents, soit à l'action cachée du colchique, sont encore enveloppées d'obscurité. Il y a là de nombreuses lacunes que je voudrais être à même de combler un jour. Toujours est-il que, dès à présent, me fondant sur les nombreuses observations qui me sont propres, je me crois autorisé à énoncer les propositions suivantes, comme pouvant servir de guide dans l'administration du colchique :

1° *Dans la goutte aiguë.* — Le colchique exerce une action vraiment spécifique sur l'inflammation des jointures; c'est toujours avec avantage qu'on l'administre en pareil cas. L'amendement de tous les symptômes inflammatoires qui résulte à peu près constamment de son emploi, se produit d'une manière rapide et sans qu'il y ait nécessairement intervention des effets physiologiques.

Si, dans un cas de goutte aiguë, on jugeait utile de provoquer des évacuations, la meilleure méthode serait d'associer au colchique un agent purgatif; il serait imprudent de se fier aux propriétés cathartiques du colchique. En effet, lorsque l'action de ce médicament est quelque peu énergique, elle détermine des vomissements et une diarrhée intense avec dépression des systèmes circulatoire et nerveux.

Il est utile d'inaugurer le traitement par l'administration d'une dose élevée; on prescrira par, exemple, de 2 à 4 grammes de vin de colchique, ou plus encore, à prendre en une seule fois, après quoi on devra continuer avec des doses plus faibles; ainsi 50 ou 60 centigrammes de vin de colchique seront administrés deux ou trois fois dans les vingt-quatre heures. Il importe de surveiller constamment l'état du pouls et de s'arrêter aussitôt qu'on peut craindre de voir survenir les nausées et les symptômes de dépression.

Lorsque le colchique n'est pas administré d'une manière judicieuse, il peut provoquer non-seulement des nausées, des vomissements et une prostration extrême, mais encore dans certains cas, une diarrhée d'une nature particulière et des plus rebelles.

Dans les cas où une grande prostration s'est produite sous l'influence du colchique, on voit souvent les symptômes de la goutte, un moment supprimés, reparaître peu de temps après que le malade s'est remis des effets du médicament.

Dans la goutte aiguë, il convient de continuer l'emploi du colchique à doses modérées et graduellement décroissantes, pendant plusieurs jours après la cessation des symptômes inflammatoires. Toutes les fois que le colchique est administré suivant les règles prescrites, il n'a pas pour effet d'abréger les intervalles des accès, ni d'imprimer à la maladie un caractère de chronicité.

2° *Dans la goutte chronique.* — On peut prescrire le colchique avec avantage, lors des exacerbations. Mais, en pareil cas, il importe d'user des plus grands ménagements; l'indication de soulager est en effet moins pressante, et de plus le malade ne se trouve plus en état de supporter une médication débilitante. On ne doit pas oublier d'ailleurs que les personnes qui ont fait usage du colchique pendant longtemps, acquièrent à l'égard de ce médicament une tolérance particulière. C'est là une circonstance qu'on ne doit jamais perdre de vue lorsqu'il s'agit de déterminer les doses.

3° Certains faits d'une part, et de l'autre des autorités considérables portent à croire que le colchique administré *dans l'intervalle des accès de goutte*, et principalement lorsque les symptômes prémonitoires commencent à se manifester, a le pouvoir d'empêcher le développement des paroxysmes.

Il est souvent avantageux, chez les sujets goutteux, d'administrer le colchique à titre de cholagogue. En pareil cas ce médicament doit être préféré aux préparations mercurielles.

Valeur relative des diverses préparations de colchique. — Une dernière question relative au colchique mérite d'être traitée ici. Il s'agit de déterminer quelles sont les préparations de cette substance dont l'emploi doit être préféré; quelques observations à ce sujet ne seront pas hors de propos. Que l'action du colchique soit due à la présence d'un alcaloïde, ainsi que l'ont avancé Geiger et Hesse, ou qu'elle doive être rapportée à un corps neutre cristallisable, comme l'a prétendu Oberlin, il n'en est pas moins infiniment probable que le principe actif, quel qu'il soit, réside dans toutes les parties de la plante; de telle sorte qu'en réalité il est indifférent de prescrire la poudre, le vin ou l'extrait de bulbes, la teinture de semences ou de fleurs. Cela étant, toute discussion concernant la valeur relative des diverses préparations de colchique n'a d'importance réelle qu'en pharmacologie ; elle n'intéresse le thérapeutiste que d'une manière tout à fait secondaire. D'ailleurs, dans la pratique, les médecins qui sont le mieux en position pour étudier les effets du colchique emploient de préférence, l'un les préparations de bulbes, un autre les semences, un troisième les fleurs, et tous se montrent également satisfaits des effets qu'ils obtiennent. Sans doute il est vrai que certaines préparations de colchique ont plus d'énergie que d'autres à doses égales ; mais la proportion inégale du principe actif que renferment les diverses préparations rend compte du fait, sans qu'il soit nécessaire d'invoquer la richesse plus ou moins grande des différentes parties de la plante.

J'ai souvent employé une variété amorphe de colchicine provenant d'Allemagne, et j'en ai obtenu des effets satisfaisants et constants. Cette substance était administrée dissoute dans l'eau ou dans quelque véhicule aromatique ; la dose qui me paraît être la plus convenable varie de 2 à 4 milligrammes. L'absence de cristallisation est une objection à faire valoir contre l'emploi de ce médicament ; aussi verrais-je avec intérêt qu'on pût lui substituer le principe neutre cristallisable découvert par M. Oberlin, et qui, à en juger d'après les réactions chimiques, paraît être contenu dans la colchicine amorphe. Alors nous serions mis à même de prescrire des doses bien définies du médicament, sans avoir à redouter de voir son énergie varier sous l'influence des saisons, du sol ou de toute autre circonstance capable de modifier les propriétés des remèdes végétaux.

Les préparations de colchique que j'emploie d'habitude sont le vin et l'extrait acétique du bulbe. Le vin est avantageusement administré dans une potion, et l'extrait sous forme de pilules.

J'ai la conviction que tous les bons effets qu'on peut raisonnablement attendre de l'emploi du colchique seront obtenus à l'aide de ces deux produits pharmaceutiques. Néanmoins, il pourra être utile parfois d'avoir recours aux autres préparations, telles que la teinture simple ou la teinture ammoniacale de semences, par exemple. La dernière sera prescrite surtout dans le cas où l'action du colchique doit être aidée de celle d'un stimulant du système vasculaire.

La plupart des préparations de colchique ont eu leurs défenseurs ; l'extrait acétique, entre autres, a été prôné par sir C. Scudamore, qui l'a introduit dans la pratique. Il considérait cette préparation comme étant de toutes la plus douce, en raison des modifications que subirait le principe actif du colchique en présence de l'acide acétique. Quoi qu'il en soit, on peut regarder comme un fait établi que tous les effets thérapeutiques du colchique peuvent être obtenus de l'emploi de ses préparations les plus diverses. Il y a lieu de remarquer seulement que celles-ci n'ont pas toutes une égale énergie.

Voici un mode d'administration du colchique qui est communément usité et qui offre l'avantage de répondre à plusieurs indications : on prescrit une potion faite avec le vin de colchique, le carbonate et le sulfate de magnésie et une eau aromatique quelconque. A l'aide de cette combinaison, on peut entretenir l'activité des sécrétions intestinale et urinaire et accroître l'alcalinité des liquides organiques, en même temps que les effets spécifiques du colchique se produisent.

Ellébore blanc. — Le *Veratrum album*, ou ellébore blanc, a été quelquefois substitué au colchique dans le traitement de la goutte; on avait même proposé autrefois de remplacer la célèbre Eau médicinale par une préparation d'ellébore blanc unie à l'opium. Cette plante appartient au même ordre naturel que le colchique; son rhizome, seule partie employée en médecine, renferme un alcaloïde nommé *vératrine*, dont on fait quelquefois usage à l'extérieur. On croyait naguère que la vératrine et le principe actif du colchique d'automne sont identiques, et de là on inférait tout naturellement que l'action thérapeutique des deux plantes est la même; mais il a été démontré dans ces derniers temps que la vératrine se distingue de la colchicine, non-seulement par son action plus irritante, mais encore par ses caractères chimiques.

Scudamore, qui paraît s'être attaché à l'étude des effets thérapeutiques de l'ellébore blanc, pensait que c'est là un médicament dangereux et qu'il faut rejeter de la pratique usuelle. Chez les sujets goutteux en particulier, il est rare qu'on puisse l'administrer, alors même qu'on s'entoure des plus grandes précautions. Donné à doses progressivement croissantes et dont on surveille attentivement l'action, il n'en provoque pas moins fort souvent des phénomènes de superpurgation, une grande dépression des forces, des symptômes spasmodiques, des sueurs froides, et même, dans quelques cas, des tremblements, des défaillances, un sentiment de mort imminente. J'ai eu moi-même quelquefois l'occasion d'étudier les effets de l'ellébore blanc et de la vératrine dans le traitement de la goutte. Voici un cas qui permettra de bien apprécier le mode d'action de cette dernière substance.

18 *juin* 1854. — Il s'agit d'un homme âgé de cinquante ans, attteint de la goutte depuis longtemps, présentant des dépôts tophacés extérieurs et des déformations prononcées des jointures. A la date indiquée plus haut, il fut pris d'un violent accès de goutte : les deux pieds et la main droite étaient tuméfiés et douloureux ; en outre, plusieurs des petites jointures de la main gauche étaient affectées à un degré variable ; pouls à 96 ; soif assez intense. A cinq heures du soir, on administre au malade 4 milligrammes de vératrine dissoute dans 30 grammes d'eau additionnée de quelques gouttes d'alcool.

La potion provoque des nausées, mais sans aucun autre symptôme. A dix heures du soir, la vératrine est de nouveau administrée, cette fois à la dose de 5 milligrammes. Pendant la nuit il survient des vomissements de couleur foncée, et, en outre, sous l'influence de la vératrine ou peut-être aussi d'un apozème au séné pris antérieurement, il se produit des garderobes qui mettent fin à la constipation des jours précédents.

19 *juin*. — Le malade éprouve du soulagement dans les jointures, principalement dans celles de la main gauche. Son pouls est à 72, ni plein, ni dur. Il attribue le soulagement qu'il éprouve à l'emploi du médicament qui lui a été administré. On prescrit 4 milligrammes

de vératrine, à prendre à quatre heures de l'après-midi.

20 *juin.* — Le malade a pris trois doses de vératrine sans avoir éprouvé aucun malaise ; seulement il a vomi une tasse de thé. Plusieurs jointures sont plus douloureuses qu'elles ne l'étaient hier. Le pouls est à 84, plus plein. On prescrit 8 milligrammes de vératrine trois fois par jour.

22 *juin.* — Après avoir pris la troisième dose de vératrine, le malade a éprouvé une soif vive, une sensation de chaleur et de sécheresse à la bouche ; mais il n'y a eu ni vomissements, ni diarrhée. L'état des jointures a empiré. Depuis que l'emploi de la vératrine a été suspendu, la soif, ainsi que la sécheresse de la bouche et du pharynx ont diminué. Une dose de médecine purgative ordinaire a provoqué des évacuations. Le même jour, le malade a été soumis à l'usage d'une potion avec du colchique, et, au bout de vingt-quatre heures, l'état des jointures s'était déjà grandement amélioré.

A en juger par cette observation, il semble que la vératrine, alors même que son action est portée jusqu'au point de déterminer une soif vive et de la sécheresse de la bouche, n'a pas le pouvoir de produire un amendement réel des symptômes de la goutte. Le léger soulagement éprouvé d'abord par le malade doit être vraisemblablement mis sur le compte de l'action purgative qui avait eu lieu. Par contre, le colchique, administré peu après, a eu pour effet de faire disparaître rapidement l'affection articulaire, sans déterminer la soif vive et la sécheresse de la bouche.

J'ai étudié les effets du vin d'ellébore, administré dans

des circonstances identiques, et le résultat a été le même. La sensation d'ardeur le long de l'œsophage, la sécheresse extrême de la bouche, la soif vive et en même temps une dépression notable des forces, se sont produites sans amendement des symptômes de la goutte. D'un autre côté, les expériences suivantes, dues à MM. Geiger et Hesse, mettent encore en évidence les différences qui existent entre la vératrine et la colchicine. On fit avaler à un chat âgé de huit semaines 6 milligrammes de colchicine dissous dans de l'alcool. Presque immédiatement après, une grande quantité d'écume apparut à la bouche, et, au bout d'une heure environ, il y eut des selles liquides abondantes ; puis, après un court intervalle, des vomissements. La démarche de l'animal devint chancelante ; il tomba, roula d'un côté sur l'autre, poussa un cri plaintif et fut pris de mouvements convulsifs. Ces symptômes se renouvelèrent et augmentèrent graduellement ; la mort eut lieu au bout de vingt-quatre heures. A l'autopsie, on trouva l'estomac et le canal intestinal excessivement congestionnés et enflammés de toutes parts. Une dose de 3 milligrammes seulement de vératrine, donnée à un chat moins âgé que le précédent, provoqua des convulsions plus violentes et détermina la mort en dix minutes. A l'autopsie on ne trouva aucune trace d'inflammation, si ce n'est à la partie inférieure de l'œsophage. Cette partie du tube digestif est la seule qui n'ait pas présenté les caractères d'un travail inflammatoire chez le chat empoisonné par la colchicine. Un état inflammatoire de la membrane muqueuse gastro-intestinale, semblable à celui qu'on trouve signalé dans la première expérience, a été rencontré dans la plupart des cas d'empoisonnement par le colchique terminés par la mort.

Des observations qui précèdent, je crois pouvoir conclure que l'ellébore blanc, bien qu'il appartienne au même ordre naturel que le colchique d'automne, possède cependant des propriétés physiologiques et thérapeutiques tout à fait distinctes. On ne saurait recommander l'emploi de ce médicament dans le traitement de la goutte.

CHAPITRE XII.

TRAITEMENT DE LA GOUTTE : Importance du traitement de la maladie lorsqu'elle est arrivée à l'état chronique. — Traitement médical de la goutte chronique. — Aperçu général. — Valeur de certains médicaments. — Alcalis et sels. — Dissolvants. — Sels de lithine proposés comme agents curatifs. — Leur action spéciale et leurs avantages. — Feuilles de frêne. — Toniques. — Leur valeur dans la goutte. — Poudre de Portland. — L'emploi des toniques peut-il avoir des conséquences fâcheuses ? — Traitement de la goutte compliquée d'une maladie des reins. — Traitement des affections locales. — Œdème. — Roideur des articulations. — Concrétions tophacées. — Abcès goutteux. — Régime et hygiène dans la goutte chronique.

Lorsque la goutte, au lieu de se présenter sous la forme d'accès de courte durée, ne cesse plus guère d'occuper les jointures, affectant tantôt l'une, tantôt l'autre, avec une intensité médiocre il est vrai, mais non pas sans y déterminer de la rigidité et des déformations plus ou moins prononcées, on dit qu'elle est devenue chronique. La méthode de traitement qu'elle réclame en pareil cas diffère considérablement de celle qui convient à la goutte aiguë. Si dans la goutte aiguë la direction du traitement est subordonnée dans une certaine mesure à l'état particulier de l'organisme, à l'idiosyncrasie, à plus forte raison ce précepte doit-il être mis en vigueur lorsqu'il s'agit de la goutte chronique. Ici, en effet, telle indication qui, dans un cas, est couronnée de succès, pourra, dans un autre cas, rester sans effet ou même se montrer décidément préjudiciable.

Chez certains sujets le développement des manifestations goutteuses se rattache surtout à l'état des fonctions de la peau; chez d'autres, c'est l'état de l'estomac ou de ses annexes qu'il faut incriminer. Dans un grand nombre de cas, la production excessive de l'acide urique est la cause principale de la maladie; tandis que dans d'autres cas, toujours moins avantageux, l'élimination insuffisante de cet acide par les reins constitue le fait dominant. De telles considérations ne doivent jamais être perdues de vue dans le traitement de la goutte chronique, et s'il est possible d'établir ici quelques préceptes généraux, on devra néanmoins s'écarter de la règle dans maintes circonstances dont l'appréciation sera confiée au jugement et à la sagacité du médecin.

Ainsi que nous avons eu l'occasion de le faire remarquer déjà, le colchique a été accusé de déterminer le passage de la goutte à l'état chronique, quand il est administré lors des premiers accès. Fondé sur mes propres observations, je puis affirmer que la goutte peut prendre la forme chronique alors même que jamais il n'a été fait usage du colchique. Tout récemment encore, j'ai observé un sujet goutteux qui ne s'était jamais soumis à aucune médication ; chez lui la maladie datait d'une quinzaine d'années. A l'origine, les accès étaient de courte durée et très-distants les uns des autres ; mais, bientôt, ils se sont montrés plus longs, plus fréquents ; des dépôts tophacés, visibles à l'extérieur, se sont produits sur plusieurs points, en un mot tous les caractères de l'état chronique se sont manifestés.

Ceci prouve que la goutte tend naturellement, et alors même qu'elle n'est influencée par aucune médication, à devenir, avec le temps, plus grave et plus obstinée.

Dans le traitement de la goutte chronique, les affections articulaires ne seront pas négligées ; mais c'est l'état général qui devra surtout fixer l'attention. Il faut avoir en vue l'altération de la crase du sang et mettre tout en œuvre pour purger ce liquide des impuretés dont il est chargé. Il convient en conséquence d'activer les fonctions des organes sécréteurs, celles des reins en particulier et de la peau ; de modifier la composition des liquides organiques ; de neutraliser l'action du principe morbifique ; mais, par-dessus tout, il faut éloigner toutes les circonstances qui ont pu contribuer au développement de la maladie.

Pour ce qui concerne spécialement les jointures, l'inflammation dont elles sont le siége pourra encore être combattue avec succès à l'aide du colchique, administré à très-faible dose. On aura grand soin de n'aller point jusqu'à produire la dépression des forces, et l'on devra d'ailleurs prendre toutes les précautions qui ont été indiquées plus haut ; mais il est maintes circonstances où il faut avoir recours à d'autres médicaments ; le gaïac et l'iodure de potassium, par exemple, sont souvent employés avec avantage. Il existe dans la goutte chronique une forme lente de l'inflammation articulaire, entretenue par la présence des concrétions uratiques et tout à fait distincte de l'inflammation goutteuse proprement dite. C'est particulièrement dans les cas de ce genre que les deux médicaments en question ont leur utilité.

L'*iodure de potassium*, cela est incontestable, modifie favorablement les affections du tissu fibreux, et l'on peut rappeler, à l'appui de cette proposition, le soulagement qu'il procure chez les sujets atteints de nodosités des jointures. Dans certains cas de goutte, et particulièrement lorsque l'inflammation revêt le caractère rhumatoïde, ce même médicament peut rendre de grands services. Portant son action sur les tissus fibreux, il a en pareil cas pour effet de faire disparaître les reliquats du travail phlegmasique. Dans les formes subaiguës du rhumatisme, c'est surtout lorsque les douleurs sont accrues par la chaleur que l'iodure de potassium est utile ; il en est de même dans la goutte chronique.

Je ne crois pas que l'iodure de potassium ait la propriété de faire disparaître les concrétions d'urate de soude ; mais je n'en considère pas moins ce médicament comme étant d'un emploi fort utile dans bon nombre de cas d'affection goutteuse. M. Spencer Wells assure qu'il a retiré de grands avantages de l'administration de l'iodure de potassium dans les cas où les jointures sont devenues volumineuses, roides et douloureuses, par suite de la présence des dépôts goutteux. Pour obtenir de cet agent tous les bons effets qu'on peut en attendre, il n'est pas nécessaire de pousser les doses fort loin; de 3 à 6 centigrammes dissous dans l'eau, et donnés deux ou trois fois dans les vingt-quatre heures, suffisent en général.

Le *gaïac* peut également être recommandé dans la goutte chronique, en raison de l'action particulière qu'il exerce sur les tissus fibreux. On le prescrira dans les cas où la circulation est languissante et lente, et où l'on aura remarqué que l'application du chaud soulage les douleurs. J'ai tiré grand profit de ce médicament administré dans ces conditions, et je puis déclarer que son emploi peut être prolongé sans qu'il s'ensuive aucun inconvénient sérieux. Les seuls symptômes incommodes qu'il détermine parfois sont un effet purgatif et des nausées. La mixture de la pharmacopée de Londres, la teinture simple ou composée, peuvent être également recommandées. L'ammoniaque qui entre dans la composition de cette dernière préparation se montre souvent utile, en ce qu'elle accroît l'action stimulante du gaïac sur le système vasculaire. Pour peu qu'il existe des symptômes inflammatoires, ou que l'action de la chaleur exaspère manifestement les douleurs, l'usage du gaïac est contre-indiqué. Il peut se présenter des cas où le gaïac serait associé avec avantage à l'iodure de potassium.

J'ai recueilli des faits nombreux de goutte chronique dans lesquels le gaïac a été employé avec un succès remarquable. Qu'il me suffise de consigner ici un exemple de ce genre.

1860. — Un homme de cinquante-six ans, nullement

prédisposé à la goutte, du moins en apparence, éprouva, il y a environ vingt ans, une première attaque de cette maladie. L'articulation métatarso-phalangienne de l'un des gros orteils fut alors seule affectée. Sept années au moins s'écoulèrent entre la première et la seconde attaque, et trois années entre la seconde et la troisième; après quoi, les intervalles devinrent plus courts. Pendant les trois dernières années, et surtout pendant les six derniers mois, les attaques se sont montrées plus fréquentes que jamais; en même temps, la durée des accès s'est accrue notablement; les extrémités supérieures, jusque-là respectées, ont été envahies comme les inférieures. Sur l'hélix de l'oreille droite, on remarque actuellement un petit dépôt d'urate de soude; en outre, plusieurs des articulations phalangiennes des doigts présentent de la roideur. Le pouls est faible, à 84. Il n'existe point de troubles digestifs; la transpiration peut être provoquée facilement. L'urine ne présente pas de traces d'albumine; elle est parfaitement claire et ne laisse déposer qu'une faible proportion d'acide urique lorsqu'on y ajoute quelques gouttes d'un acide minéral. Le malade a remarqué que tout ébranlement, soit moral, soit physique, peut provoquer chez lui la réapparition des accès. Ceux-ci se montrent plus fréquemment en été qu'en hiver. Le gaïac est prescrit sous forme de teinture ammoniacale unie à un mucilage. En outre, de temps à autre, le malade a dû prendre 5 centigrammes d'extrait acétique de colchique associé au quinine. Sous l'influence de cette médication, la marche de la maladie a bientôt été entravée, et, depuis près de deux ans, les symptômes goutteux ont été rares et peu incommodes.

Je pourrais citer beaucoup d'autres cas dans lesquels les bons effets du gaïac se sont également accusés d'une manière décisive.

Au gaïac on peut substituer d'autres agents stimulants, tels que le *mezereum* et la *serpentaire ;* ceux-ci peuvent être prescrits seuls, ou associés à la salsepareille, sous forme de décoction composée ; c'est là une préparation recommandable. Le *soufre* a été quelquefois administré chez les sujets atteints de goutte chronique, pour remplir les indications auxquelles répond le gaïac. En pareil cas, son emploi est quelquefois utile.

Nous allons étudier maintenant les moyens qui paraissent les plus propres à modifier l'altération du sang qui se rencontre constamment dans la goutte chronique. Rappelons que la présence de l'urate de soude dans le sang chez les goutteux tient, comme nous l'avons démontré, à deux ordres de causes : premièrement à la formation exagérée de ce sel sous l'influence de certaines formes de dyspepsie ou d'une mauvaise assimilation ; deuxièmement à l'insuffisance de son élimination par les reins. Ces causes sont souvent réunies, mais chez certains malades la première est prédominante, tandis que chez d'autres c'est la seconde. Le traitement devra donc être modifié suivant l'une ou l'autre de ces circonstances. On verra ainsi que le régime et l'hygiène suffisent pour combattre la production exagérée de l'acide urique, et qu'il faut, au contraire, recourir aux agents thérapeutiques pour modifier la sécrétion imparfaite de cet acide. Nous nous occuperons d'abord des divers médicaments, mais auparavant je ne puis m'empêcher de rappeler un conseil donné par Sydenham au sujet du traitement de la goutte. « Les médicaments, dit-il, ne rendent de services qu'autant qu'ils sont administrés régulièrement et avec persévérance : et comme il est nécessaire de modifier complétement la constitution, aucun homme sensé ne saurait regarder un pareil résultat comme possible en un court espace de temps. » Il poursuit ainsi : « Un homme a-t-il fait des excès dans le boire et le manger pendant plusieurs années, a-t-il cessé ses exercices ordinaires, a-t-il mené une vie oisive et molle, s'est-il livré trop assidûment à l'étude ou bien a-t-il eu des préoccupations excessives; en un mot a-t-il mal vécu d'une manière quelconque ? Dans ce cas, il a, pour ainsi dire, travaillé lui-même à altérer les différents ferments de son économie et à étouffer les esprits animaux qui sont les instruments premiers de la concoction. Les humeurs s'accumulent alors outre mesure, elles s'exaltent au plus haut degré, et finissent par faire explosion. Elles détruisent l'économie. C'est ainsi que les muscles se ramollissent et que les jointures se relâchent, au point qu'elles n'opposent aucune résistance aux humeurs qui y affluent. Enfin une constitution nouvelle se forme à la place de l'ancienne qui a disparu. Les accès qui semblent si importants aux yeux des malades ne sont rien autre que les symptômes d'une série d'efforts dont se sert la nature pour expulser la matière morbifique. En pareille circonstance, recourir peu de temps seulement aux agents thérapeutiques, c'est évidemment peine perdue. La goutte consiste essentiellement dans la faiblesse des digestions et la perte de la force naturelle des différentes parties. C'est là ce qu'il faut toujours avoir présent à l'esprit. »

Les médicaments les plus propres à rendre au sang sa pureté sont ceux qui accroissent l'activité des organes sécréteurs et des reins en particulier. On peut considérer également comme tels les substances qui ont la faculté de prévenir les fâcheux effets de l'urate de soude, soit en empêchant que ce sel ne se dépose dans les tissus, soit en le dissolvant alors qu'il s'y est déjà déposé. Pour remplir ces diverses indications, on emploie surtout les alcalis et les sels, et comme quelques-uns de ces médicaments ont une très-grande importance, il est nécessaire de faire une étude spéciale de leur composition et de leur mode d'action.

Alcalis et sels. — Les alcalis et les sels sont en faveur depuis bien des années déjà dans le traitement de la goutte chronique. Boerhaave et Hoffmann voulaient qu'on les administrât à doses faibles et souvent répétées, et que l'on en continuât l'usage pendant un long espace de temps. Ils se servaient des cendres de différentes plantes plus ou moins complétement calcinées. C'est ainsi, par exemple, que l'on faisait dissoudre des cendres de genêt dans l'eau ou dans le vin du Rhin. Ils recouraient aussi, dans le même but, aux terres alcalines. Cullen a fait remarquer que les alcalis sous leurs différentes formes, l'eau de chaux par exemple, le savon, les terres absorbantes, administrés à des malades atteints de *néphrétique* ou de *calcul* et en même temps sujets à la goutte, avaient souvent pour effet d'éloigner les accès de cette dernière maladie. Il émet l'avis que l'usage prolongé des alcalis préviendrait peut-être le retour de la goutte, mais il ajoute que jamais il n'a osé tenter un pareil essai, dans la crainte de voir survenir quelque changement fâcheux dans l'état des fluides (1). A propos de sa découverte de la véritable constitution des concrétions goutteuses, le docteur Wollaston, faisant allusion à l'opinion de Cullen que nous venons de rappeler, s'exprime ainsi qu'il suit: « La connaissance de ce fait peut nous conduire à tenter, dans la goutte, l'emploi des alcalis qui, d'après les observations du docteur Cullen, paraissent capables d'empêcher le retour de la maladie; elle peut aussi nous déterminer, dans les cas où nous voulons corriger l'acidité si fréquente chez les goutteux, à administrer les alcalis fixes, qui jouissent du pouvoir de dissoudre la matière goutteuse, de préférence aux terres qui ne sauraient avoir cette propriété. »

La magnésie et la chaux ont aussi été préconisées dans la goutte, et il existe dans la science des cas où les accès semblent avoir été conjurés pendant quelque temps par l'emploi persévérant de ces agents.

On pourrait citer d'un autre côté plusieurs médecins qui n'ont jamais montré grande confiance dans l'administration des alcalins chez les goutteux. Les partisans aussi bien que les adversaires de cette médication ont

(1) Traduct. de Bosquillon, t. I, p. 354.

certainement subi à un très-haut point l'influence de leurs opinions sur la nature de la goutte. Mais on peut dire qu'en somme, les faits publiés jusqu'ici plaident en faveur de l'utilité des alcalins.

Mes remarques relatives à la médication alcaline s'appliqueront non-seulement aux alcalis et à leurs carbonates, mais encore à des sels neutres, tels que les citrates et les tartrates, qui se décomposent dans le sang et diminuent l'acidité de l'urine. Je parlerai ensuite de certains sels, tels que le phosphate de soude et le phosphate d'ammoniaque, qui exercent une action spéciale sur les sécrétions rénale et cutanée. Mais avant d'étudier en détail chacun de ces médicaments, il sera bon de dire quelques mots sur les différences qu'ils présentent au point de vue de leur mode d'action sur l'organisme.

Toutes les fois que l'on administre la potasse caustique sous forme de liqueur potassique, on ne peut introduire dans l'économie qu'une quantité extrêmement faible de cet alcali ; aussi son action s'exerce-t-elle surtout sur la muqueuse stomacale et sur son contenu. On ne saurait donc voir là qu'un anti-acide direct et un sédatif local, puisque la quantité d'alcali absorbée est insuffisante pour rendre l'urine ou neutre ou alcaline. Au contraire, lorsque l'on administre les carbonates et les bicarbonates de ces alcalis, on peut en élever la dose de manière à neutraliser non-seulement l'acidité du canal alimentaire, mais encore à rendre le sang plus alcalin et à modifier notablement la sécrétion rénale. Ce sont surtout de hautes doses de bicarbonate qui permettent d'obtenir ces résultats.

Les mêmes phénomènes s'observent si l'on emploie le phosphate de soude ordinaire, qui possède une réaction alcaline et passe à travers l'organisme sans éprouver de changements appréciables.

Lorsqu'on a recours au citrate et aux tartrates, les effets sont différents. Ces sels sont neutres et par conséquent ne jouissent pas de la propriété de neutraliser les acides dans l'estomac; mais, après avoir été absorbés, ils sont décomposés par suite de l'oxydation que subissent les acides végétaux, puis éliminés par les reins sous forme de carbonates de leurs alcalis respectifs.

Nous avons parlé jusqu'ici des alcalins en général et comme s'ils jouissaient tous de propriétés identiques; mais cela n'est vrai que dans de certaines limites, au delà desquelles on peut déjà observer des différences très-prononcées. Au point de vue physiologique, les sels de potasse exercent surtout leur action sur les reins et déterminent une diurèse abondante ; les sels de soude, au contraire, agissent plus sur le foie que les sels de potasse, mais moins sur les reins. Si, d'autre part, on envisage les alcalins à la fois au point de vue chimique et physiologique, on voit que l'acide urique devient plus soluble dans le sang et dans l'urine sous l'influence des sels de potasse que sous l'influence des sels correspondants de soude.

On doit à M. le professeur Mitscherlich, de Berlin, d'avoir mis hors de doute que les sels de potasse agissent comme diurétiques. Cet auteur a fait connaître ses expériences sur ce sujet dans son *Lehrbuch der Arzneimittellehre*. Des doses successives de 2 grammes de carbonate de potasse dissous dans 200 grammes d'eau, furent administrées à un homme atteint de prolapsus de la vessie. Au bout d'une demi-heure, l'urine devint neutre, et, trente-huit minutes après, elle était alcaline. Les quantités d'urine rendues toutes les vingt minutes, mesurées en centimètres cubes furent les suivantes :

Au bout	des 20 premières minutes,	32	cent. cub.	Densité,	1020
—	des 20 minutes suivantes,	49	—	—	1014
—	de 20 nouvelles minutes,	75	—	—	1009
—	de 20 —	50	—	—	1014
—	de 20 —	30	—	—	1018

En somme, la quantité rendue en une heure et quarante minutes s'éleva à 236 centimètres cubes. Le même malade, alors qu'il n'était soumis à aucune médication, excrétait en moyenne moins de 60 grammes d'urine dans le même laps de temps.

Dans une seconde expérience, le même individu prit 500 grammes d'eau pure. Le tableau suivant montre la proportion d'urine qu'il rendit :

Au bout	des 20 premières minutes,	21	cent. cub.	Densité,	1020
—	des 20 minutes suivantes,	26	—	—	1015
—	de 20 nouvelles minutes,	51	—	—	1006
—	de 20 —	56	—	—	1004,5

Ces chiffres démontrent que si l'eau pure augmente la sécrétion urinaire, elle jouit cependant de propriétés diurétiques moins prononcées qu'une quantité relativement beaucoup moindre d'une solution de carbonate de potasse.

On n'a jamais étudié comparativement les effets qu'exercent sur les reins les sels de soude et les sels correspondants de potasse; mais il est, je crois, généralement admis que ceux-ci l'emportent sur ceux-là au point de vue de l'action diurétique.

La potasse et la soude n'agissent pas sur le sang d'une manière identique. Il existe surtout entre les deux alcalis une différence très-marquée en ce qui concerne le pouvoir qu'ils possèdent de maintenir l'acide urique à l'état de dissolution. On sait, en effet, que l'urate de potasse est beaucoup plus soluble que l'urate de soude; on sait également que les dépôts d'urates disparaissent rapidement des urines après l'administration des sels de potasse, tandis que ce résultat n'est pas obtenu aussi promptement lorsque l'on a recours aux sels de soude. Voici, d'ailleurs, une expérience facile à reproduire et qui nous paraît décisive. De petits fragments de cartilage articulaire incrustés d'urate de soude, provenant de sujets goutteux, sont plongés les uns dans une solution de carbonate de soude, les autres dans une solution de carbonate de potasse. Au bout d'un certain temps, ceux-ci se seront dépouillés de l'urate de soude et auront repris les caractères de l'état normal, tandis que ceux-là n'auront encore subi aucune modification appréciable (1).

On voit qu'en somme les sels de potasse et de soude ont pour effet d'augmenter l'alcalinité des liquides de l'or-

(1) On voit par tous ces exemples que les analogies qui rapprochent si intimement, au point de vue chimique, les sels de sodium et de potassium, ne sauraient faire oublier qu'ils diffèrent cependant profondément, à beaucoup d'égards, relativement aux effets qu'ils produisent sur l'organisme vivant. Voici l'indication sommaire de quelques faits qui témoignent encore dans ce sens. M. Claude Bernard, contrairement aux assertions de Magendie, avait déjà eu l'occasion de constater la parfaite innocuité du carbonate

ganisme et de favoriser la dissolution de l'acide urique. Il nous faut interroger actuellement les faits fournis par l'observation clinique et rechercher jusqu'à quel point ils justifient l'administration de ces agents thérapeutiques dans la goutte. L'opinion de Cullen à cet égard nous paraît être d'un grand poids. On sait, en effet, qu'il n'était guère partisan de la doctrine qui subordonne la plupart des symptômes de la goutte à une altération particulière du sang; et s'il croyait les alcalins utiles en pareil cas, c'était pour les avoir vus réussir chez des sujets goutteux auxquels ils avaient été administrés dans le but de combattre une maladie autre que la goutte.

Les alcalins sont utiles dans le traitement de la goutte aiguë; c'est là un fait que la plupart des médecins s'accordent à reconnaître. Aussi l'emploi de ces médica-

de soude injecté dans les veines; il avait vu qu'on peut aller jusqu'à des doses considérables sans produire d'accident. L'expérience lui avait également démontré la possibilité de mêler, pendant plusieurs mois, à la nourriture des animaux, des quantités considérables de sels de soude, sans donner lieu à aucun trouble chez les sujets soumis à une semblable alimentation, tandis qu'il avait reconnu que les sels de potasse sont loin d'être supportés, à la même dose, dans les aliments. A son tour, M. Grandeau (*Journal de l'anatomie et de la physiologie*, 1864, t. I, p. 332) a montré que si les sels de soude peuvent être, chez le chien et le lapin, introduits à doses très-fortes dans le torrent circulatoire sans produire d'accidents graves, les sels de potasse injectés dans le sang de ces mêmes animaux se montrent, au contraire, éminemment toxiques, des doses très-faibles suffisant pour amener la mort foudroyante. Mais les deux alcalis ne diffèrent pas seulement par l'intensité des effets qu'ils produisent, car il résulte des recherches de M. Gultmann (*Berliner klinisch. Wochenschrift*, 1865, nos 34, 35, 36), que les sels de potasse agissent d'une manière spéciale sur le cœur dont ils ralentissent et affaiblissent les contractions, et sur la moelle épinière dont ils amoindrissent l'excitabilité réflexe, tandis que les sels de soude ne produiraient rien de semblable. (J. C.)

ments est-il, en pareil cas, très-répandu. Mais ici se présente une question dont la solution est des plus importantes. Il s'agit, en effet, de décider si les progrès ultérieurs de l'affection goutteuse peuvent être heureusement modifiés sous l'influence de l'administration longtemps prolongée des alcalins. Il me paraît utile de faire connaître les résultats de mes observations personnelles relativement à ce point particulier.

Je crois, en premier lieu, que les alcalins sont d'un emploi très-avantageux dans le traitement des paroxysmes ou exacerbations des affections articulaires, et j'ai l'habitude, dans ces circonstances, de prescrire le carbonate, le citrate ou l'acétate de potasse. Je préfère, en pareil cas, les sels de potasse aux sels de soude, parce qu'en outre de l'alcalinité qu'ils possèdent comme ceux-ci, ce sont de puissants dissolvants de l'acide urique; ils produisent, d'ailleurs, quelquefois une diurèse abondante qui peut être suivie d'heureux effets.

Dans certains cas, on pourra substituer temporairement la magnésie à la potasse.

Pour ce qui est de l'administration longtemps prolongée des médicaments dont il s'agit, dans l'intervalle des accès et alors qu'il n'existe aucun symptôme de fluxion articulaire, j'ai la conviction qu'elle peut être très-utile, et je pourrais citer des faits nombreux à l'appui de mon opinion; mais pour que cette médication soit couronnée de succès, il importe qu'elle soit réglée d'après une certaine méthode.

S'il s'agit d'un malade atteint de goutte chronique mais ne présentant actuellement aucun signe d'inflammation articulaire, on devra se conformer aux règles suivantes :

Les sels seront administrés à doses faibles et répétées deux ou trois fois par jour.

Ils seront prescrits en dissolution dans une grande quantité d'eau, et pris à jeun ou presque à jeun, peu de temps avant le repas.

L'espèce de sel dont on fera choix devra varier suivant les cas, et il sera bon de ne pas se tenir trop longtemps à l'usage exclusif du même agent.

Plusieurs raisons feront préférer les faibles doses aux fortes toutes les fois que l'usage du médicament devra être continué longtemps; les faibles doses ne produisent aucun trouble des fonctions digestives; elles agissent mieux sur les organes sécréteurs et n'entraînent pas cette débilitation qui survient parfois sous l'influence des doses trop élevées.

Il est très-important que les médicaments salins soient dissous dans une grande quantité de liquides; l'eau ordinaire, l'eau gazeuse pourront être employées à titre de véhicule. L'eau elle-même est incontestablement déjà un agent thérapeutique puissant, peut-être trop négligé de nos jours et qui peut rendre de grands services.

Si l'eau est ingérée alors que l'estomac se trouve à l'état de vacuité, les veines l'absorbent rapidement, puis les différents organes sécréteurs, dont elle excite les fonctions, l'éliminent presque aussitôt. Indépendamment de l'eau excrétée en excès, certaines matières qui autrement eussent été retenues dans l'organisme, sont alors entraînées au dehors et le sang se trouve ainsi purifié. Or, il me paraît au moins fort vraisemblable que toute exagération d'une excrétion quelle qu'elle soit, porte non-seulement sur la portion aqueuse, mais encore sur les matériaux solides de cette excrétion ; je crois, par exemple, que lorsqu'on provoque une diurèse abondante, il y a en même temps élimination d'une plus grande quantité des éléments propres de l'urine. Je suis persuadé, en un mot, qu'il n'existe point de différence essentielle entre les divers diurétiques, contrairement à ce que l'on a quelquefois prétendu, et que les uns n'agissent point plus particulièrement sur la partie aqueuse de l'urine, tandis que d'autres favoriseraient l'élimination des matériaux solides, organiques ou inorganiques. L'efficacité thérapeutique de l'eau est rendue d'ailleurs très-manifeste par ce fait, que plusieurs espèces d'eaux minérales, très-différentes les unes des autres au point de vue de leur constitution chimique, peuvent se montrer utiles cependant dans une même maladie. Seule, l'influence de l'eau peut être invoquée en pareil cas. De nombreuses observations me portent à admettre que l'eau, administrée abondamment à certaines heures de la journée, diminue la formation de l'acide urique dans l'organisme et favorise en même temps l'élimination de cet acide par les reins. Lorsque, par exemple, la sécrétion urinaire est accrue par ce moyen chez un malade, la proportion de l'acide urique éprouve une diminution très-réelle et qui ne peut s'expliquer par la difficulté que l'analyse éprouve à isoler cet acide lorsqu'il est dissous dans une grande quantité d'eau. Ce fait concorde avec les observations de Böeker et de

Genth, qui ont constaté une diminution sensible de l'acide urique dans les mêmes circonstances.

Les solutions salines étendues sont plus efficaces lorsqu'elles sont administrées à jeun. dans d'autres circonstances elles provoquent souvent la dyspepsie. L'eau prise immédiatement après le repas, devient une cause d'indigestion, et si elle tient en dissolution un alcali, les troubles de l'estomac seront bien plus accusés encore.

Le choix du sel est un point de quelque importance. J'incline à regarder tous les sels alcalins comme d'excellents médicaments, mais il en est certainement quelques-uns qui conviennent mieux que d'autres dans certains cas particuliers. Lorsque les fonctions de la peau se font mal, les sels ammoniacaux sont spécialement indiqués, et l'on peut alors employer avec avantage le phosphate d'ammoniaque. Ce sel est en outre un dissolvant puissant de l'urate de soude, et des faits cliniques nombreux ont démontré son efficacité dans le traitement de la goutte chronique. Il a été préconisé pour la première fois contre cette maladie par le docteur Buckler, de Baltimore (1), et depuis lors plusieurs médecins l'ont employé avec succès. Dans les quelques années qui viennent de s'écouler, j'ai prescrit sur une large échelle le phosphate d'ammoniaque, et je suis très-satisfait des résultats que j'en ai obtenus dans la goutte chronique.

Si la sécrétion urinaire devient insuffisante, on conseillera plutôt les sels de potasse, en raison de leurs propriétés diurétiques, et parce qu'ils possèdent à un

(1) *American Journal*, janv. 1846.

haut degré, ainsi que nous l'avons montré précédemment, le pouvoir de rendre soluble l'urate de soude. Je suis convaincu que cette dernière propriété joue un rôle important dans l'action thérapeutique de ce médicament.

Les phosphates de potasse ne sont pas très-usités; l'administration du sel de potasse qui correspond au phosphate de soude ordinaire offre d'ailleurs certaines difficultés au point de vue pharmaceutique.

Le citrate de potasse est une bonne préparation; il ne trouble pas les fonctions de l'estomac. Il a une saveur agréable et peut être utile dans les cas où un anti-acide n'est pas directement indiqué; on peut alors l'administrer dans de l'eau gazeuse.

L'acétate de potasse est moins agréable, mais c'est un médicament d'une action efficace. Quant au tartrate, il n'y faut pas recourir dans la majorité des cas, en raison des effets qu'il peut déterminer.

Le chlorure de potassium peut quelquefois être prescrit comme diurétique et résolutif. Il existe normalement dans le sang, quoiqu'en bien moindre proportion que le chlorure de sodium.

Le fréquent usage que j'ai fait des sels alcalins suivant la méthode indiquée plus haut, me permet de recommander leur emploi dans la goutte chronique. Je les ai administrés maintes fois à des malades qui éprouvaient chaque année de nombreux et violents accès de goutte. Je suis parvenu ainsi à leur épargner le retour des accès, quelquefois pendant une année entière, et j'ai vu, en outre, leur état général s'améliorer sous l'influence de cette médication.

C'est là en résumé, dans mon opinion, le traitement le plus efficace de la goutte chronique exempte de complications; on y trouve le grand avantage de n'avoir pas à recourir, en quelque sorte, aux substances pharmaceutiques, puisqu'en somme on n'introduit dans l'organisme aucun corps étranger; on accroît seulement un peu la proportion des matières salines que renferment beaucoup de nos aliments et qui, se rencontrant dans le sang à l'état normal, sont nécessaires à l'entretien de la santé.

Chez un gentleman âgé de cinquante ans, atteint de goutte chronique et présentant de nombreuses concrétions tophacées, ce traitement fut suivi d'un résultat si heureux que le malade put de nouveau se livrer aux plaisirs de l'équitation et de la chasse, dont il avait longtemps été privé; cette amélioration fut produite sans le secours de la diète ou d'un régime sévère.

Le traitement dont il s'agit ne doit pas être prescrit sans discernement; il importe au contraire de bien choisir les cas. Ainsi, il ne convient pas aux personnes très-avancées en âge, ni à celles chez qui les reins sont profondément altérés, atrophiés, et n'éliminent qu'avec difficulté la partie aqueuse de l'urine; enfin on ne saurait en retirer aucun avantage toutes les fois que l'estomac ne supporte pas aisément les solutions salines étendues; si le malade éprouve une sensation de plénitude ou de pesanteur gastrique, ou d'autres symptômes de dyspepsie, il est probable que le traitement fera plus de mal que de bien. Dans les cas où l'estomac est incapable de supporter les solutions salines simples, on peut quelquefois les rendre supportables par l'addition de quelque substance aromatique amère, telle, par exemple, qu'une infusion faible de camomille ou de feuilles de frêne.

Les sels de magnésie et de chaux pourront quelquefois remplacer les sels alcalins dans le traitement de la goutte; mais leur emploi en pareil cas ne saurait être que temporaire; les uns en effet produisent de la diarrhée tandis que les autres déterminent la constipation. Le bicarbonate de magnésie et l'eau de chaux sont les préparations qui présenteraient le moins d'inconvénients.

Sels de lithine dans le traitement de la goutte. — La lithine a été découverte en 1817 par Arfwedson dans le minéral appelé *petalite;* son nom vient de λίθειος, semblable à la pierre. La lithine a été extraite ensuite de divers autres minéraux. On l'a trouvée aussi dans plusieurs sources minérales, telles que celles de Carlsbad, Aix-la-Chapelle, Marienbad, Kissengen, Ems, Tœplitz, Bilin, Kreuznach, Vichy, Baden, etc.

Le métal lithium, dont la lithine est l'oxyde, est d'une belle couleur blanche, semblable à celle de l'argent. Il s'oxyde facilement quand il est exposé à l'air et offre un poids spécifique égal à la moitié de celui de l'eau. Il est plus léger qu'aucun des liquides connus. Enfin, il est remarquable encore en ce qu'il possède la propriété de se combiner en très-faible proportion, son équivalent étant 7 par rapport à celui de l'hydrogène pris pour unité.

La lithine est le troisième alcali fixe. Elle se présente sous la forme d'une substance cristallisée, blanche, d'une saveur caustique, et offrant comme la potasse et la soude une réaction alcaline très-prononcée. Par quelques-uns de ses caractères la lithine se rapproche beaucoup de ces dernières bases, tandis que par certains autres elle ressemble plutôt à la magnésie et à la chaux. Le protocarbonate de lithine diffère des carbonates alcalins par son peu de solubilité dans l'eau; il faut en effet 100 parties d'eau pour dissoudre une partie de ce sel; mais un excès d'acide carbonique le rend beaucoup plus soluble. Lorsque la lithine est dissoute dans 1000 parties d'eau, elle forme une solution qui présente une réaction alcaline très-marquée.

Comme l'équivalent du lithium est faible, la lithine et ses carbonates jouissent de propriétés neutralisantes considérables, et sont bien supérieures, sous ce rapport, aux préparations correspondantes des autres bases alcalines.

L'une des plus remarquables propriétés de la lithine, c'est l'action qu'elle exerce sur l'acide urique; en effet l'urate de lithine est le plus soluble des urates connus. Suivant Lipowitz lorsque le minéral appelé lépidolithe préalablement réduit en poudre est soumis à l'ébullition en présence de l'acide urique, il se forme de l'urate de lithine; l'acide urique a donc déplacé l'acide silicique tant est grande son affinité pour la lithine.

J'ai observé que lorsqu'on fait bouillir dans l'eau un excès de carbonate de lithine et qu'on ajoute de l'acide urique, le précipité se dissout, ce qui montre bien que l'urate de lithine est plus soluble que le carbonate. Le sel qui se forme alors est le biurate de lithine, qui cristallise en longues aiguilles et correspond au sel de soude que l'on trouve dans le sang et les divers tissus des sujets goutteux.

L'urate de lithine est beaucoup plus soluble dans l'eau

que tous les autres urates connus. Lipowitz a observé que 1 partie de carbonate de lithine dans 90 parties d'eau peut dissoudre, à la température de l'eau bouillante, 4 parties d'acide urique; l'acide carbonique se dégage, et le sel ainsi formé, lorsqu'il est exempt de carbonate, est soluble dans 60 parties d'eau.

Suivant M. A. Ure, lorsqu'on élève à une température de 32° cent. 30 grammes d'eau distillée contenant 6 centigrammes de carbonate de lithine, et qu'on ajoute ensuite graduellement et à petites doses autant d'acide urique qu'il peut s'en dissoudre, on voit que la quantité ainsi ajoutée atteint 15 centigrammes, c'est-à-dire beaucoup plus que n'en dissoudrait le carbonate de soude ou le carbonate de potasse. Binswanger a également observé que 1 partie de carbonate de lithine dans 120 parties d'eau était susceptible de dissoudre, à la température du sang, 4 parties d'acide urique.

Dans le but d'apprécier le pouvoir que possède le carbonate de lithine de rendre soluble l'urate de soude, j'ai fait l'expérience suivante : Je plaçai dans une petite quantité d'eau distillée un métacarpien dont l'extrémité phalangienne était complétement incrustée de dépôts goutteux, puis j'ajoutai 20 à 25 centigrammes de carbonate de lithine. Au bout de deux à trois jours j'examinai la tête de l'os : il n'y avait plus trace de dépôt crétacé et le cartilage avait recouvré les apparences de l'état normal.

Les sels de lithine n'avaient reçu, pour ainsi dire, aucune application thérapeutique lorsque je les ai introduits dans le traitement de la gravelle urique et de la goutte chronique. M. A. Ure cependant avait proposé les injections de carbonate de lithine dans la vessie comme moyen de dissoudre les calculs, et dans un mémoire publié en août 1843 dans le *Pharmaceutical Journal*, il rend compte d'une expérience dans laquelle il observa ce qui suit : Un calcul composé de couches alternatives d'acide urique et d'oxalate de chaux fut plongé dans une solution faite avec 25 centigrammes de lithine et 30 grammes d'eau distillée. Le liquide était maintenu à la température du sang ; au bout de cinq heures le calcul avait perdu 30 centigrammes de son poids. La difficulté de se procurer le carbonate de lithine empêcha M. Ure de poursuivre plus loin ces recherches.

Il y a quatre ans environ je commençai à prescrire le carbonate de lithine dans les cas de diathèse urique compliquée de gravelle et dans la goutte chronique, et les résultats que j'ai obtenus ont été satisfaisants. Le carbonate de lithine administré à la dose de 6 à 30 centigrammes dissous dans l'eau, et à deux ou trois reprises par jour, ne produit aucun symptôme physiologique direct, mais lorsque les malades rendent des graviers ou du sable d'acide urique, son action devient très-marquée ; il diminue ou arrête complétement l'excrétion des graviers. Plusieurs fois j'ai administré le carbonate de lithine à des goutteux et j'ai obtenu comme résultat d'éloigner les accès et d'améliorer l'état général des malades. Ces faits m'ont conduit à préconiser, dans la première édition de cet ouvrage, les sels de lithine comme des médicaments doués d'une grande efficacité. Les hommes compétents en la matière m'assuraient qu'il serait presque impossible de se procurer en Europe une seule livre de carbonate de lithine, et cependant je crois être dans le vrai en disant que, malgré le prix élevé de ce médicament, il en a été consommé déjà, depuis lors, plus de 100 livres en Angleterre, pour les besoins de la thérapeutique. L'importance du carbonate de lithine dans le traitement de la goutte et de la gravelle provient, en premier lieu, de l'énergique pouvoir neutralisant dont jouit la lithine et qui est dû lui-même au faible équivalent du lithium; il provient, en second lieu, de l'action puissante de ces sels comme dissolvants de l'acide urique; enfin il faut ajouter, en outre, que leurs effets locaux sont peu marqués et que leur usage ne paraît offrir aucun inconvénient sérieux (1).

Dans le but de montrer combien le carbonate de lithine est plus propre que le carbonate de soude ou de potasse à débarrasser des dépôts d'urate de soude un cartilage provenant d'un sujet goutteux, je fis l'expérience suivante. On prépara des solutions de sels de lithine, de potasse et de soude avec 6 centigrammes de chaque sel et 30 grammes d'eau. Je plaçai dans ces solutions de petits fragments de cartilage infiltrés d'urate de soude et je les y laissai pendant quarante-huit heures. Au bout de ce temps le cartilage qui se trouvait dans la solution de lithine était revenu à l'état normal, celui qu'on avait soumis à l'action de la potasse présentait beaucoup moins

(1) J'ai eu maintes fois l'occasion de constater la réalité de ce fait; j'ai, dans plusieurs essais, porté progressivement le carbonate de lithine jusqu'à la dose relativement considérable de 2 grammes et même 3 grammes dans les vingt-quatre heures, sans qu'il se soit produit aucun effet fâcheux. Mais lorsque ces doses élevées sont soutenues pendant plusieurs jours, on ne tarde pas à voir survenir des symptômes de dyspepsie cardialgique qui obligent bientôt à suspendre l'emploi du médicament. (J. C.)

d'urate de soude, mais celui qui avait été placé dans la solution de carbonate de soude ne paraissait pas avoir éprouvé de changement.

Si l'on répétait ces expériences avec les autres sels de ces bases, les sulfates ou les chlorures par exemple, on ne tarderait pas à constater aussi la puissante influence de la lithine. Ainsi, si l'on vient à mettre en contact du sulfate de lithine avec de l'urate de soude, on voit se produire une décomposition, il se forme du sulfate de soude et de l'urate de lithine; c'est ainsi que les dépôts tophacés d'un cartilage peuvent être rendus solubles.

Quand on se propose d'administrer les sels de lithine, il faut se guider d'après les considérations suivantes :

Ces sels doivent être administrés étendus dans beaucoup de liquide, soit dans de l'eau ordinaire, soit, ce qui vaut mieux encore, dans de l'eau chargée de gaz. Cette solution constitue l'*eau de lithine*, qui correspond, sauf la force, aux liqueurs de soude et de potasse généralement employées.

Lorsqu'une grande quantité d'alcali devient nécessaire, j'ai l'habitude de prescrire le carbonate de lithine associé à quelque sel de potasse, tel que le carbonate ou le citrate; il est avantageux en pareil cas de choisir, pour véhicule, l'eau gazeuse.

On peut aussi administrer le carbonate de lithine en l'unissant au phosphate d'ammoniaque; mais il importe de ne pas oublier que le phosphate de lithine ne peut être maintenu en dissolution que dans une quantité d'eau relativement considérable.

Le plus grand obstacle à l'emploi des sels de lithine en

médecine a été jusqu'ici leur prix élevé; mais ce ne saurait être là une objection sérieuse, puisqu'on ne se sert que de petites doses. Il est probable que si cet emploi se généralisait, — et il est permis d'espérer qu'il en sera ainsi, — la lithine se préparerait en plus grande quantité et par suite son prix deviendrait moindre.

Dans ces dernières années, les sels de lithine ont acquis un intérêt nouveau tout aussi bien pour le chimiste que pour le médecin. Cet intérêt provient, d'une part, des applications plus étendues de ces substances à la médecine, et d'autre part, des récentes découvertes de Kirchoff et Bunsen. J'exposerai d'abord en peu de mots tout ce qui, dans ces découvertes, peut concerner la science médicale, puis je ferai connaître les résultats que j'ai obtenus depuis l'époque où j'ai, le premier, proposé l'emploi des sels de lithine comme agents thérapeutiques.

Il était assez difficile, au moyen des anciennes méthodes d'analyse, de reconnaître la présence de petites quantités de lithine, lorsque Bunsen est venu montrer qu'à l'aide de l'analyse spectrale on pouvait aisément découvrir les plus faibles traces de lithium. Ce métal, en effet, donne une ligne rouge très-marquée et caractéristique, une bande d'un jaune pâle et une ligne bleue particulière, lorsqu'on le porte à une température élevée. On a encore démontré que la lithine se trouve répandue en grande quantité dans le règne animal et le règne végétal; on l'a également découverte dans l'eau de l'Océan, dans plusieurs sources minérales qui ne figurent pas parmi celles que j'ai citées plus haut, dans les cendres des varecs, et dans plusieurs plantes, telles que la vigne, le tabac, les graminées; elle existe enfin dans le lait, le sang et les muscles de l'homme et de divers animaux.

La lithine doit donc être considérée maintenant, non comme un médicament étranger à l'organisme, mais plutôt comme un principe constituant normal, essentiel à l'entretien de la santé.

La quantité de lithine répandue dans la nature paraît être très-faible; cependant il a été reconnu que dans quelques-unes des sources de Baden-Baden, celles dites Feltquelle et Murquelle, la proportion de lithine est telle que ces eaux ne sont pas seulement des agents thérapeutiques puissants, mais encore de précieux moyens de se procurer les sels de lithine.

Les expériences que j'ai faites concernant les propriétés et les usages de la lithine, peuvent se résumer ainsi qu'il suit :

Le carbonate de lithine paraît être un puissant diurétique; chez certains malades il augmente la sécrétion urinaire d'une manière incommode. J'ai observé plusieurs cas dans lesquels une seule bouteille d'eau de lithine prise au moment où le malade se couchait, obligeait celui-ci à rester debout toute la nuit, tandis que la même dose d'une solution de soude n'avait aucun effet de ce genre.

Le carbonate de lithine est également un agent alcalisant très-énergique. J'ai vu chez quelques malades l'urine devenir très-alcaline après l'ingestion de 30 centigrammes de carbonate dissous dans de l'eau gazeuse; chez plusieurs autres, j'ai vu l'administration du même sel prevenir la formation des dépôts et des graviers d'acide urique pendant un laps de temps indéfini.

Des expériences nombreuses m'ont montré que, bien conduite, l'administration de la lithine était capable d'empêcher le retour des accès de goutte; et j'ai appris de divers malades qu'ils pouvaient impunément faire usage du vin, tant qu'ils prenaient de cet alcali. On m'a assuré également que quelques goutteux avaient vu disparaître leurs concrétions tophacées sous l'influence de l'emploi longtemps prolongé des sels de lithine (1).

Si l'on se reporte à la pathogénie d'un accès de goutte, en se rappelant que toujours il se forme un dépôt cristallin dans les tissus des parties affectées; si, d'un autre côté, on tient compte de la propriété que la lithine possède à un si haut point de rendre le sang alcalin et l'acide urique soluble, on sera tout naturellement porté à essayer l'emploi des sels de cette base dans le traitement de la goutte et des diverses affections dont la pathogénie est intimement liée à la présence d'un excès d'acide urique dans l'économie.

Le citrate de lithine a été dernièrement employé en médecine; c'est un agent précieux toutes les fois qu'il

(1) Chez une femme goutteuse, âgée de soixante-dix-sept ans, et qui, malgré plusieurs saisons passées à Wiesbaden, n'avait pu se débarrasser de concrétions qu'elle portait à l'extrémité des doigts, le docteur Stricker prescrivit l'emploi d'une boisson composée ainsi qu'il suit : Eau chargée d'acide carbonique, 500 grammes; bicarbonate de soude, 0gr,25; carbonate de lithine, 0gr,10. La malade devait prendre, les premiers jours, la totalité de la dose dans les vingt-quatre heures, et ensuite la moitié de la dose seulement. Au bout de quinze jours environ de ce traitement, les concrétions avaient, paraît-il, complétement disparu. (*Virchow's Archiv* et *Canstatt's Jahresber.*, p. 169, Bd. IV, 1864.) (J. C.)

n'y a pas indication de recourir à un alcali libre. Le citrate de lithine est une substance cristalline, bien définie, très-soluble dans l'eau et nullement désagréable au goût ; son action dans l'estomac n'est pas celle d'un alcali. Le citrate se décompose aisément dans le sang une fois qu'il est absorbé. Il apparaît dans les urines sous forme de carbonate de lithine, produisant alors tous les effets de ce dernier sel. En somme, les citrates de lithine et de potasse se comportent, sous le rapport de leurs effets thérapeutiques, de la même manière que les carbonates des mêmes bases.

Quoique un grand nombre de nos malades aient pris pendant longtemps des sels de lithine, je puis dire que jamais je n'ai eu à constater aucun effet fâcheux. J'ai bien entendu parler d'un goutteux qui mettait sur le compte de son traitement certains phénomènes qu'il ressentait, mais le fait ne fut pas bien démontré, et le malade n'en continua pas moins l'usage de la lithine, parce que ce médicament soulageait ses souffrances.

Je tiens particulièrement à déclarer qu'à mon avis la lithine ne saurait remplacer le colchique dans le traitement de l'inflammation goutteuse. Elle peut en être un adjuvant puissant; mais c'est surtout dans la goutte chronique qu'elle est utile, soit pour prévenir les accès, soit pour faire disparaître les reliquats de la maladie; elle est encore très-utile comme moyen prophylactique.

Enfin, il importe de remarquer que les sels de lithine sont d'un secours nul ou à peu près nul dans l'arthrite rhumatoïde ou rhumatismale chronique, appelée encore goutte rhumatismale.

Fraxinus excelsior. — A diverses époques on s'est servi en médecine du *Fraxinus excelsior.* L'écorce était employée dans le traitement des fièvres intermittentes avant l'introduction du quinquina en Europe; elle l'était également contre la scrofule, les affections goutteuses et les vers intestinaux. On a prétendu aussi, sur l'autorité du docteur Pouget, que les paysans de l'Auvergne, depuis plus de quarante ans, regardaient les feuilles de frêne comme un spécifique de la goutte.

M. Larue raconte que, vers 1840, sa mère souffrait d'une maladie qu'il appelle goutte rhumatismale. Cette maladie durait depuis deux ans et allait toujours en s'aggravant; elle s'accompagnait de douleurs vives, les jointures étaient considérablement tuméfiées et il était très-difficile de leur faire exécuter des mouvements. Après avoir essayé sans succès de nombreux moyens de traitement, madame Larue se décida, sur les conseils d'une personne étrangère à la médecine à faire usage de l'infusion de feuilles de frêne. Au bout de quinze jours elle était soulagée, et peu de mois après complétement guérie. M. Larue a employé, depuis, les feuilles de frêne dans plusieurs autres cas du même genre et généralement avec grand succès. Il prescrivait une décoction de 10 à 20 grammes de feuilles dans environ 200 grammes d'eau, et la faisait prendre le matin et le soir, ou bien toutes les trois heures, suivant l'intensité des symptômes.

MM. Pouget et Peyraud considèrent les feuilles de frêne comme un véritable spécifique de la goutte. Elles possèdent, suivant eux, des propriétés curatives remarquables, et d'ailleurs leur usage est exempt de toute espèce d'inconvénient. Voici les conclusions auxquelles une longue expérience a conduit ces auteurs : Administrée pendant l'accès, l'infusion de feuilles de frêne diminue au bout de quatre à cinq jours les douleurs, la rougeur et le gonflement ou même les fait disparaître complétement, Prise en dehors des accès, pendant huit à dix jours chaque mois, ce même médicament retarde parfois indéfiniment les retours de la goutte.

Ces faits ont été publiés en 1852. Depuis cette époque, l'utilité des feuilles de frêne dans la goutte a été confirmée par plusieurs auteurs (1).

J'ai plusieurs fois expérimenté les feuilles de frêne dans le traitement de la goutte aiguë et de la goutte chronique. Voici les résultats de mes recherches : un gentleman, âgé d'environ cinquante-cinq ans et présentant des concrétions calcaires en divers points du corps, fut pris d'un accès le 24 avril 1854. Je commençai à lui donner mes soins le 27. Il avait la main gauche tuméfiée, chaude et douloureuse ; le doigt y laissait son empreinte ; les petites articulations des doigts et le poignet présentaient le même état; enfin, le genou gauche était aussi enflammé et il y avait de la fièvre. Je prescrivis alors 150 grammes de décoction de feuilles de frêne à prendre trois fois par jour. Le 29, bien que le traitement eût été suivi régulièrement, les symptômes n'avaient éprouvé aucun changement ; l'inflammation avait même envahi notablement le coude gauche et un peu la cheville droite. Pouls à 90, dur et plein ; soubresauts très-accusés des membres ;

(1) Voyez l'*Union médicale* du 27 novembre 1852.

langue chargée; sensibilité de l'oreille gauche, qui était parsemée de petits noyaux de matière tophacée; insomnie; ventre devenu libre à la suite d'une purgation.

La médication fut changée, et sur la demande du malade je prescrivis la potion de colchique. En l'espace de quelques heures l'accès s'était complétement arrêté.

Le second cas que j'ai observé ressemble au premier sous plusieurs rapports. Il s'agit d'un homme âgé de trente-huit ans, qui souffrait de la goutte depuis plusieurs années et qui portait quelques taches d'urate de soude à la face palmaire du doigt indicateur. L'intensité des symptômes augmenta beaucoup et la veille de l'entrée du malade à l'hôpital, indépendamment des jointures déjà prises, un des coudes était devenu le siége d'une vive inflammation. Le 27 avril, je prescrivis la décoction de feuilles de frêne à la dose de 150 grammes, trois fois par jour. Ce traitement fut suivi régulièrement jusqu'au 2 mai, mais il parut causer quelques nausées. Ne voyant aucun changement dans les symptômes, je suspendis l'emploi des feuilles de frêne et j'administrai à la place 2 grammes de vin de colchique. Deux jours après, l'inflammation des jointures avait considérablement diminué, et, au bout d'un temps très-court, le malade était débarrassé de son accès de goutte.

Ces deux cas n'étaient guère favorables à l'emploi des feuilles de frêne dans le traitement de la goutte aiguë et je fus porté à révoquer en doute les observations de MM. Pouget et Peyraud. Mais quand j'eus essayé ce médicament dans des cas de goutte chronique, je fus obligé de modifier ma manière de voir.

J'ai toujours employé l'infusion des feuilles de frêne, étendue dans une grande quantité de liquide, et j'incline à croire que ce mode de traitement a une efficacité réelle. J'ai l'habitude de le prescrire de la façon suivante : On fera bouillir pendant dix ou quinze minutes, dans environ deux pintes d'eau, une once de feuilles, telles qu'on les trouve chez les herboristes ou les droguistes. La décoction sera donnée dans le courant de la journée, par doses fractionnées, une heure environ avant les repas : son goût n'est point désagréable ; elle a un certain degré d'amertume ; elle paraît augmenter l'appétit et améliorer l'état des fonctions digestives.

Si l'on continue, à côté du thé de feuilles de frêne, l'usage des autres boissons, il se produit souvent une diurèse et des sueurs abondantes ; parfois même l'intestin est légèrement excité, mais quand les feuilles de frêne sont administrées avec une grande quantité d'eau, elles ne déterminent ordinairement aucun effet purgatif.

Le fait suivant fera bien ressortir les heureux effets qu'on peut obtenir de l'emploi des feuilles de frêne, dans le traitement de la goutte. Il s'agit d'un sujet goutteux, qui présentait sur les oreilles et sur les mains des dépôts d'urate de soude ; les jointures étaient rigides, à demi ankylosées ; depuis longtemps les accès aigus se manifestaient chaque année à cinq ou six reprises. Sous l'influence du traitement ce malade resta pendant plus de douze mois à l'abri de ses attaques ; il recouvra même la faculté de marcher et put reprendre ses occupations ordinaires.

Dans plusieurs autres cas, j'ai vu ce même traitement

donner d'excellents résultats ; seulement on rencontre peu de malades qui aient la patience de le suivre pendant un laps de temps suffisamment long.

Afin d'éviter qu'on ait à préparer chaque jour le médicament, je prescris quelquefois une décoction concentrée. 30 grammes de celles-ci doivent correspondre à la totalité de la décoction ordinaire. La décoction concentrée est prescrite à la dose de deux ou trois cuillerées à café qui sont administrées dans 300 grammes d'eau, trois fois par jour ; pour qu'elle puisse être conservée longtemps, on doit y ajouter une petite quantité d'alcool.

Je ne saurais dire comment agit la décoction de feuilles de frêne, ni si elle produit plus d'effet que n'en produirait un égal volume d'eau. Je crois que la décoction est mieux supportée que l'eau par l'estomac, et c'est là un grand avantage ; en outre, elle paraît agir comme stomachique.

Chez le malade dont l'histoire a été rapportée plus haut, il y eut pendant la durée du traitement accroissement de la proportion d'acide urique dans les urines. Je ne saurais, à moins d'observations confirmatives, accorder à ce fait plus d'importance qu'il n'en mérite. On sait en effet que le chiffre de l'acide urique peut s'élever temporairement dans les urines sous l'influence des causes les plus variées.

Stomachiques et toniques. — Il n'est pas moins important d'empêcher qu'il ne se forme de l'acide urique en excès dans l'organisme, que de débarrasser le sang de cet acide une fois qu'il s'y est accumulé. Un pareil résultat s'obtient surtout au moyen d'une hygiène et d'un régime convenables. Cependant les agents thérapeutiques capables de rétablir les fonctions digestives sont aussi d'un grand secours; en effet, nous avons vu qu'il y a une élévation du chiffre de l'acide urique qui se rattache étroitement à l'existence de certaines formes de dyspepsie. Chaque fois donc qu'il se présente des signes évidents de congestion hépatique, il faut combattre cet état congestif et s'efforcer de dégorger les vaisseaux du foie. On peut alors recourir avantageusement, si l'on veut obtenir des effets cholagogues, aux purgatifs associés à une faible quantité de colchique ou encore aux pilules bleues. On atteindrait le même but, en prescrivant le taraxacum à doses élevées, continuées pendant un certain temps. De petites doses des sels neutres, ajoutées aux médicaments précédents, sont utiles également, et, si le malade présente des signes de dyspepsie aiguë, on pourra lui administrer une solution de potasse additionnée d'un peu d'acide prussique étendu.

S'il arrive que l'estomac manque de ton, les amers, et surtout ceux qui jouissent de propriétés aromatiques, seront administrés, soit seuls, soit associés aux autres médicaments. C'est ainsi que l'on prescrira, dans le but de stimuler les fonctions digestives, une infusion de camomille, de columbo, de chirayta, de quassia, de serpentaire, de cascarille, etc.; parfois on devra y ajouter une petite quantité de teinture de gingembre ou de piment. Lorsque l'indication s'en présente, on peut faire dissoudre dans ces infusions du bicarbonate de potasse, du carbonate d'ammoniaque ou du bicarbonate de soude.

C'est à dessein que, lorsqu'il a été question de l'emploi des médicaments salins, nous avons passé sous silence le bicarbonate de soude. Ce sel ne dissout en effet que faiblement l'urate de soude; il est donc, sous ce rapport, bien inférieur au bicarbonate de potasse.

Cependant il est des cas où le bicarbonate de soude rend des services, parce qu'il est mieux supporté par certains estomacs que le bicarbonate de potasse; de plus, il semble exercer une influence marquée sur la sécrétion hépatique. Je le prescris dans cette forme de goutte qui survient chez les pléthoriques, alors que les reins sont peu affectés et que la diathèse paraît être intimement liée à un dérangement des organes chylopoiétiques. Je crois, au contraire, que l'administration à haute dose des sels de soude serait capable d'aggraver le mal, dans les cas où il se fait rapidement des dépôts d'urate de soude dans l'intérieur ou autour des articulations, ou encore dans l'épaisseur de la peau.

Après avoir exposé le traitement par les toniques, je crois bon de dire quelques mots d'une préparation autrefois célèbre, la poudre de Portland, ainsi nommée parce qu'elle fut achetée par le second duc de Portland, qui, en témoignage des services qu'elle lui avait rendus, en fit connaître la recette Elle se compose, à parties égales, des cinq substances suivantes : l'aristoloche, la gentiane, la germandrée, le pin sauvage, les sommets et les feuilles de la petite centaurée. On prescrivait ordinairement 4 grammes de cette poudre, à prendre le matin à jeun pendant trois mois consécutifs, puis 3 grammes pendant trois autres mois, enfin 2 grammes pour le reste de l'année. On devait continuer la dose de 2 grammes pendant toute l'année suivante; après quoi la guérison devait, pensait-on, être complète.

L'emploi des médicaments de ce genre dans la goutte chronique n'est certes pas nouveau. Les anciens, Galien, Aétius, entre autres, ont recommandé l'usage de substances amères très-voisines de celles qui entrent dans la composition de la poudre de Portland, et Cælius Aurelianus avait fait remarquer déjà que ces agents peuvent être quelquefois nuisibles. Sydenham a donné une longue liste de plantes qui peuvent, suivant lui, se montrer utiles dans la goutte et parmi lesquelles on distingue l'angélique, l'aulnée, la rue, la camomille et le genièvre. Plusieurs de ces plantes ne diffèrent pas notablement, du moins en ce qui concerne leurs propriétés médicinales, de celles qui ont été énumérées plus haut.

Heberden fait remarquer que la grande faveur dont jouissait, à une certaine époque, la poudre de Portland, lui avait été acquise trop rapidement pour qu'elle ne fût pas suivie bientôt d'une réaction ; mais il ajoute que le discrédit dans lequel on l'avait vue tomber par la suite était aussi peu mérité que sa réputation avait été exagérée autrefois. Diverses circonstances avaient contribué, suivant lui, à amener ce résultat. En premier lieu, la dose employée était d'une manière générale beaucoup trop élevée et, de plus, elle était administrée indistinctement et sans critique dans tous les cas; en second lieu, on n'avait pas tardé à mettre sur le compte du médicament des accidents graves qui, comme l'apoplexie et la paralysie, appartiennent cependant à la goutte elle-même.

Quoi qu'il en soit, ajoute Heberden, on avait vu trop souvent la poudre de Portland, à l'époque où elle jouissait encore de toute sa vogue, raccourcir la durée des accès de goutte et en éloigner les retours, pour qu'il fût permis de douter de son efficacité. Rien ne démontre d'ailleurs, et il est certainement peu probable qu'elle ait jamais exercé l'influence fâcheuse qu'on lui a souvent imputée. « Si la poudre de Portland, ajoute le même auteur, est tombée en discrédit, ce n'est pas parce qu'elle agissait trop peu, mais plutôt parce qu'elle agissait trop; on avait alors et l'on a encore aujourd'hui plus peur de guérir de la goutte que d'en souffrir. Le monde semble disposé à se soumettre à ce tyran, dans la crainte d'en rencontrer un pire. » La poudre de Portland doit être administrée, suivant Heberden, à la dose de 1 gramme environ, prise deux fois par jour dans de l'eau de menthe. Les doses de 2 grammes sont trop élevées, et il est rare qu'elles puissent être supportées pendant longtemps.

Cullen s'est rangé du côté des médecins qui admettent que l'emploi de la poudre de Portland peut être suivi des conséquences les plus graves. « Toutes les fois, dit-il, que j'ai vu faire usage de ce médicament pendant le temps prescrit, ceux qui y ont eu recours ont été, en effet, délivrés entièrement de l'affection inflammatoire des articulations, mais ils ont ressenti bientôt plusieurs symptômes de goutte atonique ; et tous, immédiatement après avoir cessé le traitement, ont été attaqués d'apoplexie, d'asthme ou d'hydropisie mortelle. »

Cadogan a blâmé aussi très-sévèrement l'emploi de la

poudre de Portland, et il dit avoir connu une cinquantaine de goutteux qui, après avoir été guéris, du moins en apparence, par ce moyen, moururent tous en moins de six ans. Mais le docteur Mason Good, au contraire, a critiqué l'opinion de Cullen d'une manière judicieuse, et voici d'ailleurs comment il s'exprime à ce sujet : « Le docteur Cullen ne signale pas d'événements fâcheux déterminés par l'usage des toniques amers chez les sujets débilités et atteints de goutte asthénique ; on est en droit d'admettre, d'après son propre témoignage, que les accidents dont il a parlé s'observent exclusivement dans les cas où l'emploi des toniques, suivant les règles que nous avons posées, eût dû être formellement rejeté. Aucune classification convenable, aucune ligne de démarcation n'a été tracée ni suivie, autrement les résultats eussent été, sans doute, bien différents de ceux qu'a signalés Cullen, et l'on eût évité ainsi de produire cette singulière théorie qui fait dépendre l'atonie de l'usage prolongé des remèdes toniques. »

Pour mon compte, je ne puis admettre que les amers aromatiques, administrés dans des cas bien déterminés, puissent jamais produire les effets fâcheux dont ont parlé Cullen et Cadogan ; toutefois, je suis d'avis que ces médicaments doivent être employés avec discernement. Les toniques plus puissants, — ceux qui agissent sur le système nerveux et surtout les préparations de quinquina, — ont été aussi préconisés dans le traitement de la goutte chronique. Il est certain que les vertus de ce médicament, du moins en ce qui concerne la goutte, ont été beaucoup trop exaltées par quelques médecins, beaucoup trop dépréciées par d'autres. L'expérience m'a appris que le quinquina n'est pas un spécifique contre la goutte ; j'ai même vu son emploi suivi du retour des accidents articulaires ; mais je ne saurais décider si le médicament doit être ici incriminé. J'ai administré tantôt la décoction de quinquina, tantôt le sulfate de quinine.

Un point intéressant qui se rattache à cette question, c'est que, suivant le docteur Ranke, l'administration du sulfate de quinine aurait pour effet de diminuer la sécrétion de l'acide urique ; s'il en est ainsi, ou bien le sulfate de quinine diminue la production d'acide urique dans l'économie, ou bien il arrête l'élimination de cet acide. Dans la seconde hypothèse, la quinine et le quinquina seraient nuisibles dans la goutte ; dans la première, ces médicaments seraient au contraire d'un grand secours. J'ai répété les expériences du docteur Ranke, mais les résultats que j'ai obtenus ne concordent pas avec les siens. Il y avait, du reste, une petite différence dans notre manière d'administrer le sulfate de quinine ; M. Ranke ne donnait que de fortes doses, environ 3 grammes, tandis que je le faisais prendre par doses fractionnées.

Un jeune homme convalescent d'un léger accès de coliques élimina par les urines, alors qu'il avait la ration entière de l'hôpital et qu'il ne prenait aucun médicament, les quantités suivantes d'acide urique : $0^{gr},3261$ le premier jour, $0^{gr},4814$ le second, $0^{gr},4438$ le troisième et $0^{gr},5965$ le quatrième. On lui administra alors 45 centigrammes de quinine à trois reprises différentes et il ne rendit plus que 0gr,2653 d'acide urique ce jour-là. Les quatre jours suivants, la quantité d'acide urique excrétée fut de 0gr,3675, 0gr,4982, 0gr,4225, 0gr,4206. On prescrivit encore pendant deux jours une dose de 38 centigrammes de sulfate de quinine, qui fut répétée trois fois par jour. Les quantités d'acide urique éliminées les deux premiers jours s'élevèrent à 0gr,5580 et 0gr,3390, et celles des trois jours suivants à 0gr,3785, 0gr,4425 et 0gr,4010. Ce n'est donc que le premier jour qu'il y a eu diminution sensible dans le chiffre de l'acide urique excrété, et si l'on prend les moyennes pendant et après le traitement, on voit qu'elles ne diffèrent pas beaucoup l'une de l'autre.

L'urine d'un autre malade, qui n'était pendant ce temps soumis à aucun traitement, contenait 0gr,3201 d'acide urique le premier jour et 0gr,3384 le second. On fit prendre alors à ce malade 1gr,20 de sulfate de quinine à doses fractionnées pendant trois jours. La quantité d'acide urique éliminée fut de 0gr,3610 le premier jour, 0gr,3727 le second et 0gr,3080 le troisième; les deux jours suivants, pendant lesquels on cessa la quinine, elle fut de 0gr,3617 et 0gr,4328. La moyenne des quantités d'acide urique excrétées a donc été de 0gr,3972 lorsque le malade ne prenait pas de quinine, tandis que, lorsqu'il en prenait, elle est descendue à 0gr,3472.

L'habileté du docteur Ranke comme physiologiste est bien connue, et ses expériences sont si décisives, que je ne saurais mettre un instant leur exactitude en doute; je préfère attendre de nouvelles observations avant de formuler une opinion sur ce sujet. Cependant il me semble que, si le sulfate de quinine fait diminuer la quantité d'acide urique excrété, c'est moins parce qu'il en ralentit la formation dans l'organisme que parce qu'il en arrête l'excrétion en raison de son action rapide sur le système nerveux.

Les derniers toniques que nous étudierons sont les ferrugineux.

Les préparations ferrugineuses, administrées sans discernement à des sujets goutteux, peuvent provoquer des accès de goutte ; aussi sont-elles le plus souvent contre-indiquées. Néanmoins il se présente quelquefois des cas compliqués d'atonie des organes et d'appauvrissement du sang où l'on peut les employer avec avantage ; il faut alors choisir les préparations qui sont le mieux tolérées par l'estomac. Cullen préconisait la rouille ou oxyde de fer. La préparation qui m'a donné les meilleurs résultats, c'est le fer réduit par l'hydrogène ainsi que le carbonate de fer dissous dans l'eau par un excès d'acide carbonique. On peut aussi employer le citrate de fer, associé à quelque laxatif. Les eaux minérales ferrugineuses de Schwalbach, de Spa et de Pyrmont seront également employées avec efficacité ; car une grande quantité d'eau a pour effet d'activer les sécrétions. Il importe de surveiller attentivement pendant la durée de cette médication l'état du tube digestif.

Traitement de la goutte compliquée d'albuminurie. — Nous avons eu déjà l'occasion de signaler la présence fréquente d'une faible quantité d'albumine dans l'urine des goutteux. C'est là une circonstance dont il faut grandement tenir compte dans le traitement, car on peut ainsi non-seulement soulager beaucoup les malades, mais encore rendre possible la guérison d'une maladie, qui autrement eût été complétement incurable. J'ai souvent recours, dans des cas de ce genre, aux révulsifs appliqués sur la région lombaire, et je prescris, soit des cataplasmes sinapisés, soit des frictions avec un liniment stimulant; je fais alors recouvrir la région d'un tissu imperméable. De temps à autre, j'administre un hydragogue composé de jalap et de bitartrate de potasse, et je surveille en même temps avec attention les fonctions de la peau.

Je possède plusieurs observations qui mettent hors de doute les avantages de ce traitement; je n'en veux citer qu'une seule à titre d'exemple.

Juillet 1861. — Il s'agit d'un homme de trente-deux ans, maître plombier et peintre, prédisposé par son père à la diathèse goutteuse; il a deux frères affectés de la même diathèse, et exerçant tous deux le métier de peintre.

Il y a quelques années, il eut trois ou quatre attaques de coliques de plomb.

Il ressentit les premières atteintes de la goutte dans un des genoux il y a environ six ans. Bientôt après survint un second accès, qui occupa les deux articulations tibio-tarsiennes et un genou. Dans ces derniers temps, les accès se sont tellement multipliés qu'il en a un à peu près tous les mois. Ce cas présente à signaler deux particularités : l'une, c'est que le gros orteil n'a jamais été pris; l'autre, c'est la rapidité avec laquelle le mercure agit sur cet homme (1). Les extrémités supérieures ont été envahies depuis deux ou trois ans, et bien qu'il n'y ait ni roideur ni déformation marquées d'aucune jointure, il n'en est pas moins évident qu'il s'est fait des dépôts d'urate de soude, à en juger par les points blanchâtres que l'on aperçoit sur l'hélix de chaque oreille.

L'urine est abondante et claire; elle a une densité de 1013 et contient une quantité notable d'albumine.

Je prescrivis à cet homme, toutes les deux nuits, ou même aussi souvent qu'il pourrait les supporter, des cataplasmes sinapisés sur la région lombaire; je lui fis prendre en outre un laxatif. Sous l'influence de ce traitement si simple, les accès disparurent, et le malade en est resté exempt jusqu'aujourd'hui (juin 1862). On ne peut attribuer ce résultat à un changement de régime, car depuis longtemps déjà le malade avait renoncé à toute espèce de boissons alcooliques. Il est dû, sans aucun doute, à l'influence heureuse que les révulsifs appliqués aux lombes ont exercée sur les reins.

A ce propos, je tiens à mentionner un fait assez curieux : le gin, qui d'ordinaire ne provoque guère les accès de goutte, peut fort bien avoir cette action lorsque l'albuminurie est prononcée. Cela tient probablement à ce que l'huile de genièvre ou la térébenthine que renferme le gin irrite le rein et en augmente la congestion.

Traitement des accidents locaux. — Nous avons déjà montré, dans le chapitre III, que la goutte chronique finit

(1) Voyez à ce propos ce qui a été dit relativement à l'action du mercure chez les goutteux, à la page 409 du présent traité. (J. C.)

par occasionner diverses altérations locales que nous avons longuement décrites. Ces altérations peuvent aller parfois jusqu'à rendre la vie intolérable. L'empereur Galba avait, dit-on, les mains et les pieds si déformés qu'il ne pouvait porter aucune chaussure, ni même tenir un livre. On lui prête le propos suivant : « Quand je veux manger, je n'ai plus de mains ; quand je veux marcher, je n'ai plus de pieds ; mais sitôt que mes accès reviennent, je retrouve mes pieds et mes mains. »

Une opinion qui a longtemps prévalu, non-seulement parmi les médecins, mais encore dans le public, c'est qu'on ne peut espérer de guérison du moment qu'il s'est formé des dépôts tophacés à la surface du corps, ou bien qu'il s'agit d'un cas de véritable goutte calcaire. Hippocrate et Arétée partageaient cette opinion, et l'on n'a pas oublié le vers d'Ovide

Tollere nodosam nescit medicina podagram.

Ce qui prouve que cette opinion régnait encore à une époque peu éloignée de nous, c'est ce que dit dans une de ses lettres Horace Walpole, qui était affecté lui-même de cette forme de goutte : « J'ai si bonne opinion de la goutte que, lorsqu'on me parle d'un remède infaillible, je me mets à rire et je déclare que je ne veux pas être guéri. Ce n'est point là une plaisanterie, et bien que je croie toute guérison impossible, je dirais la même chose même s'il en était autrement. Je suis persuadé, en effet, que la goutte n'est pas une maladie, mais un remède ; je ne suis donc point surpris qu'elle soit incurable, et je ne désire point être guéri de ce qui est un remède. »

Comme le médecin est souvent consulté par des malades affectés de lésions consécutives à la goutte chronique, telles que concrétions tophacées, abcès, ankyloses etc., je vais essayer de donner le meilleur mode de traitement de ces différentes lésions. Sydenham pensait que des exercices corporels, répétés chaque jour et continués pendant longtemps, pouvaient prévenir la formation des tophus et parfois même faire disparaître des tumeurs dures et anciennes ; il fait remarquer toutefois qu'un pareil résultat ne s'observe que dans les cas où les tumeurs calcaires n'ont pas encore envahi complétement la peau.

Dans un de ses aphorismes, Boerhaave dit qu'un traitement bien dirigé contre la goutte peut rendre de grands services, alors même qu'il existe des dépôts tophacés. Enfin il est d'autres auteurs qui ont montré une confiance plus grande encore dans l'efficacité de la thérapeutique.

De fausses idées sur la composition des concrétions goutteuses ont mis en faveur à une certaine époque l'emploi des lotions acides ; c'est ainsi que l'on s'est servi quelquefois d'un mélange d'acide chlorhydrique et d'essence de térébenthine.

Les médicaments alcalins acquirent cependant bientôt une plus grande vogue, bien que leur action fût inexplicable avec la théorie qui régnait alors et d'après laquelle les concrétions calcaires auraient eu la même composition que la substance terreuse des os. Nous voyons, par exemple, Aétius employer un mélange de chaux vive et de *nitre* (probablement un carbonate alcalin) associé à l'axonge, Alexandre de Tralles recommander une préparation du même genre et van Swieten inventer un médicament que l'on préparait en chauffant ensemble du tartre brut et de la chaux vive, et qu'on appliquait en solution sur les tumeurs goutteuses. Van Swieten assurait que l'on obtenait ainsi des résultats remarquables et que parfois les tumeurs disparaissaient en l'espace de quelques jours.

Sir C. Scudamore, frappé de la grande solubilité de l'acide urique dans une solution de potasse, eut l'idée d'expérimenter l'application externe d'une pareille solution. Il raconte que dans trois cas de tophus récents, sa tentative fut couronnée de succès : les concrétions qui étaient visibles à travers la peau ne tardèrent pas à disparaître peu à peu. Scudamore faisait faire un mélange de cette solution de potasse avec une quantité au moins égale de lait d'amandes récemment préparé, et l'on en frictionnait la partie malade deux ou trois fois par jour. Alors même que les concrétions étaient anciennes, il ne voulait pas qu'on abandonnât la maladie à elle-même; dans ces cas encore, le liniment alcalin pouvait, d'après lui, avoir pour effet de diminuer le volume des tophus et de rendre les jointures plus mobiles.

Un des accidents les plus fréquents, mais aussi les moins graves, qui puisse, lorsque l'inflammation a duré longtemps, succéder à un accès de goutte, est un état œdémateux de la partie affectée. Cet œdème s'observe plus particulièrement aux extrémités inférieures. Il résulte probablement, dans la plupart des cas, de la faiblesse des vaisseaux; d'autres fois il a pour cause principale ou accessoire une diminution de l'activité sécrétoire du rein.

Si l'œdème a pour cause un affaiblissement local, le meilleur moyen de le combattre avec avantage, c'est d'appliquer un bas élastique et de faire des frictions légères avec une substance un peu stimulante, telle que l'huile camphrée ; en même temps il faut autant que possible maintenir le membre élevé, afin de favoriser le retour du sang par les veines. Lorsque les reins fonctionnent mal, ce que l'on reconnaît généralement à la présence de l'albumine dans l'urine, il est nécessaire de s'adresser à d'autres agents médicamenteux ; c'est ainsi que l'on prescrira souvent avec succès les bains de vapeur ou d'air chaud, les sudorifiques salins et les révulsifs légers sur la région lombaire.

Dans les cas où il reste de la roideur articulaire après un accès de goutte, — et nous avons vu qu'un seul accès suffit parfois pour amener une ankylose incomplète, — on devra faire des frictions sur la jointure affectée et lui imprimer des mouvements, en évitant toutefois de provoquer de la douleur. On se servira pour les frictions d'un liquide simplement lubrifiant, rendu plus ou moins excitant par l'addition d'un peu d'ammoniaque ou d'une huile essentielle. De petits vésicatoires sont parfois très-utiles dans ce cas.

Lorsqu'on se propose de combattre par des moyens mécaniques la roideur articulaire, il importe de ne jamais perdre de vue la cause qui la produit. On peut en effet déterminer quelque lésion en procédant avec violence, tandis que des tractions douces et longtemps continuées ont beaucoup de chances de succès ; les bains d'eaux minérales, telles que celles d'Aix-la-Chapelle, de Wiesbaden, de Tœplitz, de Buxton et de Vichy rendront souvent en pareil cas de grands services. Les douches et le massage sont également indiqués d'une manière spéciale.

Il m'est arrivé plusieurs fois de faire envelopper les jointures devenues roides avec de la charpie que l'on imbibait d'une solution faible de carbonate de potasse et dont on conservait l'humidité au moyen d'une toile gommée. J'ai vu ce mode de traitement procurer un soulagement notable chez quelques malades.

On ne doit pas oublier que la roideur des articulations et la douleur dont elles sont le siége dépendent de deux causes à la fois : d'une part, du dépôt d'urate de soude dans les ligaments, de l'autre, d'une sorte d'inflammation chronique, entièrement semblable à l'inflammation ordinaire et entretenue par la présence de la matière étrangère. Il est possible de combattre cette dernière cause, en recourant aux révulsifs et aux frictions, et en donnant en même temps à l'intérieur de l'iodure de potassium ; quant à la première, il est difficile de la faire disparaître. Néanmoins, on y arriverait peut-être si l'on continuait longtemps les frictions avec une solution de potasse ou mieux de carbonate de lithine, et surtout si l'on administrait en même temps des médicaments internes bien choisis.

Lorsque des dépôts tophacés deviennent apparents, les malades demandent souvent au médecin s'il ne serait pas possible de les en débarrasser. Voici, en résumé, ce que l'on peut faire en pareil cas :

Si pendant quelque temps on observe avec attention les oreilles de sujets goutteux, alors qu'elles sont le siége de petites tumeurs blanches, semblables à des perles, on voit fréquemment ces tumeurs subir des modifications considérables en l'espace de peu de mois : la matière tophacée dont elles sont formées se détache et il s'en reproduit de nouvelle. Ce sont les malades eux-mêmes qui, en se grattant ou se frottant machinalement les oreilles, sont cause de toutes ces modifications. Les concrétions de l'oreille sont constituées, comme je l'ai dit plus haut, par une exsudation liquide qui se dépose dans le fibro-cartilage et se solidifie ensuite. Or, comme la peau offre peu d'épaisseur à ce niveau, elle ne tarde pas à être percée; la matière crayeuse tombe et la guérison se fait ainsi naturellement. Pour ne citer qu'un exemple, l'oreille qui est représentée planche 1, fig. 2, éprouva plusieurs changements pendant le temps que le malade fut soumis à mon observation. Quelquefois, vu le siége de ces concrétions, il est nécessaire de se hâter d'en débarrasser le malade. Dans le cas où elles sont liquides, il suffit de les ponctionner avec une lancette et d'en exprimer ensuite le contenu cristallin au moyen de légères pressions. Si, au contraire, elles sont dures et anciennes, on pourra les détacher par petits fragments composés de cristaux agglomérés. Comme l'oreille a peu de tendance à s'enflammer, ce genre de traitement n'entraîne à sa suite aucune conséquence fâcheuse. Quelquefois on pourra de la même manière enlever de toute autre partie du corps des tophus peu volumineux, à la condition toutefois de s'assurer auparavant que leur point de départ n'est pas profond; s'il en était autrement, la cicatrisation serait rendue beaucoup plus difficile.

Les dépôts goutteux développés autour des articulations

peuvent devenir très-gênants par suite des saillies qu'ils forment; ils peuvent même rappeler plus ou moins les tumeurs représentées fig. 2, p. 76, et fig. 3, p. 95. Dans ces cas, il est quelquefois prudent de les ponctionner avec une lancette; on ne devra faire que de petites piqûres et n'exercer ensuite que de faibles pressions pour expulser la matière crémeuse qu'ils renferment. La guérison a ordinairement lieu par première intention. Dans le cas contraire, on entretiendra l'humidité de la partie au moyen de compresses trempées dans l'eau ou de cataplasmes de mie de pain.

Il arrive parfois, lorsqu'on a fait des piqûres, et plus fréquemment encore lorsque les tumeurs se sont ouvertes d'elles-mêmes, que les plaies restent longtemps à se fermer et deviennent ainsi fort incommodes. Ce peu de tendance à la cicatrisation tient à ce que le dépôt s'est fait profondément et qu'il marche constamment vers l'extérieur pour être ensuite éliminé. En outre, lorsque l'air a pénétré dans la plaie, il s'y forme généralement du pus qui rend la cicatrisation plus difficile. Dans ce cas, il faut toucher avec le nitrate d'argent pour ranimer la vitalité des tissus.

Dans sa communication à la Société médico-chirurgicale, M. James Moore recommande d'appliquer des cataplasmes chauds sur les parties où s'est accumulée la matière calcaire, lorsqu'un accès de goutte aiguë les envahit. S'il y a menace de gangrène (complication que j'ai du reste rarement observée), il conseille l'administration des stimulants et des opiacés. Le même auteur veut que l'on fasse immédiatement une ponction dans les cas où la concrétion, ayant perforé le derme, n'est plus recouverte que par l'épiderme ; mais il croit imprudent de toucher au derme avec la lancette et même d'inciser largement l'épiderme. Il blâme aussi l'emploi de pressions fortes faites dans le but d'expulser la matière goutteuse. Suivant lui, une faible pression suffit pour donner issue à la plus grande partie du liquide ; le reste s'écoule dans le cataplasme ; la tumeur s'affaisse et les symptômes ne tardent pas à s'améliorer.

Lorsque l'inflammation cesse, on devient plus libre d'agir ; on peut enlever une partie de l'épiderme pour faciliter l'écoulement de la matière tophacée, puis exercer une pression modérée. S'il existe au fond d'un ulcère une notable proportion de matière calcaire, il ne faut jamais essayer de l'enlever avec le bistouri, car on risquerait ainsi de provoquer un accès de goutte ou de faire naître une inflammation ; en outre, comme le dépôt est renfermé dans des aréoles séparées, une incision n'en ferait sortir qu'une faible quantité. Les caustiques, maniés avec précaution, sont d'une efficacité bien plus grande ; ils détruisent la membrane celluleuse qui renferme l'urate de soude et permettent à celui-ci de s'échapper au dehors. Comme tous les stimulants seraient dangereux, on ne doit appliquer que des émollients. Pour éviter toute déception, il ne faut jamais perdre de vue que ces sortes d'ulcères ont souvent une longue durée ; cela n'a du reste rien de surprenant, si l'on se rappelle que les dépôts tophacés s'étendent assez souvent jusqu'à l'articulation elle-même. On peut s'en convaincre aisément en jetant les yeux sur les figures 2 et 3 de la planche III.

Je terminerai ces remarques sur le traitement local des concrétions goutteuses en disant qu'il est sage de ne recourir que le moins possible à l'emploi des moyens chirurgicaux ; les avantages que l'on pourrait en retirer sont bien faibles en comparaison du mal que l'on pourrait faire.

Régime et hygiène dans la goutte chronique. — On ne saurait mettre en doute la grande importance de l'hygiène et d'un régime sagement réglé pour prévenir le retour des accès de goutte chronique ; l'expérience et l'autorité de tous les observateurs sont d'accord là-dessus. Galien affirme qu'il est impossible de guérir les individus qui s'adonnent à la bonne chère ou à la boisson, parce que leur intempérance accroît sans cesse leur maladie. Sydenham, de son côté, dit avec raison que, quelque précieux que soient les médicaments dans la goutte chronique, ils sont insuffisants si l'on ne surveille pas en même temps le régime avec un très-grand soin. Il ajoute, en faisant allusion à lui-même, qu'il est nécessaire d'apporter une certaine modération dans le boire et le manger, de peur de prendre plus de nourriture que l'estomac n'en peut digérer aisément, et de fournir par suite en quelque sorte de nouveaux aliments à la maladie. D'après ce qu'il avait observé sur sa propre personne, Sydenham considérait l'extrême opposé comme non moins préjudiciable : en effet, disait-il, l'abstinence affaiblit les parties en les privant de la proportion d'aliment qui est indispensable à la conservation de leur vigueur et de leur force. Bien qu'il ne crût guère à l'efficacité de la thérapeutique dans la goutte, Cullen pensait que l'on pouvait beaucoup obtenir de l'hygiène ; il avait l'intime conviction que tout homme qui, de bonne heure, s'habituerait aux exercices physiques et renoncerait à se nourrir de substances animales, se mettrait ainsi à l'abri des atteintes de la goutte, même s'il était par hérédité prédisposé à cette maladie.

Dans la goutte chronique, il faut remplacer la diète sévère, si indispensable dans les accès aigus, par un régime capable de soutenir les forces du malade ; mais comme toute alimentation qui dépasse cette limite est nuisible, il est fort difficile de déterminer exactement la quantité de nourriture qu'il faut prendre. — On ne saurait prescrire aux goutteux une meilleure règle que celle tracée par Sir William Temple, qui conseille : « Un régime simple, une quantité d'aliments que chacun réglera d'après ce qu'il peut digérer facilement, proportionnant ainsi, le mieux possible, la réparation quotidienne de l'organisme aux pertes quotidiennes qu'il éprouve ».

Au fur et à mesure que les exacerbations de la goutte s'amendent, on peut améliorer graduellement le régime et pour cela remplacer en partie les aliments farineux par des fruits, du poisson, de la volaille, et enfin par de la viande proprement dite ; il importe beaucoup d'éviter tous les mets indigestes, particulièrement ceux qui contiennent des acides libres, car ils pourraient provoquer le retour de la maladie. On a préconisé quelquefois, dans le traitement de la goutte, un régime exclusivement végétal, et l'on a rapporté des cas de guérison ; sous l'influence de ce régime, on aurait vu, dit-on, des goutteux non-seulement mis à l'abri de tout paroxysme, mais encore débarrassés de leurs concrétions tophacées; et malgré un résultat si heureux, la maladie serait revenue dès qu'ils auraient recommencé à se nourrir de substances animales. L'expérience a clairement démontré, d'une part, que l'on ne saurait traiter la goutte avec succès au moyen d'un régime purement végétal, et, de l'autre, qu'il est d'une haute importance de fixer soigneusement la quantité de viande qui peut être permise, de manière à ne jamais aller au delà de celle qui est strictement nécessaire à l'entretien de la vie. Il ne manque pas d'exemples de personnes goutteuses qui ont recouvré la santé du moment qu'elles sont tombées dans la misère et ont été obligées de subvenir à leur existence par leur travail de chaque jour. On raconte que Cornaro fut débarrassé de la goutte, et vécut cent ans, uniquement grâce à son régime, bien qu'il n'eût changé sa manière de vivre qu'à l'âge de quarante ans. Un changement aussi soudain dans le genre de vie peut assurément réussir dans certains cas, mais le plus souvent il a pour effet de rappeler les paroxysmes et devient ainsi un véritable danger.

Un des meilleurs moyens d'empêcher les malades de dépasser une proportion fixe de nourriture animale consiste à diminuer le nombre des mets; non-seulement, en effet, il est plus difficile de digérer un mélange de différentes espèces de viande qu'une seule espèce en égale quantité, mais encore l'appétit, lorsqu'il est excité, nous porte à prendre plus d'aliments que l'estomac n'en peut digérer.

Les viandes faciles à digérer, telles que le mouton, le bœuf de bonne qualité, la volaille, peuvent être permises;

il en est de même des poissons à chair blanche, comme la morue, la sole et le merlan. Au contraire, il faut proscrire le saumon, le veau et le porc, les viandes salées, le fromage, les légumes crus, les mets fortement assaisonnés et les sauces relevées de goût, qui seraient propres à déterminer de la dyspepsie.

On permettra aussi, mais en quantité modérée, les pommes de terre, qui ont l'avantage de fournir au sang des principes constituants nécessaires à sa composition normale, ainsi que les légumes cuits, les navets et les carottes.

Tous les fruits à noyaux, les pommes, les poires, doivent être défendus, à moins qu'on ne les cuise ; mais on laissera manger des groseilles, du raisin, des oranges, pourvu que ce soit avec modération. Linné prétendait même que l'on parvient à empêcher le retour des accès de goutte en mangeant habituellement des groseilles. Les fruits acidulés doivent leur efficacité aux sels alcalins qu'ils contiennent. Ces sels, décomposés dans le sang, sont éliminés dans les urines, principalement sous la forme de carbonate de potasse, et activent ainsi les fonctions rénales.

Outre le régime, il importe aussi de régler l'heure des repas : il est bon que le goutteux dîne au milieu du jour, au plus tard vers trois ou quatre heures, et c'est à ce repas seul qu'il peut manger de la viande de boucherie, à moins de circonstances exceptionnelles ; de plus, il doit éviter de souper tard. En excluant les aliments d'origine animale, je n'ai point voulu interdire au malade de prendre un œuf au déjeuner, si son estomac le tolère, ou même, dans certains cas, une petite tranche de lard grillé ; seulement il faudrait, dans ce cas, laisser soigneusement de côté la partie charnue, qui est d'une digestion difficile en raison de la dureté de ses fibres.

Le vin et les bières doivent être interdits. Cependant, si les malades ne peuvent se passer de boissons alcooliques, on leur permettra l'usage d'un peu d'eau-de-vie faible, de whisky ou de genièvre mélangé à de l'eau. On est souvent obligé de faire une exception en faveur des personnes qui, depuis longtemps, ne peuvent bien digérer qu'à la condition de prendre quelque stimulant. Ce qui vaut le mieux alors, c'est une petite quantité d'un bon xérès, tel que l'amontilado ou le manzinilla. Le vin de Porto sera défendu absolument, de même que les vins du Rhin, de la Moselle ou de Bordeaux, à moins d'indications spéciales. Ces derniers vins, en effet, sont quelquefois mieux tolérés par les malades que le xérès ; il en est de même pour le madère. En tous cas, il est de la plus haute importance que les malades soient très-sobres : un ou deux verres de vin au repas principal leur suffisent ordinairement ; toutefois, il n'est pas toujours possible de fixer la quantité de vin qu'ils peuvent prendre ; elle doit nécessairement dépendre non-seulement de la nature du vin, mais encore de l'âge et des forces du malade, ainsi que des autres circonstances relatives à sa constitution.

A ce propos, Sydenham fait remarquer que la première partie au moins est vraie dans ce vieil adage :

« Si vous buvez du vin, vous prenez la goutte ; si vous ne buvez pas de vin, la goutte vous prend ».

Les raisons qui font condamner l'usage des diverses espèces de bière : ale, stout, bière commune, sont encore plus puissantes que celles qui font proscrire les vins. J'ai connu plusieurs malades chez lesquels la durée des attaques s'était beaucoup prolongée, parce qu'ils s'adonnaient à ces sortes de boissons.

Non-seulement la bière prolonge les accès de goutte, mais elle prédispose aux récidives. Je me rappelle un homme qui avait des accès toutes les six ou huit semaines et qui en fut complétement débarrassé pendant plus d'une année, simplement parce qu'il s'abstint de boire du pale ale. Plusieurs des cas où j'ai vu la goutte revêtir la forme la plus chronique et la plus invétérée, je les ai observés chez des personnes qui s'étaient attiré cette maladie uniquement par l'usage des bières fortes.

Il n'est point rare, du reste, de rencontrer pareille chose chez les hommes qui travaillent dans de grandes brasseries. Pour peu que les bières soient dures ou acides, elles deviennent une cause puissante d'accès de goutte.

Le lait a été particulièrement vanté dans le traitement de la goutte; il était naturel, en effet, de supposer que, grâce à ses propriétés nutritives et non excitantes, il pourrait être de quelque utilité. Le régime lacté a rendu de grands services dans plusieurs cas, surtout chez des individus jeunes et forts; chez d'autres, au contraire, il a complétement échoué, et, chez les vieillards, il pourrait même être fort nuisible. Voici comment Sydenham s'exprime à ce sujet : « Le régime lacté est bon tant que les malades le suivent régulièrement, mais du moment qu'ils s'en écartent le moins du monde et qu'ils reviennent au régime — quelque léger ou simple qu'il soit — d'un homme en bonne santé, la goutte reparaît avec plus de fureur que jamais. »

J'ai peu de choses à dire de l'usage du thé et du café dans les cas de goutte, si ce n'est que ces boissons ne doivent être prises qu'en petite quantité et sous forme d'infusion peu concentrée. Si, comme cela se voit quelquefois, elles sont mal digérées, le chocolat leur sera substitué. On a prétendu que le café avait la propriété de prévenir le retour des accès de goutte, par la raison que dans les contrées où son usage est très-répandu, comme la Turquie, la goutte est presque inconnue. Mais on ne doit pas oublier que dans ces contrées on ne boit que très-peu de vin ou de bière ; ce fait suffira pour expliquer une pareille immunité. On pourrait dire la même chose du thé, puisque les Chinois, dit-on, sont exempts de la goutte.

On ne saurait trop insister sur l'importance de l'exercice comme moyen de traitement de la goutte, car l'inaction tend puissamment à engendrer un état spécial de l'organisme qui favorise le retour de la maladie. C'est surtout dans la forme chronique qu'il est indiqué, ainsi que dans l'intervalle des paroxysmes. Sydenham parle fréquemment dans son Traité de l'utilité de l'exercice, et voici ce qu'il dit dans un passage : « Il est vrai que la douleur et la difficulté à se mouvoir semblent contre-indiquer fortement l'exercice, que j'ai préconisé à un si haut degré. Cependant il ne faut pas hésiter à l'entreprendre, car, bien que dans le commencement d'un accès il paraisse impossible au malade de supporter qu'on le mette en voiture et encore moins qu'on l'y promène, il ne tarde pas à reconnaître, en faisant l'expérience, que ses douleurs ne sont pas plus vives alors que lorsqu'il reste à la maison assis dans son fauteuil. » Dans un autre passage, il ajoute : « Quant au genre d'exercice, l'équitation est de beaucoup le meilleur, à moins que le malade ne soit trop âgé ou qu'il n'aie la pierre. J'ai souvent pensé que si quelqu'un connaissait un remède aussi efficace dans la goutte que l'exercice du cheval longtemps et régulièrement continué, et qu'il voulût le tenir secret, il pourrait faire fortune. »

Pour que l'exercice soit utile dans la goutte, il faut qu'il soit modéré et régulier ; s'il est trop violent, il peut être nuisible, et s'il n'est pas régulier ou bien si ses effets sur l'organisme ne sont pas soutenus, il n'a que peu de valeur. L'exercice à pied ou à cheval est excellent ; quant à l'exercice en voiture, il est moins bon ; néanmoins, il rend encore de grands services dans les cas où l'on n'en peut pratiquer d'autre. A défaut d'exercice du corps, on peut quelquefois recourir aux frictions. Sir William Temple prétendait que tout homme en position de s'attacher un esclave, dont le rôle se bornerait à faire des frictions, échapperait aux atteintes de la goutte. Sans aller aussi loin, il est certain qu'un pareil traitement ne serait pas sans avantages.

Le degré d'exercice doit toujours être proportionné à l'âge et aux forces des malades. L'exercice a été conseillé et même pratiqué dès le début d'un accès de goutte, comme le montre l'observation suivante, rapportée par van Swieten. Il s'agit d'un maître de danse, goutteux depuis vingt ans, qui préservait ses jointures de la roideur consécutive aux accès en se levant et se promenant, autant qu'il le pouvait, dès l'instant où il constatait la moindre rémission dans ses douleurs, et qui répétait cette manœuvre tous les jours. Malgré cela, ce n'est point un traitement qui soit sans danger et qu'on puisse recommander. Du reste, il y a bien peu de personnes qui se sentent le courage de l'entreprendre.

L'air pur est excellent pour les goutteux, surtout pour ceux d'une constitution faible; il agit même parfois efficacement, lorsque les médicaments et le régime ont échoué. L'air fortifiant des localités élevées est particulièrement avantageux; c'est là très-probablement, au moins en partie, la cause de l'amélioration que procure un séjour aux eaux minérales situées dans de telles localités.

Losque les accès se lient intimement à un état spécial de la peau et qu'ils sont facilement provoqués par les vents froids de l'est ou du nord, il convient d'aller chercher ailleurs un climat plus chaud. On parvient quelquefois par ce moyen à rendre beaucoup plus longs les intervalles qui séparent les accès. Il est même des cas où le changement complet de résidence et le séjour dans un pays chaud ont pu empêcher définitivement le retour de la goutte. Je suis convaincu, d'après ma propre expérience, que c'est là le meilleur parti à prendre. Bien qu'il n'y ait que peu de goutteux parmi les Européens qui habitent aux Indes, on aurait tort de croire qu'il suffit de changer de climat pour pouvoir se permettre encore des écarts de régime, et la preuve de ce que j'avance, c'est que la goutte est assez commune dans notre armée des Indes.

La Haute-Égypte et l'île de Malte sont d'excellentes stations pour passer l'hiver et le commencement du printemps ; il en est de même de certaines parties de l'Italie et de l'Espagne. Le choix de la localité doit être subordonné aux indications que fournit chaque cas; tel climat, en effet, qui convient à un goutteux peut, au contraire, être nuisible pour un autre. On se rendra parfaitement compte de cette particularité en se reportant à ce que nous avons dit plus haut touchant la nature et les causes de la goutte. L'exercice, l'air pur et le changement de climat exercent leur action bienfaisante en donnant du ton à l'estomac, en facilitant la digestion, en activant les diverses sécrétions, enfin en fortifiant les systèmes nerveux et musculaire.

Il ne faut pas non plus négliger les fonctions de la peau pendant la durée ou dans l'intervalle des paroxysmes de la goutte chronique; on choisira des vêtements assez épais pour empêcher le refroidissement de la surface du corps, et l'on veillera surtout à ce que les pieds soient toujours maintenus chauds. Il est nécessaire de porter de la flanelle ainsi que des bas de laine. D'un autre côté, il importe d'éviter une température trop élevée. On peut quelquefois exciter avec avantage les fonctions de la peau en prenant un bain chaud, en promenant sur le corps une éponge imbibée d'eau tiède ou, ce qui vaut mieux encore, d'eau salée ou d'eau de mer, et en se frictionnant après avec un linge un peu rude. L'importance de pareils soins n'échappera à personne, si l'on veut bien songer, d'une part, qu'il s'élimine constamment par la surface cutanée une grande quantité de matières acides, et de l'autre que la suppression des fonctions de la peau rend le sang moins alcalin et peut provoquer par suite un accès de goutte. C'est pour ces diverses raisons que le froid agit souvent comme une cause excitante de la goutte, tandis que le chaud en est au contraire un préservatif.

Enfin, il ne faut pas perdre de vue l'influence que le moral peut exercer sur le développement de la goutte. Toute préoccupation intellectuelle capable de déprimer le système nerveux a certainement des conséquences fâcheuses pour les goutteux. Il est donc très-important de procurer aux malades la tranquillité d'esprit la plus complète; à cet effet, on leur interdira les veilles et l'étude, on leur évitera le souci des affaires, on tâchera de les entretenir dans des idées gaies et de leur procurer des occupations agréables. Il est bien reconnu que tout effort intellectuel prolongé agit puissamment sur la digestion et l'assimilation, et que par suite il exerce nécessairement une funeste influence sur la marche des affections goutteuses. Quelquefois, il est vrai, des émotions subites et violentes ont amené, dans un accès de goutte, un soulagement instantané. Mais comme de telles secousses ne sont pas sans danger, on doit les éviter soigneusement. Je citerai comme exemple de l'effet produit par une émotion violente le fait suivant : Un homme à qui j'ai donné mes soins il y a peu de temps souffrait pour la troisième fois d'un violent accès de goutte ; à ce moment, il eut une querelle et même des coups furent échangés. Les symptômes inflammatoires diminuèrent rapidement, et selon toute apparence, par suite de l'effort considérable qu'avait fait le malade. Pendant plusieurs années, il n'eut pas de nouvel accès.

En terminant ces remarques sur le traitement de la goutte, je crois utile de donner un court résumé des principales indications à remplir. Il faut :

1° Traiter l'inflammation chronique des jointures moins énergiquement que l'inflammation aiguë ;

2° Purifier le sang en activant les diverses sécrétions, notamment celles des reins et de la peau ;

3° Rétablir les fonctions de l'estomac ordinairement troublées dans la goutte chronique ;

4° Combattre les altérations locales que l'inflammation longtemps prolongée ne manque jamais de produire dans les articulations ;

5° Enfin, régler avec soin le régime et ne négliger aucun des moyens que peut fournir l'hygiène.

CHAPITRE XIII.

TRAITEMENT DE LA GOUTTE. — Eaux minérales. — Remarques générales à leur emploi. — Eaux alcalines de Vichy. — Leur mode d'action. — Observations de l'auteur sur la valeur de ces eaux. — Eaux salines de Wiesbaden. — Leur efficacité dans la goutte. — Eaux salines sulfureuses d'Aix-la-Chapelle. — Leur emploi dans la goutte. — Eaux de Carlsbad. — Action des eaux naturelles faiblement minéralisées, comme celle de Wildbad, Tœplitz, Buxton, etc. — Résumé du traitement de la goutte par les eaux minérales.

Après ce qui a été dit dans le chapitre précédent sur l'efficacité des solutions salines peu concentrées dans les formes chroniques de la goutte, on ne sera pas surpris de nous voir accorder une certaine importance à l'étude des eaux minérales appliquées au traitement de cette maladie. La haute réputation dont jouissent quelques-unes de ces sources et le nombre considérable de malades qu'elles attirent chaque année, justifieront d'ailleurs pleinement les développements que nous allons consacrer à l'étude des plus importantes d'entre elles.

Les eaux minérales employées dans le traitement de la goutte sont très-diverses. Les unes doivent leur action thérapeutique aux sels qu'elles tiennent en dissolution; les autres pourraient être considérées, au point de vue chimique, comme à peu près inertes, et l'eau qui entre dans leur composition peut seule rendre compte des effets qu'elles produisent. Quelques-unes de ces dernières agissent encore sans doute en vertu de leur température élevée.

Parmi les eaux de la première classe, on peut citer

Vichy, Wiesbaden, Aix-la-Chapelle et Carlsbad ; à la seconde classe appartiennent Wildbad, Tœplitz, Gastein, Buxton et Bath. Plusieurs de ces dernières stations sont situées sur des plateaux élevés ; l'air pur et vivifiant qu'on y respire active la respiration, exerce sur l'organisme une action stimulante, et ainsi s'explique en partie le soulagement qu'éprouvent les malades qui s'y rendent.

Vichy. — Cette station n'est pas fréquentée seulement par les Français ; les goutteux y affluent de toutes les parties du continent et aussi de l'Angleterre. Les eaux de Vichy emportées ou préparées artificiellement sont d'ailleurs en usage dans notre pays ; il est donc important pour nous d'étudier leur mode d'action dans le traitement de la goutte et d'indiquer dans quels cas leur administration est utile, d'autant mieux qu'elles sont douées d'une grande énergie et que leur emploi intempestif peut être suivi des conséquences les plus fâcheuses. On trouvera dans l'Appendice un tableau présentant l'analyse détaillée des diverses sources de Vichy et des environs. Ce tableau permettra de reconnaître que ces sources ont entre elles au point de vue de la constitution chimique la plus grande analogie. Le bicarbonate de soude, qui entre dans leur composition pour 5 grammes par litre en moyenne, est l'élément principal qu'elles renferment. Quant aux autres carbonates qui s'y trouvent, ils contribuent pour leur part à déterminer la réaction alcaline de ces eaux ; mais ils sont d'ailleurs d'une importance secondaire. L'eau de la

Grande Grille et celle de l'Hôpital sont chaudes ; les autres sources sont froides ou à peu près.

Administré sous forme d'eau de Vichy, le bicarbonate de soude est rapidement absorbé et pénètre dans le sang, dont il augmente l'alcalinité.

Son usage, longtemps prolongé, détermine une sorte de dissolution du sang, et c'est à cette circonstance qu'il doit d'avoir été classé parmi les médicaments fluidifiants, antiplastiques, ou, comme on dit encore, désobstruants. Dans leur *Traité de thérapeutique*, MM. Trousseau et Pidoux ont insisté sur les effets fâcheux qui, suivant eux, résultent de l'abus des eaux alcalines de Vichy et de Carlsbad. Le docteur Petit a prétendu que, sous l'influence des eaux minérales alcalines, l'acide urique est neutralisé, transformé en urate et ainsi rendu soluble. Mais c'est évidemment là une erreur, car j'ai démontré que l'acide urique n'existe jamais dans le sang autrement que sous la forme d'urate de soude. La présence d'un certain excès de soude dans l'organisme paraît avoir surtout pour effet de modifier les fonctions du foie et de les rétablir dans leur type normal ; c'est là un effet qu'on s'explique assez bien lorsque l'on remarque que la bile est, pour ainsi dire, un sel de soude. Les deux éléments essentiels qu'elle renferme sont deux acides organiques : le glycocholique et le taurocholique, unis à la soude. Or on sait que les fonctions du foie sont fréquemment troublées dans la goutte, ou tout au moins dans l'état diathésique où elle prend racine ; et l'on comprend par là qu'il puisse se produire un amendement des symptômes goutteux, toutes les fois que l'état des fonctions hépatiques s'améliore.

L'influence de l'eau de Vichy sur l'état des urines est bien connue. Il résulte des nombreuses observations faites sur ce sujet par M. d'Arcet, qu'un verre d'eau de Vichy, lequel renferme environ 75 centigrammes de bicarbonate de soude, pris le matin à jeun, ne suffit pas pour rendre l'urine alcaline; le seul effet produit est une diminution de l'acidité de ce liquide. Deux verres d'eau de Vichy, pris dans les mêmes circonstances, rendent au contraire très-rapidement l'urine alcaline, sans en troubler la transparence. Les urines rendues pendant les huit ou neuf heures qui suivent conservent ces mêmes caractères, après quoi elles recouvrent leur acidité normale. Lorsque le nombre des verres d'eau de Vichy est porté à trois ou plus, les urines se montrent alcalines pendant vingt-quatre heures; elles conservent d'ailleurs pendant ce temps leur limpidité normale.

Administrée sous forme de bains, l'eau de Vichy, lorsqu'elle n'est pas diluée, produit de la rougeur et une légère irritation du tégument externe.

On admet, en général, que les alcalins dissous dans l'eau sont facilement absorbés par la peau. D'après les observations de MM. d'Arcet, Chevallier et Petit, un seul bain de Vichy suffirait pour rendre les urines alcalines. Pendant un séjour à Vichy, j'ai pu reconnaître la parfaite exactitude de ces observations : j'avais pris un bain de vingt minutes de durée, composé de parties égales d'eau ordinaire et d'eau minérale. Avant l'entrée dans le bain, mon urine présentait une réaction acide très-intense; à ma sortie du bain, elle était devenue très-manifestement alcaline, et elle resta telle pendant environ une heure. On considère, en général, l'alcalisation de l'urine, dans ces circonstances, comme une preuve certaine que le sel de soude a été absorbé par la peau. Mais on a prétendu, d'un autre côté, que la même modification dans la réaction des urines peut se produire à la suite d'un bain chaud ordinaire; l'alcalisation de l'urine observée dans ce dernier cas serait due à l'activité plus grande imprimée aux fonctions de la peau et à l'élimination, sous cette influence, d'une plus forte proportion des principes acides de la sécrétion cutanée. Le docteur Parkes a rassemblé les expériences faites sur ce sujet par un grand nombre d'observateurs, et il semble résulter de la comparaison de ces faits qu'il ne s'absorbe par la peau qu'une très-faible quantité de substances salines pendant la durée d'un bain. Il paraît, en outre, que l'usage d'un bain, même rendu acide par l'addition d'une certaine proportion d'acide nitrique, suffit pour amoindrir l'acidité des urines. D'après tout cela, M. Parkes est porté à conclure que les auteurs ont en général admis trop facilement le passage des sels dans le sang par voie d'absorption cutanée. Je ne puis cependant oublier que j'ai rencontré des traces d'iode parfaitement accusées dans l'urine d'un individu qui avait fait usage d'une lotion contenant de la teinture d'iode composée, et que j'ai vu l'application externe de cette même teinture déterminer des symptômes d'iodisme bien caractérisé. C'est donc là un sujet qui réclame de nouvelles recherches.

L'eau de Vichy porte son action sur diverses membranes muqueuses; sous son influence, le mucus vésical devient moins tenace et moins abondant; les intestins, au contraire, sont rarement affectés; on dit enfin que la transpiration cutanée change de réaction.

Soumis à l'usage des eaux de Vichy, les malades n'éprouvent tout d'abord, pendant les premiers jours, qu'un petit nombre de phénomènes particuliers : de temps à autre, ils se plaignent de fatigue dans les membres, de pesanteur de tête; ils éprouvent aussi parfois une sorte d'ivresse légère avec tendance au sommeil; quelquefois, en outre, on voit s'exaspérer les symptômes de la maladie contre laquelle est dirigée la médication thermale; mais, en général, ce sont là des accidents de peu d'importance et qui, lorsqu'on persiste dans la médication, disparaissent pour faire place à un sentiment de vigueur inaccoutumée. Ces effets physiologiques acquièrent une signification tout autre, pour peu qu'ils se reproduisent alors que le traitement est commencé depuis quelque temps déjà, car en pareil cas ils révèlent un état de saturation de l'organisme. Leur apparition doit engager à diminuer les doses d'eau minérale ou même à en suspendre l'emploi, s'il y a lieu.

Emploi des eaux de Vichy dans le traitement de la goutte. — En 1840, une commission fut nommée par l'Académie française de médecine pour étudier l'emploi des eaux de Vichy dans le traitement de la goutte; à ce propos, plusieurs questions furent adressées par l'Académie au docteur Petit, alors inspecteur à Vichy. Il nous paraît utile de faire connaître les principaux résultats de cette enquête, en donnant un court résumé du rapport émané de la commission.

Suivant le docteur Petit, les eaux de Vichy peuvent être administrées alors même qu'une attaque de goutte est imminente ou qu'elle a commencé à se développer. La fièvre elle-même n'est pas une contre-indication, lorsqu'elle dépend uniquement de l'affection articulaire, et que les organes essentiels à la vie, tels que ceux de la poitrine ou de l'abdomen, ne sont pas affectés. Toutefois, certains malades ont une susceptibilité particulière, et chez eux la tolérance pour les eaux de Vichy diminue ou même cesse complétement, lorsqu'une attaque de goutte occupe les jointures; en pareil cas, il est bon, soit de diminuer les doses, soit de suspendre complétement l'usage des eaux minérales. Au déclin des accès, on doit agir avec précaution, dans la crainte de voir les douleurs reparaître; il ne faut pas prescrire trop tôt un traitement énergique, et il convient surtout de défendre l'usage prématuré des bains.

Les résultats obtenus par l'emploi des eaux de Vichy sont, dans la goutte aiguë, plus prompts, plus complets et conséquemment plus frappants que dans la goutte chronique; dans ce dernier cas, lorsque les intervalles des accès sont courts, ce n'est ordinairement qu'après un traitement plus ou moins long que les malades retrouvent l'usage de leurs jointures, et encore ce résultat n'est-il rien moins que certain. La goutte chronique passe quelquefois à l'état aigu pendant la durée du traitement, mais cela n'est nullement nécessaire pour le succès de la cure.

Il est rare, suivant M. Petit, que les tophus soient résorbés; mais, en général, lorsque les malades sont soumis au traitement alcalin et qu'ils le suivent pendant longtemps, il est bien rare que de nouveaux tophus se forment.

La médication par les eaux de Vichy a pour effet de diminuer la violence des accès et d'en abréger la durée; mais son objet principal est de combattre la cause prochaine de la goutte et d'en prévenir les retours.

Les goutteux, suivant une remarque du docteur Petit, supportent en général très-bien l'eau de Vichy; ce médecin conseille cependant de commencer toujours par de petites doses, cinq ou six verres par jour, ainsi qu'un bain. Si cette dose est bien supportée, on pourra élever le nombre des verres jusqu'à douze ou quinze dans les vingt-quatre heures. Quelques malades ont pris jusqu'à vingt ou vingt-cinq verres par jour sans en éprouver le moindre inconvénient. Beaucoup s'imaginent que si l'on guérit en buvant une petite quantité d'eau, on doit guérir bien mieux encore en en buvant de très-grandes doses, et c'est pourquoi ils dépassent souvent les prescriptions; c'est ainsi que plusieurs malades ont porté la dose jusqu'à trente, quarante, cinquante verres par jour; l'un d'eux affirmait même avoir atteint le chiffre à peine croyable de quatre-vingts verres dans les vingt-quatre heures.

M. Petit croit que les eaux de Vichy doivent toute leur efficacité contre la goutte à la grande proportion de soude qu'elles contiennent; d'après lui, toutes les eaux qui en contiendraient autant auraient la même efficacité. Comme le bicarbonate de soude reste parfaitement en dissolution dans l'eau de Vichy transportée, celle-ci serait, suivant M. Petit, aussi efficace que l'eau prise à la source. Il faut remarquer toutefois que cette dernière est mieux supportée par l'estomac, et peut être prise par conséquent en bien plus grande quantité que l'eau transportée.

La première et même la seconde année du traitement de la goutte par les eaux de Vichy, il est bon de saturer assez fortement les malades ; pour cela un mois au moins est nécessaire, mais le traitement peut être prolongé avec avantage au delà de cette limite, principalement lorsqu'il y a roideur ou ankylose des jointures. Il arrive quelquefois un moment où il se manifeste pour l'eau minérale une certaine répugnance, accompagnée d'un peu d'agitation et d'insomnie. Parfois ces mêmes accidents se présentent aussi à une époque peu avancée du traitement. Dans les deux cas, la médication doit être interrompue.

Telles sont les principales opinions émises relativement à l'emploi des eaux de Vichy dans le traitement de la goutte, par un homme placé dans les conditions les plus favorables pour étudier la question sous toutes ses faces. Les conclusions du docteur Petit ont trouvé néanmoins, parmi les médecins français, de nombreux contradicteurs ; c'est ainsi, par exemple, qu'un autre médecin inspecteur de Vichy, auquel on doit de nombreux écrits sur le même sujet, M. le docteur Durand-Fardel, a combattu les assertions de M. Petit sur plusieurs points importants. M. Durand-Fardel reconnaît hautement que l'emploi des eaux de Vichy est souvent très-utile aux goutteux ; si ces eaux ne guérissent point la goutte, elles exercent habituellement, suivant lui, une heureuse influence sur l'état général des malades, en même temps qu'elles apportent une atténuation aux manifestations goutteuses. Leur administration toutefois doit être entourée de grandes précautions et soumise à certaines règles bien déterminées. M. Durand-Fardel pense que l'action des eaux de Vichy dans la goutte n'est pas de neutraliser l'acide urique, mais bien de produire sur l'organisme un effet altérant; elles déterminent, en outre, une excitation de tout l'organisme et en particulier des organes sécréteurs; c'est pourquoi il importe de n'administrer jamais les eaux de Vichy pendant les accès de goutte. Il faut les faire prendre le plus loin possible des accès passés et des accès futurs, lorsqu'il est permis de prévoir l'époque de leur retour (1).

On a rapporté plusieurs cas de mort rapide survenue peu de temps après le début d'un traitement par les eaux de Vichy, chez des sujets goutteux atteints, à la vérité, d'une affection organique siégeant sur un viscère important. Il paraît en outre que la goutte aiguë est quelquefois devenue chronique sous la seule influence de la cure thermale. On a signalé encore bien d'autres effets fâcheux des eaux de Vichy; c'est une raison suffisante pour rendre circonspect non-seulement dans le mode d'administration de ces eaux, mais encore dans le choix des malades qui pourraient être soumis à leur emploi.

Il m'a été donné d'observer les effets des eaux de Vichy appliquées au traitement des formes et des périodes les plus variées de la goutte. J'ai pu en outre,

(1) *Lettres sur le traitement de la goutte par les eaux minérales de Vichy*, page 81 et suivantes.

à Vichy même, étudier le mode d'administration de la médication thermale le plus généralement usité. C'est pourquoi je me permettrai de formuler à mon tour une opinion sur cet important sujet. Les eaux de Vichy sont certainement un agent médicamenteux très-puissant. Elles agissent sur l'ensemble de la constitution et modifient la crase des différents liquides de l'économie. Si quelquefois elles sont utiles, elles peuvent aussi, dans certains cas, produire les effets les plus funestes. En ce qui concerne leur application au traitement de la goutte, je crois qu'elles sont le plus souvent nuisibles dans la forme chronique, principalement lorsque l'organisme est déjà affaibli, et aussi dans les cas où des dépôts d'urate de soude se sont formés hâtivement sur les jointures ainsi qu'à la surface du corps; en pareille circonstance, elles me paraissent avoir quelquefois pour effet d'accroître ces dépôts, et d'augmenter encore la dépression des forces vitales. A en juger par leur composition chimique, les eaux de Vichy seraient contre-indiquées chez la plupart des goutteux; la présence d'un excès de carbonate de soude dans le sang doit tendre en effet à diminuer la solubilité de l'urate de soude plutôt qu'à l'accroître. Dans certaines formes de goutte chronique, les bains sont utiles, mais l'action de ceux-ci est alors indépendante de la nature des substances qui entrent dans leur composition.

Dans la goutte aiguë, des doses modérées d'eau de Vichy peuvent être prises sans inconvénient, soit à l'époque où l'accès est imminent, soit pendant la durée même ou au déclin de l'accès. L'emploi des bains minéraux, dans ces diverses circonstances, doit toujours être proscrit. J'ai la conviction que les autres méthodes de traitement sont préférables à la médication thermale, tant que l'inflammation goutteuse aiguë occupe les jointures. Encore dans la goutte aiguë, les eaux de Vichy, administrées aussi loin que possible des accès passés et des accès futurs, produisent les meilleurs effets lorsque le sujet est robuste et bien constitué, lorsque la maladie paraît dépendre de la production exagérée de l'acide urique plutôt que de l'élimination insuffisante de cet acide, dans les cas enfin où les fonctions du foie et celles des organes digestifs sont particulièrement affectées. En dehors de ces circonstances, d'autres sources minérales remplacent toujours avec avantage les eaux de Vichy dans le traitement de la goutte.

Sources minérales de Wiesbaden (Nassau). — Les caractères chimiques et physiques des eaux minérales de Wiesbaden peuvent être représentés par ceux de la source dite *Kochbrunnen*, la seule à peu près que l'on emploie. L'eau de cette source possède les propriétés suivantes : sa température est de 71 degrés centigrades ; elle émet d'abondantes vapeurs ; son odeur est analogue à celle de la chaux vive, et son goût assez semblable à celui de bouillon de poulet faible, mais très-salé. — Sa densité est de 1006,6. Sur 1000 parties, elle contient 8 parties de matières solides et 0,5 de gaz. — On verra dans l'Appendice le détail de l'analyse qu'en a faite M. Fresenius.

Lorsque l'eau est en contact avec l'air, comme cela

arrive dans les bains, il se forme à sa surface une pellicule d'apparence graisseuse, constituée par du carbonate de chaux que le dégagement de l'acide carbonique a rendu insoluble ; on n'y trouve pas une quantité appréciable de matière organique.

Eu égard à la nature des eaux de Wiesbaden, les effets qu'elles produisent sur l'économie sont dus évidemment, d'une part, à la haute température qu'elles possèdent sortant de terre, de l'autre, aux matières salines qui y sont contenues, et spécialement au chlorure de sodium. Les sels de chaux, comme le carbonate et le sulfate, ont probablement quelque action, ainsi que l'acide carbonique libre et la petite quantité de fer que ces eaux renferment; mais ces dernières substances, ainsi que les autres principes constituants, ne jouent qu'un rôle très-secondaire comparativement au sel commun.

Lorsque ces eaux sont prises à petites doses, leurs effets physiologiques sont : une augmentation de la salive et du mucus buccal, forçant à multiplier les déglutitions et aiguisant le sens du goût ; un sentiment de chaleur à l'épigastre, accompagné d'éructations de gaz acide carbonique ; d'ordinaire, concurremment avec ces symptômes, l'appétit devient meilleur et les fonctions digestives s'accomplissent plus facilement. Lorsque l'eau est absorbée dans l'économie, son seul effet appréciable est l'augmentation de la sécrétion urinaire. Les intestins ne sont généralement pas affectés par ces eaux, à moins qu'on ne les prenne froides, et alors elles produisent un léger effet purgatif ; d'autre part, si le malade les boit très-chaudes, il peut en résulter de la constipation.

Lorsque les eaux sont prises à des doses plus fortes, tous les symptômes notés ci-dessus deviennent plus marqués, et, quoique la peau et les reins fonctionnent parfaitement, il peut survenir une légère diarrhée, et alors les selles contiennent beaucoup de matière bilieuse et d'autres sécrétions intestinales.

Continué pendant plusieurs semaines à hautes doses, l'usage des eaux de Wiesbaden produit une diminution du poids du corps, que l'on reconnaît, à première vue, à ce que le ventre proémine moins. Il se développe souvent aussi des éruptions cutanées, notamment de l'acné. Si l'on continuait plus longtemps encore, on verrait apparaître des symptômes annonçant que l'organisme est saturé par la matière saline ; une grande répugnance à prendre les eaux, des éructations, de la soif, une langue fuligineuse et une sensation générale de prostration indiqueraient la nécessité d'interrompre le traitement ; autrement il se produirait de la diarrhée et des vomissements, une congestion des organes de la poitrine et de la tête, et d'autres symptômes fâcheux. A doses encore plus élevées, les eaux sont décidément purgatives.

Dans son ouvrage, intitulé *Monographie des eaux minérales de Wiesbaden*, le docteur Braun a donné les résultats de quelques expériences qu'il a faites dans le but de constater l'action de ces eaux sur l'urine ; ces expériences paraissent montrer que les eaux prises, soit à l'intérieur, soit sous forme de bain, augmentent notablement l'élimination de l'acide urique et de l'urée. Si des expériences nouvelles venaient confirmer ces résultats que l'on trouvera indiqués dans l'Appendice, on s'expliquerait ainsi facilement l'efficacité du traitement thermal de Wiesbaden.

L'action des eaux de Wiesbaden sous forme de bains a été étudiée par M. Neubauer et par le docteur Genth. Neubauer a constaté qu'un bain d'une demi-heure augmentait chez lui la quantité de l'urine et surtout celle de l'urée et de l'acide urique. Les autres éléments de l'urine étaient augmentés à un degré moindre. Le bain faisait élever aussi la proportion de l'acide libre de l'urine. Pour le docteur Genth, l'effet fut différent; le bain diminua la quantité de l'urée et n'augmenta que très-peu celle de l'acide urique. Neubauer constata que les eaux prises à l'intérieur augmentaient la quantité d'urée ; le docteur Genth, au contraire, trouva dans ce cas une diminution de l'urée et de l'acide urique. Il n'y a donc jusqu'à présent rien de très-certain sur les effets physiologiques des eaux de Wiesbaden.

Les eaux de Wiesbaden ont été fortement recommandées pour la goutte, et il y a certaines formes de cette maladie dans lesquelles elles peuvent être administrées avantageusement. Elles sont indiquées plus spécialement chez les sujets dont la circulation est paresseuse et dont les sécrétions se font mal, de même que chez ceux qui ont les jointures rigides à la suite des attaques précédentes. Il n'est pas rare de voir survenir un paroxysme peu de temps après que l'on a commencé à prendre les eaux; lorsque cela arrive, on doit en interrompre l'usage. Dans les cas où le sujet est débilité, il ne faut pas essayer du traitement de Wiesbaden. On doit user aussi de beaucoup de précautions pour les bains, lorsqu'il y a quelques symptômes indiquant une maladie des organes thoraciques ou une altération des reins. J'ai eu l'occasion d'observer les effets des eaux de Wiesbaden sur beaucoup de goutteux, mais je ne puis dire qu'elles aient eu souvent un bon résultat. Elles n'ont diminué ni la fréquence des attaques ni leur intensité ; je dois ajouter cependant que rarement nos malades recourent aux eaux de Wiesbaden avant que leur goutte ne soit devenue tout à la fois chronique et incurable.

Si ces eaux possédaient les propriétés que leur attribue le docteur Braun, elles ne feraient certainement pas naître des accès aigus, car le sang serait sous leur influence bientôt assez purifié pour qu'une attaque de goutte ne pût pas se produire. Je crois que les eaux de Wiesbaden sont plutôt propres à guérir certaines formes chroniques de rhumatisme ; cependant je ne doute point que leur emploi judicieux ne puisse offrir quelque avantage dans beaucoup de cas de goutte véritable.

Le docteur Robertson m'apprend qu'après une expérience de sept ans, à Wiesbaden, il est arrivé à cette conclusion que les eaux de Wiesbaden n'ont pas d'action spécifique sur la goutte vraie, mais sont plus avantageuses dans certaines formes de rhumatisme. Dans la goutte, on peut les employer lorsqu'on désire provoquer une attaque, ce que du reste elles font souvent. Le docteur Robertson a aussi remarqué que les malades subissaient bien plus rapidement l'influence des eaux lorsque la température était au-dessous de celle du corps, mais que la plupart des malades prenaient leur bain trop chaud.

Sources minérales d'Aix-la-Chapelle — Les eaux d'Aix-la-Chapelle sont caractérisées par leur odeur particulière; beaucoup de sources ont là une haute température. Quoiqu'elles diffèrent en apparence des eaux minérales dont nous avons parlé jusqu'ici, un examen plus approfondi nous montrera que cette différence n'est pas du tout aussi marquée qu'on pourrait le croire au premier abord. La source principale est celle de l'Empereur (*Kaiserquelle*). Son eau est claire, exhale une forte odeur d'hydrogène sulfuré et a une température de 57 degrés centigrades 450 grammes de cette eau contiennent 2 grammes de matière saline et 26 pouces cubes de gaz.

L'analyse que l'on trouvera dans l'Appendice montre que l'eau est salée et alcaline, qu'elle contient du chlorure de sodium et du carbonate de soude, et que son odeur est due à la présence d'une petite quantité d'hydrogène sulfuré et de sulfure de sodium.

L'effet thérapeutique de cette eau est analogue à celui de l'eau de Wiesbaden, quoique moins puissant; mais le soufre qu'elle contient produit une influence marquée sur les fonctions de la peau. Cette eau est donc indiquée pour les goutteux chez lesquels la peau est sèche et dure, de même que dans les cas où il existe une faiblesse générale compliquée de rigidité des articulations. Il faut se rappeler de plus que la composition chimique des eaux d'Aix-la-Chapelle ne contient rien de particulièrement propre à combattre la diathèse goutteuse, excepté une petite quantité d'alcali sous la forme de carbonate de soude.

Sources minérales de Baden-Baden. — Je n'ai pu expérimenter jusqu'à présent la valeur de ces eaux dans le traitement de la goutte, mais leur influence pour modifier cette maladie a été récemment étudiée par le docteur Ruef, et il a trouvé que la lithine en formait un élément important ; je ne puis donc mieux faire que de reproduire ici un extrait d'un article inséré récemment dans un journal de médecine par le docteur Althaus :

« On a trouvé, dans deux des sources minérales de Baden-Baden, celles dites Fettquelle et Murquelle, une forte proportion de lithine : la première contient 0^{gr},0140 de chlorure de lithium dans 450 grammes d'eau, et la seconde 0^{gr},1530. Dans 100 livres de sel extrait de la Murquelle, on trouve 9 livres 3/4 de lithine, c'est-à-dire une quantité de cette matière valant 2,250 francs. On ne connaît jusqu'à présent aucune source minérale qui contienne autant de lithine.

» L'analyse de ces eaux faite par le professeur Bunsen a été la cause que, l'an dernier, elles ont été employées pour la première fois pour beaucoup de cas de goutte et de lithiase. Je dois à l'obligeance du docteur Ruef, de Baden-Baden, qui a traité un grand nombre de goutteux par ces eaux, les détails suivants sur le résultat de leur emploi :

» Les effets physiologiques observés après l'ingestion de ces eaux sont les suivants : D'abord, elles activent la digestion et produisent une sensation de bien-être, mais après qu'elles ont été prises pendant un certain temps, surtout à hautes doses, il survient du malaise, des nausées et de la diarrhée; dans la plupart des cas, ces symptômes disparaissent peu à peu; néanmoins ils continuent quelquefois aussi longtemps que l'on boit l'eau. L'élimination de l'urine est toujours augmentée; elle est souvent doublée et même triplée. L'urine devient trouble après un certain temps, et il s'y dépose une grande quantité d'un sédiment rougeâtre. Chez quelques-uns des malades traités par le docteur Ruef, il survint, entre le cinquième et le dixième jour, des sueurs profuses qui continuèrent aussi longtemps que l'usage de l'eau; chez une dame, entre autres, qui ne transpirait guère depuis nombre d'années, ces sueurs profuses continuèrent même pendant deux mois après la fin de la cure. Cette eau est donc, paraît-il, diurétique et diaphorétique tout à la fois.

» Quant à son action thérapeutique, dans la plupart des cas la douleur articulaire commence par augmenter (surtout chez les malades qui doivent en éprouver de bons effets), mais elle ne s'étend jamais aux parties saines; dans des jointures qui sont complétement ankylosées, les malades ressentent des craquements, des tiraillements, des frottements, comme si les articulations étaient tordues : mais après ce paroxysme de douleur, on observe une sensation de bien-être et une amélioration marquée; en outre, la mobilité de l'articulation est beaucoup augmentée. Chez un malade, médecin d'Épernay, il survint pendant l'usage de l'eau une attaque régulière de goutte; mais en continuant le traitement, ce malade guérit si vite, qu'au bout de trois jours il put aller se promener. Les affections goutteuses des articulations, des gaînes, des nerfs et des muscles, lorsqu'elles n'étaient pas trop invétérées, ont guéri au bout de trois ou quatre semaines, et la guérison s'est maintenue jusqu'à présent. Les effets de cette eau ont aussi été très-bienfaisants dans les cas de migraine périodique, souvent due à la goutte. Une dame qui avait eu de la contracture pendant quatorze ans et qui ne pouvait ni se tenir debout, ni marcher, ni porter une cuiller à la bouche, éprouva tant de bien de l'usage de ces eaux, qu'elle fut en état de marcher un peu, de se tenir debout et de manger toute seule, tandis qu'aucune médication précédente n'avait pu la soulager. Cette malade souffrait aussi d'une dysménorrhée dont les symptômes principaux étaient une douleur abdominale, de l'oppression, de l'asthme, une sensation de froid et une paralysie du bras gauche. Elle n'avait pris les eaux que depuis huit jours, lorsque ses règles apparurent sans être accompagnées d'aucun symptôme incommode. Depuis lors ces symptômes n'ont plus reparu. Chez un homme qui avait les articulations des doigts tuméfiées par de l'urate de soude que l'on voyait se dessiner en taches blanches à travers la peau, l'usage des eaux fit disparaître le dépôt et diminuer l'enflure.

» Voici la manière d'administrer ces eaux. Pour les malades qui ne peuvent en supporter une grande quantité, on ajoute 0gr,30 de carbonate de lithine à une bouteille d'eau de la Murquelle, qui contient 0gr,3235 de chlorhydrate de lithine ; ensuite on sature l'eau d'acide carbonique pour rendre le carbonate plus soluble ; on boit trois fois par jour un verre de cette eau, et s'il paraît nécessaire d'augmenter la dose, on ajoute à chaque verre de 12 à 20 centigrammes de carbonate. Lorsque les malades sont capables de supporter une grande quantité de liquide, ils peuvent prendre six à huit verres d'eau de la Murquelle sans aucune addition artificielle de carbonate de lithine. On peut aussi prendre des bains avec l'eau de la même source. L'administration des bains de Baden est actuellement occupée à préparer une eau mère de la Murquelle pour obtenir une grande quantité de sel que l'on pourra, l'année prochaine, ajouter aux bains. De tous les remèdes qu'offrent les eaux de Baden-Baden contre les affections arthritiques, aucun ne s'est montré aussi puissant que cette source de lithine. Dans certains cas, le docteur Ruef a employé concurremment des bains russes préparés avec la vapeur de la source la plus chaude de l'endroit, qui a une température de 68 degrés centigrades. » (*Medical Times and Gazette.*)

Eaux de Carlsbad (Bohême). — En se reportant à l'Appendice, on verra que le sulfate de soude est le principal ingrédient des eaux de Carlsbad; mais le carbonate de soude et le chlorure de sodium y entrent aussi pour une forte partie; en outre, la haute température de ces eaux aide puissamment à leur action thérapeutique. Chez la plupart des malades, leur usage produit une action purgative suivie généralement d'une diurèse copieuse et d'une légère excitation du système vasculaire. Grâce à la présence du carbonate de soude, ces eaux ont le pouvoir de rendre les fluides de l'économie plus alcalins et ressemblent sous ce rapport aux eaux de Vichy.

Les eaux de Carlsbad sont employées avec beaucoup d'avantage chez les goutteux d'un tempérament pléthorique, dont le foie et le tube digestif fonctionnent mal.

On peut l'employer aussi lorsque la maladie est plus spécialement due à une production excessive de l'acide urique. Chez les individus d'un tempérament faible dont les reins sont sérieusement affectés, il ne faut pas les employer; elles pourraient être fort nuisibles à cause des troubles sérieux qu'elles produisent dans l'organisme.

Dans la même catégorie d'eaux minérales, on peut mentionner celles de Kissingen, Marienbad, Hombourg, Ems, Soden et Cheltenham; elles contiennent toutes une proportion considérable de matière saline et sont excellentes pour certaines formes de goutte; quelques-unes, Ems en particulier, sont de plus alcalines, par suite de la présence d'un peu de carbonate de soude.

La seconde classe d'eaux minérales renferme celles qui doivent leur action thérapeutique à l'eau elle-même, ou bien à leur haute température. Les plus importantes sont celles de Tœplitz, Wildbad, Buxton, Gastein et Bath.

Les analyses des trois premières de ces sources se trouvent dans l'Appendice, et peuvent servir de type pour toute cette classe. Les éléments minéraux qui y sont contenus sont insignifiants et ne peuvent guère ajouter aux propriétés thérapeutiques de l'eau elle-même; quant à l'eau de Buxton, on a voulu rapporter son action à une grande quantité d'azote qu'elle contient, mais cette explication est tout au moins fort problématique. Ces eaux sont plus spécialement employées sous la forme de bains ou de douches; plusieurs d'entre elles peuvent être administrées avec avantage à l'intérieur.

Beaucoup des malades qui fréquentent les eaux de Tœplitz souffrent de diverses formes de goutte, et l'on assure qu'ils éprouvent beaucoup de bien de l'usage de ces eaux.

Les eaux de Tœplitz sont surtout efficaces chez les goutteux d'un tempérament débile, et les bains sont spécialement indiqués lorsque l'estomac est incapable de supporter une grande quantité de liquide; une immersion prolongée dans une eau d'un poids spécifique faible et ne contenant en dissolution que peu de matières solides, est favorable à l'endosmose, et il en résulte une absorption considérable. Comme les éléments solides sont surtout des carbonates de soude et de chaux avec quelques traces de fer, les liquides de l'organisme en deviennent un peu plus alcalins et les sécrétions sont légèrement stimulées; cette action se produit aussi bien lorsque les eaux sont administrées sous forme de bains que lorsqu'elles sont prises à l'intérieur.

Ces remarques que je viens de faire sur les eaux de Tœplitz s'appliquent à beaucoup d'autres, et plus spécialement à celles de Wildbad, Gastein, Buxton et Bath, qui contiennent fort peu d'éléments minéraux. Quant à l'efficacité des eaux de Bath, Heberden remarque qu'il n'a jamais pu constater aucun bon résultat de leur usage externe, ni dans les accès de goutte, ni dans leurs intervalles. Elles paraissaient au contraire augmenter plutôt la faiblesse des membres.

Dans certaines formes de goutte, et spécialement après une cure minérale quelconque, les eaux ferrugineuses ont une valeur considérable. Les plus importantes sur le continent sont celles de Spa, Schwalbach, Pyrmont, et en Angleterre celle de Tunbridge Wells.

Il suit de ce que nous avons dit jusqu'à présent sur la nature et sur l'action de différentes sources minérales renommées dans le traitement des diverses formes de goutte, qu'il faut beaucoup de précautions pour prévenir des conséquences fâcheuses, et beaucoup de sagesse pour assurer le succès.

Les règles que je vais ajouter pourront guider le praticien pour conseiller ou proscrire l'emploi des eaux minérales dans les cas de goutte.

Ces eaux doivent toujours être proscrites lorsqu'il existe quelque maladie organique importante, spécialement du cœur ou des reins; il faut, même lorsque cette maladie est légère, user des plus grandes précautions.

On doit les éviter toujours pendant ou avant un accès de goutte.

Il faut choisir les eaux d'après la nature spéciale du cas dont il s'agit. Lorsque le malade est robuste, d'un tempérament pléthorique, les sources salées alcalines; lorsque prédomine la paresse des intestins, les eaux purgatives; lorsque la circulation se fait mal, les eaux salées; lorsque la peau ne fonctionne pas, les eaux sulfureuses; enfin, lorsqu'il y a surtout faiblesse, les eaux thermales simples conviennent de préférence.

Dans tous les cas il faut commencer l'usage des eaux avec précaution, prendre garde de ne pas charger l'estomac en donnant trop de liquide, éviter de produire de la faiblesse ou d'autres effets fâcheux qui résultent d'un trop long séjour au bain.

PL. V.

Fig. 1.
Fig. 2.
Fig. 3.
Fig. 4.
Fig. 5.
Fig. 6.
P. Lackerbauer lith.
Imp. Becquet, Paris.

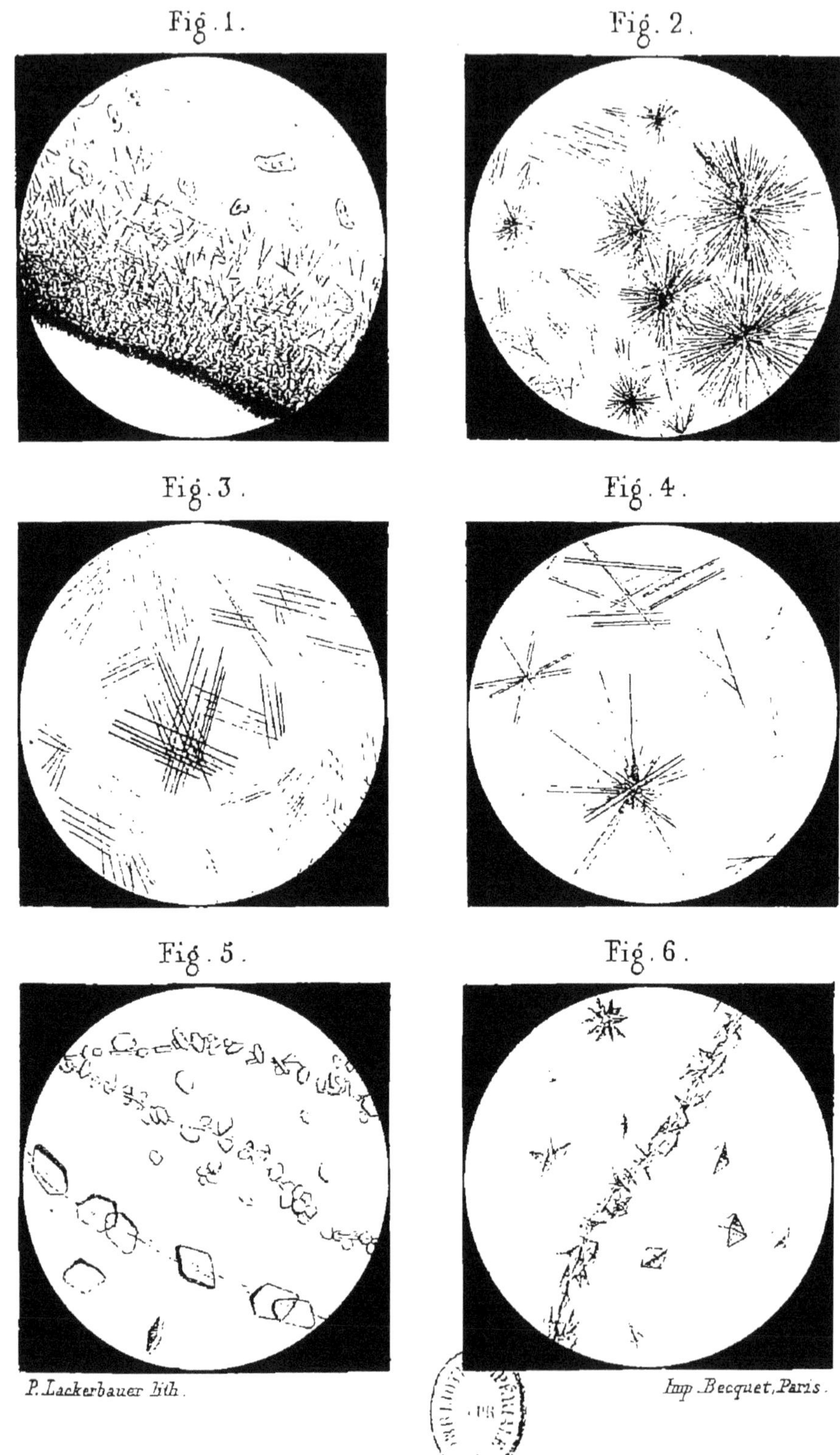

En terminant, j'ajouterai qu'il ne faut pas attendre trop de l'action des eaux minérales; en effet, leur influence, même dans les cas les plus avantageux, ne dure que peu de temps, tandis que le plus souvent les causes de la maladie exercent une action constante.

CHAPITRE XIV.

FORMES IRRÉGULIÈRES DE LA GOUTTE. — Remarques préliminaires. — Diagnostic difficile des formes irrégulières de la goutte. — Moyen de reconnaître la véritable nature des cas difficiles et anormaux. — Goutte rétrocédée ou métastatique. — Affections goutteuses des organes digestifs, du cœur, de la respiration, des organes urinaires, des yeux et des oreilles, de la peau, des systèmes nerveux et musculaire. — Traitement des différentes formes de goutte irrégulière.

La question dont nous abordons l'étude est hérissée de difficultés; plus que toute autre elle réclame l'exercice du jugement pour être traitée d'une manière satisfaisante. Il existe des formes irrégulières de la goutte; c'est là un fait que s'accordent à reconnaître tous les auteurs qui se sont occupés de cette maladie, et que confirme d'ailleurs l'observation de chaque jour. Il n'est pas rare de voir les symptômes ainsi désignés précéder de beaucoup l'accès de goutte régulière; quelquefois ils s'évanouissent au moment où celui-ci éclate; mais d'autres fois ils persistent, sous une forme mitigée, il est vrai, dans le temps même où progresse l'inflammation articulaire; souvent encore on les observe dans l'intervalle des accès. Ces mêmes symptômes se présentent parfois chez des sujets qui jamais n'éprouvent d'accès de goutte régulière, mais qui sont prédisposés par l'hérédité à contracter la goutte, ou qui, tout au moins, ont été soumis à l'influence des causes les plus propres à développer cette maladie.

Si l'on parvient à démontrer que les symptômes dont il s'agit, et dont la description va être donnée, sont subordonnés à l'état diathésique qui produit, d'autre part, l'inflammation goutteuse des jointures, il faudra bien les reconnaître pour des manifestations irrégulières de la goutte. Mais de nombreuses difficultés se présentent lorsqu'il s'agit de déterminer la véritable nature de ces symptômes. Il ne faut pas oublier, en effet, que chez les sujets goutteux, des altérations fonctionnelles ou organiques peuvent se produire, qui ne doivent pas être rattachées à la goutte. La pleurésie, par exemple, et la bronchite, qui, chez de tels sujets, se développent sous l'influence du froid, peuvent bien être modifiées jusqu'à un certain point par l'état diathésique; cependant ce ne sont pas, à proprement parler, des affections goutteuses. C'est sans doute pour n'avoir pas suffisamment tenu compte de cet ordre de faits, que les anciens auteurs ont été souvent conduits, tant en Angleterre qu'à l'étranger, à multiplier outre mesure les formes irrégulières de la goutte.

Plusieurs des causes qui prédisposent le plus puissamment à contracter la goutte, peuvent aussi faire naître d'autres maladies qui n'ont avec celle-ci rien de commun. C'est ainsi que se développent assez souvent, chez les goutteux, des maladies du cœur, telles que l'hypertrophie ventriculaire, la dégénération athéromateuse ou autres lésions des valvules. Comme on l'a dit dans le chapitre consacré à l'anatomie pathologique, les concrétions qui, en pareil cas, se produisent quelquefois dans les organes, ne sont pas constituées par de l'urate de soude, même lorsque le début de la goutte remonte très-loin. On ne doit pas perdre de vue que la goutte entraîne à la longue une modification profonde dans l'ensemble des fonctions digestives, et que c'est là une condition qui favorise le développement d'un bon nombre d'affections organiques.

L'étude attentive que j'ai faite d'un grand nombre d'observations relatées par les auteurs comme des exemples de goutte anormale, m'a laissé convaincu que, dans la plupart des cas, il s'agit là d'affections qui n'ont aucune relation avec la diathèse goutteuse. La disposition particulière de l'organisme qui produit la goutte régulière peut, cela est incontestable, produire des troubles morbides qui, pour siéger en dehors des jointures, n'en sont pas moins de nature goutteuse; mais on sait, d'un autre côté, que le terme de *goutte irrégulière* a servi trop souvent à masquer notre ignorance. Ce terme devrait n'être usité que pour spécifier les accidents qui se rattachent incontestablement à la diathèse goutteuse.

Les formes irrégulières de la goutte ont été désignées par les dénominations variées de *goutte anomale*, *goutte abarticulaire;* quelques-unes d'entre elles ont été appelées *goutte larvée*, *goutte vague*, par les auteurs français; le terme *goutte mal placée* a été aussi quelquefois employé dans le même sens. Mais plusieurs auteurs ont englobé tous les accidents dont il s'agit sous le nom de *goutte atonique* : c'est qu'en effet ces accidents ne se manifestent guère que dans les cas où l'organisme manque de réaction.

Dans l'examen d'un cas qu'on suppose appartenir à la goutte irrégulière, il importe de s'enquérir tout d'abord des antécédents du sujet. La prédisposition héréditaire existe-t-elle chez lui, et à quel degré ? A-t-il été soumis à l'influence des causes extérieures qui prédisposent à contracter la goutte ? L'âge, le sexe, doivent aussi être pris en grande considération. A-t-il existé quelque affection articulaire, et quels sont les caractères que celle-ci a présentés ? Il faut rechercher enfin si les symptômes observés, et qu'on est porté à rapporter à la diathèse goutteuse, sont influencés par l'action des causes qui provoquent, presque à coup sûr, l'apparition des accès de goutte légitime ou augmentent leur intensité.

Si malgré tout, le doute subsistait encore, il pourrait être utile, afin de décider le diagnostic, d'avoir recours à l'examen du sang. Nous savons que, dans la goutte, l'altération du sang, par excès d'acide urique, est un caractère constant. Il suit de là que si, dans un cas donné, cette altération du sang fait défaut, les symptômes observés ne pourront être rattachés à la diathèse goutteuse ; que si, au contraire, elle existe, il devient très-vraisemblable que les accidents, quels qu'ils soient, appartiennent à la goutte. Je dis très-vraisemblable, et non certain, parce que l'acide urique peut, comme on sait, exister quelquefois en excès dans le sang, sans que sa présence soit accusée par aucun symptôme spécifique.

Mais il se rencontre en général, dans les cas de ce genre, des circonstances qui mettent obstacle à l'examen du sang; le plus souvent, en effet, il n'existe point d'indication positive d'ouvrir la veine, et dès lors on ne se décide pas, sans répugnance, à pratiquer cette petite opération, bien que 30 grammes de sang soient une quantité suffisante pour l'analyse. En pareille conjoncture, j'ai eu quelquefois recours à l'application d'un vésicatoire, moyen toujours exempt de danger et dont l'emploi peut d'ailleurs être souvent conseillé en vue de modifier les symptômes. Il faut reconnaître toutefois que l'examen de la sérosité obtenue à l'aide du vésicatoire est un procédé moins délicat que l'examen direct du sang; on peut cependant conclure dans le premier cas tout aussi affirmativement que dans le second, dès que la présence de l'acide urique a été bien et dûment constatée.

Dans la description des phénomènes de la goutte irrégulière, je traiterai, en premier lieu, de la forme qui a été désignée sous le nom de goutte rétrocédée ou métastatique. Les autres variétés seront groupées d'après la considération des organes ou des tissus où elles se manifestent.

Goutte rétrocédée. — On dit que la goutte est rétrocédée, lorsque, après la brusque disparition des symptômes articulaires, il se déclare des accidents indiquant une grave atteinte de quelque organe intérieur, de manière à faire naître l'idée d'une métastase, d'un changement de siége de la maladie. Les viscères le plus souvent affectés en pareil cas sont l'estomac, le cœur, l'encéphale. Ce transport de l'inflammation goutteuse sur un organe intérieur est un fait incontestable; mais il faut reconnaître que, dans la majorité des cas, l'organe ainsi affecté présentait, au préalable, une altération quelconque plus ou moins profonde et qui peut être considérée comme la cause indirecte de l'action métastatique. C'est toujours une tâche fort difficile de distinguer les cas dans lesquels la métastase goutteuse doit être invoquée, de ceux qui ne se prêtent pas à cette interprétation.

Lorsque la goutte se porte sur l'*estomac*, les symptômes sont un sentiment d'oppression et d'anxiété vives, accompagnées souvent d'un état spasmodique avec douleur gastrique et vomissement. Coste rapporte le cas d'un soldat chez qui des applications d'alcool camphré sur les jointures envahies firent disparaître l'affection articulaire, et qui, aussitôt après, fut pris de sueurs froides et de vomissements bilieux et verdâtres. Sydenham paraît avoir éprouvé des symptômes analogues par suite de la rétrocession de la goutte articulaire.

Scudamore a relaté deux observations relatives à cette forme de la goutte rétrocédée et dont voici le résumé.

Obs. I. — Il s'agit d'un homme âgé de quarante-sept ans, très-replet, sujet à la goutte depuis vingt-cinq ans. L'emploi répété de doses élevées d'eau médicinale avait produit chez lui une grande dépression des forces; en outre, depuis quelque temps et contrairement à ses habitudes, cet homme s'était abstenu de boire du vin. Pendant le cours d'un accès de goutte siégeant à l'un des pieds, il se trouva exposé un jour à l'influence du froid humide. Sur le moment même, il n'en résulta aucun inconvénient; mais, pendant la nuit, une cardialgie des plus intenses se déclara avec flatuosités et un sentiment d'oppression tel, que le malade craignait à chaque instant que son estomac ne vînt à éclater. Les fomentations chaudes, l'éther, l'opium, un mélange d'eau et d'eau-de-vie, furent employés, et firent cesser ces symptômes alarmants; mais ceux-ci furent remplacés par un violent accès de goutte ayant pour siége les articulations des pieds et celles des genoux.

Des symptômes du même genre, bien que d'un caractère différent, se reproduisirent chez cet homme dans une autre circonstance, encore sous l'influence du froid. C'était une sorte de torpeur générale avec pouls lent et languissant, refroidissement du tégument externe, affaissement des traits. La digestion était difficile, la parole embarrassée. Les stimulants furent administrés cette fois encore avec succès.

Obs. II. — Cette observation est relative à un homme âgé de cinquante-deux ans, et chez qui la goutte s'était montrée pour la première fois à l'âge de trente et un ans, affectant l'un des pieds. Étant encore sous le coup d'un accès de goutte et au sortir d'un bon repas, pendant lequel il avait bu du madère mêlé d'eau, cet homme s'était exposé à l'air froid. Il fut pris tout à coup de symptômes alarmants tels que : respiration difficile, sueurs froides, sensation de brûlure s'élevant des intestins; d'ailleurs pas de douleur. Il y avait en outre des nausées, un sentiment de syncope imminente, et enfin des palpitations de cœur. Après avoir pris de l'eau chaude afin de provoquer le vomissement, le malade rejeta par la bouche une grande quantité d'un liquide acide, et il fut immédiatement soulagé. Au moment où ces symptômes sévissaient dans toute leur intensité, le pied devint libre; mais à peine S'étaient-ils amendés, que la goutte reparut dans le lieu qu'elle avait d'abord affecté. Plus tard, pendant le cours d'un nouvel accès de goutte, ce même malade éprouva des accidents semblables à ceux qui viennent d'être décrits.

La pathogénie des affections gastriques produites par rétrocession de la goutte articulaire est des plus obscures. s'agit-il là d'un état inflammatoire des parois de l'estomac, ou seulement d'un spasme violent de la tunique musculeuse de l'organe? C'est un point que ne sauraient décider les observations d'ailleurs très-imparfaites que nous possédons sur la matière. Tout ce qu'on peut dire, c'est que, à en juger d'après la nature des agents thérapeutiques qui réussissent le mieux dans ce genre d'affections, la goutte à l'estomac semble consister en un trouble purement fonctionnel. L'application du froid est peut-être la cause la plus habituelle de cet accident, principalement lorsqu'elle a lieu après un repas copieux et difficile à digérer.

Home rapporte l'histoire d'un homme qui, souffrant d'une inflammation légère au pied, s'était exposé au froid et à l'humidité; le même jour, dans l'après-midi, survinrent des symptômes d'entérite qui se terminèrent, douze heures après, par la mort. Ce cas, et j'en dirai autant de bien d'autres qu'on trouve consignés dans les auteurs, ne peut guère être considéré comme un exemple de rétrocession goutteuse. L'action du froid humide a bien pu, en effet, provoquer ici une inflammation viscérale entièrement indépendante de la diathèse goutteuse. Il est très-vraisemblable, d'ailleurs, que chez les sujets actuellement sous le coup d'un accès de goutte aiguë, l'organisme ressent plus vivement les effets d'un refroidissement, et qu'alors des affections graves peuvent naître sous l'influence de causes relativement légères. Quoi qu'il en soit, il est difficile de comprendre que, portée sur un viscère, l'inflammation goutteuse puisse amener des désordres graves et la mort; car on sait qu'aux jointures elle produit des altérations minimes en comparaison de celles que déterminent les autres espèces d'inflammation.

J'ai souvent observé chez les goutteux des symptômes que plusieurs médecins auraient rapportés sans hésitation à la goutte remontée à l'estomac. Mais je dois déclarer que je n'ai pas rencontré un seul cas auquel cette dénomination convînt réellement. Toujours dans les exemples dont j'ai été témoin, l'affection gastrique pouvait recevoir une tout autre interprétation, et je me range à l'opinion exprimée par M. Watson, lorsqu'il dit que la prétendue goutte à l'estomac n'est souvent rien autre chose qu'une indigestion (1).

Je ne veux pas nier que l'estomac puisse être atteint d'inflammation aiguë sous l'influence de la goutte, mais j'incline à croire que l'existence de cette forme particulière d'affection gastrique n'a pas encore été suffisamment

(1) Souvent il faudrait dire, suivant Watson : « *du lard dans l'estomac* », au lieu de : « *la goutte à l'estomac* » (*pork in the stomach, instead of gout in the stomach*). (J. C.)

démontrée. Les faits présentés comme des exemples de ce genre doivent le plus souvent être rapportés à une gastrite ordinaire survenue chez un sujet goutteux ; quelquefois aussi ce sont des cas de dyspepsie aiguë, spasmodique et flatulente, causée par une sorte de paralysie subite de l'estomac. Les symptômes gastriques se produisent facilement par le fait d'un ébranlement du système nerveux, tel, par exemple, qu'une émotion morale survenant peu de temps après le repas; il peut se faire que dans la goutte le système nerveux soit influencé de la même manière, par la subite répression de l'inflammation articulaire (1).

D'après Hunter, les désordres que produit la goutte dans l'estomac et dans les intestins n'ont aucune analogie avec les affections articulaires. D'après Scudamore, au contraire, l'opinion qui admet pour certains cas, chez les goutteux, le transport du processus inflammatoire des parties extérieures sur les organes profonds, est parfaitement fondée, et il importe d'en tenir compte aussi bien en pratique qu'en théorie.

Lorsque la goutte rétrocédée porte son action sur le *cœur*, on constate un sentiment de constriction dans la

(1) Les coliques hépatiques ou néphrétiques, les troubles digestifs plus ou moins graves liés à la néphrite goutteuse, peut-être même l'empoisonnement par de certains remèdes, tels que le colchique, par exemple, ont dû simuler plus d'une fois les accidents de la goutte remontée à l'estomac. On pourrait en dire autant des indigestions qui, chez les goutteux, acquièrent fréquemment une intensité exceptionnelle. Ce point de diagnostic a été discuté avec soin par M. Brinton, dans ses *Leçons sur les maladies de l'estomac* (*The diseases of the stomach*, etc., 2e édition, London, 1864, p. 354). (J. C.)

poitrine, des palpitations violentes, une grande anxiété, de la difficulté à respirer; on remarque en même temps un pouls petit, filiforme, et d'autres signes de syncope. Un exemple bien accusé de cette forme de la goutte rétrocédée a été observé par le docteur Alexander (1). Il s'agit d'un homme qui, en proie à un violent accès de goutte siégeant à l'un des pieds, eut l'imprudence de couvrir de neige les parties tuméfiées; il en éprouva d'abord un grand soulagement, mais bientôt survint une sensation de brûlure et de constriction à la base du thorax, comme si la poitrine eût été serrée progressivement et avec force par un cercle de fer chauffé au rouge; là s'arrêtaient ses souvenirs. On trouva le malade assis dans son fauteuil; une pâleur mortelle avait remplacé la coloration habituellement assez vive de son visage; la respiration était extrêmement lente et difficile; le pouls à 40, presque insensible. Il se remit à l'aide des stimulants et des révulsifs. Il est évident que, dans ce cas, il s'est produit, sous l'influence des applications froides, un spasme violent du cœur bientôt suivi d'une sorte de paralysie de l'organe.

La goutte peut-elle déterminer l'inflammation des tissus du cœur? La question ne saurait être résolue quant à présent, faute d'observations décisives. Il est certain que, sous l'influence de la rétrocession goutteuse, le cœur est souvent affecté de spasme; mais il est probable d'un autre côté que, dans la plupart des cas de ce genre qui se sont terminés par la mort, cet organe présentait quelque altération organique, telle qu'une lésion valvulaire, la dégé-

(1) J. Alexander, *Rheumatism : its nature, causes, and cure. Gout*, etc. London, 1858, p. 174.

nérescence graisseuse des parois musculaires avec dilatation des ventricules, etc. (1).

Lorsqu'elle se porte sur l'*encéphale*, la goutte rétrocédée produit tantôt un état apoplectique, tantôt des symptômes d'excitation maniaque. Dans des cas où l'apoplexie s'est terminée par la mort, on a trouvé dans le cerveau un épanchement séreux. Cette forme de la goutte rétrocédée survient le plus habituellement à la suite

(1) L'existence fréquente de la dégénérescence graisseuse des parois musculaires du cœur dans la goutte, surtout lorsque la maladie date de loin, est un fait attesté par un bon nombre d'observateurs compétents (Stokes, Quain, Garrod, Gairdner, Barclay), et il est incontestable que les symptômes qui appartiennent à cette lésion cardiaque ont été souvent mis sur le compte de la goutte viscérale. Tels sont, par exemple, les accès d'asthme cardiaque avec tendance à la syncope et suppression momentanée du pouls (Hervez de Chégoin); certains accidents apoplectiformes, accompagnés parfois d'une hémiplégie passagère (Law, Cheyne); les douleurs vives de la région précordiale s'irradiant le long du bras et simulant ainsi l'angine de poitrine qui, pour cette raison, peut-être, a été souvent considérée comme une affection d'origine goutteuse. Il est certain également que dans un bon nombre des cas où la mort subite a été attribuée à la *goutte remontée au cœur*, cet organe avait subi déjà, à un haut degré, la dégénérescence graisseuse. Cheyne, Kennedy, Gairdner ont vu chez des sujets goutteux la mort survenir tout à coup dans ces circonstances, sans qu'il y eut rupture du cœur. La mort rapide avec rupture de la paroi interventriculaire a été observée par Latham. La terminaison fatale est quelquefois survenue pendant la durée de l'accès de goutte articulaire, qui agit peut-être ici en déterminant la crise cardiaque.

Consultez à ce sujet Stokes, *Traité des maladies du cœur*, traduct. de Sénac. Paris, 1864, p. 328, 338. — Quain, *Fatty diseases of the heart*. London, 1850. — Gairdner, *Gout*, etc. London, 1860, p. 81, 87. — A. W. Barclay, *Gout and rheumatism in relation to disease of the heart*. London, 1866, p. 126. — Cheyne, *Dublin hosp. reports*, t. II, 1818. — Kennedy, *Dublin med. Press.*, t. XXII, 1849, p. 370. — Latham, *Clin. méd.* t. II, 1846, p. 169. — Hervez de Chégoin, *Union médicale*, 1860, n° 30, p. 476.

(J. C.)

d'applications froides faites sur les jointures tuméfiées, par exemple, lorsqu'on a plongé dans l'eau froide le membre affecté de goutte (1). Il est vraisemblable que les tissus fibreux qui enveloppent l'encéphale, comme la dure-mère par exemple, sont plus particulièrement disposés à devenir le siége de l'inflammation goutteuse; mais il est fort probable que, dans bien des cas où la goutte a déterminé par métastase l'état apoplectique, le cerveau présentait déjà quelque altération de texture. On n'a pas encore démontré, que je sache, l'existence de dépôts d'urate de soude dans les diverses parties qui constituent l'encéphale et les méninges.

Copland rapporte un fait dont il a été témoin et où l'on voit la goutte se porter dans l'espace de quelques heures sur plusieurs organes. Il s'agit d'un médecin chez qui les symptômes articulaires s'étaient manifestés, d'ailleurs d'une manière imparfaite, à l'un des pieds. Bientôt la goutte abandonna ce siége et se porta sur les intestins, ce qui détermina de violentes coliques; ce fut ensuite le tour du diaphragme et des poumons et il se déclara alors une dyspnée violente. Enfin le cerveau lui-même fut pris légèrement. Après cela, la goutte reparut à l'un des pieds, et se porta ensuite sur l'autre (2).

(1) Plusieurs faits rapportés dans un travail du docteur F. J. Lynch (*On the metastasis of diseased action to the brain in gout*; — in *Dublin quarterly Journal*, t. XXI, 1856, p. 276) sont très-intéressants sous ce dernier rapport. On voit, en effet, très-nettement dans ces cas, des accidents cérébraux plus ou moins graves se déclarer subitement *par une brusque métastase*, à la suite de l'application du froid sur les jointures envahies par l'inflammation goutteuse. (J. C.)

(2) Nous avons fait observer déjà (voyez la note p. 275) que bon nombre

Je viens de donner une légère esquisse de ces attaques, violentes et soudaines, auxquelles sont parfois sujets les goutteux, et que l'on a désignées sous le nom de goutte rétrocédée. — Je vais m'occuper maintenant des accident moins graves de la *goutte abarticulaire*.

Affections goutteuses des organes digestifs. — Nous avons déjà appelé l'attention sur les troubles digestifs qui se montrent si fréquemment comme symptômes prémonitoires des accès de goutte aiguë. Il n'est pas rare d'observer une dyspepsie intense et de longue durée chez des sujets qui n'ont jamais éprouvé d'accès de goutte articulaire, mais que l'hérédité ou le genre de vie prédisposent à la goutte. Le dérangement des organes disgestifs dépend, sans aucun doute, dans ces cas-là, de l'altération du sang par un excès d'urate de soude (1). Le diagnostic est sou-

d'accidents cérébraux qu'on rapporte à la *goutte remontée* ou *mal placée*, ne sont autre chose que des accidents *urémiques*, subordonnés à l'affection rénale qui se développe si fréquemment sous l'influence de la goutte. Il y a là un point important de diagnostic. (J. C.)

(1) Les expériences de M. Zalesky ont fait voir que chez les oiseaux dont les uretères ont été liés, la membrane muqueuse de l'estomac et celle de l'intestin sont rouges et enflammées. Les follicules gastriques sont en outre oblitérés par des amas d'urate de soude. Chez la couleuvre, l'urate se dépose même dans la cavité de l'estomac, sous forme d'une boue blanchâtre (voyez la note p. 329). Il est possible que chez l'homme les liquides gastriques ou intestinaux se chargent également d'urates dans les cas de saturation urique. Ce serait une cause de ces affections gastro-intestinales qu'on trouve si fréquemment liées à la diathèse urique et à la goutte. Il y a là un intéressant sujet de recherches. On sait que dans la maladie de Bright ancienne, où les accidents gastriques sont si communs, les liquides rendus par le vomissement renferment souvent une forte proportion d'urée ou de carbonate d'ammoniaque. (G. Budd; *On organic diseases and fonctional disorders of the stomach*. London, 1855, p. 247.) (J. C.)

vent fort difficile en pareille circonstance; les difficultés sont levées parfois, tout à coup, par l'apparition soudaine d'un accès de goutte articulaire bien caractérisée, qui met fin aux troubles gastriques. Néanmoins il est fréquent de rencontrer des malades qui souffrent de l'estomac pendant des mois, et même des années, sans qu'on puisse reconnaître la nature de leur mal; cela s'observe principalement chez des individus qui sont fortement prédisposés à la goutte, quoiqu'ils aient toujours mené une vie régulière. Il importe de remarquer qu'en interrogeant avec soin les malades de ce genre, on parvient quelquefois à reconnaître qu'ils ont éprouvé, à diverses reprises, dans l'un des gros orteils, des douleurs légères, mais suffisantes toutefois pour rendre douloureuse la pression des chaussures.

Les troubles digestifs liés à la goutte se présentent quelquefois sous la forme de la gastrodynie, du pyrosis, de l'entéralgie. La constipation est fréquente chez les goutteux; quelquefois, au contraire, ils se montrent sujets à la diarrhée, et j'ai connu des individus que cet accident paraît avoir mis plusieurs fois à l'abri des atteintes de la goutte articulaire.

Les troubles gastriques s'exagèrent encore d'ordinaire dans la goutte chronique. Ils vont, parfois, jusqu'à tourmenter incessamment le malade dans les temps de rémission de l'affection articulaire et jusqu'à le rendre incapable de supporter le moindre écart de régime. Cette aggravation que présentent les symptômes dyspeptiques, lorsque la goutte est passée à l'état chronique, est souvent la conséquence des altérations du rein qui se produisent si habituellement à cette époque de la maladie. On sait qu'un état dyspeptique, plus ou moins prononcé, est un des symptômes les plus saillants de la maladie de Bright ordinaire et indépendante de la goutte.

J'ai observé un cas dans lequel la déglutition était devenue très-difficile, par suite d'une affection de l'œsophage; un accès de goutte articulaire survint et le malade fut immédiatement soulagé. On cite des cas où une constriction spasmodique du rectum paraît s'être produite sous l'influence de la goutte. Il ne faut pas oublier, enfin, qu'une congestion habituelle du système porte rend souvent les goutteux sujets aux hémorrhoïdes.

Je rapporterai quelques exemples d'affection gastrique liée à la goutte; ils sont choisis parmi les nombreuses observations que j'ai recueillies sur les goutteux auxquels j'ai donné mes soins.

Obs. I. — Il s'agit d'un homme, âgé de soixante-quatre ans, qui depuis les deux dernières années avait souffert de pyrosis. Il éprouvait de temps à autre des nausées violentes suivies de vomissements peu abondants; mais les matières rendues présentaient quelquefois des stries de sang. L'embonpoint avait diminué, mais l'amaigrissement n'était pas considérable. Les accidents gastriques, reparaissaient environ deux fois par quinzaine; ils se montraient surtout le matin et s'accompagnaient de crampes d'estomac violentes; j'appris du malade qu'il avait été sujet à la goutte articulaire pendant plus de vingt ans. Les attaques se déclaraient périodiquement au printemps, et elles occupaient les genoux et les gros orteils : depuis l'époque où les accidents dyspeptiques s'étaient déclarés, il ne s'était produit d'autres symptômes de goutte que de légers élancements dans les gros orteils. Je pensai que chez ce malade l'affection gastrique était liée à la diathèse goutteuse, et je dirigeai le traitement d'après cette conviction. J'eus la satisfaction de voir la maladie céder rapidement.

Obs. II. — Un homme âgé de quarante ans, qui pendant quelque temps s'était adonné aux plaisirs de la table, fut pris soudain d'un violent mal d'estomac et d'un grand accablement. Quelques jours après, ces symptômes s'amendèrent tout à coup, en même temps que survint, pendant la nuit, un accès très-violent de goutte aiguë qui se porta successivement sur les deux gros orteils. C'était la première fois que ce malade avait une attaque de goutte.

Obs. III. — Un homme âgé de cinquante-trois ans, assez sobre, dont le grand'père paternel avait eu la goutte, éprouve pour la première fois, il y a dix ans, quelques douleurs dans les gros orteils ; trois ou quatre ans après, son épaule droite est affectée, mais se guérit sans traitement. Un an et demi plus tard survient une violente attaque de gastralgie, produite, semble-t-il, par de grandes inquiétudes. Cette attaque, accompagnée d'un peu d'ictère, n'est cependant suivie d'aucun symptôme articulaire. Il y a environ quinze jours, il se déclare une seconde attaque très-intense de gastralgie ; elle cesse subitement lors de l'apparition d'une violente inflammation du genou gauche, qui actuellement fait encore beaucoup souffrir ce malade et l'oblige à boiter.

Obs. IV. — Un homme âgé de soixante-neuf ans, qui

avait eu de légères attaques de goutte quinze ans auparavant, éprouva les symptômes suivants : tandis qu'il souffrait dans un des pieds, il sentit subitement une douleur vive à l'épigastre, accompagnée de vomissements; la douleur dans le pied cessa immédiatement et ne reparut que lorsque la gastralgie fut guérie (1).

Affections du cœur. — Les palpitations accompagnées d'irrégularités dans le rhythme des mouvements du cœur et quelquefois de battements des grosses artères, sont une des manifestations les plus fréquentes de la diathèse goutteuse. Dans la majorité des cas, ces symptômes sont consécutifs à l'état dyspeptique, mais ils paraissent, quelquefois, relever directement de l'altération du sang par excès d'acide urique (2). J'ai vu chez plusieurs malades qui ne présentaient aucun signe d'une affection organique du cœur, et qui, d'ailleurs, n'étaient point dyspeptiques, les palpitations cardiaques cesser

(1) J'ai observé les faits suivants : Un homme âgé de trente-cinq ans, issu d'un père goutteux, souffrait depuis plusieurs mois de dyspepsie cardialgique, avec pyrosis. Il portait une petite concrétion tophacée, à l'une des oreilles, sur le rebord de l'hélix. Un accès de goutte bien caractérisée, — c'était le premier qu'il eût jamais éprouvé, — se déclara sur l'un des gros orteils au lieu d'élection ; aussitôt les accidents gastriques disparurent. (Voyez la note page 248.)

Dans un autre cas il y avait eu autrefois un seul accès de goutte articulaire. Une dyspepsie intense s'était déclarée plus tard, et après avoir vainement invoqué les secours de la science régulière, le malade crut devoir s'adresser à l'homœopathie. Un succès inespéré vint, en apparence, couronner ce mode de traitement, et l'on s'applaudissait déjà d'avoir eu recours à la médecine nouvelle, lorsque tout à coup il survint un accès de goutte au pied qui donna l'explication de cette guérison miraculeuse. (J. C.)

(2) Les troubles cardiaques qui se manifestent quelquefois dès les premiers temps de la goutte ont été décrits d'une manière remarquable par M. Stokes,

tout à coup, au moment où se déclarait un accès de goutte articulaire. Mais il ne faut pas oublier que chez les goutteux, les palpitations, surtout lorsqu'elles constituent un symptôme prédominant et constant, se rattachent souvent à une hypertrophie du cœur, avec ou sans lésion valvulaire. En raison des analogies si nombreuses qui existent entre le rhumatisme articulaire et la goutte, on a pensé que les divers tissus du cœur peuvent s'enflammer dans cette dernière affection, comme dans la première. Je ne nie pas qu'il puisse en être ainsi quelquefois, mais je crois que le cas est rare. Quoi qu'il en soit, ce serait bien à tort qu'on voudrait considérer les dépôts crétacés du système artériel, comme étant des produits de l'inflammation goutteuse. Nous avons vu, dans un précédent chapitre, que, même chez les goutteux qui présentent sur la plupart des jointures d'abondants dépôts d'urate de soude, les concrétions qu'on rencontre sur l'aorte sont essentiellement constituées, soit par du car-

dans un passage que je crois devoir reproduire *in extenso* : « On observe, » dit-il, chez les jeunes sujets du sexe masculin, des palpitations peu graves, » avant le premier ou le deuxième accès de goutte. Ces palpitations sur- » viennent souvent pendant la nuit ; il semble que le cœur soit agité par des » soubresauts, ou qu'il roule sur lui-même. Ces accidents sont peu doulou- » reux et le cœur continue à fonctionner avec une activité presque normale, » quelquefois cependant il existe une douleur sourde et une sensibilité anor- » male avant ou pendant ces accès. Le lendemain matin, le malade, en se levant, » s'aperçoit d'un gonflement à une articulation du pied. Les symptômes car- » diaques disparaissent et l'attaque de goutte est peu intense et peu prolon- » gée. Je ne connais pas un seul fait où des accidents de cette nature aient » été suivis d'une affection cardiaque. Mais dans les cas où il y a eu des atta- » ques de goutte répétées, surtout à un âge avancé, le praticien doit hési- » ter avant d'attribuer les troubles fonctionnels du cœur à la goutte sans » altération anatomique du cœur. » (Traduction du docteur Sénac, *loc. cit.*, p. 534.) (J. C.)

bonate ou du phosphate de chaux, soit par de la cholestérine et des matières grasses, et ne renferment pas traces d'acide urique (1). Relativement aux cas rapidement mortels et qui sont connus sous le nom de *goutte du cœur*, M. Stokes pense que la terminaison fatale doit, en pareille circonstance, être mise sur le compte d'une affection organique de ce viscère, et qu'elle ne résulte pas d'une influence directe de la goutte (2). Je me rattache complétement à cette manière de voir. Suivant le même auteur, l'aortite, ou tout au moins l'irritation de l'aorte, est une des conséquences de la goutte, et quelquefois les symptômes qui s'y rattachent ont pu faire croire à l'existence d'un anévrysme (3).

Affections des organes de la respiration. — La toux et la dyspnée doivent être comptées parmi les manifestations les plus fréquentes de la diathèse goutteuse. Tous les auteurs reconnaissent l'existence d'une toux goutteuse qui précède, et quelquefois accompagne les accès de goutte articulaire. Quelquefois la goutte larvée se présente sous la forme d'une dyspnée assez violente pour donner de vives alarmes. Un malade auquel j'ai donné des soins, et qui présentait, à la vérité, un certain degré d'emphysème, souffrait d'une dyspnée intense, qui le mettait dans l'impossibilité de se coucher; il était en même temps tourmenté par une toux rude et sèche. Les

(1) Voyez à ce sujet la note 2, p. 275 du présent ouvrage.

(2) Stokes, *loc. cit.*, p. 364. Voyez aussi la note de la page 562 du présent chapitre.

(3) Stokes, *loc. cit.*, p 549.

moyens habituellement usités en pareil cas, tels que ventouses scarifiées, révulsifs, expectorants, etc., avaient à peu près complétement échoué. Au bout de quelques jours, les symptômes thoraciques s'évanouirent tout à coup et firent place à la goutte articulaire, qui occupa d'abord le gros orteil gauche, et ensuite le genou. J'ai eu l'occasion d'observer plusieurs cas du même genre, et il en existe d'autres dans la science.

Les plèvres peuvent aussi être affectées dans la goutte, et il se produit alors une sorte de pleurésie sèche. Il en est de même du diaphragme; on observe, en pareil cas, une toux spasmodique violente.

On a remarqué que l'asthme est commun dans les familles de goutteux; il dépend probablement ici de l'altération du sang par excès d'acide urique.

Je crois que, dans la majorité des cas, les organes respiratoires ont déjà subi, au préalable, quelque lésion de tissu, lorsqu'ils sont ainsi envahis par la goutte. C'est du moins ce que tendent à établir les nombreuses observations que j'ai faites à ce sujet. Les lésions dont il s'agit sont, à la vérité, souvent fort minimes, mais elles suffisent pour provoquer le transport de la fluxion goutteuse sur les parties où elles siégent.

Affections des organes urinaires. — Il n'est pas rare de rencontrer des goutteux qui se plaignent d'une grande irritabilité de la vessie; ils rendent quelquefois par la miction une proportion exagérée de mucus; chez eux les urines sont habituellement rares, fortement colorées et elles donnent par le refroidissement un dépôt considérable d'urates. Ces symptômes alternent souvent avec ceux de la goutte articulaire, et on les observe aussi quelquefois chez des sujets qui n'ont jamais ressenti les manifestations régulières de la goutte. Scudamore a rapporté des cas où une émission d'urine purulente aurait cessé lors de l'apparition d'un accès de goutte aux pieds; mais d'après la description qu'il donne des affections articulaires dans quelques-uns des cas dont il s'agit, je serais très-disposé à leur refuser le caractère goutteux, et à rattacher l'écoulement purulent à une cause tout autre que la goutte.

J'ai été consulté, il y a quelques années, pour un homme qui présentait les symptômes suivants : grande irritabilité de la vessie, qui se manifestait par un désir incessant d'uriner et l'impossibilité de rester assis tranquillement, même pendant quelques minutes; urines rares et troublées par un sédiment blanchâtre d'urate de soude, ressemblant beaucoup à du pus; douleurs dans les hanches et palpitations fréquentes du cœur. Ces symptômes étaient si accentués, que le médecin ordinaire avait soupçonné l'existence d'une pierre dans la vessie. J'appris que, pendant l'année qui venait de s'écouler, le malade avait changé notablement sa manière de vivre; au lieu de se nourrir simplement et de prendre beaucoup d'exercice, il avait mené une vie comparativement inactive et avait fait très-bonne chère. Ces détails me portèrent à penser que les symptômes dont il se plaignait étaient liés à la diathèse goutteuse, et le traitement que je prescrivis, dans cette hypothèse, eut bientôt un succès complet. Le docteur Todd cite aussi un cas où la cystite se rattachait manifestement à la goutte (1). Je pourrais, du reste, rappeler ici beaucoup d'autres cas du même genre.

Les reins paraissent être quelquefois le siége de la fluxion goutteuse, et les malades éprouvent alors, en outre de la douleur lombaire, la plupart des autres symptômes qui accompagnent habituellement les diverses affections rénales. Nous avons suffisamment insisté dans cet ouvrage sur les altérations que présente le tissu des reins dans la majorité des cas de goutte chronique; on ne sera pas étonné de voir ces lésions se révéler pendant la vie par des symptômes particuliers. D'après mes propres observations, je suis porté à croire que l'inflammation goutteuse établit souvent son siége dans le tissu des reins et se trouve là en rapport avec l'existence des dépôts d'urate de soude qui se produisent, non-seulement dans l'intérieur des tubes urinifères, mais aussi dans le stroma fibreux lui-même.

En raison des fonctions qui lui sont dévolues, le rein se trouve incessamment en contact avec un liquide de réaction acide, et c'est là une circonstance qui doit prédisposer cet organe à devenir de bonne heure le siége des dépôts goutteux; il est de fait que les infarctus rénaux d'urate de soude ont été rencontrés dans la très-grande majorité des cas où l'autopsie d'un sujet goutteux a été pratiquée (2).

Bien que l'articulation métatarso-phalangienne des gros orteils soit presque toujours le premier siége apparent de

(1) *Urinary diseases*, lect. XII et XIV.

(2) Voy. chap. VII, p. 267 et suivantes.

la goutte, il est possible que dans certains cas le tissu fibreux des reins s'affecte en premier lieu, antérieurement aux articulations, sans que cette circonstance se révèle cependant par aucun phénomène subjectif. C'est ainsi qu'on peut voir parfois, dans le rhumatisme articulaire aigu, l'endocardite ou la péricardite précéder les affections des jointures. Chez un certain nombre d'individus atteints de goutte articulaire, j'ai rencontré, pendant quelques jours, de l'albumine dans l'urine; après quoi, ce liquide reprenait les caractères de l'état normal. L'albuminurie passagère observée dans ces circonstances est peut-être l'indice d'une inflammation transitoire des reins provoquée par la goutte. J'ai vu quelquefois des douleurs néphrétiques vives, qu'on ne pouvait d'ailleurs pas rattacher à l'existence d'un calcul rénal, précéder le développement de la goutte articulaire et s'apaiser tout à coup alorsque celle-ci s'était définitivement établie.

On a cité des exemples d'inflammation ou de spasme goutteux de la prostate et des testicules; ces accidents se seraient amendés promptement par suite de l'apparition de la goutte aux extrémités; mais je soupçonne fort que, dans la plupart de ces cas, les organes dont il s'agit étaient déjà le siége de quelque affection dont les symptômes se seront seulement modifiés sous l'influence de la goutte.

Affections des yeux et des oreilles. — L'existence d'une forme particulière d'ophthalmie intimement liée à la goutte a été depuis longtemps reconnue et paraît être aujourd'hui assez bien établie. Mais il existe aussi une affection rhumatismale des yeux, et cette circonstance peut amener des difficultés dans le diagnostic.

J'ai observé, pour mon compte, plusieurs faits, dans lesquels la conjonctivite ou la sclérotite paraissaient subordonnées à la diathèse goutteuse (1). On cite d'ailleurs des cas où l'ophthalmie alternait manifestement avec l'inflammation goutteuse des jointures. On a aussi admis l'existence d'une iritis de nature goutteuse.

L'inflammation de diverses parties de l'œil se rencontre de temps à autre chez les sujets goutteux. Et l'on ne saurait méconnaître que la diathèse goutteuse peut, en pareil cas, modifier considérablement les symptômes de ces affections ou en prolonger la durée. Il est certain, en outre, qu'un traitement dirigé en vue de modifier l'état constitutionnel, a souvent, ici, pour effet d'amener la prompte guérison de la maladie locale. Cela résulte du moins des observations que j'ai été à même de faire sur ce sujet.

Il a été souvent fait allusion, dans ce livre, à ces petites concrétions d'urate de soude qui se forment sur les cartilages de l'oreille externe, et nous avons fait remarquer que les goutteux éprouvent parfois de la douleur dans les parties où elles siégent, un peu avant l'apparition des accès articulaires. Graves ne mentionne pas ces petites concrétions tophacées, mais il parle d'élancements douloureux que l'on ressent dans les oreilles, et qu'il at-

(1) Dans deux cas d'ophthalmie goutteuse, M. Garrod a rencontré des dépôts blancs d'urate de soude à la surface de la sclérotique (Reynolds, *A system of medicine*, t. I, p. 824). On ne peut guère révoquer en doute en pareil cas, l'influence directe de la goutte. (J. C.)

tribue à une congestion passagère ; il cite, à ce propos, l'exemple d'un sujet goutteux dont l'oreille externe était quelquefois le siége de douleurs intolérables, qui ne duraient jamais plus de quelques heures; Graves lui-même aurait souffert d'accès semblables, qui disparaissaient au moment où la goutte se manifestait dans les doigts de la main.

Les accidents que détermine la formation des concrétions tophacées sur l'oreille externe sont, incontestablement, fort peu de chose en comparaison de ceux qui se manifestent lorsqu'un dépôt d'urate de soude vient occuper l'épaisseur d'un cartilage diarthrodial. Les concrétions de l'oreille sont, souvent même, à peine remarquées par les malades qui les portent : toutefois, les phénomènes qu'elles occasionnent peuvent être légitimement rapprochés de ceux qui constituent l'accès de goutte articulaire ; dans les deux cas, l'infiltration des tissus par l'urate de soude est le fait initial; la réaction inflammatoire n'a été produite qu'en second lieu. Entre l'*accès de goutte à l'oreille* et l'accès articulaire, toute la différence est, en somme, dans l'intensité du processus inflammatoire; celui-ci est à peine accusé dans le premier cas, en raison de l'indifférence que présente le fibro-cartilage de l'oreille au contact des corps étrangers.

On rencontre assez fréquemment des concrétions sur la membrane du tympan et sur les osselets de l'ouïe; j'ai examiné plusieurs fois ces concrétions dont l'existence a été surtout signalée par MM. Toynbee et Harvey (1),

(1) *Dublin medical Press*, vol. XLII, n° 1095.

sans pouvoir y reconnaître la moindre trace d'acide urique. On ne saurait donc affirmer, quant à présent, qu'elles soient des produits de l'inflammation goutteuse. D'après ce que j'ai observé, j'incline à croire que ces altérations des osselets de l'ouïe doivent être rattachées à l'arthrite rhumatoïde plutôt qu'à la goutte proprement dite.

Affections de la peau. — Il ne saurait être question ici de l'inflammation du tégument externe, qui se produit toujours dans l'accès de goutte régulière, au niveau de la jointure affectée; cette inflammation n'est que secondaire, elle s'est propagée des parties profondes de l'articulation aux parties superficielles.

Il existe d'autres affections de la peau qui paraissent être directement placées sous la dépendance de la diathèse goutteuse. Dans son cours de clinique médicale, Graves signale une affection singulière qu'il rattache à la goutte; il s'agit d'une dame âgée, manifestement goutteuse et qui éprouvait, chaque jour, un accès présentant les caractères suivants : Vers trois heures de l'après-midi, le nez s'échauffait; cette chaleur persistait pendant quatre ou cinq heures; la peau devenait d'abord d'un rouge vif, puis d'un rouge pourpre. La rougeur s'étendait à la partie supérieure des joues et causait une sensation désagréable, mais non douloureuse; elle disparaissait régulièrement à la même heure dans la soirée.

D'après les observations de H. Holland (1), le psoriasis

(1) *Medical Notes and Reflections*, London, 1839, p. 129.

règne souvent dans les familles de goutteux. On le voit alors alterner avec les accès de goutte; tantôt il s'interrompt au moment où les attaques se manifestent, tantôt il paraît empêcher le développement de ces attaques.

J'ai observé plusieurs exemples d'affections cutanées évidemment liées à la goutte. Dans certains cas, il s'agissait du prurigo, principalement chez les femmes, peu de temps après la ménopause; d'autres fois, c'était l'eczéma chronique ou le psoriasis qu'on voyait coexister avec la goutte articulaire, ou alterner avec elle. Le prurit de l'anus s'observe aussi, assez fréquemment, chez les goutteux.

La relation qui existe quelquefois entre l'eczéma et la goutte m'a paru bien accusée dans le fait suivant : Il s'agit d'un gentleman qui avait éprouvé, dans un assez court espace de temps, plusieurs accès de goutte articulaire. Sous l'influence d'un traitement approprié, l'affection des jointures disparut complétement; mais quelques mois après, une éruption d'eczéma se développa, d'abord sur les oreilles, puis sur l'un des coudes, et elle s'étendit ensuite à tout un côté de la face et à d'autres parties du corps. Le mal ne fit qu'empirer sous l'influence de la médication arsenicale; il céda, au contraire, à un traitement institué dans le but de combattre la diathèse goutteuse.

Systèmes nerveux et musculaire. — Pendant le cours de la goutte régulière, surtout dans la forme chronique, quelquefois aussi dans des cas récents, et même chez des sujets qui n'ont pas encore éprouvé de manifestation articulaire, on peut observer des symptômes qui semblent traduire un état d'irritation des systèmes nerveux et musculaire, et qu'il paraît légitime de rattacher à l'influence de la dyscrasie goutteuse (1). Le plus souvent ce ne sont que des troubles purement fonctionnels ; mais d'autres fois ces phénomènes reproduisent la plupart des caractères de la véritable inflammation goutteuse (2).

Crampes. — Les crampes, ainsi que nous l'avons fait remarquer déjà, figurent souvent parmi les symptômes prémonitoires de l'accès de goutte ; c'est là un des accidents auxquels les goutteux sont le plus exposés, non-seulement pendant la durée des attaques, mais aussi dans l'intervalle des paroxysmes. Quelquefois ce symptôme s'accuse au point de devenir très-pénible pour les malades.

On peut, jusqu'à un certain point, rapprocher des crampes une affection spéciale que le docteur Graves a rencontrée chez quelques goutteux, et qui consiste en une envie irrésistible de grincer des dents. Cette envie paraît provenir d'une sensation désagréable que l'on éprouve

(1) Peut-être ces accidents résultent-ils d'une action directe de l'acide urique sur les tissus. Dans les expériences de M. Zalesky, dont nous avons maintes fois déjà invoqué les résultats (p. 339, note), les muscles de la vie animale ne renferment, à la vérité, jamais de concrétions uratiques ; mais toujours l'examen chimique permet de constater l'existence d'une assez forte proportion d'urate de soude dans l'extrait musculaire. (J. C.)

(2) Quoi qu'il en soit, les muscles et les tendons paraissent subir assez souvent, dans la goutte, des modifications de texture qui les rendent plus friables, et c'est avec raison, croyons-nous, qu'en traitant du *coup de fouet*, W. J. Johnson (*The Lancet*, 22 novembre 1851) a signalé la remarquable fréquence de cet accident chez les goutteux. (J. C.)

dans les dents elles-mêmes, et que l'on diminue momentanément en les faisant grincer les unes sur les autres ; mais, dès que l'on discontinue ce mouvement, la sensation revient, et c'est pourquoi, lorsque la maladie se confirme, le malade ne cesse de grincer des dents pendant toute la journée. Comme ce grincement est toujours une action volontaire, il n'a pas lieu pendant le sommeil. Graves nous donne des détails sur quatre personnes qui avaient cette infirmité, et il fait remarquer que, comme le grincement des dents peut durer des années, il finit par modifier considérablement ces organes ; il affecte quelquefois un des côtés seulement de la mâchoire, d'autres fois les deux ; de sorte que dans les cas invétérés, les dents finissent par s'user jusqu'au niveau des gencives.

Voici l'une des observations relatives à ce sujet que rapporte le docteur Graves dans ses *Leçons de clinique médicale* : « Un gentleman âgé de quarante-cinq ans, d'une taille élancée et bien musclé, né de parents en bonne santé, fut pris, après avoir été très-mouillé, de frissons et de paralysie du côté gauche. Il guérit à la suite d'un traitement bien dirigé, mais environ un an après, il commença à remarquer la tendance qu'il avait à grincer des dents, et qui augmenta peu à peu jusqu'au point de devenir la source d'un ennui insupportable pour lui et pour ceux qui l'entouraient. Dans cette situation, il s'adressa à un chirurgien distingué de Dublin, qui lui fit une application de cautère actuel derrière les oreilles, lui débilita un peu l'organisme par le mercure et lui fit l'extraction d'une dent ; cela lui procura un soulagement considérable qui dura six mois. Après quoi, il redevint plus malade que jamais et s'adressa à un autre chirurgien, qui essaya le fer sous toutes les formes, mais sans succès; ensuite il prit un troisième médecin qui employa les sangsues, les vésicatoires, le tartre stibié à l'extérieur pour produire une éruption, et plusieurs autres remèdes encore, mais sans aucun résultat favorable. Pendant tout ce temps, ses médecins étaient si loin de soupçonner l'existence de la goutte, qu'ils se moquaient de ce qu'on pût même en émettre l'hypothèse. Il y a trois mois, ce gentleman vint à Dublin et alla dîner avec quelques autres convives chez un ami où il soupa tard dans la nuit et but du punch au whisky. Le jour suivant, il eut des vomissements, de la diarrhée, de la sensibilité à l'épigastre; le jour d'après, l'extrémité métatarsienne du gros orteil était tuméfiée, chaude, douloureuse et très-sensible, de manière à ne permettre aucun doute sur la nature de la maladie. Chez cet homme, le grincement des dents n'est pas constant, il augmente avec l'état de dérangement de l'estomac. Les dents de la mâchoire inférieure sont toutes saines; trois ou quatre molaires supérieures ont été extraites. Les quatre incisives supérieures sont usées d'un côté presque jusqu'aux gencives, tandis que les autres sont presque intactes. En appuyant la langue contre les incisives supérieures, ou en touchant un certain point de l'une des dents, le malade peut, quand il veut, arrêter le grincement, et le suspendre aussi longtemps qu'il continue la pression de la façon que je viens de dire (1). »

(1) Graves, *Clinique médicale*, t. II, p. 601.

J'ai lu avec la plus grande attention les faits rapportés par le docteur Graves, et je dois déclarer que je ne suis nullement convaincu que l'affection qu'il décrit résulte, comme il le croit, d'une irritation des nerfs dentaires relevant directement de la diathèse goutteuse. Je suis plutôt disposé à croire que ce grincement particulier des dents doit être rattaché à l'état dyspeptique qui se rencontre si fréquemment chez les goutteux.

La *névralgie* est une manifestation assez commune de la goutte; elle occupe tantôt les branches de la cinquième paire, tantôt, —et c'est là le cas le plus fréquent,— le nerf sciatique, plus rarement les autres nerfs spinaux. J'ai observé plusieurs exemples de ces névralgies goutteuses; elles sont souvent d'un diagnostic fort difficile, à moins qu'elles n'alternent avec la goutte articulaire ou qu'elles n'en soient accompagnées. — Certaines paralysies localisées peuvent être aussi quelquefois rattachées à la diathèse goutteuse. J'ai vu dans un cas la paralysie faciale cesser au moment où apparaissait la goutte régulière. Dans la suite, la goutte suivit chez ce malade sa marche ordinaire. Ces névralgies et ces paralysies goutteuses relèvent-elles directement de l'altération du sang par excès d'acide urique, ou sont-elles la conséquence d'un travail inflammatoire qui occuperait, soit la gaîne des nerfs, soit les enveloppes fibreuses de la moelle épinière? Cela est impossible à décider quant à présent.

Hystérie et hypochondrie. — Des symptômes plus ou moins accusés d'hystéricisme se développent quelquefois par le fait de la diathèse goutteuse; on les voit alors s'amender dès qu'il survient un accès de goutte articulaire. Les exemples de ce genre ne sont pas très-rares chez les femmes que l'hérédité prédispose à la goutte, surtout quand les règles sont irrégulières, ou encore peu de temps après la ménopause. Ici l'altération du sang suffit pour déterminer l'état névropathique, mais les causes existantes qui provoquent habituellement l'apparition de la goutte articulaire font le plus souvent défaut. J'ai vu plusieurs fois l'*irritation spinale* et la goutte articulaire alterner manifestement (1).

L'hypochondrie peut se produire chez l'homme, sous l'influence de la diathèse goutteuse, et ici encore j'ai vu plusieurs fois les accès de goutte articulaire produire un soulagement marqué (2).

Il est probable qu'une affection goutteuse de l'utérus, ou de ses annexes, a été dans quelques cas le point de départ de l'hystérie.

Céphalalgie. — Voici un exemple bien propre à mettre en lumière la relation qui peut exister entre certaines céphalées et la goutte : Une dame âgée de soixante ans, qui avait joui pendant toute sa vie d'une fort bonne santé, me consulta au sujet d'un mal de tête très-intense dont elle souffrait depuis dix-sept jours; la douleur se faisait sentir surtout au sommet de la tête et à l'occiput;

(1) Voyez, sur ce sujet, Gairdner : *On Gout*, 4e édit. London, 1860, p. 70. (J. C.)

(2) Plusieurs exemples de ce genre ont été rapportés dans l'ouvrage cité de W. Gairdner, *loc. cit.*, p. 68. Voyez aussi Holland, *loc. cit.*, p. 123. (J. C.)

elle avait un caractère quelque peu périodique ; elle durait environ une heure, puis cessait pendant deux ou trois heures pour reparaître ensuite ; les deux derniers jours le mal de tête avait été continu. Je trouvai la région douloureuse chaude et sensible à la pression. Cette dame n'ayant jamais éprouvé aucun symptôme de goutte, je considérai d'abord comme hystérique l'affection dont elle était atteinte et je dirigeai mon traitement en conséquence. Le soir suivant, la douleur quitta subitement la tête ; l'extrémité métatarsienne du gros orteil gauche devint alors très-douloureuse et fort sensible ; puis quelques heures après, elle se tuméfia et devint rouge et luisante. Il s'agissait là d'une violente attaque de goutte articulaire qui suivit d'ailleurs sa marche ordinaire. Une seconde attaque, qui eut le même siége, survint quelques mois après, mais sans être précédée de céphalalgie ou d'aucun autre phénomène de goutte irrégulière.

Epilepsie, apoplexie, manie, etc. — L'épilepsie paraît quelquefois dépendre de la diathèse goutteuse. Van Swieten rapporte un cas où des attaques épileptiques cessèrent aussitôt après l'apparition de la goutte régulière (1). J'ai observé plusieurs exemples du même genre. Un vieillard auquel j'ai donné des soins, avait éprouvé plusieurs attaques épileptiformes dont la nature n'avait pas été soupçonnée. Bientôt survint un accès de goutte articulaire qui mit fin à l'épilepsie. Des ventouses scarifiées avaient été appliquées aux tempes à l'époque où exis-

(1) *Commentaria in Hermanni Bœrhaave Aphorismi*, t. IV, p. 290. Paris, 1773.

taient les accidents cerébraux; le sang ainsi obtenu ayant été examiné, on y trouva une forte proportion d'acide urique.

Un autre cas est relatif à un homme agé de soixante-huit ans qui, pendant près de vingt-huit ans, avait souffert de la goutte régulière. Il survint une attaque d'épilepsie d'assez longue durée, et six semaines après, un nouvel accès du même genre. Pendant les dix-huit mois qui suivirent, il n'y eut pas de nouvelles crises nerveuses, mais la goutte articulaire régulière qui avait disparu avant le début des accidents cérébraux, se manifesta de nouveau de temps en temps (1).

L'aliénation mentale se développe quelquefois sous l'influence de la goutte, et j'ai déjà fait allusion à un cas où elle se déclara très-rapidement après la cessation de l'affection articulaire.

Voici un autre fait qui mérite d'être signalé : Un gentleman, exposé à de grandes fatigues physiques et intellectuelles, ayant pris froid, tomba malade. La tête était chaude et douloureuse, il y avait du délire la nuit; de plus il existait un mouvement fébrile intense. Les symptômes cérébraux ne cédèrent pas à l'emploi des moyens ordinaires, mais ils disparurent tout à coup au moment où l'un des gros orteils fut occupé par la goutte; le malade avait été autrefois sujet à de légères attaques de

(1) On peut rapprocher de ces faits deux observations plus démonstratives encore, à certains égards, qu'on trouve rapportées dans l'intéressant travail du docteur Lynch (*loc. cit.*, obs. VII et VIII). L'un de ces cas a été reproduit avec quelques détails complémentaires dans les leçons cliniques du docteur Todd (*Clinical lectures on paralysis*, etc. London, 1856, p. 293). (J. C.)

goutte articulaire, qui n'avaient d'ailleurs jamais établi leur siége sur les gros orteils. —Tout porte à croire que, dans ce cas, les enveloppes du cerveau ont été temporairement affectées d'inflammation goutteuse.

Tout récemment j'ai donné des soins à un autre gentleman âgé de soixante-dix ans au moins, et qui, depuis bien longtemps, est sujet à de légères attaques de goutte articulaire. Après s'être exposé au froid dans une voiture découverte, il fut pris de frissons, et l'un des poignets devint douloureux et se tuméfia. C'était un accès de goutte qui, après avoir duré quelques jours, cessa tout à coup ; en même temps la physionomie du malade prit un caractère singulier, et bientôt après les signes les moins équivoques d'aliénation mentale se déclarèrent. Cet état persista pendant quelques semaines; après quoi le malade recouvra complétement la raison ; la goutte avait reparu à la main et au poignet, où elle resta obstinément fixée pendant un certain temps (1).

C'est ici le lieu de faire remarquer que chez plusieurs personnes actuellement sous le coup d'une attaque d'épilepsie, de paralysie ou d'apoplexie, et qui n'avaient jamais présenté d'ailleurs aucun des symptômes de la goutte, j'ai trouvé le sang riche en acide urique. La signification de ce fait ne saurait être déterminée quant à présent, et c'est là un sujet qui réclame de nouvelles

(1) Plusieurs exemples de *folie goutteuse* ont été rapportés par le docteur Lynch, dans le travail déjà cité (obs. IV et V). Au point de vue du diagnostic, il est intéressant de remarquer que toutes les formes du *rhumatisme cérébral*, la céphalée, le délire aigu, la folie enfin, se trouvent à peu près exactement reproduites dans la goutte. (J. C.)

recherches. Les accidents cérébraux dont il s'agit doivent-ils être considérés comme des symptômes de goutte larvée ; faut-il croire, au contraire, que dans ces cas l'ébranlement violent subi par le cerveau ou par la moelle a eu pour effet de paralyser l'action des reins et d'entraver l'élimination de l'acide urique? Pour le moment j'inclinerais plutôt vers la seconde hypothèse.

Je ne veux pas terminer ce paragraphe sans rappeler que la migraine s'observe fréquemment chez les sujets goutteux.

Affections de la moelle épinière. — On a rapporté plusieurs exemples d'affection spinale liée à la goutte, et j'ai observé, pour mon compte, un fait de ce genre : Il s'agit d'un malade qui éprouvait des douleurs spontanées et de la sensibilité à la pression au niveau de la partie supérieure de la colonne lombaire. Il y avait en même temps de l'hyperesthésie et de vives douleurs dans les jambes. Il existait en outre un affaiblissement général très-prononcé. — Pendant les quelques semaines que durèrent ces symptômes, la goutte se manifesta à plusieurs reprises, mais toujours avec une intensité modérée, dans les deux gros orteils. L'issue de la maladie fut des plus favorables, et il y a tout lieu de croire qu'il s'est agi là d'une inflammation goutteuse des enveloppes de la moelle. Dans deux autres cas que j'ai observés, la moelle paraît avoir été encore affectée par l'inflammation goutteuse, mais à un degré moindre que dans l'exemple précédent. Le docteur Graves a rapporté quelques faits de ramollissement de la moelle rencontrés à l'autopsie de sujets goutteux, qui pendant la vie avaient présenté des symptômes d'affection spinale ; mais le ramollissement du tissu nerveux observé dans ces cas était-il bien réellement une conséquence de la goutte ? C'est ce dont on peut douter jusqu'à nouvelle démonstration. Une fois, à la vérité, l'apparition de la goutte aux pieds paraît avoir amendé temporairement les symptômes spinaux ; mais on pourrait ne voir encore dans ce soulagement passager que l'effet d'une simple révulsion exercée par l'inflammation articulaire. Relativement aux dépôts d'apparence crétacée, observés chez ces sujets, sur les enveloppes du cerveau et de la moelle et dans l'épaisseur de la gaîne des nerfs, rien ne prouve qu'ils aient eu quelque rapport avec l'inflammation goutteuse. Il est probable qu'ils étaient constitués par du phosphate ou du carbonate de chaux et non par de l'urate de soude, qui seul caractérise les dépôts goutteux (1).

Le diagnostic de la goutte viscérale doit être porté avec

(1) Dans un cas rapporté par R. B. Todd (*Cycloped. of anat. and physiolog.*, t. IV, p. 721), on voit une paralysie complète du mouvement et du sentiment des membres inférieurs disparaître peu de temps après que la goutte eût été *appelée* aux extrémités. Plusieurs exemples d'affection spinale, liés, suivant toute vraisemblance, à la goutte, sont consignés dans un intéressant travail de M. J. Begbie (*Contributions to practical medicine*. Edinburgh, 1862, p. 24, obs. XIII et XIV).

Il ne faudrait pas rapporter à une affection de la moelle épinière ou de ses enveloppes, cette faiblesse musculaire déjà signalée par Scudamore, qui succède aux attaques intenses de goutte articulaire et peut simuler une véritable paraplégie. Il importe également de ne pas oublier que, d'après les observations de Mitchell et de quelques autres, des arthropathies fort semblables à celles que produisent le rhumatisme ou la goutte, se développent quelquefois à la suite de diverses lésions traumatiques ou spontanées de la moelle épinière et des nerfs qui en partent. J'ai observé un fait qui me paraît très-

la plus grande réserve; et, en ce qui concerne particulièrement le cerveau et la moelle épinière, il ne faut pas oublier que, chez les goutteux, ces organes deviennent quelquefois le siége de lésions plus ou moins graves, qui n'ont aucune relation directe avec l'état diathésique, mais qui peuvent cependant entraver le développement de la goutte articulaire. La diathèse goutteuse peut, d'un autre côté, cela est du moins fort vraisemblable, modifier plus ou moins profondément, l'évolution des affections cérébrales intercurrentes.

Traitement de la goutte rétrocédée. — Lorsqu'il s'agit de la goutte remontée à l'estomac, et que l'état de la langue, l'absence de fièvre et de sensibilité à la pression, éloignent toute idée d'inflammation, on peut avoir recours aux stimulants, tels que le chloroforme, l'ammoniaque, les infusions aromatiques ; l'opium sera administré, en outre, si la douleur est intense. Des vomissements seront

instructif sous ce rapport. Des douleurs articulaires avec gonflement et rougeur s'étaient montrées à plusieurs reprises différentes, chez un homme âgé de cinquante-cinq ans, qui commençait à présenter des symptômes de paraplégie. Ces douleurs avaient occupé tantôt les genoux, tantôt les articulations métatarso-phalangiennes des gros orteils. Plusieurs médecins crurent à l'existence d'une méningite rhumatismale ou goutteuse. La paraplégie devint complète au bout de quelques mois, et cependant le gonflement articulaire continuait à se produire de temps à autre. Quelques semaines avant la mort, on vit apparaître à la nuque une tumeur volumineuse faisant saillie de chaque côté, derrière les oreilles, avec torsion du cou et de la face vers l'épaule droite, et impossibilité de tourner la tête à gauche. L'autopsie n'a pas eu lieu, mais il est on ne peut plus vraisemblable qu'une affection de la colonne vertébrale, suivie de compression de la moelle, a été le point de départ de tous les accidents.

Consultez, sur ce sujet, Ball, *Du rhumatisme viscéral.* Paris, 1866, p. 88.

(J. C.)

provoqués à l'aide des boissons aqueuses, et l'on appliquera des révulsifs sur l'épigastre et l'hypochondre gauche. L'eau-de-vie est quelquefois conseillée en pareil cas, mais c'est un moyen dont il ne faut pas abuser, et, en général, tous les symptômes cèdent à l'emploi de remèdes moins énergiques. Dans les cas, très-rares d'ailleurs, où il existe des signes d'inflammation gastrique, les émissions sanguines, locales, les sédatifs, tels que l'acide prussique, les alcalis, devront être substitués aux stimulants.

En même temps il conviendra de surveiller attentivement l'état des jointures; en effet les applications chaudes et les révulsifs ont souvent pour résultat de rappeler l'inflammation sur ces parties et d'amener ainsi un amendement des symptômes viscéraux (1).

Tous les moyens qui viennent d'être indiqués sont applicables aux cas où la goutte s'est portée sur le cœur, et l'on persistera dans leur emploi jusqu'à complète cessation des symptômes de dépression du système circulatoire.

Lorsque l'encéphale est le siége des accidents, on devra se comporter comme s'il s'agissait d'une affection cérébrale ordinaire; seulement le traitement sera modifié en vue de l'état diathésique, et l'on s'efforcera de rappeler, par tous les moyens possibles, l'inflammation goutteuse sur les jointures.

(1) Il est vivement à regretter que M. Garrod n'ait pas étayé cette assertion par des observations cliniques détaillées, car c'est à peine s'il existe, dans les auteurs, quelques faits authentiques propres à démontrer que la goutte peut être, en effet, rappelée sur les jointures primitivement affectées, par le moyen des applications stimulantes. (J. C.)

Traitement des autres formes de la goutte anomale. — Les indications varient suivant les cas, et il est impossible de formuler une méthode uniformément applicable à toutes les variétés de la goutte viscérale. Quelques règles générales pourront cependant guider dans la pratique. Lorsque le cœur, les poumons, l'encéphale ou d'autres organes importants sont affectés, on doit tenter de provoquer l'apparition de la goutte sur les jointures des extrémités à l'aide d'une révulsion modérée; l'emploi des moyens les plus simples, tels que bouteilles remplies d'eau chaude, sinapismes, etc., suffit le plus souvent pour amener ce résultat.

Il faut en même temps s'efforcer de modifier l'état constitutionnel, et administrer, dans ce but, les divers médicaments dont il a été question à propos du traitement de la goutte chronique; mais il importe d'éviter avec soin tout ce qui pourrait débiliter l'organisme. On devra cependant avoir recours aux saignées locales, lorsque les signes d'inflammation viscérale seront bien accusés.

Il n'a pas encore été démontré d'une manière positive que le colchique soit efficace contre les accidents de la goutte viscérale. Suivant H. Holland, la puissance de cet agent ne serait pas limitée à la goutte articulaire, elle s'étendrait encore aux manifestations les plus irrégulières et les plus mobiles de la maladie. Mon expérience s'accorde pleinement avec celle de M. Holland, en ce qui concerne l'efficacité remarquable du colchique contre l'inflammation goutteuse des jointures; mais je ne suis nullement en mesure de décider si les troubles purement fonctionnels et exempts de tout travail inflammatoire cèdent réellement à l'emploi de ce médicament. Quoi qu'il en soit, j'ai la conviction que, dans la plupart des manifestations de la goutte irrégulière, l'administration judicieuse du colchique peut être suivie des plus grands avantages.

CHAPITRE XV.

Rhumatisme goutteux. — Remarques sur l'emploi de cette dénomination. — Confusion qui en résulte. — Diverses affections comprises sous le nom de *rhumatisme goutteux*. — Cas de vraie goutte auxquels ce terme est appliqué. — Cas de rhumatisme subaigu. — Diagnostic de la goutte et du rhumatisme. — Rhumatisme capsulaire. — Arthrite rhumatoïde. — Arthrite rhumatoïde chronique d'Adams. — Nodosités des jointures de Haygarth. — Symptômes. — Caractères anatomiques. — Causes. — Nature. — Diagnostic. — Tableau donnant le diagnostic différentiel de la goutte, du rhumatisme et de l'arthrite rhumatoïde. — Traitement du *rhumatisme goutteux*. — Observations d'arthrite rhumatoïde.

Sous le nom de *rhumatisme goutteux*, on a décrit des affections très-diverses; aussi est-il fort difficile de déterminer au juste ce que l'on entend par cette dénomination. Le terme est complexe, et il semble devoir s'appliquer à un état morbide complexe également, et constitué, pour ainsi dire, par la combinaison de deux maladies distinctes, la goutte et le rhumatisme. C'est en effet dans ce sens que plusieurs auteurs l'ont employé; d'autres, au contraire, s'en servent pour désigner une maladie spéciale, différant par sa nature intime à la fois du rhumatisme et de la goutte.

PL. VI.

Fig. 1.

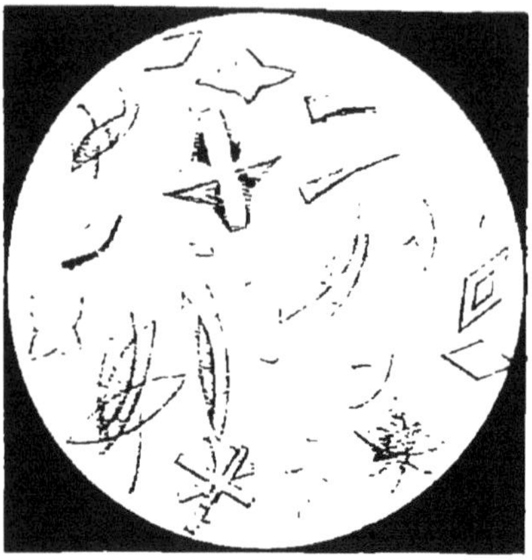

Fig. 2.

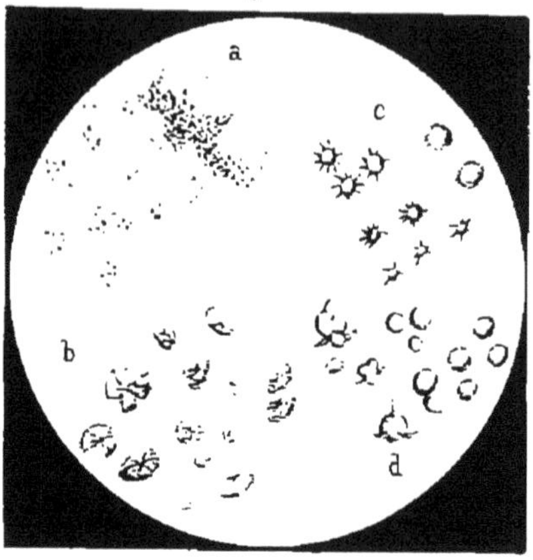

Fig. 3.

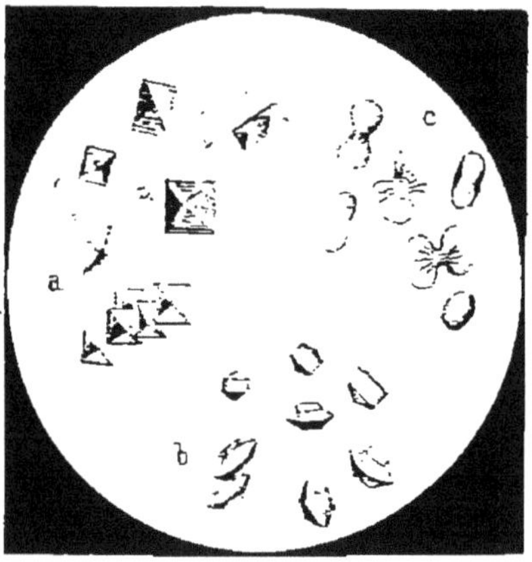

Fig. 4.

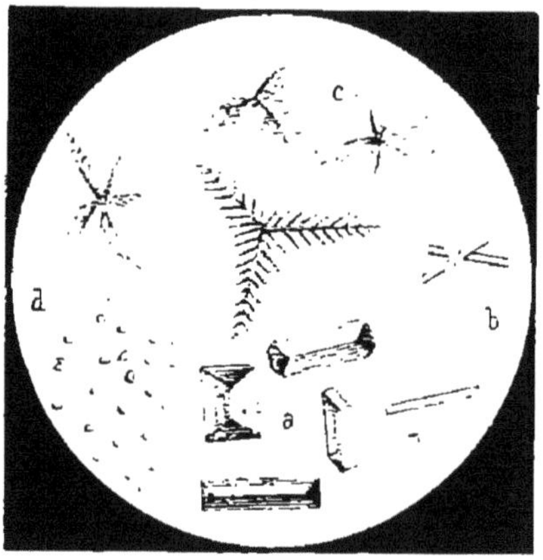

Fig. 5.

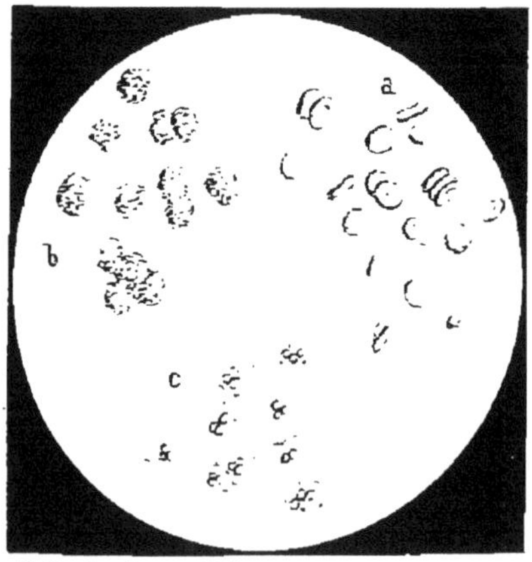

Fig. 6.

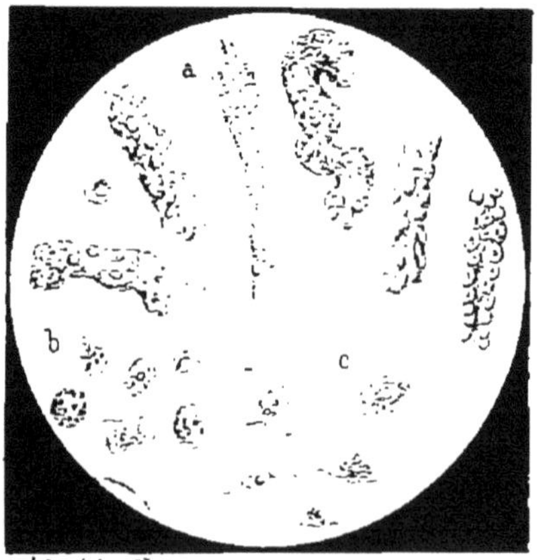

P. Lackerbauer lith. Imp. Becquet Paris.

Il importe donc de bien spécifier les caractères propres à chacune des affections qui ont été confondues sous cette dénomination, afin d'apprendre à les distinguer nettement. Il n'y a que peu d'auteurs qui admettent une combinaison de la goutte avec le rhumatisme; il y en a beaucoup au contraire qui sont très-opposés à la doctrine qui reconnaît cette forme hybride. La question ne se trouve même pas posée dans les écrits de Boerhaave, de Van Swieten, de Cullen, d'Heberden et de Watson. Scudamore fait remarquer à ce propos que les tissus qui pendant longtemps ont été le siége de la goutte sont tellement affaiblis, qu'ils sont sensibles aux moindres variations de température; c'est par là que la maladie prend un certain caractère rhumatismal; et ce sont les seuls cas auxquels on puisse avec quelque raison donner le nom de *rhumatisme goutteux*, dont on se sert en général beaucoup trop. On peut voir déjà par ce qui précède que, si le terme dont il s'agit a été employé très-communément, on a rarement cherché à déterminer avec précision le sens qu'il convient de lui attribuer.

Nous nous appliquerons tout d'abord, dans le présent chapitre, à indiquer d'une manière succincte les caractères qui permettent de distinguer l'un de l'autre le rhumatisme et la goutte, aussi bien à l'état aigu qu'à l'état chronique. Après cela, nous décrirons les affections qui ont été plusieurs fois désignées sous le nom de *rhumatisme goutteux*. Le diagnostic exact de ces diverses maladies est un point fort important dans la pratique, car on les confond souvent, et cependant chacune d'elles réclame un mode de traitement particulier.

Lorsque la goutte et le rhumatisme se présentent dans leur type de parfait développement, il est ordinairement facile d'établir le diagnostic de ces deux affections. La goutte se montre principalement chez des individus déjà dans l'âge mûr et qui ont vécu dans l'abondance; elle est surtout fréquente chez l'homme; le rhumatisme, au contraire, affecte les femmes au moins aussi souvent que les hommes. Il attaque de préférence les sujets jeunes et débilités. La goutte n'occupe en général, lors de ses premiers accès, qu'une ou deux jointures : c'est surtout dans l'articulation métatarso-phalangienne du gros orteil qu'elle établit son siége; l'inflammation locale qu'elle détermine est marquée par une vive douleur, et cependant la fièvre concomitante est relativement peu prononcée; il y a de l'œdème autour des parties affectées, et ensuite une desquamation épidermique. La maladie a des retours périodiques, et, à mesure qu'elle progresse, elle tend à envahir un plus grand nombre de jointures. Le rhumatisme, au contraire, occupe, même dès le début, plusieurs des grandes articulations, et siége aux extrémités supérieures tout aussi souvent qu'aux inférieures; l'appareil fébrile est hors de proportion avec l'inflammation locale. La maladie peut se reproduire sous l'influence des causes qui l'avaient d'abord suscitée, mais ses retours n'ont pas lieu d'une manière périodique. L'étude des influences héréditaires et des autres causes prédisposantes ou excitantes permettra de distinguer encore mieux la goutte du rhumatisme; ajoutons que dans le rhumatisme il existe une grande tendance aux affections aiguës du cœur, ce qui n'a pas lieu dans la goutte. Quoi qu'il en soit, en dehors des cas types, le diagnostic présente souvent de grandes difficultés ; c'est un point sur lequel nous avons insisté déjà lorsque nous avons donné la description de la goutte aiguë. Il convient, en pareil cas, de faire intervenir certains moyens d'analyse fondés sur une connaissance plus approfondie de la nature des deux maladies.

Nous avons prouvé surabondamment que, dans la goutte, le sang est toujours chargé d'un excès d'acide urique, et nous sommes en mesure de démontrer également que cette altération du sang n'existe pas dans le rhumatisme articulaire aigu. Dans quarante cas où tous les caractères de cette dernière affection étaient des plus manifestes, l'examen chimique du sang, pratiqué suivant la méthode qui a été décrite plus haut, n'a fait reconnaître aucune trace d'acide urique.

Les points les plus saillants de l'histoire de ces quarante cas ont été consignés dans un tableau qui fait partie de l'*Appendice*.

Nous avons démontré en outre que la formation d'un dépôt d'urate de soude au sein des tissus affectés accompagne constamment l'inflammation goutteuse. D'un autre côté, j'ai eu nombre de fois l'occasion de faire l'examen microscopique des jointures chez des sujets qui avaient été affectés de rhumatisme articulaire aigu, et je crois pouvoir déclarer que, dans les cas de cette espèce, on ne rencontre jamais les concrétions d'urate de soude.

La recherche de l'acide urique dans le sang ou dans la sérosité des vésicatoires peut être utilisée au lit du malade et servir au diagnostic. L'étude des altérations des jointures ne saurait, au contraire, avoir d'applications qu'au point de vue de la pathologie pure. Il ne faut pas oublier que les deux modes d'investigation dont il s'agit fournissent des caractères positifs en ce qui concerne la goutte et négatifs en ce qui concerne le rhumatisme. L'absence de ces caractères ne permet donc pas de séparer le rhumatisme des autres affections avec lesquelles on le confond quelquefois.

Lorsqu'il s'agit des formes chroniques de la goutte et du rhumatisme, le diagnostic fondé sur la seule considération des symptômes actuels présente souvent de grandes difficultés, même pour les médecins qui ont fait de ce sujet une étude particulière. Ainsi la goutte chronique, alors qu'elle affecte à la fois les petites et les grandes jointures et qu'elle n'est point marquée par la présence de dépôts tophacés superficiels, peut être aisément confondue avec certaines formes du rhumatisme articulaire subaigu. Les phénomènes extérieurs sont à peu près les mêmes dans les deux cas : la réaction fébrile est à peine prononcée, les jointures sont peu tuméfiées et la peau qui les recouvre ne présente pas de rougeur.

Une étude attentive des circonstances commémoratives est appelée à rendre de grands services dans les cas de ce genre. Si la maladie a débuté par le gros orteil et ne s'est étendue aux autres jointures que progressivement et à la suite d'attaques répétées ; si elle s'est manifestée pour la première fois dans l'âge mûr et s'il est reconnu que le malade a fait bonne chère et qu'il a largement usé du vin et de la bière, c'est très-probablement de la goutte qu'il s'agit. L'examen de l'oreille externe ne doit jamais être négligé ; plusieurs fois l'existence d'une ou deux petites concrétions d'urate de soude, siégeant sur l'hélix, m'a permis d'établir rapidement le diagnostic. La figure 1 de la planche I représente l'oreille d'un sujet chez lequel il n'existait qu'une seule concrétion extérieure; cette concrétion fit reconnaître, à première vue, la véritable nature de la maladie. Plusieurs faits analogues ont été rassemblés dans le chapitre consacré à l'étude de la goutte chronique. Dans certains cas, par suite de circonstances particulières, l'histoire des antécédents ne peut être recueillie; elle peut aussi ne fournir que des renseignements sans valeur. Il peut arriver, en outre, que les phénomènes extérieurs caractéristiques fassent complétement défaut. Les cas de ce genre se présentent rarement, mais tous les médecins qui ont étudié d'une manière spéciale les affections rhumatismales et goutteuses, ont dû en rencontrer quelques exemples dans la pratique. Plusieurs fois l'examen du sang ou de la sérosité d'un vésicatoire m'a permis, en pareille occurrence, de résoudre les questions les plus délicates.

Enfin le mode d'action de certains médicaments pourra fournir de précieux indices. L'administration du colchique, par exemple, modère, comme on sait, d'une manière remarquable l'inflammation goutteuse, tandis qu'elle est suivie d'effets infiniment moins prononcés dans le rhumatisme.

J'ai observé dans mon service d'hôpital, en octobre 1862, un fait très-intéressant et bien propre à faire ressortir les difficultés que présente quelquefois le diagnostic des affections articulaires. Dans ce cas, comme on va le voir, l'examen du sérum du sang a été très-utile.

Il s'agit d'un nommé O. H..., âgé de quarante-neuf ans, Allemand d'origine, qui vivait en Angleterre depuis cinq ans, et exerçait la profession de musicien ambulant. Son père était mort phthisique, son grand-père paternel avait été sujet à la goutte. Pendant la dernière partie de la saison d'été (1862), O. H... était allé exercer sa profession à Ramsgate; le temps était orageux, et le malade avait fréquemment été exposé à l'humidité pendant des heures entières. Un jour il souffrit beaucoup du froid aux doigts des pieds et des mains, et bientôt ces parties devinrent douloureuses, extrêmement sensibles, chaudes et rouges. Cet état persista jusqu'à son retour à Londres et son admission à l'hôpital, c'est-à-dire pendant une dizaine de jours. Voici l'état dans lequel se trouvait ce malade lors de son admission : Le doigt médius de la main droite est le plus douloureux et le plus tuméfié, puis vient en seconde ligne le doigt indicateur de la main gauche. O. H... avait porté des livres de musique très-lourds, alors que ses mains étaient engourdies par le froid, et le poids de ces livres reposait principalement sur les deux doigts en question. C'est à cette circonstance que le malade croit devoir rapporter la plus grande intensité des symptômes que présentaient ces deux doigts. Le gros orteil du pied gauche et la partie dorsale du pied droit sont aussi fortement tuméfiés et très-douloureux. L'intensité des douleurs s'accroît très-notablement pendant la nuit. La langue est très-chargée; il y a de l'inappétence, la soif est exagérée, le pouls est à 68.

Le diagnostic présentait certainement de sérieuses difficultés; l'affection paraissait s'être produite sous l'influence du froid ; le malade reconnaissait à la vérité qu'il avait contracté l'habitude de boire du porter tous les jours, mais jamais, assurait-il, il n'avait pris cette boisson avec excès. Ce fut quelques jours seulement après son admission à l'hôpital que nous apprîmes que son grand-père avait été goutteux. Lors de mon premier examen, j'inclinais à croire qu'il s'agissait là d'un cas d'arthrite rhumatoïde de forme aiguë, ou peut-être encore d'un cas de rhumatisme subaigu portant exclusivement sur les petites jointures. J'avais cependant quelque soupçon de la nature goutteuse de cette affection; et, dans le but de dissiper tous les doutes à cet égard, je fis tirer du bras une petite quantité de sang (60 grammes environ). Le sérum fut recueilli avec soin et soumis à l'épreuve du fil, et l'on reconnut ainsi qu'il renfermait une forte proportion d'acide urique. Chaque brin de fil était littéralement recouvert de cristaux.

Cette expérience me fit voir le cas dans son vrai jour, et un examen mieux dirigé fit recueillir des indices qui d'abord avaient passé inaperçus. Le malade avait été soumis pendant six jours à l'emploi du camphre; mais, au bout de ce temps, il ne s'était produit aucun amendement dans les symptômes; alors je fis ajouter à la potion 2 grammes de vin de colchique : dès le lendemain le malade avait éprouvé un soulagement notable, et quelques jours après il se trouvait tout à fait bien.

Un examen attentif des phénomènes extérieurs avait fait reconnaître deux petites plaques blanches cachées sous le repli de l'hélix de l'oreille gauche ; quelques petits dépôts d'aspect semblable se voyaient également sur la face palmaire de l'index gauche, près de l'extrémité du doigt; ils n'étaient recouverts que par une mince couche épidermique. On reconnut que la matière de ces dépôts avait une texture cristalline et était composée d'urate de soude.

Après avoir indiqué les caractères à l'aide desquels on parvient à distinguer la goutte du rhumatisme, il nous reste à déterminer s'il existe une espèce morbide différente de ces deux affections, et à laquelle le nom de *rhumatisme goutteux* pourrait être légitimement appliqué. Pour ma part, je suis loin de vouloir nier que le rhumatisme articulaire aigu puisse se développer chez des sujets prédisposés à la goutte ou déjà goutteux. Je reconnais en outre que la goutte peut se montrer chez des individus qui ont éprouvé antérieurement des attaques de rhumatisme. Mais, après m'être livré à une étude attentive de la question, je demeure convaincu qu'on ne voit jamais les caractères de la goutte et ceux du rhumatisme se confondre, chez un même individu, de manière à justifier cette dénomination de *rhumatisme goutteux*. J'ai vu ce terme être appliqué, dans la pratique, à des affections très-diverses. Dans certains cas c'était la goutte proprement dite qu'on désignait ainsi, principalement lorsqu'elle s'était propagée aux extrémités supérieures. On entend souvent les goutteux s'exprimer comme il suit : Autrefois j'avais des accès de goutte, aujourd'hui je suis affecté de rhumatisme goutteux ! Et cependant la maladie n'a jamais cessé d'être chez eux la goutte la plus légitime et la mieux caractérisée, depuis l'époque où elle s'est pour la première fois manifestée par des élancements dans les gros orteils.

D'autres fois c'est le rhumatisme articulaire subaigu qu'on désigne sous le nom de *rhumatisme goutteux*, principalement lorsqu'il a débuté sans être accompagné des symptômes de la fièvre rhumatismale. Mais il faut reconnaître toutefois que ce terme est le plus souvent usité, surtout parmi les médecins, pour désigner une maladie particulière qui n'a rien de commun avec la goutte, et dont les relations avec le rhumatisme sont encore un sujet de contestations. C'est cette affection que le docteur Adams de Dublin a décrite sous le nom d'*arthrite rhumatismale chronique*. Elle sera bientôt l'objet d'une étude particulière.

Je ne veux pas oublier de faire remarquer que la goutte, surtout lorsqu'elle affecte exclusivement les grandes jointures, est de temps à autre confondue avec le rhumatisme. Une étude minutieuse des observations rassemblées dans l'ouvrage du docteur Macleod (1) m'a laissé la conviction que plusieurs des faits qui ont été désignés par ce médecin sous le nom de *rhumatisme capsulaire* doivent être rapportés à la goutte. C'est ce que M. Macleod paraît reconnaître lui-même lorsqu'il déclare que, dans les deux affections, les symptômes extérieurs sont souvent semblables, les altérations anatomiques identiques, et que dans les deux cas, enfin, le colchique est le remède spécifique. — L'existence du rhumatisme capsulaire, à titre d'affection distincte, est d'ailleurs, suivant moi, fort douteuse. Il est facile en effet de se convaincre que sous cette rubrique M. Macleod a réuni des faits disparates :

(1) *On Rheumatism in its various forms*. London 1842.

On voit figurer là, à côté de la goutte, des cas d'arthrite blennorrhagique et d'inflammation purulente des jointures.

ARTHRITE RHUMATOIDE

(*Rheumatoid Arthritis*).

Arthrite rhumatismale chronique. — *Rhumatisme goutteux.* — *Rhumatisme noueux.* — *Usure des cartilages articulaires* (1).

Les traits généraux de cette affection ont été très-nettement indiqués par Heberden ; il la signale comme une maladie articulaire qui n'occupe point tout d'abord le gros orteil, mais bien d'autres jointures, qui, à mesure qu'elle progresse, se distingue autant de la goutte que du

(1) Cette synonymie n'est pas complète ; il faut y adjoindre les dénominations suivantes : *Arthrite sèche* (Deville et Broca). — *Arthrite déformante* (Virchow). — *Arthritis pauperum.* — *Arthrocace sénile*, *Rachitisme sénile* (Malgaigne, Hattier). — *Rhumatisme articulaire chronique primitif* (Vidal, Plaisance).

J'ai proposé de ramener, ainsi qu'il suit, à trois types fondamentaux les formes très-variées sous lesquelles se présente le rhumatisme articulaire chronique : 1° *Rhumatisme articulaire chronique primitif généralisé ou progressif;* c'est le Rhumatisme noueux des auteurs. Les cas de ce groupe se distinguent surtout en ce que l'affection présente habituellement une tendance presque invincible à se généraliser ; ce sont d'abord les petites jointures des extrémités, celles des mains, les métacarpo-phalangiennes surtout, qui sont atteintes symétriquement ; puis, à la longue, la plupart des autres articulations sont, dans un certain ordre, envahies successivement et d'une manière presque fatale. 2° *Rhumatisme articulaire chronique primitif fixe ou partiel.* La maladie reste généralement localisée sur une ou deux grandes articulations, où elle produit des altérations profondes ; elle a été surtout étudiée en chirurgie sous les noms d'arthrite sèche, de *morbus coxæ senilis*, etc. 3° *Nodosités d'Heberden*. C'est l'affection décrite par Heberden sous le nom de *digitorum nodi*. Très-généralement rapportée à la goutte, elle occupe à peu près exclusivement les articulations des phalangines avec les phalangettes, et quelquefois en outre celles des phalangines avec les phalanges. Elle épargne au contraire les articulations métacarpo-phalangiennes, qui sont prises en

rhumatisme et qui, par conséquent, doit être désignée sous un nom particulier. Cette affection, suivant Heberden, est moins douloureuse que la goutte, mais la tuméfaction des jointures y est plus prononcée. Un de ses caractères les plus saillants, d'après le même auteur, c'est d'amener une débilité profonde et durable, et de déterminer en deux ou trois ans un affaiblissement des membres que la goutte légitime ne produirait pas dans l'espace de vingt années (1).

Le docteur Haygarth a traité de cette même affection sous le nom de *nodosités des jointures*, et il a cherché, lui aussi, à établir qu'elle diffère de la goutte autant que du

premier lieu et d'une manière prédominante dans le rhumatisme noueux. Ces trois types se relient entre eux par des transitions insensibles; on trouve assez souvent leurs caractères réunis sur un même sujet. Les différences qui les séparent sont surtout dans l'expression symptomatique, non dans l'essence même de la maladie. Ils se relient aussi au rhumatisme articulaire aigu; c'est alors le Rhumatisme chronique généralisé qui établit la transition. Il n'est pas extrêmement rare, par exemple, de voir cette dernière forme succéder immédiatement, sans temps d'arrêt, au rhumatisme articulaire aigu, le continuer pour ainsi dire, et même s'accompagner comme lui d'endocardite ou de péricardite. Les arguments sur lesquels s'appuient ces vues nosographiques ont été développés dans la dissertation inaugurale de M. Plaisance, dans celles de MM. Vergely et Malherbe. Les principaux d'entre eux seront reproduits par la suite. (J. C.)

(1) *Commentarii de morborum historiâ*, cap. IX. Francof. ad Mœn., 1804. — Le Rhumatisme noueux avait été déjà parfaitement caractérisé par Sydenham dans un passage qui mérite d'être reproduit *in extenso*. Après avoir parlé des douleurs qui, après la cessation de la fièvre, persistent si souvent à la suite du rhumatisme articulaire aigu, Sydenham ajoute : « Non ad menses » tantum, sed ad annos etiam aliquot, imò per omnem adeò vitam miserum haud » infrequenter (rheumatismus) discruciat, quamvis in hoc casu, non eodem » semper vigore, sed paroxysmis quibusdam periodicè repetitis, ad instar » Arthritidis, subinde lacessit : Imò verò potest fieri ut ubi diu multum que » vexaverint dicti dolores, tandem sponte desistant, atque interim aeger » omni membrorum motu ad mortem usque privetur, digitorum articulis

rhumatisme; c'est à elle encore que s'applique le nom d'*usure des cartilages articulaires*, employé par M. Cruveilhier. C'est elle enfin que M. le docteur Adams, de Dublin,— qui l'a étudiée avec soin sous le point de vue anatomo-pathologique, — propose d'appeler du nom de *Chronic rheumatic arthritis* (1).

Les dénominations varient aussi quelquefois suivant le siége de l'affection ; lorsque celle-ci occupe, par exemple, les poignets, les mains ou les pieds, on l'appelle rhumatisme goutteux; on lui donne le nom de rhumatisme chronique lorsqu'elle affecte l'épaule, le coude ou le genou, soit séparément, soit simultanément; enfin le *morbus coxæ senilis* n'est autre que l'arthrite rhumatoïde localisée dans l'articulation de la hanche.

Le docteur Haygarth a parfaitement senti qu'il importait d'appliquer à cette forme d'arthrite un nom particulier, mais le terme *nodosités des jointures*, dont il a fait choix, n'est pas heureux; l'état noueux des jointures peut en effet se produire sous l'influence de causes très-diverses. Le nom d'arthrite rhumatismale chronique me paraît préférable à celui de goutte rhumatismale ; car si

» quasi inversis, et protuberantiis, ut in Arthritide, nodosis in interna magis » quàm externa digitorum parte se prodentibus ; stomacho nihilominus valeat, » et cætera sanus vitam toleret. » (*T. Sydenh. opera*, sect. VI, cap. V.)

(J. C.)

(1) J. Haygarth : *A clinical history of diseases. Part first being* 1° *A clinical history of the acute rheumatism;* 2° *A clinical history of the nodosity of the joints*, London 1805. — *On the discrimination of chronic rheumatism from gout, etc.*, in *Medical Transactions*, t. IV, 1813. — R. Adams : 1° plusieurs articles publiés dans la *Cyclopædia of anatomy and physiolog.* London, 1839 ; — 2° *A treatise on rheumatic gout or chronic rheumatic arthritis*. London, 1857. (J. C.)

l'arthrite rhumatoïde est une maladie à part et bien distincte du rhumatisme, il faut reconnaître cependant qu'elle se rapproche de cette dernière affection par l'analogie des symptômes ; d'ailleurs les atteintes du rhumatisme contribuent quelquefois à développer l'arthrite rhumatoïde.

C'est sous le nom de rhumatisme goutteux que M. le docteur Fuller a décrit la maladie qui nous occupe ; il reconnaît cependant qu'elle diffère également de la goutte et du rhumatisme ; voici, en effet ce qu'il dit : « Le rhumatisme goutteux n'est pas simplement une variété de la goutte ou du rhumatisme ; il n'est pas non plus une sorte de composé de ces deux maladies. C'est une espèce morbide bien distincte, d'une nature à part, et qui réclame une dénomination particulière (1). »

(1) W. Fuller. *On Rheumatism, Rheumatic gout, and Sciatica*. 3e édit. London, 1860.

En outre des travaux cités par M. Garrod dans ce chapitre, consultez sur la pathologie du rhumatisme articulaire chronique : Landré Beauvais, *Thèses de la Faculté de médecine de Paris*, an VIII. — Chomel, *Dissertation sur le Rhumatisme*. Paris, 1813. — W. Smith, *A treatise of fractures in the vicinity of the joints*. Dublin, 1847. — R. B. Todd, *Practical remarks on gout, rheumatic fever and chronic rheumatism of the joints*. London, 1843. — Deville et Broca, *Comptes rendus de la Société anatomique*, 1851. — Lasègue, *Études thérapeutiques sur les eaux minérales des bords du Rhin*. Paris, 1847. — Romberg, *Klinisch. Ergebnisse*. Berlin, 1846 ; p. 115, 1851, p. 98. — Charcot, *Thèses de Paris*, mars 1853. — Trastour, *Du rhumatisme goutteux chez la femme*. Paris, novembre 1853. — Vidal, *Considérations sur le rhumatisme articulaire chronique primitif*. Paris, 1855. — Gurlt, *Beiträge zur Vergleich. Patholog. der Gelenkkrank*. Berlin, 1853. — Plaisance, *Étude nosographique sur le rhumatisme articulaire chronique primitif*, Thèses de Paris, 1858. — Lebert, *Handbuch der praktisch. Medicin*, IIe *Auflag.*, II Bd., 2e Abth. Tubing., 1860. — H. Colombel, *Recherches sur l'arthrite sèche*. Paris, 1862. — V. Cornil, *Mémoire sur les coïncidences du Rhumatisme articulaire chronique*. — *Gazette médicale de Paris*,

Si l'on ne devait tenir compte que des caractères extérieurs lorsqu'il s'agit de dénommer une maladie, le nom de *rhumatisme goutteux* serait, dans l'espèce, assez approprié au but; mais il n'en est plus ainsi dès que l'on reconnaît que c'est la nature de l'affection qui doit, avant tout, être prise en considération. En se fondant sur le premier principe, on serait en droit d'appeler du nom de rubéolo-scarlatine certains cas de rougeole ou de scarlatine, et personne n'ignore qu'il y a deux cents ans, ces deux affections n'avaient pas encore été séparées l'une de l'autre. Mais aujourd'hui nous savons que, malgré certains traits de ressemblance, elles sont profondément distinctes, et que chacune d'elles reconnaît pour cause l'action d'un poison morbide particulier.

Bien qu'il me répugne d'avoir recours aux néologismes, je crois qu'il serait utile de créer pour la maladie en question un nom propre à la caractériser, et à faire ressortir qu'elle est indépendante à la fois et de la goutte et du rhumatisme. Le nom d'*arthrite rhumatoïde* remplirait peut-être ces conditions et conviendrait pour désigner une maladie inflammatoire des jointures assez semblable sous quelques rapports au rhumatisme, mais qui en diffère toutefois foncièrement par ses caractères anatomiques.

Je me propose de donner un abrégé de l'histoire de

1864, n° 36, 38, 39. — Trousseau, *Clinique médicale*, t. III, p. 361, 1865. — Vergely, *Essai sur l'anatomie pathologique du rhumatisme articulaire chronique primitif*. Paris, 1866. — B. Malherbe, *Des affections viscérales dans la goutte et le rhumatisme chronique*, Paris, 1866. — Ball, *Du rhumatisme viscéral*. Paris, 1866.

cette affection, en me fondant sur mes propres observations. J'aurai soin d'indiquer en quoi elles diffèrent des observations faites par d'autres médecins, toutes les fois qu'il s'agira d'un point important.

L'arthrite rhumatoïde se rencontre aussi bien chez les sujets jeunes que chez les individus avancés en âge ; elle n'épargne ni le riche ni le pauvre, et elle est commune aux deux sexes. D'après M. Adams, elle affecte surtout, chez l'homme, l'articulation de la hanche, tandis que chez la femme ce sont les poignets et les mains qu'elle occupe de préférence. Suivant ce même auteur, elle se montrerait plus fréquemment chez les pauvres, tandis que Sir B. Brodie soutient au contraire qu'elle est plus commune dans la classe privilégiée ; cette divergence d'opinion est due vraisemblablement à ce que ces deux chirurgiens n'observaient pas habituellement des malades appartenant à la même classe de la société.

D'après ce que j'ai observé par moi-même, cette forme d'arthrite se présenterait plus particulièrement chez les individus qui ont été soumis à l'influence de causes profondément débilitantes, physiques ou morales. Cependant ces antécédents peuvent faire défaut dans le cas où la maladie se développe consécutivement au rhumatisme aigu. Plusieurs fois je l'ai vue naître, sans cause appréciable, chez des sujets qui jusque-là avaient toujours présenté toutes les apparences d'une bonne santé.

L'arthrite rhumatoïde revêt de temps en temps les allures d'une maladie aiguë, mais le plus communément elle prend dès l'origine un caractère chronique, Dans la forme aiguë, elle se présente avec plusieurs des symptômes de la fièvre rhumatismale; c'est à tel point que le diagnostic en devient souvent très-difficile, principalement dans les premières périodes. Mais, à mesure que la maladie progresse, elle se sépare de plus en plus nettement du rhumatisme articulaire aigu. C'est ainsi que dans l'arthrite rhumatoïde aiguë on ne rencontre guère ces sueurs profuses et d'une nature toute particulière, qui constituent un des caractères de la fièvre rhumatismale; jamais, je le crois du moins, l'inflammation cardiaque ne vient s'adjoindre à cette affection (1); l'ap-

(1) Il n'est pas aussi rare qu'on le croit généralement de rencontrer l'endocardite et la péricardite, dans la forme chronique du rhumatisme articulaire. Cela, du moins, me paraît résulter des observations assez nombreuses que j'ai faites sur ce sujet à l'hospice de la Salpêtrière.

C'est surtout au rhumatisme articulaire chronique généralisé que s'associent les affections dont il s'agit, et on les rencontre là dans deux conditions différentes. Tantôt, — et cela s'applique surtout à l'endocardite, — elles paraissent s'être produites pendant le cours d'accès de rhumatisme articulaire aigu qui ont précédé le développement du rhumatisme chronique; puis, celui-ci s'étant établi, elles ont persisté telles quelles; ou bien, après être restées latentes, quelquefois pendant plusieurs années, elle se sont, par la suite, manifestées de nouveau, à l'occasion d'une exacerbation de l'affection articulaire; tantôt, au contraire, le rhumatisme a revêtu dès l'origine la forme chronique, et l'on est conduit à reconnaître que les affections du cœur se sont développées sous sa seule influence.

I. En 1846, le professeur Romberg (*Klinisch. Ergebn.* Berlin, 1846, p. 115) avait déjà reconnu l'existence d'une lésion mitrale chez une femme de vingt-trois ans, atteinte de rhumatisme noueux, et qui douze ans auparavant avait éprouvé une attaque de rhumatisme articulaire aigu. Un fait du même genre avait été mentionné par Todd, dans ses leçons sur la goutte et le rhumatisme (London, 1843, p. 179). — Sur 41 femmes atteintes de rhumatisme noueux, que nous avons observées, M. Trastour et moi, à la Salpêtrière en 1852, deux présentaient les symptômes les mieux accusés d'une affection organique du cœur. — Il y a quelques années, dans une leçon clinique (*Gazette des hôpitaux*, 19 juillet, 1864), M. Beau faisait remarquer, chez une jeune fille, la coïncidence d'une arthrite noueuse avec

pareil fébrile, enfin, est beaucoup moins prononcé que dans le rhumatisme aigu, et son intensité est en général proportionnée au nombre et à l'importance des jointures affectées.

Voici maintenant l'exposé sommaire des symptômes principaux de l'arthrite rhumatoïde chronique : les jointures sont douloureuses, mais au début elles ne présentent que peu ou point de tuméfaction ; quelquefois la douleur se montre plus intense pendant la nuit et elle s'exaspère sous l'influence de la chaleur. Les moindres

un rétrécissement de l'orifice aortique. — Tout récemment enfin, M. le docteur Ollivier recueillait à l'Hôtel-Dieu, dans le service de M. le professeur Grisolle, l'observation d'un homme âgé de vingt-trois ans, qui présentait les déformations caractéristiques du rhumatisme noueux et chez qui l'on constatait en outre tous les signes d'une lésion profonde des valvules sigmoïdes de l'aorte. Cet homme avait subi autrefois trois attaques de rhumatisme articulaire aigu.

Dans la plupart des exemples qui viennent d'être rapportés, en raison de l'existence antérieure d'accès de rhumatisme articulaire aigu, il est à peu près impossible de décider si le rhumatisme chronique a eu une influence réelle sur le premier développement des affections du cœur. Les faits qui vont suivre sont, sous ce rapport, plus explicites : Dans le cours des trois dernières années, j'ai rencontré cinq fois, *à l'autopsie*, des traces évidentes d'endocardite chez des femmes atteintes de rhumatisme articulaire chronique généralisé et qui jamais n'avaient éprouvé d'accès de rhumatisme articulaire aigu. Les lésions occupaient tantôt l'orifice aortique, tantôt l'orifice auriculo-ventriculaire gauche ; les valvules étaient épaissies, indurées, opaques ; elles présentaient, dans leur épaisseur, de nombreux vaisseaux, et portaient à leur surface, aux lieux d'élection, des groupes de végétations d'apparence fibrineuse. Une planche annexée à la thèse de M. Ball (*Du rhumatisme viscéral*, Paris, 1866, pl. I, fig. 2) donne une bonne idée des altérations observées dans un de ces cas. Les valvules avaient conservé d'ailleurs leurs formes et leurs dimensions normales ; si bien que, pendant la vie, ces lésions ne s'étaient révélées par aucun symptôme appréciable. C'étaient de simples stigmates qu'une nécroscopie attentive avait seule fait reconnaître. Mais si minimes qu'elles soient, ces altérations acquièrent aux yeux du nosographe une valeur incontestable,

mouvements imprimés aux jointures affectées augmentent les douleurs, principalement lorsque ces jointures sont restées en repos pendant plusieurs heures; les malades se trouvent souvent au réveil dans l'impossibilité de se mouvoir dans leur lit. Au bout d'un certain temps; les jointures se tuméfient par suite de la présence d'une certaine quantité de liquide dans la cavité articulaire; ce qui se reconnaît par la sensation de fluctuation que l'on éprouve en touchant les parties. Le liquide se résorbe à une époque un peu plus avancée de la maladie; alors les jointures affectées perdent de leur volume et

puisqu'elles le conduisent à établir entre le rhumatisme noueux et le rhumatisme articulaire aigu, un rapprochement fondé sur un caractère important.

II. La péricardite s'observe comme l'endocardite, et peut-être plus fréquemment encore, dans le rhumatisme articulaire chronique généralisé. Sur un total de neuf sujets atteints de cette dernière affection et dont l'autopsie a été pratiquée, dans mon service, pendant le cours de l'année 1863, on a noté deux cas de péricardite ancienne et deux cas de péricardite récente. (Voy. Cornil, *Mémoire sur les coïncidences du rhumatisme articulaire chronique*, in *Gazette médicale*, année 1864, n°s 36, 38, 39.) Ces résultats concordent avec ceux que j'ai obtenus, dans les mêmes circonstances, les années suivantes. Tantôt la péricardite existe seule, tantôt elle est compliquée d'endocardite. Depuis l'époque où ce sujet a fixé mon attention, j'ai vu plusieurs fois la péricardite aiguë ou subaiguë coexister chez des sujets atteints de rhumatisme noueux avec les exacerbations des arthropathies. Une observation de ce genre, recueillie à l'hospice des Ménages, sur une femme âgée de soixante et onze ans, m'a été communiquée tout récemment par mon excellent collègue, M. le docteur Tamarel-Mauriac.

De tout ce qui précède, on peut conclure, je pense, que les affections du cœur, telles que l'endocardite et la péricardite, appartiennent à la forme généralisée du rhumatisme articulaire chronique, tout aussi bien qu'au rhumatisme articulaire aigu; seulement, moins habituelles dans le premier cas que dans le second, elles se distinguent aussi par leur intensité moindre et par la moindre gravité de leurs conséquences. (J. C.)

deviennent en même temps plus résistantes au toucher.

Il n'y a que fort peu de fièvre, et le trouble constitutionnel est à peine prononcé. Dans certains cas ce sont les grandes articulations, celles du genou, du cou-de-pied, du coude, du poignet, qui sont seules affectées; d'autres fois, la maladie siége exclusivement dans les petites jointures; mais fort souvent elle s'étend à la fois aux grandes et aux petites articulations. Dans l'arthrite rhumatoïde, l'inflammation a de la tendance à se porter d'un point sur un autre, mais il est rare qu'elle quitte une jointure qu'elle a une fois occupée, sans y laisser des traces indélébiles de son passage. Aussi, dans les cas où les articulations ont été affectées en grand nombre, les malades sont-ils souvent réduits à un état d'infirmité des plus déplorables.

La figure 1 de la planche IV représente la main d'une femme chez qui l'affection était, du moins sur cette partie, de date toute récente. On peut remarquer que plusieurs des petites jointures sont tuméfiées par suite de la présence d'une certaine quantité de liquide dans les cavités articulaires. Cette disposition est très-marquée sur la première articulation phalangienne de l'annulaire. L'articulation du poignet est aussi quelque peu distendue par le liquide; plusieurs grandes jointures, les genoux entre autres, étaient profondément altérées et déformées chez cette malade.

La main d'un autre malade affecté d'arthrite rhumatoïde a été représentée figure 25; le dessin a été fait d'après un moule en plâtre. L'altération des jointures a produit, dans ce cas, une déformation remarquable, que caractérise surtout la déviation en masse des doigts vers le bord cubital de la main (1).

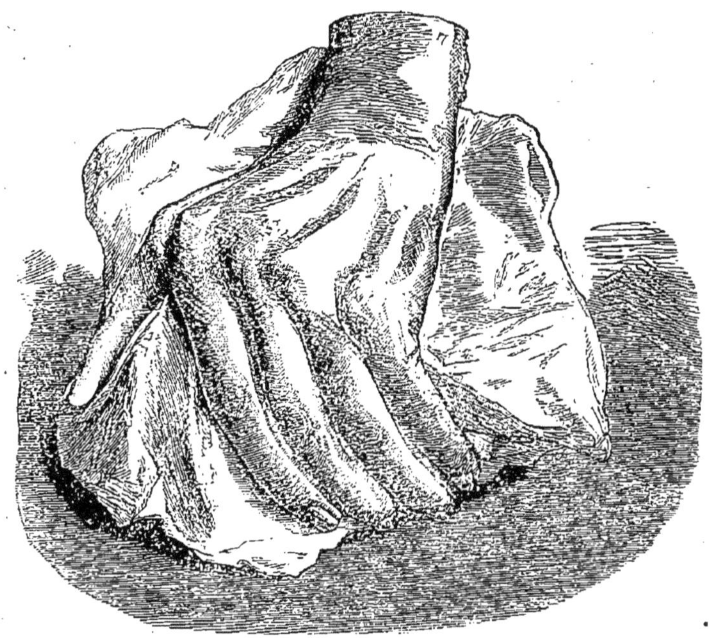

FIG. 25. — Déformation remarquable de la main par suite d'arthrite rhumatoïde, dessinée d'après un moule en plâtre.

L'arthrite rhumatoïde se présente fréquemment sous une forme autre que celle qui vient d'être décrite. Dans ce cas la marche de la maladie est encore plus lente; ce

(1) Nous avons fait connaître ailleurs (note, page 38) les lois suivant lesquelles s'opère, d'après nos observations, l'envahissement successif des jointures dans le rhumatisme articulaire chronique progressif. Nous avons vu là que les articulations des membres supérieurs sont affectées en premier lieu et plus profondément que celles des membres inférieurs. Aussi beaucoup d'infirmes ne peuvent-ils plus faire usage de leurs mains et de leurs bras, alors que les articulations des membres inférieurs sont encore assez libres pour permettre la marche.

Les déformations des jointures et les déviations que présentent tôt ou tard les membres, dans les cas où la maladie a agi avec intensité, se prêtent pour chaque partie à une description spéciale. Ici nous devrons nous borner

sont les petites articulations des mains qui sont surtout affectées, et en particulier celles qui unissent les phalangines et les phalangettes. On trouve dans les *Commentaires* d'Heberden un petit chapitre relatif à cette deuxième forme de l'arthrite rhumatoïde. Ce chapitre a pour titre : *Digitorum nodi.* Voici les propres paroles d'Heberden : « Quelle est la nature de ces petites tumeurs dures, dont le volume égale environ celui d'un pois, et que l'on rencontre fréquemment un peu au-dessous de l'extrémité des doigts de la main, au voisinage de la seconde articulation phalangienne ? Ces nodus n'ont aucun rapport avec la goutte, car on les rencontre chez des personnes qui n'ont jamais eu cette maladie ; une fois constitués, ils durent toute la vie ; il est rare qu'ils causent de la douleur. Ils n'ont guère d'autre inconvénient que de produire une légère difformité ; toutefois ils doivent occasionner un peu de gêne dans les mouvements des doigts. »

Le docteur Begbie pense que ces nodus sont liés à la goutte ; il prétend qu'on ne les rencontre que chez les sujets affectés de diathèse goutteuse ; toutefois il reconnaît qu'ils peuvent exister chez des individus qui n'ont jamais

à présenter le tableau sommaire des difformités qu'on observe aux mains. Ce sont d'ailleurs celles qu'il est surtout utile de bien connaître.

Ces difformités peuvent être, suivant moi, ramenées à deux types principaux : 1° *type de flexion*, 2° *type d'extension.*

Caractère commun aux deux types. — La main est en pronation plus ou moins complète et quelquefois exagérée.

Premier type. — C'est celui qu'on rencontre le plus fréquemment ; voici sa caractéristique : *a*, flexion (à angle obtus, droit ou même aigu) de la phalangette sur la phalangine ; *b*, extension de la phalangine sur la phalange ; *c*, flexion de la phalange sur la tête des métacarpiens (à angle obtus ou droit) ; *d*, flexion à angle très-obtus des métacarpiens et du carpe sur les os de

éprouvé un seul accès de goutte. Quoi qu'il en soit, M. Begbie reconnaît que ces nodus diffèrent complétement des dépôts tophacés. Ils ne sont pas comme ceux-ci mous et fluctuants au moment de leur formation, ni durs et calcaires à des périodes plus avancées; leur volume n'égale jamais celui qu'atteignent parfois certaines con-

l'avant-bras; *e*, dans un grand nombre de cas, déviation en masse de toutes les phalanges sur les métacarpiens vers le bord cubital de la main, puis déviation en sens contraire des phalangines sur les phalanges. — La déviation en masse des phalanges vers le bord cubital de la main est souvent une des premières déformations qui s'accusent.

Deuxième type. — Caractéristique : *a*, extension de la phalangette sur la phalangine; *b*, flexion des phalangines sur les phalanges; *c*, extension des phalanges sur les têtes des métacarpiens; *d*, flexion plus ou moins prononcée du carpe sur les os de l'avant-bras; *e*, dans certains cas, déviation en masse des phalanges, caractérisée par une inclinaison manifeste vers le bord cubital de la main.

Variétés du premier type. — 1° La plupart des caractères du type sont conservés; seulement la phalangine et la phalange sont sur le même axe et forment une seule colonne. 2° On voit quelquefois manquer la flexion de la phalangette sur la phalangine, et alors le dos des doigts de la main paraît excavé à partir de la tête saillante des métacarpiens.

Variétés du deuxième type. — 1° Flexion de toutes les articulations de la main les unes sur les autres, de manière à constituer une sorte d'enroulement. 2° Mêmes caractères, mais il y a extension des phalangines sur les phalanges.

Dans tous les cas le pouce a une tendance presque invariable; il est le plus habituellement dans une abduction forcée avec subluxation de la tête de la première phalange en dehors de l'extrémité inférieure du premier métacarpien.

Quand les difformités dont nous venons de tracer le tableau sont un peu prononcées, le malade ne peut plus faire usage de ses mains. Cependant, dans un certain nombre de cas, le pouce reste mobile et peut servir tant bien que mal à saisir les objets. Quelques phalanges peuvent remplir le même usage, lorsqu'elles ont conservé des mouvements de latéralité. Mais si l'articulation du coude est rigide, ce qui arrive fort souvent, les malheureux infirmes ne peuvent plus porter leurs aliments à leur bouche, ni chasser les insectes ou les corps étrangers qui viennent les incommoder. Réduites à cette

crétions tophacées. Ils sont recouverts par une plus grande épaisseur du tégument externe ; jamais la peau ne s'ulcère dans leur voisinage pour donner issue à cette matière tantôt de consistance crayeuse, tantôt semblable à du mortier, qui constitue les dépôts goutteux.

Pour moi, je me range à l'opinion d'Heberden et je

triste extrémité, les femmes — car c'est surtout chez les femmes que les choses en arrivent à ce point — se montrent souvent fort ingénieuses. J'en connais plusieurs à la Salpêtrière qui, privées de la plupart de leurs mouvements, ont imaginé des fourchettes munies de manches de deux pieds de long, et qui paraissent faites sur le même modèle, bien que les inventeurs ne se soient jamais rencontrés et occupent dans l'hospice des divisions fort éloignées. Au moyen de ces instruments, qu'elles manient à l'aide de quelques phalanges restées mobiles, elles prennent leurs aliments, qui ont été préalablement coupés en petits morceaux et qu'on a placés sur leurs genoux ou sur un meuble voisin. Une infirme, dont Thurnam nous a donné l'histoire, se servait d'une semblable fourchette (*London medical Gazet*, octobre 1838). On n'en finirait pas si l'on voulait faire connaître tous les stratagèmes auxquels ces femmes ont recours pour remplacer les mouvements qu'elles ont perdus.

Les déformations des mains que produit le rhumatisme noueux peuvent se retrouver, ainsi que nous l'avons fait remarquer déjà (page 80, note), avec des caractères identiques, dans la goutte chronique. Mais les cas de ce genre sont tout à fait exceptionnels, et presque toujours, lorsqu'ils se présentent, l'existence d'une concrétion tophacée superficielle, au voisinage des jointures déformées ou sur quelque autre point du corps, vient éclaircir le diagnostic.

Chez quelques malades atteints de rhumatisme noueux, les muscles des membres immobilisés s'atrophient. La peau est lisse, luisante, comme parcheminée. En même temps les jointures paraissent énormes et les stalactites osseuses soulèvent fortement, en quelques endroits, les téguments amincis. Il est même arrivé quelquefois que ces productions osseuses ont ulcéré la peau et se sont montrées à nu. On distinguerait aisément les tubercules osseux ainsi mis à découvert, par suite de la perforation de la peau, des masses tophacées blanches, de consistance crayeuse, composées en grande partie d'urate de soude, qu'on trouve au fond des ulcérations qui se produisent fréquemment au voisinage des jointures des mains chez les vieux goutteux. (J. C.

crois que les nodus en question n'ont aucun rapport avec la goutte; on les rencontre, cela est incontestable, chez des individus qui n'ont jamais présenté aucun des signes de la diathèse goutteuse. Il m'est arrivé de les observer sur plusieurs membres d'une même famille, mais je puis déclarer que jamais je ne les ai vus se développer chez un sujet qui eût éprouvé un véritable accès de goutte. Ils diffèrent complétement des dépôts goutteux dont il est d'ailleurs presque toujours facile de les distinguer. Les *digitorum nodi* d'Heberden correspondent en définitive à une variété de l'arthrite rhumatoïde. Le siége habituel de l'affection dans la seconde articulation phalangienne des doigts de la main est un des caractères les plus saillants de cette variété. Lorsque la maladie a quelque intensité, l'ankylose peut s'ensuivre; les têtes des os s'élargissent, en même temps que les tissus environnants s'épaississent et s'indurent (1). Ces nodus se rencontrent fréquemment chez les sujets avancés en âge; souvent ils

(1) On retrouve ici, comme dans les deux autres formes du rhumatisme articulaire chronique, les altérations de l'arthrite sèche; c'est un fait dont je me suis assuré maintes fois par la dissection. Les cartilages diarthrodiaux subissent l'altération velvétique, puis ils disparaissent et l'on trouve à leur place une couche osseuse éburnée. Les surfaces articulaires s'élargissent dans tous les sens par suite de la formation d'ostéophytes qui reproduisent à peu près, en les exagérant, leur forme et leurs contours naturels. Les tumeurs pisiformes qu'on rencontre, suivant la description d'Heberden, au voisinage de la seconde articulation phalangienne, ne sont autres que les tubercules osseux qui existent normalement à l'extrémité inférieure de la deuxième phalange, du côté dorsal; seulement le volume de ces tubercules s'est considérablement accru, par l'apposition de couches osseuses nouvelles. Il n'existe pas de traces de dépôts d'urate de soude, soit dans l'épaisseur des cartilages diarthrodiaux, soit au voisinage de la jointure, dans les parties molles. (J. C.)

coexistent chez le même individu avec une affection de la hanche ou de quelque autre articulation. On peut observer les altérations qui viennent d'être décrites sur la main qui a été représentée figure 26.

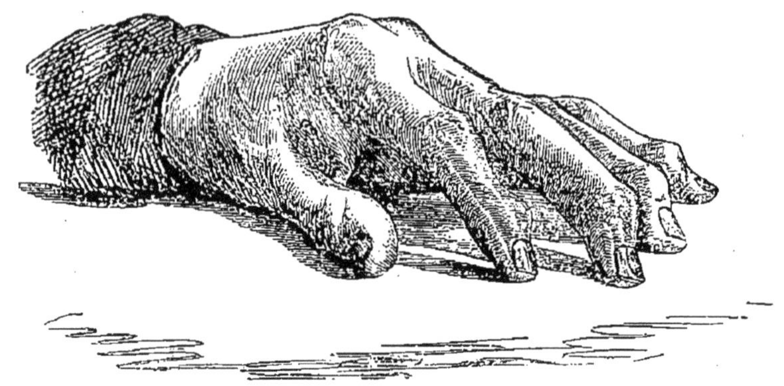

Fig. 26. — Cette figure représente la main d'une dame affectée d'arthrite rhumatoïde. Les nodus et les déviations des phalangettes sont ici bien accusés; il existait chez cette dame une affection de la hanche, de même nature que l'affection des doigts.

Plusieurs des articulations des phalangines avec les phalangettes étaient, chez ce sujet, ankylosées dans la flexion permanente. Dans les cas de ce genre, la douleur fait souvent défaut, ou, si elle existe, ce n'est jamais au point de produire un inconvénient sérieux; mais il faut remarquer que les jointures tuméfiées sont fréquemment quelque peu sensibles à la pression.

Anatomie pathologique. — Les altérations anatomiques de l'arthrite rhumatoïde ont été étudiées avec soin par plusieurs auteurs, et en particulier par le docteur Adams. Je vais essayer de faire connaître, d'une manière très-sommaire, les résultats auxquels est arrivé cet observateur.

Les tissus fibro-séreux des jointures subissent de profondes altérations. Les capsules articulaires sont distendues par le liquide synovial, et elles présentent, d'ailleurs, toutes les lésions que détermine l'inflammation chronique; lorsque plus tard le liquide synovial a été résorbé, les capsules restent notablement épaissies. Les parties ligamenteuses profondément situées — telles que le ligament rond à la hanche et le tendon du biceps à l'épaule — s'atrophient et finissent même quelquefois par disparaître complétement. Lorsque la maladie remonte à une époque éloignée, les cartilages articulaires ont disparu; dans les cas de date très-ancienne, les cartilages interarticulaires eux-mêmes peuvent disparaître. Cela se voit quelquefois au genou, au poignet et à l'articulation temporo-maxillaire. Par suite de la distension qu'éprouve la capsule synoviale à la période où elle renferme beaucoup de liquide, c'est-à-dire dans les premiers temps de la maladie, les ligaments articulaires subissent une élongation plus ou moins considérable; comme ils ne reprennent que fort lentement leurs dimensions normales, l'articulation conserve pendant longtemps une mobilité extrême et les luxations se produisent aisément.

On rencontre fréquemment au voisinage des jointures affectées, des corps étrangers, de volume et de consistance variables, tantôt osseux, tantôt cartilagineux, et rattachés aux parties molles de l'articulation par des prolongements fibreux. Souvent aussi l'on trouve dans la cavité articulaire des prolongements villeux, de nature vasculaire.

Lorsque les cartilages articulaires ont disparu, on trouve à leur place une sorte d'émail dur et poli, semblable à l'ivoire. Dans certaines jointures, cet émail recouvre uniformément la tête de l'os dans toute son étendue, d'autres fois il constitue seulement des plaques ou des stries dirigées dans le sens des principaux mouvements de l'articulation. Ces stries paraissent formées par les surfaces dénudées qui s'usent en partie, tandis qu'un émail poli se produit par l'action mutuelle des os l'un sur l'autre. Au pourtour des surfaces articulaires ainsi altérées il se forme souvent des végétations osseuses.

Après la résorption du liquide, on perçoit dans la plupart des articulations, lorsqu'on les fait mouvoir, une crépitation due au frottement des surfaces rugueuses l'une contre l'autre.

La plupart des auteurs ont considéré les altérations qui viennent d'être décrites comme une conséquence directe de l'âge sénile ; en réalité elles doivent être rattachées, ainsi que M. E. Canton l'a fait remarquer, à l'arthrite rhumatoïde. Cette remarque s'applique particulièrement à certaines altérations des osselets de l'oreille, cause fréquente de surdité ; à plusieurs déformations des jointures des pieds ; à certaines affections de la hanche, et enfin à une affection particulière de l'épaule, dans laquelle le tendon du biceps est rompu, et qui pendant longtemps a été prise pour une luxation de l'humérus en haut (1).

(1) Le *processus* qui détermine les lésions dont il s'agit a pour caractère principal de donner naissance à des productions organisées nouvelles, telles que franges et villosités synoviales, corps étrangers articulaires, bourrelets

La description qu'on va lire est le tableau des altérations observées sur la main d'un malade qui avait été affecté d'arthrite rhumatoïde. Cette main ressemblait à celle qui est représentée figure 25. La dissection en a été faite par M. John Cooke, ancien chirurgien interne attaché à l'hôpital d'University College, qui a bien voulu me communiquer les détails qui vont suivre.

Aspect général des mains. — L'extrémité inférieure des métacarpiens est élargie et proéminente; elle est

osseux, etc., pendant que d'un autre côté et simultanément, il raréfie les extrémités osseuses et tend à détruire les cartilages diarthrodiaux; de plus, à moins de circonstances étrangères, il n'aboutit jamais à la formation du pus. Ces caractères avaient été déjà parfaitement saisis par Lobstein, Colles et Adams; mais ils ont été particulièrement mis en lumière par MM. Deville et Broca, dans leurs études sur l'arthrite sèche. Ces études ont été complétées, à certains égards, par les travaux de plusieurs médecins qui, à l'examen des lésions faites à l'œil nu, ont ajouté le contrôle des observations microscopiques. Parmi les travaux de ce genre nous citerons ceux de Redfern (*Edinb. monthly Journal*, 1849), H. Meyer (*Muller's Archiv*, 1849), Zeis (*Nova acta acad. Leop. Carol.*, XXIII), C. O. Weber (*Virchow's Archiv*, janvier 1858, p. 74), et ceux plus récents de MM. O. Ranvier (Thèses de Paris, 1865), Cornil (Traduction des *Éléments de pathol. interne de Niemeyer*, p. 556, t. II) et Vergely (*loc. cit.*).

C'est par la surface du cartilage articulaire et par la membrane synoviale que les altérations paraissent débuter. Celle-ci devient rouge, vivement injectée, et de sa surface interne partent des prolongement villeux qui se terminent quelquefois par une petite masse arrondie supportée par un long pédicule. Dans l'épaisseur de quelques-unes de ces petites masses, on distingue à l'aide du microscope, des cellules plus ou moins nombreuses qui ne diffèrent pas des cellules ordinaires du cartilage. C'est là le premier vestige et, pour ainsi dire, l'état embryonnaire des corps étrangers qui, plus tard, pourront acquérir un volume considérable, s'ossifier, perdre le pédicule qui les attache à la membrane synoviale et devenir ainsi libres dans la cavité articulaire.

La destruction du cartilage se fait suivant un mécanisme dont les diverses phases ont été minutieusement étudiées. Les chondroplastes s'hypertrophient et il se forme, dans leur intérieur, de nouvelles cellules cartilagineuses; en

trop grande pour la cavité glénoïde de la phalange correspondante; la surface est rugueuse au toucher et comme parsemée de petites excroissances tubéreuses.

Les phalanges sont obliquement déviées sur le bord cubital de la main. Les premières le sont presque à angle droit; elles ne peuvent plus être portées dans l'extension, mais on parvient encore à les fléchir un peu. Elles sem-

même temps la substance fondamentale homogène devient striée, se fendille, et se trouve enfin divisée en une infinité de lanières ou fibrilles dont l'ensemble rappelle la disposition des fils du velours d'Utrecht. Rendues libres par suite de cette désagrégation de la substance fondamentale, les capsules mères s'ouvrent et versent les cellules qu'elles renferment dans les sillons qui séparent les fibrilles. Celles-ci s'isolent de plus en plus, s'atrophient et disparaissent ; ou encore elles se détachent complétement et tombent dans la cavité articulaire où elles subissent, comme les cellules, la dégénérescence granuleuse ou muqueuse.

Mis à nu par suite de la destruction du cartilage d'encroûtement, l'os présente une surface lisse, luisante, comme éburnée; au-dessous, le tissu osseux paraît raréfié, friable, imbibé de sang. Mais en même temps des *végétations* ou *stalactites osseuses* se sont formées au pourtour des têtes des os ou des cavités de réception, dans le voisinage du cartilage diarthrodial. Ces productions adhèrent très-intimement à l'os sur lequel elles sont comme greffées. D'abord molles, faciles à entamer par le scalpel, elles ont l'apparence cartilagineuse; plus tard elles se sont ossifiées, et alors elles présentent une texture spongieuse et comme vermoulue. On a maintes fois constaté d'ailleurs que les procédés suivant lesquels l'ossification s'opère dans ces stalactites ne diffèrent pas notablement des procédés de l'état physiologique.

Ces altérations dont nous n'avons fait qu'indiquer les traits les plus généraux, sont communes aux diverses formes du rhumatisme articulaire chronique. Seulement souvent à peine accusées et comme à l'état rudimentaire dans le rhumatisme généralisé à évolution rapide, elles acquièrent parfois, dans ses formes lentes et particulièrement dans le rhumatisme partiel, une extension énorme. Il suffira de se reporter au chapitre VII (p. 243) pour reconnaître jusqu'à quel point elles diffèrent des lésions de l'arthropathie goutteuse.
(J. C.)

blent luxées sur la face palmaire des métacarpiens. On peut imprimer des mouvements quelconques à l'articulation métacarpo-phalangienne sans constater aucune espèce de frottement.

Les phalangines sont étendues suivant divers angles sur les phalanges; elles sont plus déviées encore vers le bord cubital que ces dernières, sur la face dorsale desquelles on les dirait luxées. Quelques-unes recouvrent en partie leurs voisines; c'est ainsi qu'à la main droite l'index recouvre le médius et celui-ci l'annulaire. A la main gauche, le petit doigt a subi une déviation plus forte que celui du côté opposé; de plus, le médius recouvre l'annulaire. Les articulations des phalangines avec les phalanges sont ankylosées; on peut, il est vrai, leur imprimer encore quelques mouvements de latéralité, mais sans provoquer de frottement.

Les phalangettes présentent la même direction que les phalangines, et leurs articulations avec ces dernières ne paraissent pas malades.

Des articulations métacarpo-phalangiennes, les seules qui aient subi des altérations sont celles des doigts indicateurs; quant aux articulations des pouces, elles sont parfaitement normales.

En enlevant la peau de la main droite, qui est la plus déformée, on reconnaît que les tendons extenseurs des doigts ne passent pas au-dessus des articulations métacarpo-phalangiennes, mais qu'ils ont glissé dans les sillons intermédiaires à ces articulations; cette disposition paraît tenir à l'augmentation de volume de l'extrémité inférieure du métacarpien; les tendons se trouvent placés de la sorte au côté interne des doigts auxquels ils sont destinés. Les tendons fléchisseurs semblent rétractés; ils sont placés sur le côté interne des articulations métacarpo-phalangiennes et des articulations des premières avec les secondes phalanges; plus loin, ils reprennent leur direction normale par rapport aux articulations des secondes phalanges avec les troisièmes.

Articulation métacarpo-phalangienne d'un des indicateurs. — Les ligaments latéraux sont allongés et relâchés; le ligament antérieur est épaissi ainsi que les tissus fibreux environnants, qui concourent à former la capsule articulaire. En ouvrant l'articulation, on ne découvre plus aucune trace de la membrane synoviale; les cartilages articulaires ont également disparu, sauf dans une très-faible étendue sur chaque os. La surface articulaire du métacarpien a perdu sa forme arrondie; elle est devenue plus large en arrière et en bas où elle présente un grand nombre de petites saillies nodulaires. Latéralement elle est rugueuse; le tissu osseux s'y est résorbé en partie et est percé de trous. En avant, c'est-à-dire du côté de la face palmaire et aussi un peu du côté interne, il existe une petite surface dont le tiers postérieur est recouvert d'une couche de cartilage, tandis que les deux tiers antérieurs sont constitués par du tissu compacte lisse. C'est la seule portion qui ait conservé l'apparence d'une surface articulaire normale. Quant à la première phalange, sa cavité articulaire est moins excavée qu'à l'état normal; elle est rugueuse et encore parsemée çà et là de petits îlots de cartilage.

En examinant au microscope une coupe du cartilage

faite à l'extrémité du métacarpien, on constate que les cellules ont disparu par places et qu'elles sont remplacées par une masse confuse de fibres très-imparfaitement formées, s'enchevêtrant dans toutes les directions. Ces places sont nettement délimitées. Dans leur voisinage les cellules sont quatre fois plus volumineuses que celles de tout autre point du même cartilage; elles sont plus brillantes et leurs noyaux ne sont pas visibles. Les cellules situées un peu plus loin sont moins nombreuses, et bien qu'elles affectent un certain groupement, elles n'ont rien de régulier sous ce rapport. Elles sont disséminées dans une matière homogène finement granuleuse. Leur forme est ovale, angulaire ou allongée. Leur noyau, ordinairement unique, est parfois double; il est irrégulier et peut renfermer des nucléoles. Les granulations de la matière homogène présentent une disposition presque linéaire et ont ainsi l'apparence de fibres.

Dans les points qui ont subi la calcification, il semble que ce soit à l'intérieur même des cellules que s'est fait le dépôt de sels terreux; en effet, si on les soumet à l'action de l'acide acétique, les sels terreux se dissolvent et les cellules deviennent apparentes.

Articulation d'une phalange avec une phalangine. — Les ligaments et tous les tissus fibreux environnants sont très-épaissis. En ouvrant l'articulation, on trouve les surfaces articulaires entièrement détruites. Le tissu osseux de l'extrémité inférieure de la première phalange s'est résorbé du côté des faces dorsale et palmaire, de telle sorte que cette extrémité, au lieu d'avoir la forme d'une poulie, présente celle d'un cône; ces deux faces sont parsemées d'un bon nombre de petites saillies, constituées par du tissu fibreux. L'extrémité de la seconde phalange, recouverte de saillies semblables, est aplatie obliquement d'arrière en avant et de bas en haut. Les surfaces opposées des deux os s'envoient de nombreuses bandelettes également constituées par du tissu fibreux bien développé. Les extrémités articulaires des deux phalanges sont entourées de stalactites osseuses multiples.

L'articulation de la seconde phalange avec la troisième est parfaitement saine.

Étiologie de l'arthrite rhumatoïde. — L'arthrite rhumatoïde est provoquée par les mêmes causes que le rhumatisme articulaire aigu, surtout par le froid, l'humidité (1) et les influences débilitantes (2). Il est des cas où cette affection paraît se développer à l'occasion d'une attaque de rhumatisme articulaire, qui jouerait ici le rôle

(1) Une cause que les malades atteints de rhumatisme noueux accusent le plus souvent, c'est l'action prolongée du froid et de l'humidité combinés ; par exemple, le séjour habituel et de plusieurs années dans des chambres mal éclairées dont les murs laissent suinter l'eau. Ce genre de cause a été invoqué par les trois quarts environ des malades questionnées à ce sujet par M. Trastour et par moi, à l'hospice de la Salpêtrière. Un fait intéressant, c'est que l'apparition de la maladie a lieu souvent plusieurs années après que les sujets ont cessé d'être soumis à cette influence. (J. C.)

(2) La scrofule est un fonds sur lequel l'arthrite rhumatoïde se développe fréquemment ; il n'est pas rare de voir les malades, atteints des diverses formes de cette dernière affection, porter au cou des cicatrices caractéristiques. A la Salpêtrière, les femmes qui, par suite des difformités qu'occasionne le rhumatisme noueux, restent confinées au lit pendant plusieurs années, succombent habituellement à la tuberculisation du poumon. Sur 119 sujets affectés de rhumatisme goutteux, M. Fuller (*loc. cit.*, p. 334) en a compté 23, environ 1 sur 5, ayant eu un frère, une sœur ou un ascendant direct, atteint de phthisie pulmonaire. (J. C.)

d'une cause excitante; mais peut-être n'est-ce là qu'une apparence, car il est fort probable que l'arthrite rhumatoïde, lorsqu'elle acquiert un haut degré d'intensité, peut prendre les caractères de la fièvre rhumatismale et simuler une attaque de rhumatisme articulaire.

J'ai vu plusieurs fois l'arthrite rhumatoïde se développer à la suite et peut-être sous l'influence du rhumatisme blennorrhagique. Les mains dont les altérations anatomiques ont été plus haut l'objet d'une description minutieuse, provenaient d'un malade qui s'était trouvé dans ce cas (1).

L'action brusque d'une cause débilitante peut faire naître l'arthrite rhumatoïde. Dans plusieurs cas dont j'ai été témoin, cette affection s'était développée chez des femmes, à la suite d'une hémorrhagie abondante ou de grossesses trop rapprochées (2); il n'est pas rare de la rencontrer chez de jeunes femmes mal réglées; mais il n'est pas certain qu'il faille en accuser le trouble des fonctions utérines. Il est plus probable que la maladie dépend en pareil cas de l'état constitutionnel qui accompagne les déviations menstruelles. J'ai souvent observé l'arthrite rhumatoïde chez des femmes dont les règles paraissaient très-régulièrement. Dans bien des cas, elle se développe

(1) Des exemples du même genre ont été rapportés par Broodhurst (Reynolds, *System of clinical medicine*, t. I, p. 993, London 1866), Trousseau (*Cliniq. médicale*, t. III, p. 375), et Lorain (*Union médicale*, 25 décembre 1866, p. 617, 618). (J. C.)

(2) M. Todd (*Practical remarks on gout.*, etc., p. 178) a rapporté plusieurs exemples de rhumatisme noueux développé pendant le cours d'une grossesse. J'ai rencontré des faits analogues. D'après mes observations, la maladie se prépare pendant la grossesse et éclate avec toute son intensité peu après l'accouchement. (J. C.)

sans cause appréciable chez des sujets pléthoriques, mais dont la circulation est languissante (1).

Nature de l'arthrite rhumatoïde. — Nous ne connaissons rien de bien positif concernant la nature de cette forme d'arthrite : il n'est nullement démontré, quant à présent, qu'elle soit subordonnée à la présence d'un principe morbide dans le sang, ou qu'elle s'accompagne d'une altération quelconque de ce liquide.

Dans plusieurs cas, j'ai examiné le sérum du sang pour y rechercher l'acide urique ; mais toujours ces recherches ont eu un résultat complétement négatif (2) ; de plus, jamais les urines ne m'ont paru présenter d'altération particulière. Les lésions qu'on rencontre dans les parties affectées diffèrent absolument de celles que l'on observe dans la goutte et dans le rhumatisme ; les cartilages ne sont jamais encroûtés d'urate de soude, comme cela a lieu dans la goutte ; mais ils sont érodés ou ulcérés, et en même temps il se produit des altérations du tissu osseux qui ne sont certainement pas un résultat de l'inflammation rhumatismale.

(1) Il y a chez les femmes deux périodes de la vie où le rhumatisme articulaire chronique généralisé éclate de préférence : la première de ces périodes s'étend de vingt à trente ans, la seconde de quarante à soixante ans. La maladie est rare chez les très-jeunes sujets ; je l'ai cependant observée chez un garçon âgé de quatre ans et chez un autre garçon âgé de dix ans ; dans ces deux cas elle présentait une intensité exceptionnelle et avait produit des déformations très-prononcées. J'ai noté l'hérédité dans 11 cas sur 41. Il est certain que le rhumatisme noueux est beaucoup plus commun chez la femme que chez l'homme ; opposition bien tranchée avec ce que l'on sait de la goutte. (J. C.)

(2) Voyez la note, page 128.

Dans l'arthrite rhumatoïde, l'affection articulaire est peut-être toute locale et nullement sous la dépendance d'une altération du sang. On concevrait que les tissus peu vasculaires qui constituent une articulation pussent subir une sorte de fonte et s'ulcérer par suite d'un vice de la nutrition. Mais toutes ces questions réclament de nouvelles recherches. M. le docteur Fuller, qui paraît avoir une grande répugnance à accepter le terme arthrite rhumatoïde pour spécifier la maladie qui nous occupe, professe cependant, relativement à la nature de cette affection, une opinion qui se trouve être en parfaite conformité avec la mienne. C'est ce dont on pourra se convaincre par la lecture du passage suivant que j'emprunte à l'ouvrage publié par cet auteur :

« Cette maladie, dit M. Fuller, n'a pas, comme on pourrait le croire, un caractère hybride, en d'autres termes, elle n'est pas composée en partie de rhumatisme, en partie de goutte. De même que le rhumatisme proprement dit et la goutte vraie peuvent se succéder, à diverses époques de la vie, chez un même sujet ; de même aussi la goutte rhumatismale peut survenir chez un individu déjà goutteux ou rhumatisant, ou qui deviendra plus tard soit rhumatisant, soit goutteux. Et cependant j'ai la conviction que ces diverses affections n'ont entre elles rien de commun, à part ce caractère qu'elles affectent toutes trois l'ensemble de la constitution et qu'elles choisissent de préférence les articulations pour siége de leurs manifestations locales. Contrairement à ce qui a lieu dans la goutte vraie, le sang et le liquide synovial ne renferment pas d'acide urique dans la goutte rhumatismale, et si cette affection s'est trouvée quelquefois accompagnée de dépôts goutteux, on peut dire que cela est tout à fait exceptionnel. Il devient évident, d'après ce qui précède, même pour un observateur superficiel, que la coexistence chez un même sujet des symptômes de la goutte vraie et de ceux de la goutte rhumatismale, n'est pas autre chose qu'une pure coïncidence. Tout porte à croire que les affections articulaires de la goutte rhumatismale ne sont pas déterminées par la présence de l'acide lactique, comme paraissent l'être les affections correspondantes du rhumatisme vrai. Enfin un autre caractère qui sépare profondément le rhumatisme goutteux, soit du rhumatisme articulaire chronique, soit de la fièvre rhumatismale, c'est que, dans la première affection, les jointures subissent très-rapidement les altérations les plus profondes, alors même que les symptômes locaux sont relativement peu intenses et que la fièvre fait défaut. — Les circonstances au milieu desquelles se développe le rhumatisme goutteux, l'extrême opiniâtreté des symptômes qui l'accompagnent, la nature toute particulière des altérations articulaires qui la caractérisent (1), le genre même des médicaments qui paraissent le plus propres à la combattre, tout, en un mot, concourt pour établir que c'est là une

(1) Suivant MM. Hasse (*Zeitschr. für Ration. med.*, Bd. 5, p. 192), Kussmaul (*Archiv für Physiolog. Heilk.*, XI, 4, 1852) et Gurlt (in Förster, *Handb. der patholog. Anat.*, Leipzig, 1863, p. 1000), le tissu des extrémités articulaires des os subit, dans l'arthro-rhumatisme aigu, des altérations qui y révèlent l'existence d'un travail phlegmasique : MM. Ollivier et Ranvier (*Compt. rend. de la Soc. de biolog.*, Paris, 1865-1866, p. 201) ont fait voir, d'un autre côté, que dans cette même maladie, les cartilages diarthrodiaux présentent souvent en plusieurs points l'hypertrophie des chondroplastes avec prolifération des cellules et la segmentation de la substance fondamentale

maladie qui se rattache à une altération vraiment particulière de la constitution. »

Formes anomales de l'arthrite rhumatoïde (1). — Les jointures ne sont pas toujours seules affectées dans les cas d'arthrite rhumatoïde; d'autres organes, l'œil et l'oreille interne en particulier, peuvent devenir le siége des troubles morbides. C'est en général sous la forme de sclérotite, d'iritis et de conjonctivite que se présente l'affection des yeux dont il s'agit. Fréquemment il y a coexistence de ces divers états pathologiques. J'ai la conviction que les ophthalmies dites rhumatismales, lorsqu'elles ne sont pas liées à une inflammation de l'urèthre, doivent être rattachées souvent, sinon dans la majorité des cas, à l'arthrite rhumatoïde. Toutefois il ne faut pas méconnaître que le rhumatisme vrai et la goutte peuvent causer l'inflammation des divers tissus de l'œil (2).

dont il a été question à propos des altérations produites par l'arthro-rhumatisme chronique (p. 620). Il y a donc lieu, même au point de vue des lésions anatomiques, d'établir un rapprochement entre les formes chroniques et la forme aiguë du rhumatisme articulaire. (J. C.)

(1) Il faut citer la migraine parmi les affections qui paraissent avoir une certaine relation avec le rhumatisme noueux; sur 30 femmes atteintes de cette dernière affection, 12 avaient éprouvé autrefois des migraines intenses. Presque toujours celles-ci disparaissent au moment où se déclare la maladie articulaire. La relation dont il s'agit avait été signalée déjà par M. le professeur Trousseau (*Clin. méd.*, t. III, p. 362).

La néphrite albumineuse n'est pas très-rare dans les périodes avancées du rhumatisme articulaire chronique généralisé; mais elle est là beaucoup moins fréquente que dans la goutte chronique. (J. C.)

(2) J'ai vu trop souvent l'iritis se développer chez des sujets atteints de rhumatisme noueux, et alterner avec les exacerbations des arthropathies, pour ne pas reconnaître qu'il existe entre ces deux affections une certaine connexité.

Sur les maladies de l'œil dans le rhumatisme articulaire chronique, con-

Voici un exemple d'arthrite rhumatoïde dans lequel l'œil et les jointures ont été affectés. C'était un cas de faible intensité, et sous l'influence d'un traitement approprié, il se produisit dans tous les symptômes un amendement très-rapide.

Août 1862. — Il s'agit d'une dame âgée de quarante-sept ans, et dont la grand'mère maternelle avait peut-être souffert d'une affection du genre de celle qui va être décrite. Voici les symptômes que cette dame avait éprouvés déjà lorsqu'elle vint me consulter : Il y a dix mois environ un de ses yeux était devenu tout à coup rouge et douloureux; cet état persista durant quatre jours à peu près. Depuis cette époque les mêmes symptômes se sont reproduits régulièrement tous les vingt et un jours, à l'exception d'une seule fois où l'intervalle des accès a été de dix semaines.

Plusieurs mois avant le développement de l'affection des yeux, cette dame avait ressenti des douleurs dans quelques-unes des jointures des doigts. Lorsqu'elle vint me visiter, il y avait un peu de gonflement et de la sensibilité au niveau de plusieurs articulations phalangiennes. La santé générale était restée bonne pendant longtemps, mais elle avait commencé, tout récemment, à faiblir quelque peu : la circulation était languissante, le pouls faible et petit, les extrémités froides; la moindre excitation produisait de la fatigue. Les causes débilitantes,

sultez : Bennett (*Clinic. lectures*, 2e édit., 1858, p. 914), Watson (*On the principles*, etc., t. I, p. 342), Fuller (*On gout, rheumat. gout.*, etc., 1856, p. 377), V. Cornil (*Mémoire sur les coïncidences, etc., loc. cit.*). (J. C.)

et en particulier l'humidité, paraissaient produire une exacerbation de tous les symptômes. Sous l'influence du fer et de la quinine d'abord, puis du fer et de l'huile de foie de morue, cet état s'est amélioré très-rapidement. L'affection des yeux a fait des retours moins fréquents, la circulation a repris de l'énergie, la douleur et la tuméfaction des jointures ont presque complétement disparu et en même temps la malade a pris de l'embonpoint. En raison des progrès si rapides qui se sont produits déjà, je ne doute pas que sous peu elle ne soit complétement rétablie.

J'ai observé, dans mon service d'hôpital, un fait analogue au précédent, mais plus grave. Je vais faire connaître dans ses principaux détails l'histoire de ce cas.

Juillet 1862. — R. W.... est une femme âgée de trente-quatre ans, mariée et mère de deux enfants : personne dans sa famille n'a été affecté ni de la goutte, ni du rhumatisme. Il y a trois ans environ elle éprouva pour la première fois de la douleur et de la roideur dans les orteils et les articulations du cou-de-pied. Ces douleurs l'empêchèrent pendant quelques jours de vaquer à ses occupations. Quelques semaines après, les épaules et les mains devinrent douloureuses, et depuis cette époque elle n'a jamais cessé complétement de souffrir dans quelqu'une de ces articulations. Il y a environ dix mois elle fut atteinte d'une affection de poitrine qui paraît avoir été de nature inflammatoire, et elle se soumit alors au traitement homœopathique. Pendant ce temps, elle s'est beaucoup affaiblie et les jointures se sont déformées. Vers la même époque, les yeux sont devenus malades et la vue s'est perdue presque complétement. Depuis lors, bien que l'affection des yeux se soit considérablement amendée, la vue n'a jamais été recouvrée complétement. Il y a trois mois, les douleurs articulaires ayant reparu, la malade a été admise à l'hôpital où l'on a constaté ce qui suit : Le poignet droit est rigide, et il devient le siége de douleurs lorsqu'on essaye, soit de le fléchir, soit de l'étendre. Les deux mains sont très-déformées, la droite plus que la gauche. Les articulations métacarpo-phalangiennes de la main droite sont dans un état de flexion permanente ; l'extension en est presque impossible. Lorsque l'on fait mouvoir les unes sur les autres les diverses parties de ces jointures, il s'y produit un bruit de craquement assez intense. Plusieurs des articulations phalangiennes sont plus ou moins roides, quelques-unes sont dans la flexion permanente ; le mouvement fait percevoir un bruit de craquement très-intense dans les articulations des pouces. Les articulations métacarpo-phalangiennes de la main gauche sont dans la flexion, et les mouvements des articulations phalangiennes sont très-limités. Le genou gauche est très-tuméfié ; on y perçoit un peu de fluctuation, mais la plus grande partie du gonflement paraît être due à l'épaississement des tissus. Le cou est très-roide et les mouvements latéraux de la tête sont très-bornés. Il y a de la douleur au niveau de la septième vertèbre cervicale et de la première dorsale. L'œil est toujours resté affecté à un certain degré depuis la première attaque. Les vaisseaux de la sclérotique sont actuellement très-dilatés et, par suite, les yeux présentent une couleur rouge de sang ; les pupilles sont très-dilatées, elles sont à peine influencées par l'action de la lumière.

La malade peut distinguer les objets, mais la vision est indistincte.

Traitement de l'arthrite rhumatoïde. — Il reste encore, on ne saurait le nier, beaucoup à faire pour le traitement de l'arthrite rhumatoïde; néanmoins on peut, même aujourd'hui, rendre de grands services aux malades en choisissant judicieusement ses remèdes. Il ne faut pas essayer de traiter l'arthrite rhumatoïde de la même manière que la goutte; le colchique y est ordinairement nuisible, et une diète sévère est loin d'y produire de bons effets. On ne doit pas non plus la traiter comme le rhumatisme simple : car la médication alcaline, si avantageuse dans le rhumatisme, peut au contraire devenir très-préjudiciable lorsqu'il s'agit de l'arthrite rhumatoïde (1).

(1) Des observations cliniques assez nombreuses me portent au contraire à penser que l'emploi des alcalins à haute dose n'est pas applicable seulement à la forme aiguë du rhumatisme articulaire. J'ai vu souvent l'administration journalière de 25 à 30 grammes de bicarbonate de soude, maintenue pendant plusieurs semaines, être suivie de bons effets dans la forme subaiguë de la maladie et aussi dans sa forme chronique généralisée, au moment de ces exacerbations marquées par un appareil fébrile quelquefois assez prononcé, qui semblent indiquer une tendance vers l'état aigu. Même dans les cas du dernier genre, malgré l'administration du bicarbonate de soude à doses aussi élevées et aussi longtemps maintenues, je n'ai jamais vu survenir d'accidents capables d'inspirer la moindre inquiétude; et en particulier je n'ai jamais observé que les malades présentassent des symptômes indiquant, soit une tendance aux hémorrhagies, soit une anémie profonde. Je n'ai jamais prescrit le bicarbonate de potasse en pareille circonstance et j'ignore si son emploi serait aussi facilement supporté. (J. C.)

Mon expérience personnelle m'a permis de constater qu'il arrive souvent des accidents à la suite d'un traitement mal dirigé, en conséquence des idées fausses que l'on se fait sur la nature de l'arthrite rhumatoïde, surtout lorsqu'on la confond avec la goutte véritable et le rhumatisme.

Ce qui doit avant tout nous préoccuper dans le traitement de l'arthrite rhumatoïde, c'est l'état général. Il faut donc, tout en n'usant que de moyens peu énergiques, essayer de donner du ton à l'organisme et de maintenir normales ses différentes fonctions.

L'estomac sera ensuite l'objet de toute notre attention; s'il est affaibli, on réveillera son énergie par des amers qui seront administrés seuls, additionnés d'ammoniaque ou de faibles doses d'acides minéraux; s'il est le siége d'une irritation, on essayera de le calmer par des boissons alcalines ou d'autres sédatifs de la muqueuse gastrique. Il faut aussi tenir le ventre constamment libre, sans recourir toutefois aux purgatifs drastiques.

Les fonctions des reins et de la peau doivent être surveillées avec soin. Il est vrai qu'elles sont rarement altérées d'une manière notable, si ce n'est dans la forme aiguë de la maladie, qui peut s'accompagner d'un certain degré de fièvre. La peau est alors chaude et sèche, les urines sont peu abondantes, fortement colorées et riches en urates.

Si la circulation est très-affaiblie, et principalement s'il existe de l'anémie, on se trouve habituellement bien de l'emploi du fer. Le choix de la préparation doit être subordonné à chaque cas particulier. Lorsqu'il y a relâchement des tissus, les sels astringents, comme le sulfate et le perchlorure, conviennent le mieux; lorsque l'anémie prédomine, c'est le fer réduit par l'hydrogène, le citrate de fer ammoniacal ou tout autre composé analogue. Cette médication longtemps prolongée réussit fréquemment, surtout si le malade est sujet au refroidissement des extrémités ou s'il présente quelque autre signe d'une circulation languissante.

Le sulfate de quinine et les différentes préparations galéniques de la cinchonine, administrés isolément ou associés au fer, sont également d'une grande utilité dans les cas où il existe une faiblesse bien constatée des systèmes nerveux et vasculaire.

L'huile de foie de morue donne quelquefois des résultats merveilleux chez les individus affaiblis et de constitution sèche, ou encore chez ceux qui ont notablement perdu de leur embonpoint. Je la fais souvent alterner avec les toniques; quelquefois je la prescris en même temps qu'eux.

Le but principal, je l'ai déjà dit, doit être avant tout de soutenir les forces, et comme les causes qui peuvent les faire diminuer sont variées, l'administration des toniques devra varier elle-même suivant chaque cas.

Il existe des médicaments spéciaux auxquels il sera bon de recourir, surtout lorsqu'il s'agira de combattre les altérations des jointures.

Le gaïac rend parfois de grands services lorsque la circulation des extrémités se fait mal; on prescrit alors de préférence la teinture ammoniacale de sa résine, et l'estomac tolère bien cette préparation si l'on prend la précaution de l'associer à un mucilage, à la teinture de cardamome ou à quelque autre aromatique. Dans certains cas, il est vrai, elle exerce une action irritante sur les intestins, mais une ou deux gouttes de teinture d'opium suffisent ordinairement pour arrêter cette action. La décoction composée de salsepareille peut aussi être utile, soit à titre de réconfortant de la santé générale, soit parce qu'elle contient du gaïac, outre la serpentaire et le mezéréon, dont les propriétés sont très-analogues à celles du gaïac.

L'iode s'emploie souvent avec avantage sous forme d'iodure de fer ou d'iodure de potassium; ainsi un malade que j'ai soigné dans ces deux dernières années, et qui souffrait beaucoup d'une arthrite rhumatoïde des extrémités supérieures et inférieures, recouvra entièrement la santé, grâce à un sirop ioduré dont il continua l'usage pendant plusieurs mois. Ce malade avait cependant été menacé, à un certain moment, d'une déformation complète de plusieurs articulations très-importantes (1).

Les préparations arsenicales rendent parfois d'excellents services dans le traitement de l'arthrite rhumatoïde, et depuis plusieurs années, j'ai l'habitude d'en prescrire

(1) Dans plusieurs cas de rhumatisme noueux, M. Lasègue a administré, avec succès, la teinture d'iode. La dose prescrite était élevée progressivement de 8 à 10 gouttes deux fois par jour, à 5 à 6 grammes pendant le repas, en prenant pour excipient un peu d'eau sucrée ou, de préférence, du vin d'Espagne. La médication doit être continuée pendant plusieurs semaines et au besoin pendant plusieurs mois. Sous son influence il n'est jamais survenu aucun des accidents de l'intoxication iodique. (*Archiv. génér. de médecine*, 1856, t. II.) (J. C.)

l'administration. L'arsenic agit évidemment d'une manière très-sensible sur la peau; c'est là un fait qu'ont pu constater tous les médecins qui ont prescrit cette substance dans les affections cutanées chroniques. Il paraît aussi qu'il agit comme un altérant sur les tissus fibreux, et, en général, sur ceux dont la vitalité est peu énergique. Chez quelques malades atteints d'arthrite rhumatoïde, j'ai vu l'administration de l'arsenic produire une amélioration notable; chez d'autres, au contraire, les effets furent nuls; bien que le médicament eût été donné à hautes doses et continué pendant longtemps. Je prescris le plus souvent l'arsenic sous forme d'arsénite de potasse (liqueur de Fowler); toutefois, dans certaines circonstances, je préfère l'arséniate de soude qui, d'après quelques faits bien observés, me semble avoir, à quantité égale, une action moins irritante sur l'organisme que l'arsénite de potasse. Lorsqu'on donne une préparation arsenicale, il importe de tenir compte de l'état de l'estomac, et d'administrer le médicament peu de temps après le repas; on atténue d'ordinaire, en prenant cette précaution, l'irritation de la muqueuse stomacale. Dans plusieurs cas d'arthrite rhumatoïde, j'ai eu quelques raisons de croire que l'arsenic avait produit une congestion notable et même une véritable inflammation du foie; il se peut, néanmoins, qu'il n'y ait eu là qu'une simple coïncidence (1).

La noix vomique et son alcaloïde, la strychnine, sont

(1) L'emploi de l'arsenic à l'intérieur, dans le rhumatisme articulaire chronique, a été surtout préconisé, en Angleterre, par Jenkinson, Bardsley (*Medical reports*, London 1807), Kellie (*The Edinb. medical and surgic. Journal*,

quelquefois utiles, non comme spécifiques, mais à cause de leur action sur les muscles, dont l'atrophie, si fréquente dans les maladies de longue durée, vient encore ajouter à l'infirmité des malades. En outre, ces deux médicaments donnent du ton aux organes digestifs, favorisent l'assimilation, et rendent souvent de la sorte de véritables services. Beaucoup d'autres médicaments ont été préconisés, à diverses époques, dans le traitement de l'arthrite rhumatoïde ; on pourrait même citer à ce propos presque toutes les substances qui entrent dans la pharmacopée ; mais comme il n'existe aucune preuve réelle de leur efficacité, il n'y aurait aucun avantage à discuter ici leur mode d'action.

Les eaux minérales sont fréquemment recommandées dans l'arthrite rhumatoïde, mais leur emploi a donné

1808, t. IV), J. Begbie (*Id.*, n° 35, *Mag.*, 1858), Fuller (*On rheumatism*, etc., 2e édit., London, 1860, p. 362) ; en France, par MM. N. Gueneau de Mussy (*Bullet. de thérapeutique*, t. LXVII, 1864, p. 24) et Beau (*Gaz. des hôpitaux*, 19 juillet 1864). J'ai moi-même expérimenté cette médication sur une assez grande échelle, à l'hospice de la Salpêtrière ; comme M. Garrod, j'ai vu l'arsenic produire quelquefois une amélioration notable, et d'autres fois échouer complétement. Il ne m'a pas été possible jusqu'ici de déterminer les conditions de la réussite ou celles de l'insuccès. Je crois pouvoir dire toutefois que l'arsenic reste sans effet ou se montre même nuisible surtout dans les cas très-invétérés de rhumatisme noueux et lorsque la maladie s'est déclarée dans un âge avancé. J'ai observé que l'un des premiers effets de l'emploi du médicament est souvent de réveiller les douleurs ou de les exaspérer dans les jointures principalement affectées. Les choses vont même quelquefois si loin, que la rougeur et le gonflement se manifestent là où ils n'existaient pas et qu'on est obligé de suspendre momentanément le traitement. Mais, en général, la tolérance s'établit au bout de quelques jours et l'on peut alors élever progressivement les doses. Il y a, je crois, avantage à administrer l'arsenic sous forme de liqueur de Fowler à la dose de 2 à 6 gouttes, deux fois par jour et suivant la méthode anglaise, c'est-à-dire peu de temps après les repas. (J. C.)

lieu, je le sais positivement, à bien des déceptions, et même dans certains cas il a été nuisible, parce qu'il avait été intempestif, et que la véritable nature de la maladie n'avait pas été reconnue. Si l'on choisit, en effet, des eaux minérales puissantes, telles que celles de Vichy et de Carlsbad, on voit l'économie s'appauvrir et le mal faire des progrès; il est donc impossible de retirer aucun avantage d'un pareil traitement. Les eaux minérales les plus utiles sont celles qui ont la propriété de donner du ton à l'organisme : ce sont surtout les eaux ferrugineuses de Schwalbach, de Spa et de Tunbridge. Leur action, associée aux bons effets que produisent le changement d'air, l'absence de préoccupation et l'éloignement des affaires, produit souvent une amélioration notable de la maladie et en arrête les progrès.

Le traitement local de l'arthrite rhumatoïde ne doit pas être négligé. Comme cette maladie, malgré ses caractères spéciaux, est en définitive une inflammation, on peut naturellement, alors qu'elle n'est encore qu'à sa première période, se poser la question de l'opportunité des émissions sanguines. Dans certains cas, on se trouve bien de l'application de quelques sangsues; dans d'autres, une révulsion peu énergique peut rendre de grands services; les meilleurs moyens pour la produire sont la teinture d'iode concentrée, les vésicatoires et l'huile de croton. Au début de la maladie il faut recommander le repos, dans l'espoir de favoriser la résolution, mais lorsque le liquide épanché dans les articulations s'est résorbé, et que les altérations sont trop considérables pour qu'il soit permis de songer à sauvegarder les tissus délicats qui entrent dans leur structure, il peut être utile de faire exécuter aux membres malades de légers mouvements; on parvient de la sorte à prévenir la roideur articulaire. L'étendue des mouvements doit être, dans tous les cas, subordonnée aux effets produits, mais il importe de s'arrêter dès que la douleur que l'on provoque devient assez intense pour durer jusqu'au lendemain.

Les emplâtres sont parfois utiles; ils servent, jusqu'à un certain point, à soutenir les articulations malades, et de plus ils déterminent une légère révulsion. Dans ce but, j'emploie tantôt l'emplâtre de gomme ammoniaque ou celui de gomme ammoniaque et de mercure, tantôt le galbanum, ou encore, si la peau est très-irritable, l'emplâtre de savon ou de litharge. Les bains locaux et généraux ont été beaucoup vantés par quelques médecins dans le traitement de l'arthrite rhumatoïde, mais mon expérience personnelle ne me permet point de garantir les effets qu'on leur a souvent attribués. Lorsque la maladie est dans toute sa puissance, c'est-à-dire lorsqu'elle envahit encore de temps à autre de nouvelles jointures, je crois que l'emploi exclusif des bains n'a le pouvoir ni de l'arrêter, ni de modifier l'état particulier de l'organisme qui favorise son développement. S'il s'agit au contraire de combattre les désordres qu'elle entraîne à sa suite, je suis convaincu que les bains peuvent exercer une heureuse influence, en donnant de la souplesse aux muscles et en rendant de la mobilité aux jointures devenues rigides.

A cet effet on recommandera les bains d'eau salée ou d'eau de mer, les bains de vapeur ou les bains turcs;

les douches chaudes et le massage peuvent aussi donner de bons résultats. Dans la forme aiguë de l'arthrite rhumatoïde, je préférerais beaucoup à n'importe quelle application locale un traitement qui s'adresserait à la constitution elle-même.

Régime et hygiène. — Notre but dans le traitement de l'arthrite rhumatoïde est, non-seulement de rétablir la digestion et l'assimilation lorsque ces fonctions sont troublées, mais encore de soutenir l'organisme par une nourriture convenable. Cette dernière indication doit, à mon avis, primer toutes les autres pendant la durée entière de la maladie : on permettra donc le régime le plus substantiel qui pourra être supporté, et si l'appétit est médiocre, on multipliera le nombre des repas. La viande doit entrer dans le régime pour une très-large part; dans les cas où les malades la digèrent mal, alors qu'elle est apprêtée comme on nous la sert chaque jour, il sera bon de la prescrire sous forme de viande hachée, mais en prenant la précaution de conserver tout le jus. Il ne faut du reste faire d'exclusion pour aucun aliment d'origine animale, du moment qu'il est bien assimilé.

J'ai remarqué que souvent on interdit la bière aux malades atteints d'arthrite rhumatoïde, mais j'ai tout lieu de croire que, s'il s'agit d'un cas d'arthrite rhumatoïde véritable et non compliquée, l'usage de cette boisson ne détermine point d'aggravation. En réalité, lorsque la bière est bien tolérée par l'estomac, elle permet aux malades d'ingérer une plus grande proportion d'aliments solides et en même temps elle rend l'assimilation plus facile. On peut dire la même chose des vins. Quant à moi, j'ai l'habitude de prescrire une quantité d'alcool suffisante pour donner du ton à l'organisme entier, mais trop faible pour exciter le système circulatoire.

Il est de la plus haute importance que les malades atteints d'arthrite rhumatoïde respirent un air fréquemment renouvelé; souvent même il est avantageux de les faire changer de temps en temps de résidence. Si l'état de leurs membres ne permet pas l'exercice à pied ou à cheval, les malades devront se promener en voiture. Il ne faut pas non plus négliger de ventiler et de chauffer convenablement l'appartement où ils restent le jour, ainsi que leur chambre à coucher.

Enfin leurs vêtements devront être chauds; ils ne le seront toutefois jamais au point de devenir incommodes et de provoquer une transpiration abondante. Règle générale, il est nécessaire de porter de la flanelle sur la peau.

Diagnostic de l'arthrite rhumatoïde. — Plusieurs signes permettent de distinguer l'arthrite rhumatoïde, ou, comme on l'appelle encore, le rhumatisme goutteux, soit du rhumatisme vrai, soit de la goutte. Haygarth qui, comme on le sait, désignait cette affection sous le nom de *nodosités des jointures*, s'exprime comme il suit à propos du diagnostic : « L'existence des *nodus* semble rapprocher la goutte de la maladie qui nous occupe; dans les deux cas il y a de la douleur et du gonflement des jointures; mais il est certaines circonstances qui établissent entre les deux affections une différence essentielle. Dans la goutte, la peau et les parties sous-jacentes sont le siége d'une inflammation vive; la douleur est très-aiguë et il y a de la sensibilité à la pression; les parties molles sont rouges et tuméfiées; mais jamais elles n'acquièrent une consistance approchant de celle de l'os. La goutte se montre sous forme de paroxysmes qui durent soit quelques jours, soit des semaines et des mois, et qui sont séparés par des intervalles dont la durée est quelquefois, à l'origine, de plusieurs années, mais peut, par la suite, devenir beaucoup plus courte. La goutte attaque plus fréquemment les hommes que les femmes. Ce qui distingue surtout de la goutte la maladie dont il s'agit, c'est cette triste particularité qu'on n'y observe pas d'intermission réelle, mais seulement de légères rémissions. En effet, tant que durera la vie du malade, les nodosités ne feront qu'augmenter graduellement de volume et, par suite, gêner de plus en plus les mouvements du membre. D'ailleurs, la maladie envahit de nouvelles jointures sans abandonner jamais complétement celles qui avaient été antérieurement affectées, et même souvent sans qu'il se produise aucun amendement dans leur état. »

Ce diagnostic établi par Haygarth est en grande partie correct; mais on n'y trouve pas mentionnés certains traits caractéristiques qui méritent cependant d'être signalés. Ainsi, par exemple, la goutte, lors de sa première invasion, établit son siége dans l'articulation métatarso-phalangienne d'un des gros orteils, tandis que, à son début, l'arthrite rhumatoïde n'a pas de prédilection pour une articulation quelconque. Les tumeurs tophacées sont propres à la goutte, on ne les rencontre jamais dans l'arthrite rhumatoïde. Enfin l'état du sang ainsi que la nature des lésions articulaires établissent encore entre les deux affections une différence essentielle.

De nombreux points de ressemblance rapprochent de l'arthrite rhumatoïde le rhumatisme vrai, mais il est cependant plusieurs traits caractéristiques qui permettent de distinguer ces deux affections. C'est ce dont on pourra aisément se convaincre si l'on veut bien jeter un coup d'œil sur le tableau où j'ai tracé le diagnostic différentiel de la goutte, de l'arthrite rhumatoïde, et du rhumatisme articulaire aigu.

Parmi les nombreux faits d'arthrite rhumatoïde dont j'ai recueilli l'histoire, j'en choisis quelques-uns qui me paraissent propres à montrer les différentes formes que cette maladie peut revêtir et les diverses particularités qu'elle présente suivant les sujets qu'elle affecte.

Obs. 1. — Arthrite rhumatoïde légère chez une jeune dame; amélioration et guérison rapides sous l'influence d'un traitement tonique.

Une jeune dame âgée de dix-sept ans à peine, sujette au refroidissement des extrémités et présentant encore d'autres signes d'une circulation languissante, éprouva, il y a quelques années, une douleur accompagnée de gonflement aux articulations tibio-tarsiennes. Ce furent d'abord les seules jointures affectées, mais au bout de quelques mois, les doigts et les poignets furent envahis; ils l'étaient encore quand je vis la malade pour la première fois: les articulations phalangiennes étaient douloureuses et légèrement tuméfiées; quelques-uns des orteils, les deux gros orteils surtout, devinrent le siége d'une sensibilité anormale. La langue était rouge et un peu chargée, mais il n'y avait pas de soif et l'intestin était parfaitement libre; les fonctions de la peau étaient normales. Le pouls était petit, à 96 (probablement par suite d'une excitation momentanée). Les membranes muqueuses avaient subi une décoloration manifeste et l'on entendait au cou un bruit de souffle veineux; les menstrues étaient régulières; enfin la malade avait un peu maigri depuis quelque temps. L'état de l'atmosphère paraissait avoir une certaine influence sur la marche de l'affection; la malade se trouvait plus mal pendant les temps froids. Sous l'influence d'un traitement tonique, consistant dans l'administration du sulfate de fer associé au sulfate de quinine, et grâce à des applications de teinture d'iode peu concentrée sur les jointures envahies, la malade vit son état s'améliorer rapidement. Aujourd'hui elle se porte parfaitement bien.

Obs. 2. — Arthrite rhumatoïde reconnaissant probablement pour cause des fatigues prolongées et de violents chagrins.

Une dame âgée de cinquante ans, qui vint réclamer mes soins, présentait les symptômes suivants : elle avait toujours joui jusque-là d'une assez bonne santé, sans avoir cependant jamais été très-forte. La maladie dont elle était atteinte avait débuté aux mains et aux pieds, près de quatre ans auparavant. Il semblait ressortir des antécédents que peu de temps avant cette époque, elle avait eu de grandes fatigues et souffert de chagrins violents et prolongés. D'après son récit, elle avait été traitée au moyen de puissants agents débilitants, entre autres le colchique et les iodures, les bains répétés, qui, prétend-elle, aggravèrent beaucoup son état. Actuellement elle ressent, dans presque tous les points du corps, des douleurs qu'exaspère la chaleur du lit. Les genoux et les articulations tibio-tarsiennes sont tuméfiés et rigides; le mal a gagné aussi les épaules. Plusieurs doigts sont rétractés et fléchis; les articulations du pouce sont sensibles; en leur imprimant des mouvements, on perçoit au toucher et à l'oreille des craquements très-manifestes; les poignets sont gonflés et douloureux au point de permettre à peine le moindre mouvement; ajoutez enfin que la malade est dans l'impossibilité de remuer le cou. Les règles ont cessé il y a sept ans environ.

Obs. 3. — Arthrite rhumatoïde affectant probablement les tissus du larynx aussi bien que les jointures.

Une dame de cinquante-huit ans ressentait dans les membres, au moment où elle vint me consulter, des douleurs dont le début remontait à douze ou quatorze ans, c'est-à-dire à ses dernières couches. Plusieurs des petites jointures des mains étaient roides et même certaines d'entre elles étaient le siége d'un peu de gonflement; quelques articulations des phalangines et des phalangettes avaient augmenté de volume et présentaient véritablement l'aspect de nodosités; les hanches n'avaient pas été épargnées et étaient aussi devenues roides. En outre, cette dame avait perdu graduellement la faculté de remuer le cou; les mouvements en étaient devenus difficiles peu à peu depuis trois ou quatre ans, mais elle en souffrait surtout depuis huit à neuf mois. Enfin, elle éprouvait depuis quelque temps à la gorge une sorte de gêne qui rendait sa voix rauque et qui provoquait une toux sèche, accompagnée d'une sensation de picotement; il n'y avait cependant pas de sensibilité au niveau de la trachée ou des bronches; la percussion et l'auscultation ne révélaient pas non plus l'existence d'une affection pulmonaire.

J'ai observé d'autres exemples d'affections laryngées sur des individus atteints d'arthrite rhumatoïde, et j'incline à penser que les tissus du larynx peuvent être pris au même titre que ceux des jointures, en d'autres termes, que le larynx peut bien ne pas être épargné dans l'arthrite rhumatoïde.

Obs. 4. — Arthrite rhumatoïde survenue chez un vieillard de soixante-dix-neuf ans.

Un gentleman âgé de soixante-dix-neuf ans, et dont la santé avait toujours été bonne autrefois, éprouva, six mois avant de venir réclamer mes soins, des douleurs dans les articulations des membres supérieurs; les épaules et les coudes se prirent d'abord, puis les poignets et les mains. Quand je vis ce malade, ses mains étaient douloureuses, ses poignets roides, ses doigts gonflés, et la première rangée de ses articulations phalangiennes avait perdu beaucoup de sa souplesse. Les jambes et les pieds étaient à peine atteints; la douleur paraissait très-vive et augmentait tellement la nuit que le sommeil était devenu impossible. La langue était un peu chargée, les battements du cœur étaient faibles et intermittents, et il existait une grande irritation de la vessie, consécutive à une affection de la prostate. Sous l'influence d'un traitement tonique, consistant au début dans l'administration de préparations de quinquina et d'ammoniaque, et plus tard de petites doses de fer réduit, la tuméfaction diminua dans les jointures qui devinrent plus mobiles, la douleur se calma notablement et le sommeil fut enfin possible. En somme, l'affection articulaire parut s'arrêter dans sa marche, et les altérations déjà produites dans les tissus articulaires guérirent en grande partie.

J'ai vu d'autres sujets affectés d'arthrite rhumatoïde chez lesquels la maladie apparut à un âge avancé, c'est-à-dire lorsqu'ils étaient parvenus à l'âge de soixante ans et plus; dans de pareils cas l'arthrite rhumatoïde a rarement une marche aussi rapide que chez les sujets plus jeunes, mais elle peut cependant encore revêtir la forme aiguë.

Obs. 5. — Arthrite rhumatoïde survenant à l'époque de la ménopause, et considérablement améliorée à la suite du traitement.

Il s'agit d'une dame âgée de cinquante-deux ans, n'ayant aucune prédisposition héréditaire à une affection articulaire quelconque, mariée et ayant eu trois enfants. Les règles, qui avaient du reste toujours été peu abondantes, et qui ne survenaient qu'à des intervalles assez éloignés, ont cessé il y a environ onze ans. C'est vers le même temps, semble-t-il, que l'affection articulaire s'est manifestée, après un refroidissement, d'abord dans les épaules, les poignets et les mains, puis dans les genoux et les chevilles. L'état de cette malade avait beaucoup empiré pendant les cinq dernières années, et il s'aggrava encore pendant les quelques mois où elle vint me consulter; toutes les articulations qui avaient été envahies depuis la première attaque, étaient restées depuis lors plus ou moins prises.

Cette dame était robuste, mais son teint était pâle, ses muqueuses décolorées et ses muscles flasques; ses extrémités se refroidissaient facilement; le pouls était petit et fréquent; la malade se trouvait souvent mal; elle souffrait d'une dyspepsie atonique et de constipation. Les genoux étaient très-enflés et donnaient par le mouvement une sensation de frottement; les poignets étaient roides, presque ankylosés; beaucoup d'autres articulations étaient plus ou moins affectées. Un traitement prescrit en vue d'améliorer la santé générale, produisit un changement marqué dans l'état de cette malade. Son teint se colora, la tuméfaction diminua dans ses jointures qui devinrent plus flexibles, surtout les poignets qui, au début, étaient si roides; elle put marcher un peu et relativement avec assez de facilité. Ce traitement, c'était l'administration du fer et du quinquina, et quelquefois d'une solution arsenicale. Sur les articulations j'avais fait appliquer tantôt un emplâtre d'ammoniaque et de mercure, tantôt de la teinture d'iode concentrée, mais en prenant toujours soin de ne pas endommager la peau.

Obs. 6. — Arthrite rhumatoïde survenue lors de la ménopause, et améliorée considérablement sous l'influence du traitement.

La dame dont il est question dans cette observation était âgée de cinquante-trois ans; voici l'histoire de sa maladie. Elle n'avait du chef de ses parents aucune prédisposition héréditaire à la goutte ni au rhumatisme, mais une de ses tantes avait eu, à un faible degré, une maladie articulaire, et une autre avait été atteinte d'une affection de l'œil que l'on avait considérée comme rhumatismale. La santé générale de cette malade avait été assez bonne ; les règles avaient cessé quelques années auparavant, et c'était alors qu'était survenue l'affection articulaire. Ce furent d'abord les articulations des mains qui furent tuméfiées, puis les genoux furent envahis, ensuite les chevilles, les coudes et ainsi de suite. Lorsqu'elle vint me voir pour la première fois, ses genoux étaient très-enflés, déformés et très-roides. Lorsqu'on essayait d'imprimer un mouvement aux articulations, on percevait un frottement ou un craquement très-manifeste; on l'entendait aussi aux chevilles et aux coudes; les poignets et les mains étaient de même roides et déformés. Il y avait aussi quelque roideur dans le cou; la bouche ne pouvait s'ouvrir largement, parce que l'articulation temporo-maxillaire était envahie. Les extrémités se refroidissaient facilement; le pouls était petit et fréquent, les membranes muqueuses pâles et quelque peu anémiées. Par l'usage du fer réduit continué pendant longtemps concurremment avec d'autres toniques, comme le quinquina, l'huile de foie de morue et de petites doses d'arsenic; par l'application de teinture d'iode concentrée sur les articulations, cette malade, qui était complétement estropiée, put arriver à se mouvoir, et lors de la dernière consultation, son état continuait à s'améliorer.

Obs. 7. — Arthrite rhumatoïde très-grave ayant pour cause apparente un violent refroidissement.

Un gentleman âgé de trente-sept ans, n'ayant aucune

disposition héréditaire à la goutte ni au rhumatisme, me raconta de la façon suivante l'histoire de sa maladie : Il y a environ onze ans, après une journée de voyage où il avait été mouillé, il dormit dans un lit humide, et le lendemain matin il ressentit de la douleur et une sensibilité exagérée dans différentes parties du corps. Quinze jours ou trois semaines après, ces symptômes s'amendèrent et il put retourner chez lui. Avant ce voyage sa santé avait été parfaitement bonne. Peu après son retour, l'affection articulaire parut; les articulations devinrent l'une après l'autre sensibles et douloureuses, sans enfler considérablement; mais elles demeurèrent presque tout à fait ankylosées. Lorsque ce malade me consulta, sa santé générale était bonne; mais l'état de ses jointures était affreux. Presque tous les doigts étaient roides et tordus, ainsi que les poignets; le genou gauche, qui se trouvait dans la demi-flexion, ne pouvait être étendu, et l'on ne parvenait à le plier que fort peu; la hanche droite et le coude gauche étaient tout à fait roides; il était presque impossible de mouvoir le cou ; beaucoup d'autres jointures étaient aussi plus ou moins affectées. On l'avait traité d'abord, à ce qu'il paraît, par le colchique, l'iodure de potassium et d'autres remèdes, mais sans aucun succès. Comme son état général était bon à l'époque où il me consulta et que la tendance de l'affection articulaire à progresser me semblait s'être arrêtée, il n'y avait pas beaucoup à attendre d'un traitement médical, puisque les altérations des articulations envahies étaient irréparables.

Obs. 8. — Arthrite rhumatoïde, montrant l'influence des grossesses répétées et des hémorrhagies qui les accompagnent sur le développement de la maladie.

Une dame âgée de quarante-neuf ans, qui souffrait d'arthrite rhumatoïde et qui vint me consulter, me raconta ainsi qu'il suit l'histoire de sa maladie : Son père et sa mère avaient souffert de maladies articulaires. Elle-même avait eu seize enfants, y compris plusieurs fausses couches. L'aîné avait vingt-neuf ans, le plus jeune trois ans. Pendant les vingt dernières années, la malade avait été très-faible, à cause de ses couches fréquentes et des hémorrhagies qui les accompagnaient. C'est il y a un an environ qu'elle a éprouvé pour la première fois de la douleur et de la tuméfaction aux mains et aux poignets, et à un certain degré aux coudes. Depuis cette époque, beaucoup d'articulations, tant des membres inférieurs que des supérieurs, ont été envahies, et chaque articulation une fois atteinte est restée déformée pour toujours. Lorsque cette dame vint me voir pour la première fois, ses épaules, ses poignets, ses mains, ses genoux et ses chevilles étaient enflés et douloureux; le cou était roide parce que les vertèbres cervicales supérieures avaient aussi été atteintes. La douleur augmentait considérablement lorsque la malade était restée au lit pendant une heure ou deux; à son réveil ses membres étaient si roides, qu'elle ne pouvait se remuer. Sa santé générale n'était pas bonne. Le pouls, à 72, était faible, le teint pâle et jaunâtre, la peau assez sèche, la langue saburrale et l'appétit mauvais. La malade avait perdu beaucoup de son embonpoint. Les règles n'avaient pas paru depuis huit mois, et depuis trois ans, elles étaient peu abondantes et irrégulières.

J'ai traité plusieurs autres cas d'arthrite rhumatoïde, où la maladie s'était développée rapidement après une perte considérable de sang provenant de fausses couches nombreuses ou d'accouchements trop rapprochés.

Obs. 9. — Arthrite rhumatoïde ayant pour cause apparente un abattement profond.

Une dame âgée de trente ans qui vint me consulter, présentait les symptômes suivants : Sa santé avait généralement été bonne, mais dix ans auparavant elle avait eu une maladie grave, suivie d'un gonflement du corps, des jambes et de la face, qui dura environ deux mois et que l'on considéra comme une hydropisie. Il y a trois ans, après qu'elle eut été en proie à une prostration profonde, l'affection articulaire parut, d'abord aux articulations phalangiennes des doigts et des pouces, ensuite aux coudes et aux épaules, et plus tard aux genoux et aux pieds. C'est le coude droit qui a souffert le plus ; il est maintenant ankylosé en partie, et les mouvements de flexion et d'extension sont très-limités. Sa santé générale est actuellement loin d'être bonne ; il y a une anémie bien caractérisée ; les règles sont plus fréquentes qu'elles ne devraient l'être ; le pouls est petit, l'appétit mauvais ; la malade a beaucoup maigri dans ces derniers temps.

Sous l'influence d'un traitement tonique (fer, quinine, huile de foie de morue), l'état général s'améliore beaucoup, mais les coudes conservent une roideur considérable. Néanmoins les progrès de l'affection articulaire se sont arrêtés.

Obs. 10. — Arthrite rhumatoïde, survenue sans cause apparente, mais précédée d'une altération manifeste de la santé générale.

Une dame âgée de trente-cinq ans, qui vint réclamer mes soins, présentait les symptômes suivants : Il ne semblait exister chez elle aucune disposition héréditaire aux maladies articulaires ; sa santé générale avait été assez bonne jusque-là, mais peu de temps avant le début de l'affection qui l'amenait chez moi, elle s'était affaiblie d'une manière manifeste. Deux mois environ avant de me consulter, elle avait éprouvé dans la cheville droite une douleur accompagnée d'un peu de tuméfaction ; bientôt la roideur passa aux genoux, puis à la cheville gauche ; quelque temps après, les petites articulations des mains et les coudes furent envahis. Depuis le début du mal, l'affection articulaire ne l'avait jamais quittée, bien que de temps à autre elle éprouvât un léger soulagement. De fait, la marche de la maladie avait été uniformément progressive ; elle avait attaqué une articulation après l'autre et les avait toujours laissées plus ou moins endommagées. Lorsque je la vis pour la première fois, la malade était maigre, se sentait très-faible et se fatiguait aisément. Le pouls était petit et fréquent, les extrémités froides, le teint pâle, la langue propre, mais couverte d'un léger enduit, l'appétit mauvais, les règles régulières. Plusieurs des articulations des doigts étaient enflées, sensibles et rigides, ainsi que les poignets et les coudes ; le cou était aussi un peu roide. La chaleur du lit n'augmentait pas la douleur d'une manière sensible, mais les jointures étaient toujours très-roides le matin.

L'état de cette malade s'améliora beaucoup par l'usage de l'huile de foie de morue, de l'écorce de quinquina et de petites doses de la solution arsenicale ; l'application de teinture d'iode sur les jointures diminua en même temps les symptômes locaux. La malade est encore en traitement actuellement.

Remarques diverses. — Plusieurs fois j'ai vu l'arthrite rhumatoïde rester limitée aux doigts des mains et affecter là exclusivement, soit les articulations des phalanges avec les phalangines, soit celles des phalangines avec les phalangettes. Il m'est arrivé d'observer la maladie sous cette forme dans une même famille chez plusieurs individus, tandis que chez un autre elle occupait un grand nombre d'articulations, tant des extrémités supérieures que des inférieures. Dans la plupart des cas où l'affection est restée ainsi partielle, il s'agissait de sujets appartenant au sexe féminin et ayant dépassé l'âge moyen de la vie ou même atteint la vieillesse. La personne dont la main a été représentée à la page 617, a deux sœurs qui toutes deux présentent aux articulations des doigts des nodosités très-prononcées, toutes les autres jointures restant libres (1).

(1) Relativement aux nodosités d'Heberden, je puis ajouter, en me fondant sur mes propres observations, les détails qui vont suivre : Ainsi que le fait remarquer M. Garrod (p. 617), les arthrites se développent souvent, dans cette forme du rhumatisme articulaire chronique, sans occasionner d'autre inconvénient qu'un léger sentiment de gêne dans les parties affectées. Cependant de temps à autre, il se produit des espèces de paroxysmes pendant lesquels les jointures deviennent douloureuses, chaudes et paraissent tuméfiées plus que de coutume, en même temps que la peau qui les recou-

Tableau indiquant le diagnostic différentiel de la goutte, du rhumatisme articulaire aigu et de l'arthrite rhumatoïde.

GOUTTE.	RHUMATISME.	ARTHRITE RHUMATOIDE OU RHUMATISME GOUTTEUX.
Très-souvent héréditaire.	Moins souvent héréditaire que la goutte.	Moins souvent héréditaire que la goutte.
Beaucoup plus fréquente chez les hommes.	Plus fréquent chez les femmes.	Plus fréquente chez les femmes (?).
Survenant rarement avant la puberté, et généralement beaucoup plus tard.	Plus fréquent chez les personnes jeunes, et généralement avant l'âge mûr.	Aussi fréquente chez les sujets jeunes que chez ceux avancés en âge.
Provoquée par la bonne chère, le vin et la bière.	Se rencontre surtout chez les sujets affaiblis; n'est pas produit par le vin, etc.; est provoqué par les refroidissements.	Amenée souvent par les causes débilitantes, et quelquefois provoquée par le froid. N'est pas amenée par le vin, etc.
Une ou plusieurs des petites articulations affectées dans les premières attaques, et spécialement le gros orteil.	Les grandes articulations plus souvent envahies que les petites, et généralement plusieurs à la fois.	Grandes et petites articulations affectées également.
Douleur considérable, œdème et desquamation épidermique.	Douleur moins intense; œdème très-rare.	Moins de douleur; tuméfaction considérable; souvent un peu d'œdème.

vre prend une coloration rouge plus ou moins prononcée. — Ces paroxysmes coexistent ou alternent souvent avec des douleurs musculaires rhumatoïdes, et en particulier avec le lumbago. — Certaines névralgies, et surtout la sciatique, la migraine, l'asthme catarrhal avec exacerbations périodiques, se rencontrent assez fréquemment chez les sujets qui portent les nodosités dont il s'agit. — Il est parfaitement exact que ces nodosités constituent parfois une maladie de famille et qu'elles coïncident souvent, chez un même individu, avec l'arthrite rhumatoïde occupant une grande articulation, telle que celle de l'épaule ou de la hanche (*morbus coxæ senilis*), par exemple. (Voyez la note, p. 616.) (J. C.)

GOUTTE.	RHUMATISME.	ARTHRITE RHUMATOIDE OU RHUMATISME GOUTTEUX.
N'amène pas l'inflammation aiguë des tissus du cœur.	Cause souvent la péricardite et l'endocardite aiguës.	N'a pas de tendance à produire les maladies du cœur.
Mouvement fébrile modéré.	Mouvement fébrile considérable, trop accusé pour provenir seulement de l'inflammation locale.	Généralement peu de fièvre.
Accès périodiques dans les premières attaques.	Accès non périodiques.	Pas de périodicité. La maladie est généralement progressive.
La première attaque ne dure guère que huit à dix jours.	Les attaques durent généralement beaucoup plus longtemps.	Durée des attaques indéterminée.
Sang riche en acide urique.	Pas d'acide urique dans le sang.	Pas d'acide urique dans le sang.
Dépôt constant d'urate de soude dans les cartilages et les ligaments enflammés.	Aucun dépôt d'urate de soude. Cartilages non ulcérés.	Pas de dépôt d'urate de soude. Cartilages ulcérés.
Amène souvent une maladie des reins.	N'a aucune tendance à produire une maladie des reins.	N'a pas de tendance à amener une maladie des reins.
Produit souvent des concrétions tophacées à l'extérieur.	Ne produit jamais de tophus.	Ne produit point de concrétions tophacées, mais cause souvent une tuméfaction considérable des articulations.

CHAPITRE XVI.

Maladies auxquelles les goutteux sont particulièrement prédisposés. — Gravelle et calculs urinaires. — Lumbago et sciatique. — Affections des reins et leurs conséquences. — Prédisposition des goutteux à contracter les maladies d'intoxication saturnine. — Traitement prophylactique de la goutte. — Pronostic de l'arthrite rhumatoïde. — Pronostic de la goutte.

Il existe une connexion intime entre l'état goutteux, ou, autrement dit, la diathèse goutteuse et certaines maladies, parmi lesquelles on doit plus particulièrement citer quelques variétés de gravelle et d'affection calculeuse, plusieurs maladies des reins, et enfin certaines formes de lumbago et de sciatique. L'étude des particularités que présentent ces diverses affections, lorsqu'elles se surajoutent à la diathèse goutteuse, doit nous arrêter un instant.

Gravelle et calculs urinaires (1). — Nous savons que la présence d'un excès d'acide urique dans le sang est une

(1) L'observation clinique démontre que la *lithiase biliaire* coexiste assez fréquemment avec la *gravelle urique* et *la goutte*. Stöckhardt (*De cholelithis*, Lipsiæ, 1832) et Faber ont signalé depuis longtemps la présence de l'acide urique dans certains calculs biliaires Frerichs (*Klinik der Leberkrankh.*, Bd. II, S. 474, Braunschweig, 1861) aurait rencontré un fait du même genre. Peut-être ces calculs provenaient-ils de sujets goutteux. On n'a pas oublié que dans les expériences de Zalesky, chez les animaux dont les uretères ont été liés, la bile est chargée d'urate de soude qui, dans la vésicule du fiel, se sépare sous forme concrète (note, page 329).

— Sur la relation qui existe entre la lithiase biliaire et la goutte, consultez: Prout (*loc. cit.*), — G. Budd (*On diseases of the liver*, London, 1852, p. 360, 369), — Henoch (*Klinik der Unterleibs-Krankheiten*, 2e édit., Berlin, 1863, p. 170), — Harley (*Jaundice, its pathology*, etc., London, 1863), — Willemin (*Des coliques hépatiques*, etc., Paris, 1862). (J. C.)

condition indispensable pour que la goutte se produise ; sur ce point la diathèse goutteuse et la diathèse urique se confondent : et l'on comprend par là pourquoi il est si commun de rencontrer des sédiments cristallisés ou amorphes d'acide urique ou d'urates, ou même des calculs chez les goutteux. L'existence de la gravelle urique est, en réalité, chose fréquente chez eux à certaines époques de la vie, et les calculs n'y sont point rares. On peut établir en règle générale que les sujets qui, dans leur jeunesse, ont été affectés de gravelle ou de calculs, deviendront goutteux par la suite (1). Il est permis de rappeler à ce propos que Sydenham lui-même était à la fois tourmenté par la pierre et par la goutte, et l'on sait comment il expliquait la coexistence de ces deux affections : « La goutte, disait-il, produit la pierre dans les reins, soit parce que le malade est obligé de demeurer longtemps couché sur le dos, soit parce que l'accomplissement des fonctions rénales se trouve pendant longtemps entravé ; peut-être aussi la pierre n'est-elle, en pareil cas, qu'une partie de la matière morbifique de la goutte. Quoi qu'il en soit, le malheureux patient est souvent fort embarrassé de décider quelle est la plus cruelle des deux maladies. » Morgagni admettait également que les calculs rénaux se rencontrent souvent en connexion avec la goutte, et il a rapporté un cas dans lequel des concrétions de ce genre avaient déterminé la distension des deux reins. Au contraire, sir C. Scudamore n'admettait pas une relation

(1) On voit par contre, quelquefois, la gravelle remplacer pendant plusieurs années les accès de goutte. Je pourrais citer deux ou trois exemples de ce genre. (J. C.)

aussi intime entre la goutte et la pierre, et, de fait, il n'avait rencontré celle-ci que cinq fois sur un total de cinq cents goutteux. Mais il avait cependant vu plusieurs fois des malades de ce genre rendre des concrétions par l'urèthre.

Au rapport de S. Blackmore, le docteur Wallis avait observé que le fameux docteur Hammond, auquel il donnait des soins, souffrait violemment de la goutte toutes les fois que la pierre le laissait en repos, et réciproquement. Les douleurs de la pierre finirent par prédominer sur celles de la goutte et déterminer la terminaison fatale.

J'ai observé un bon nombre de cas dans lesquels la goutte et la pierre avaient existé chez un même individu, mais j'ai rarement vu les deux affections coexister dans le même temps (1). Les calculs qui se forment dans les circonstances dont il s'agit sont habituellement constitués par de l'acide urique ou par de l'urate d'ammoniaque. Toutefois il n'est pas rare d'y rencontrer uniquement de l'oxalate de chaux, ou encore des couches alternantes d'oxalate de chaux et d'urates. L'oxalate de chaux existe fréquemment dans l'urine des goutteux, où il se présente sous les formes diverses qui ont été figurées planche VI, fig. 8, *a*, *b*, *c*. Ce fait n'a rien qui doive surprendre, si l'on considère que l'acide oxalique est un des produits de

(1) « Je ne me rappelle pas », a dit Brodie, « avoir vu un seul goutteux atteint de concrétions arthritiques, communément appelées tophus, qui fût en même temps sujet aux calculs d'acide lithique. Ces concrétions sont composées d'acide lithique combiné avec la soude ; et si cet acide est sécrété dans les articulations, il ne peut pas l'être dans les reins. » (*Malad. des organes urinaires*. Paris, 1845, p. 278.) (J. C.)

la décomposition de l'acide urique qui se forment le plus facilement. De plus l'acide oxalique existe toujours dans le sang, lorsque ce liquide contient des urates en excès, ainsi que je l'ai démontré par des observations nombreuses; on sait enfin que les sueurs des goutteux renferment souvent de l'acide oxalique (1).

Lumbago et sciatique en rapport avec la diathèse goutteuse. — Ces deux affections auraient pu trouver place dans le chapitre consacré à l'étude des formes irrégulières de la goutte; mais elles se montrent si fréquemment liées à la diathèse goutteuse, la sciatique surtout, qu'il est peut-être utile de les mentionner d'une manière spéciale. Établir le diagnostic des diverses espèces de sciatique est un point de la plus haute importance, car le traitement qui convient dans telle forme de cette affection pourra, dans telle autre forme, rester sans effet ou même se montrer nuisible. Pour atteindre ce but, il faut avant tout interroger avec soin les antécédents du malade, rechercher s'il n'est pas sous le coup d'une prédisposition héréditaire, établir quelles sont ses habitudes de vie, principalement en ce qui concerne l'usage de certaines boissons alcooliques. L'espace ne nous permet pas d'entrer dans de longs développements sur ce sujet, et nous nous bornerons à rapporter un fait qui peut être considéré comme un exemple de sciatique liée à la diathèse goutteuse.

(1) Sur l'oxalurie dans ses rapports avec la goutte, voyez Gallois : *De l'oxalate de chaux dans les sédiments de l'urine, dans la gravelle et les calculs* (*Mémoires de la Société de biologie*, 1859). (J. C.)

Dans ces derniers temps, un homme âgé de quarante ans vint me consulter pour une sciatique. Je ne saurais décider si l'affection s'était réellement produite chez lui sous l'influence de la goutte, mais certainement elle était entretenue par l'état diathésique du sujet. Le père et le frère de cet homme avaient souffert de la goutte; lui-même en avait été atteint à deux reprises, la première fois six ans, la seconde fois huit mois seulement avant l'époque où il vint me consulter. Un des gros orteils et une des articulations du cou-de-pied avaient été le siége de l'affection. La sciatique s'était déclarée pendant la durée du dernier accès de goutte. Le malade la rattachait à l'influence du froid, auquel il s'était trouvé exposé. La douleur siégeait à gauche; très-vive au niveau de la hanche et sur le côté externe de la jambe et du cou-de-pied, elle était à peine prononcée à la cuisse; elle avait persisté pendant les sept derniers mois d'une manière à peu près continue, avec des alternatives d'amendement et d'exacerbation. Elle s'exaspérait surtout sous l'influence de la station ou de la marche, mais les variations de température n'y apportaient pas de modifications notables. L'urine, rouge et épaisse dans les premiers temps, était devenue plus tard pâle et limpide; le pouls était à 72; la peau avait conservé sa température normale. La plupart des médications habituellement employées contre la sciatique avaient été mises en œuvre, mais le régime diététique n'avait pas été réglé d'une manière convenable; d'ailleurs on avait négligé de tenir compte de l'influence de la diathèse goutteuse. Un régime approprié fut prescrit, et en particulier on prit soin de proscrire l'usage du vin et de la bière; puis on eut recours aux agents qui conviennent à ces cas de goutte : sous l'influence de ce traitement, la douleur disparut rapidement et la santé fut bientôt rétablie.

Les lésions atrophiques des reins et les troubles de la sécrétion urinaire qui en sont la conséquence ont une tendance marquée à se produire dans la goutte chronique (1). Il résulte de là que les divers accidents qui se développent sous l'influence de ces lésions doivent figurer parmi les *sequelæ* de la goutte. Parmi ces accidents il faut signaler au premier rang l'œdème plus ou moins généralisé ou borné seulement aux membres inférieurs; puis viennent l'ascite, l'hydrothorax, l'hydropéricarde. Ces dernières formes d'hydropisie sont parfois la conséquence d'un état subinflammatoire des membranes séreuses; d'autres fois elles sont le produit d'une exhalation toute passive. Les convulsions épileptiformes, l'apoplexie, certaines paralysies enfin, et, en un mot, tous les états morbides qui se rattachent à la néphrite albumineuse chronique à titre d'accidents secondaires, peuvent encore se présenter dans le cours de la goutte. Plusieurs des affections qui viennent d'être mentionnées ont été considérées comme des exemples de goutte *mal placée;* mais on ne saurait, en bonne pathologie, leur accorder ce

(1) Les symptômes de la néphrite goutteuse se manifestent quelquefois de très-bonne heure dans la goutte chronique d'emblée. Chez un malade dont l'histoire a été rapportée par M. Traube, de Berlin, dans une de ses cliniques (*Berliner klinisch. Wochenschr.*, 27 nov. 1865, n° 48), les signes de l'affection rénale ont été constatés un an à peine après les premières manifestations de la goutte articulaire. Un fait du même genre a été observé par H. Holland (*Medical Notes*, etc., London, 1839, p. 133). (J. C.)

caractère, bien qu'elles se lient à la diathèse goutteuse par une relation assez intime (1).

La longue persistance de l'altération du sang chez les goutteux peut avoir pour effet de déterminer la dégénération graisseuse de certains tissus ou de certains organes, et en particulier du cœur. Les altérations viscérales ainsi produites sont souvent par elles-mêmes une cause de mort (2). J'ai noté que, dans les cas de goutte très-ancienne et très-intense, les têtes des os présentent une fragilité extrême et renferment une forte proportion de matière grasse.

La goutte paraît donc prédisposer à contracter certaines maladies (3); mais il est, par contre, si l'on en croit quel-

(1) Voyez la note page 273. L'indication de plusieurs exemples d'*urémie* observée chez des sujets goutteux a été donnée à la page 275 (voy. la note); un fait du même genre, remarquable à divers égards, se trouve consigné dans les *Medical Notes and Reflections* de H. Holland (*loc. cit.*).

(J. C.)

(2) Voyez la note page 562.

(3) La notion d'une connexité plus ou moins étroite entre le diabète et la goutte ne semble guère remonter au delà d'une quarantaine d'années. Scudamore, loin de pressentir cette affinité, soutenait au contraire que les deux affections dont il s'agit se rattachent à des causes tout opposées. En 1828, un auteur allemand, Stosch, de Berlin, a signalé dans son *Traité du diabète* l'existence d'un *diabète métastatique* survenant après la cessation de la goutte, et il cite, à ce propos, deux observateurs anglais, Whytt et Fraser (W. von Stosch, *Versuch einer Pathologie und Therapie des Diabetes mellitus*, Berlin, 1828). — Quelques années plus tard, dans sa *Pathologie* (t. VI, p. 607), Naumann mentionnait la goutte parmi les causes du *diabète secondaire*. — A une époque encore plus rapprochée, Prout faisait remarquer, en plusieurs endroits de son bel ouvrage (*On the Nature and Treatment of stomach and renal Diseases*, 5e édit., London, 1844, p. 25, 32, 34, 211), qu'il n'est pas rare de voir coïncider le diabète, soit avec la gravelle urique, soit avec la goutte confirmée; en pareil cas, suivant lui, la glycosurie reste le plus souvent latente pendant longtemps, et elle n'est remarquée que lorsque

ques auteurs, d'autres maladies, la phthisie par exemple, à l'égard desquelles la goutte crée une sorte d'immunité.

Il est de fait qu'on voit rarement la goutte et la phthisie coexister chez un même individu; mais pour expliquer cette circonstance, il suffit, je pense, de remarquer que la

les symptômes vulgaires du diabète, en particulier la polyurie, se sont ouvertement déclarés. — En France, M. Rayer a depuis longtemps appelé l'attention de ses élèves sur cette relation qui existe entre la gravelle urique, la goutte et le diabète. On peut consulter entre autres, à cet égard, la thèse de M. Contour (Paris, 1844, p. 49), et les leçons de M. Claude Bernard pour 1855. « Nous devons savoir reconnaître», dit l'éminent physiologiste, dans une de ces leçons, « ce qu'on pourrait appeler des *diabètes alternants*, c'est-à-dire des diabètes se succédant par accès avec les symptômes d'une autre maladie, et particulièrement avec des accès de goutte ou de rhumatisme. On voit quelquefois des malades goutteux présenter tout à coup des symptômes diabétiques, et les urines se charger de sucre, c'est-à-dire la goutte se changer en un accès de diabète. M. Rayer cite un certain nombre de ces cas, et moi-même j'en connais un qui est très-caractérisé. » (*Leçons de physiologie expérimentale appliquée à la médecine*, cours du semestre d'hiver 1854-1855, Paris 1855, p. 429). M. Marchal, de Calvi, est revenu en 1856 (*Union médicale*, 1856, n° 29) sur cette question, dont il a bien compris toute l'importance, et plus tard il en a fait l'objet d'une étude suivie, dans ses remarquables *Recherches sur les accidents diabétiques* (Paris, 1864, pp. 39, 46, 285, 409).

D'après cet observateur distingué, il existe un diabète relevant de la diathèse urique ou de la goutte. Cette conclusion est conforme aux observations antérieures et à la réalité des choses. Mais on pourrait peut-être reprocher à M. Marchal, de Calvi, d'avoir un peu trop étendu le domaine de cette forme de diabète et celui de la diathèse urique en général. Les remarques qu'il présente à cet égard ne sauraient guère s'appliquer qu'aux classes les plus favorisées de la société, du moins en France. Il existe un rapport entre le diabète et la goutte ou la gravelle urique, cela est incontestable; mais la fréquence de cette relation varie singulièrement suivant le terrain sur lequel on s'est placé pour observer les faits. Ainsi le professeur Griesinger, qui a étudié le diabète chez des sujets appartenant à toutes les classes, n'a rencontré que *trois* goutteux sur *deux cent vingt-cinq* diabétiques (*Studien über Diabètes*, in *Archiv für physiol. Heilk.*, 1859, p. 16). Au contraire, le docteur Seegen, qui exerce la médecine aux eaux de Carlsbad, et dont les malades ap-

goutte est une maladie de l'âge mûr ou de la vieillesse, tandis que la phthisie se développe surtout dans la jeunesse. Chez le petit nombre de sujets goutteux atteints de phthisie qu'il m'a été donné d'observer dans ma pratique, je n'ai jamais remarqué que cette dernière

partiennent par conséquent aux classes aisées, a rencontré *trois* cas de goutte sur *trente et un* cas de diabète (Seegen, *Beiträge zur Casuistik der Meliturie.* — *Virchow's Archiv*, Bd. XXI, Bd. XXX, 1864).

Il est rare de voir la goutte ou la gravelle urique et le diabète confirmé coexister dans le même temps chez le même sujet, mais ces deux affections alternent ou se succèdent. Il est de règle que la gravelle ou la goutte ouvrent la scène ; puis en général leurs symptômes s'effacent au moment où le diabète apparaît. M. Rayer avait déjà remarqué que la goutte se change en diabète et M. Garrod, dans un article récent, a dit en propres termes : « Quand le diabète apparaît, la goutte cesse. » (Reynold's *System of Medicine*, London, 1866, t. I, p. 825.) — Le pronostic peut se montrer quelquefois aussi grave en pareil cas que lorsqu'il s'agit du diabète ordinaire; la méliturie goutteuse, en effet, elle aussi, provoque de temps à autre le développement des phlegmons de mauvaise nature, des accidents gangréneux, de la phthisie pulmonaire, etc. Je suis porté à croire cependant, d'après ce que j'ai observé, que cette forme du diabète se distingue le plus souvent par sa bénignité relative ; le régime et l'emploi des amers, de l'iodure de fer, combiné avec l'usage des eaux alcalines, en triomphent en général aisément. Je pourrais citer des faits dans lesquels la guérison obtenue par ce traitement a coïncidé manifestement avec le retour de la gravelle ou des accès de goutte. J'ai vu cependant plusieurs fois les deux ordres d'affections coexister sans s'amender mutuellement. Il est un fait d'un certain intérêt au point de vue pratique, et qui mérite d'être relevé particulièrement. La glycosurie urique ou goutteuse, suivant la remarque de Prout, reste souvent latente : il est donc important d'examiner de temps à autre les urines des sujets affectés de goutte ou de gravelle urique, afin d'y rechercher la présence du sucre.

On ne doit pas se borner à envisager les rapports entre la goutte et le diabète chez un même sujet ; il faut les rechercher encore chez les divers membres d'une même famille. On peut voir un père goutteux et diabétique engendrer un fils qui présentera seulement les symptômes de la goutte : j'ai rencontré un sujet goutteux dont le père, diabétique, n'avait jamais eu la goutte. J'ai observé la combinaison suivante : Père (brasseur et distillateur) diabétique, mort phthisique à l'âge de quarante-huit ans. — 1er fils (même

maladie ait été modifiée favorablement par la goutte. Je pourrais citer, par exemple, le cas d'un jeune homme atteint de la goutte à un haut degré et portant des concrétions tophacées volumineuses, chez lequel cependant l'évolution de la phthisie s'est montrée des plus rapides.

De la prédisposition que présentent les goutteux à contracter les maladies d'intoxication saturnine. — L'influence de l'intoxication saturnine sur le développement de la goutte a été étudiée avec quelques développements dans une autre partie de cet ouvrage. L'importance de

profession) : Traces de scrofule ; rhumatisme articulaire aigu vers l'âge de trente ans ; obésité, diabète à l'âge de cinquante ans ; il vit encore aujourd'hui. — 2e fils (même profession) : Accès de goutte depuis l'âge de vingt-cinq ans ; obésité à trente-cinq ans, puis diabète. Mort à la suite d'une affection cérébrale. — 3e fils : Tempérament lymphatique, goutte à trente ans ; puis obésité ; diabète. Mort à la suite d'un accident traumatique. — 4e fils : Excès alcooliques, obésité. Mort des suites d'une cirrhose du foie. — 5e fils : Kératite scrofuleuse, goutte ; obésité à trente-cinq ans ; diabète. Mort phthisique à l'âge de quarante-huit ans. — 6e enfant, une fille : Quelques accès de douleurs articulaires ; obésité. Vit encore. — La fille de celle-ci, âgée de vingt-trois ans, a éprouvé à plusieurs reprises des douleurs articulaires vagues et siégeant dans la jointure métatarso-phalangienne des gros orteils. Obésité remarquable.

Il y a évidemment une corrélation plus ou moins intime entre ces divers états pathologiques se reproduisant ainsi, à divers degrés, chez tous les membres d'une même famille.

Voici l'indication de plusieurs faits relatifs au diabète *urique* ou *goutteux*. — Bence Jones (*On intermitting Diabetes, and on Diabetes of old age*, in *Med.-chir. Transactions*, 1853, vol. XXXVI, p. 403 : — *goutte, anthrax, diabète*). — Billiard, de Corbigny (*Gazette des hôpitaux*, 1852, p. 212 : — *goutte, diabète, phthisie, fils goutteux*). — Kuchenmeister (*Gunsburg's Zeitschr.*, Bd. IV, p. 438, et Marchal de Calvi, *loc. cit.*, p. 147 : — *goutte, diabète, furoncles gangréneux*) : — Marchal de Calvi (*loc. cit.*, p. 154, fait de M. Menestrel : — *goutte, diabète, phlegmon diffus*). — Charcot (*Leçons sur les maladies des vieillards*, etc., 3e fascicule, Paris, 1867 : — *goutte, diabète ; retour des accès de goutte après la cessation du diabète*). (J. C.)

cette influence étiologique est démontrée par ce fait que les peintres, les plombiers, et en général tous les ouvriers qui se trouvent habituellement exposés à l'action délétère des émanations plombiques, alors même qu'ils n'abusent pas d'une manière particulière des boissons alcooliques, deviennent goutteux plus fréquemment que les autres individus de la classe laborieuse. Ainsi 25 à 30 pour 100 des sujets goutteux traités dans mon service d'hôpital avaient été affectés de colique de plomb ou de paralysie saturnine, ou tout au moins ils présentaient aux gencives le liséré bleu caractéristique. L'influence du plomb comme cause de la goutte est rendue probable, d'un autre côté, par les résultats de quelques observations tendant à établir que l'administration des sels plombiques a pour effet d'amoindrir, d'une manière notable, l'élimination rénale de l'acide urique.

Dans ces dernières années, j'ai été amené à penser qu'il existe entre l'intoxication saturnine et la goutte un rapport pour ainsi dire en sens inverse, ou, en d'autres termes, que les sujets goutteux sont plus disposés que d'autres à contracter les diverses maladies d'intoxication saturnine. Voici d'ailleurs les motifs qui m'ont conduit à cette opinion : Il est des individus qui sont affectés par le plomb après avoir bu d'une eau contenant une certaine quantité de ce métal, tandis que l'usage de cette même eau ne produit chez d'autres individus aucun effet toxique; j'ai rencontré, pour ma part, plusieurs faits de ce genre. J'ai observé aussi que, par suite de l'administration médicale du plomb, les goutteux présentent le liséré gingival bien plus rapidement que les individus atteints d'autres maladies, et qu'ils sont, en outre, plus disposés que ceux-ci à être affectés de constipation ou de colique saturnine. Mais c'est là un sujet encore à l'étude, et sur lequel je ne veux pas, pour le moment, m'étendre plus longuement; j'ai voulu seulement appeler l'attention des observateurs sur une question digne d'intérêt, et dont la solution paraîtra importante, si l'on considère que les vins, ainsi que d'autres boissons alcooliques, et l'eau potable elle-même, peuvent contenir des quantités de plomb, minimes à la vérité, mais suffisantes toutefois pour produire chez certains sujets, surtout chez des goutteux, des symptômes d'intoxication plombique.

Traitement prophylactique de la goutte. — Nous n'avons pas à nous arrêter longtemps sur ce sujet, après ce qui en a été dit, par anticipation, lorsqu'il s'est agi du traitement de la goutte chronique; quelques mots suffiront.

Dans les cas où les accès de goutte se montrent une fois l'an, ou même plus souvent, la stricte observance d'un régime diététique convenable et des règles hygiéniques relatives à l'exercice du corps peut suffire, si la santé n'a pas subi d'ailleurs de graves atteintes, pour enrayer la tendance que présente la maladie à faire des retours plus fréquents à mesure qu'elle s'invétère. On peut même, aidé de ces seuls moyens, parvenir quelquefois à allonger les intervalles des accès. C'est surtout, je pense, pendant le temps qui précède immédiatement le retour des accès que le traitement prophylactique doit être rigoureusement observé; on sait que l'époque de ces retours peut être généralement annoncée avec quelque précision. Dans le même temps, l'emploi des substances salines dont il a été question ailleurs pourra venir en aide à l'action de l'hygiène.

Les eaux minérales prises sur les lieux agissent dans le même sens que les sels alcalins, mais il s'y joint de précieux avantages, tels que le changement d'air et de milieu, l'éloignement des affaires, etc. Par contre, le traitement thermal offre quelques inconvénients; il est rare, par exemple, qu'on s'y soumette à l'époque de l'année la plus convenable et qu'on y persévère pendant un temps suffisant; il s'y attache encore d'autres inconvénients plus sérieux qu'on ne rencontre [pas dans le traitement ordinaire.

On a prétendu que le colchique, administré en temps opportun, pouvait empêcher le développement des accès de goutte. Sir H. Holland rapporte le cas d'un goutteux qui, d'après son conseil, prit chaque jour, pendant deux années consécutives, une dose modérée de colchique mêlé au sulfate de quinine. Ce traitement eut pour effet, non-seulement de faire complétement disparaître les accès de goutte, qui, auparavant, revenaient environ tous les deux mois, mais encore de modifier d'une manière très-favorable l'état de la constitution. Cette méthode pourra être suivie avec avantage dans certaines circonstances, mais en général je préfère au colchique les sels alcalins donnés seuls, ou combinés avec les substances amères ou aromatiques, lorsqu'il existe un affaiblissement très-prononcé des organes digestifs. Pour peu qu'il soit dirigé d'une manière convenable, ce traitement n'amène jamais d'inconvénients sérieux; plusieurs fois j'ai vu des malades placés sous son influence se livrer à l'usage du vin, et rester cependant exempts de la goutte.

La privation de vin et de bière suffit fréquemment pour prévenir le retour des accès de goutte; mais dans le cas où le malade a depuis longtemps contracté l'habitude d'user largement de ces liquides, il est souvent indispensable de les remplacer par quelque autre boisson, afin de maintenir à un degré convenable le ton des organes digestifs et du système circulatoire; on peut atteindre ce but en prescrivant une quantité déterminée d'une liqueur distillée, telle que l'eau-de-vie ou le whisky.

L'exemple qui va suivre, choisi parmi beaucoup d'autres faits du même genre, est propre à démontrer l'heureuse influence de la privation de vin sur le retour des accès de goutte.

Un homme qui avait toujours fait bonne chère et dont le père avait été goutteux, éprouva un premier accès de goutte à l'âge de cinquante-sept ans.

Ce premier accès, limité à l'articulation métatarso-phalangienne d'un des gros orteils, s'était montré des plus intenses et avait duré près de trois semaines. Le malade persista néanmoins dans ses anciennes habitudes (il prenait environ une bouteille de vin de Porto par jour), et un mois après survint un deuxième accès. A partir de cette époque il cessa de boire du vin, et depuis lors, c'est-à-dire depuis deux ans, la goutte n'a plus reparu. Ce malade n'avait jamais eu recours à l'usage des médicaments.

J'ai observé bon nombre de faits analogues à celui qui précède, et peut-être plus remarquables encore; mais dans tous, les malades avaient eu recours à l'usage des médicaments en même temps qu'ils s'étaient astreints à ne plus boire de vin : de telle sorte que la disparition de la goutte pourrait être rapportée chez eux, au moins en partie, à l'influence des remèdes.

Pronostic de l'arthrite rhumatoïde. — Le pronostic de l'arthrite rhumatoïde est favorable, toutes les fois que la maladie en est encore aux premières phases de son développement et qu'une médication convenable lui est opposée; mais il ne faut pas oublier que le retour à l'état normal peut se faire longtemps attendre. Dans les cas anciens, alors même que les jointures sont déjà déformées, les malades peuvent quelquefois encore récupérer, du moins en grande partie, l'usage de leurs membres. On ne peut plus guère compter sur un pareil résultat lorsque ces articulations sont devenues le siége d'altérations profondes; mais toujours est-il que la vie n'est jamais directement compromise. Cela est vrai surtout pour les cas où le malade, placé dans des circonstances favorables, peut se tenir éloigné de toutes les causes de débilitation.

Pronostic de la goutte. — Chaque fois qu'un accès de goutte aiguë régulière survient chez un individu qui jusque-là s'était toujours bien porté, le pronostic immédiat est favorable, quelle que soit d'ailleurs l'intensité des symptômes. Je ne crois pas qu'on ait jamais observé un seul exemple d'une terminaison fatale survenue dans de telles conditions.

D'après une idée très-répandue jusqu'à ces derniers temps, on considérait les attaques de goutte comme une chose à désirer plutôt qu'à craindre; on pensait qu'une attaque de goutte avait la vertu de guérir de tout autre mal et de débarrasser l'économie d'une maladie larvée quelconque. Je n'hésite point à affirmer qu'il n'en est pas ainsi, et je ne saurais trop m'élever contre le traitement que l'on suit quelquefois pour provoquer une attaque de goutte dans un but aussi chimérique. Je suppose du reste que peu de gens actuellement oseraient risquer un traitement sur une pareille hypothèse, et cependant on tombe encore quelquefois dans cet errement.

La goutte a une tendance bien marquée à abréger la vie, et les compagnies d'assurances, qui n'ignorent pas ce fait, n'ont pas tardé à en profiter et à élever le montant de la prime pour les personnes qui ont été atteintes de cette maladie. Il est difficile de se procurer, sur ce sujet, des statistiques positives, et les règlements des différentes compagnies d'assurances, relatifs à l'augmentation de la prime, diffèrent les uns des autres.

Dans une compagnie, par exemple, je sais que l'on ne suit point de règle particulière pour les goutteux, et la prime additionnelle est fixée d'après l'examen comparatif des rapports du médecin du malade et du médecin de la compagnie. Dans une autre compagnie, on ajoute 11 pour 100 à la prime, quel que soit le degré auquel la goutte est parvenue, à moins qu'elle ne soit tellement avancée, que les soins médicaux n'aient plus aucune efficacité. Dans une troisième compagnie, on ajoute, d'après le certificat du médecin de l'assurance, deux ou trois années à l'âge de l'assuré, et le montant de la prime se trouve ainsi fixé.

Lorsqu'un malade a une fois éprouvé une attaque de goutte, il est exposé à la voir récidiver; on peut, en prenant beaucoup de précautions et en s'entourant de soins, éloigner les accès jusqu'à obtenir des intervalles de rémission de plusieurs années; mais, sauf dans des conditions toutes particulières, on doit toujours s'attendre à un retour de la maladie.

En parcourant les observations des cas que j'ai pu étudier moi-même, je ne trouve que peu d'exceptions à cette règle. Il y a souvent un intervalle de deux ans et plus entre la première et la seconde attaque; mais bientôt cet intervalle se réduit à un an, puis à six mois, et ainsi de suite, à mesure que la maladie s'établit plus profondément dans l'organisme. Ces remarques s'appliquent aux goutteux qui ne prennent aucune mesure pour prévenir le retour des accès. Lorsqu'on observe les précautions nécessaires, que l'on se trace un plan de conduite et que l'on s'y tient, on peut faire suivre un cours tout autre à la maladie, même lorsqu'elle s'est déjà solidement implantée dans l'économie.

Voici les rares exceptions que j'ai rencontrées à la règle que je viens de formuler concernant la marche de la goutte :

Un gentleman, qui vécut jusqu'à soixante-dix ans, avait

eu une attaque de goutte au gros orteil gauche à l'âge de trente-cinq ans. Depuis cette époque jusqu'au moment de sa mort, il fit habituellement bonne chère, ne se refusa point le vin de Porto, et n'éprouva cependant aucun retour de l'affection articulaire. Il mourut subitement d'une maladie du cœur ou d'un anévrysme.

Un étudiant en médecine, âgé de vingt ans, fut pris au printemps, à dix heures du matin, d'une douleur extrêmement violente dans l'extrémité métatarsienne du gros orteil. Cette douleur dura cinq ou six heures, et l'articulation resta tellement tuméfiée et si sensible, qu'il ne put reprendre ses études que six jours après. Il s'est écoulé maintenant plus de vingt et un ans depuis cette attaque, et il n'y a pas eu de récidives, quoique le malade ait quelquefois ressenti des douleurs lancinantes dans les articulations du gros orteil.

Le père de ce jeune homme ne fut atteint de la goutte que dans l'année où il mourut; il avait alors soixante-huit ans.

Les goutteux arrivent souvent à un âge fort avancé, et quelquefois les attaques se montrent à la fin de leur vie moins intenses et moins fréquentes. J'ai vu un exemple de ce fait, il y a quelques années, chez un homme alors âgé de quatre-vingt-quatre ans, et qui souffrait de la goutte depuis cinquante ans. On ne remarquait point chez lui de dépôts tophacés, et sa santé générale, pendant toute sa vie, avait été remarquablement bonne. Pendant les six ans qui précédèrent l'époque où je le vis pour la première fois, les attaques étaient devenues moins fréquentes et avaient perdu de leur intensité. J'ai rencontré quelques autres cas semblables, mais je suis très-porté à croire qu'ils sont exceptionnels.

Lorsque la goutte, après de nombreux retours, revêt le caractère chronique et asthénique, lorsque surtout il survient des déformations des jointures et que des concrétions superficielles apparaissent, on constate bientôt, en général, que l'excrétion de l'acide urique par les reins ne s'opère plus que très-imparfaitement; alors l'urine renferme souvent des traces d'albumine et en même temps le sang se charge d'urates. Le pronostic est beaucoup moins favorable dans les cas de ce genre; car s'il est vrai que les malades, lorsqu'ils en sont arrivés là, peuvent vivre encore de longues années pour peu qu'ils soient placés dans des conditions favorables, il faut reconnaître, d'un autre côté, que les affections intercurrentes et les accidents traumatiques acquièrent le plus souvent chez eux une gravité tout à fait insolite (1).

A l'appui de ce qui vient d'être dit au sujet du pro-

(1) Les opérations, celle de la cataracte par exemple, réussissent mal chez les goutteux, suivant W. Budd (*Library of medicine*, t. V, p. 213); les phlegmasies prennent souvent chez eux, d'après Prout, un caractère adynamique. Il s'agit ici surtout de sujets atteints de goutte chronique et cachectiques. Dans ces mêmes circonstances, les pyrexies présentent une gravité exceptionnelle. Le typhus, en particulier, serait constamment mortel, d'après Schmitdmann (*Observat.*, t. III, p. 379) et Murchison (*A Treatise on continued Fevers*, etc., London, 1862, p. 227). La syphilis, au dire de S. Wells (*Practic. observations on Gout,* London, 1854, p. 87), est grave chez les sujets atteints de goutte; elle prend volontiers le caractère scorbutique.

Lorsque la goutte est récente et qu'il n'existe pas d'état cachectique, les maladies intercurrentes sont loin de prendre aussi habituellement une tournure grave, et les choses se passent à peu près comme dans les conditions ordinaires. On peut consulter à ce propos plusieurs faits rassemblés par Scudamore dans son *Traité de la goutte*. (J. C.)

nostic de la goutte, nous pouvons citer les cas qui suivent :

Un gentleman, âgé de cinquante-quatre ans, fortement prédisposé à la goutte par hérédité, avait souffert de cette maladie dans sa jeunesse; avant l'âge de trente-cinq ans, il avait constaté l'existence de tophus; bientôt il perdit l'usage des mains et des pieds, par suite de l'ankylose de la plupart des petites articulations. Un automne, étant au bord de la mer, il fut exposé au froid, et au lieu de ne ressentir que les symptômes ordinaires d'un catarrhe, il tomba rapidement dans un état de prostration profonde, et mourut. L'urine de ce malade était très-pâle; de temps à autre elle présentait de faibles quantités d'albumine; très-rarement on y rencontrait des traces d'acide urique.

Un autre exemple est celui d'un homme petit et robuste qui avait commencé à souffrir de la goutte bien des années auparavant. Il portait des dépôts tophacés aux extrémités des membres, ainsi que plusieurs nodus sur les oreilles. S'étant fracturé la cuisse à la suite d'un accident grave, il alla d'abord aussi bien que possible; puis tout à coup il mourut inopinément sans cause apparente. A l'autopsie, je reconnus que les reins étaient très-petits et ratatinés; chacun d'eux pesait deux onces et demie seulement. Les tubes des pyramides présentaient des stries blanchâtres d'urate de soude, et l'organe entier ressemblait à celui qui est représenté planche IV, figure 2, *a*, *b*.

Dans les chapitres où j'ai traité de l'anatomie pathologique de la goutte, on trouvera d'autres exemples propres à montrer que la terminaison fatale peut survenir inopinément, chez les goutteux, sous l'influence d'accidents légers en apparence. Il est vraisemblable que l'état des reins doit être ici surtout incriminé; ces organes qui, chez les sujets atteints de goutte chronique, ne fonctionnent déjà, dans les conditions ordinaires, que d'une manière imparfaite, deviennent tout à fait incapables à un moment donné de subvenir à un surcroît de travail.

Les lésions les moins graves ont pour effet d'accroître d'une manière remarquable le mouvement de décomposition des tissus, et de rendre en conséquence plus active l'élimination des produits de désassimilation. C'est un fait dont je me suis assuré en examinant l'urine d'un malade auquel un large vésicatoire avait été appliqué. La proportion des matières solides de l'urine fut trouvée presque double de ce qu'elle était avant l'application de l'exutoire; en même temps on constata que le poids du corps avait notablement diminué. Il est très-probable que les lésions plus graves, et l'état fébrile, quelle qu'en soit d'ailleurs la cause, activent encore à un plus haut degré le mouvement de décomposition des tissus, et l'on comprend qu'en pareil cas l'intégrité du fonctionnement des reins soit nécessaire pour prévenir l'accumulation dans le sang des produits de désassimilation.

Les accidents de la goutte rétrocédée se manifestent fréquemment chez les sujets atteints de goutte chronique, dont les reins fonctionnent mal, et l'on sait que ces accidents sont souvent fort graves, lorsque le cœur, l'estomac et le cerveau sont affectés. D'ailleurs, dans la goutte chronique, le sang reste chargé d'un excès d'acide urique, même dans l'intervalle des accès, et c'est là une cause permanente de dyspepsie; or, le trouble des fonctions digestives entrave la réparation des tissus. Ainsi prend naissance un état de l'organisme qu'on peut désigner sous le nom de *cachexie goutteuse*, et qui détermine souvent la formation de lésions organiques dans plusieurs organes importants.

Il ressort clairement de tout ce qui a été dit précédemment, que l'examen de l'urine sera souvent d'un grand secours lorsqu'il s'agit d'établir le pronostic, dans certains cas de goutte; cet examen permet en effet de reconnaître jusqu'à quel point les fonctions des reins sont lésées. Généralement il ne suffit pas en pareil cas de rechercher la présence ou l'absence de l'albumine dans l'urine; on doit encore s'efforcer d'apprécier autant que possible la proportion des matériaux solides excrétés par les reins, en particulier celle de l'acide urique. Le taux de cet acide devra même, quelquefois, être déterminé avec précision.

Comme conclusion à mes remarques sur ce sujet, je dirai qu'à mon avis, une simple attaque de goutte, quelque légère qu'elle soit, devrait être regardée par le malade comme un avertissement sérieux qui l'invite à changer son genre de vie; il doit, ou bien modifier ses habitudes, ou bien s'attendre au retour d'un mal dont les récidives deviendront certainement, avec le temps, plus fréquentes et plus persistantes et auront pour effet d'abréger l'existence.

D'un autre côté, je suis également persuadé qu'à l'aide d'un régime convenable et d'un traitement approprié, le goutteux peut échapper en partie à cette alternative. Le mal, au lieu de croître en intensité, s'atténuera graduellement, et n'exigera plus à la fin que des précautions peu gênantes pour le malade.

APPENDICE.

INFLUENCE DU CIDRE SUR LA PRODUCTION DE LA GOUTTE.

Nous avons établi, page 293, que le cidre et les boissons analogues agissent à un certain degré comme causes prédisposantes de la goutte; cependant il en faut probablement une plus grande quantité que des diverses espèces de bières, qui sont plus alcooliques. Tout récemment un médecin de Bridgewater, M. Alfred Haviland, a eu la bonté de me communiquer les résultats de son expérience à ce sujet, et le docteur Wood, de Philadelphie, a également bien voulu me donner son opinion. M. Haviland reconnaît que dans les districts producteurs de cidre, il y a des cas incontestables de goutte; mais il n'a pas réussi, durant sa longue expérience, à constater un seul cas dû incontestablement à l'usage du cidre : en consultant les registres du dispensaire de Bridgewater, il ne put y trouver consignée aucune entrée de goutteux pendant un laps de temps de trente ans; il n'y en eut pas non plus pendant les quatre ans où il fut lui-même médecin de cette institution. Dans un autre dispensaire, où la moyenne des malades est d'environ 250 (ce sont généralement des paysans avec leurs familles), il n'y eut en quinze ans que 3 cas de goutte franche, tous trois chez des buveurs de bière. En somme, d'après M. Haviland, si les individus pris de goutte qu'il a pu observer sont, en règle générale, des buveurs de bière, ils prennent certainement aussi des mélanges de différentes liqueurs; de sorte qu'il ne faut pas accuser la bière toute seule.

A une certaine époque il y avait à peine en ville un cabaretier qui n'eût souffert de la goutte.

M. Haviland croit que le cidre est diurétique, mais que la bière ne l'est pas. L'odeur du cidre véritable se manifeste dans l'urine peu après qu'il a été bu. M. Haviland a trouvé l'urine moins acide après qu'on a bu du cidre qu'après avoir bu de la bière ou de l'eau.

Il n'a jamais rencontré de cas de colique consécutive à l'usage du cidre, et n'a jamais trouvé de *plomb* dans cette boisson.

Il divise les cidres en cidres *grossiers* et cidres de *luxe*.

Ceux de la seconde catégorie sont ou ne sont pas véritables; quand ils le sont, une grande partie de la glycose n'a pas encore subi de fermentation.

M. Haviland pense que le *cidre doux* doit produire la goutte; mais il affirme que les vrais buveurs de cidre ne boivent jamais de *cidre doux*, parce que sous cette forme, ce liquide est trop sujet à déranger les fonctions des organes digestifs.

Les calculs et la gravelle sont rares dans les districts à cidre, et tout à fait inconnus dans les hôpitaux de ces districts.

Le cidre de bonne qualité est d'un poids spécifique peu considérable et contient à peine quelques traces de sucre. Le *cidre doux*, ou incomplétement fermenté, a parfois un poids spécifique de 1013; mais quand le cidre est bien mûri, sa densité descend à 998, par rapport à l'eau = 1000.

Voici la lettre que j'ai reçue du docteur Wood, de Philadelphie, et qui a trait à l'influence du cidre et des autres boissons alcooliques sur la goutte.

« 11 août 1862.

» Mon cher docteur Garrod,

» Vous m'avez prié de vous communiquer le résultat de mes observations sur le rôle des différentes boissons alcooliques dans la production de la goutte; c'est avec plaisir que je vous fais connaître le peu de chose que je sais à ce sujet. Les vins les plus forts, comme le xérès, le madère, le porto, m'ont semblé être la source la plus fréquente de la maladie en question. Depuis que les vins plus faibles sont devenus chez nous d'un usage plus répandu, la goutte me fait l'effet d'avoir notablement diminué, du moins dans sa forme aiguë et pour ainsi dire inflammatoire; mais comme il y a eu d'autres agents qui ont contribué au même résultat, je ne saurais dire la part exacte qu'il faut faire à cette substitution des vins moins forts, quoique je sois convaincu que cette part est à faire.

» Je suis parfaitement sûr d'avoir vu la goutte résulter de l'usage abusif des boissons d'orge fermentée, et tout aussi certain de ne l'avoir jamais vue occasionnée par le cidre, quoique je sois dans des rapports fréquents avec une population qui a longtemps fait usage de ce liquide. Aux États-Unis, les différentes formes de spiritueux violents, surtout le whisky et le rhum, sont consommés dans de fortes proportions par les classes pauvres; et j'ai constamment vu dans la pratique des hôpitaux beaucoup d'affections viscérales de différentes sortes, et plusieurs cas de delirium tremens, provenir de ces accès; mais autant que je puis m'en souvenir, je n'ai pas observé une seule fois la goutte. Dans ce que je viens de vous écrire, je me suis, vous le voyez, borné à constater des faits, sans même tenter de les expliquer.

» Votre ami dévoué,

» Geo. B. Wood.

» Docteur A. B. Garrod. »

SUR LA LIGATURE DES URETÈRES CHEZ LES OISEAUX (1).

Galvani avait déjà pratiqué la ligature des uretères chez les oiseaux, et remarqué quelques-unes des altérations viscérales qui sont la conséquence de cette opération. C'est ce dont témoigne le passage suivant, rappelé par E. du Bois-Reymond dans les *Archiv. von Reichert* (1865, p. 408), à

(1) Voyez la note page 326.

propos des recherches de M. Zaleski : « Devinxi.... ureteres » vivente pullo (in quod in volatilibus acu filo instructo post » anum profunde ex una parte ad alteram trajecto, indeque » nodulo quidquid intra fili capita reperitur, arctissime de- » vincto haud difficile, et absque ulla sectione obtinetur). Ea » spe ductus, ut cum vinculo urinæ cohiberetur ex ureteribus » effluxus, urina ipsa alba in volatilibus, atque ad concre- » scendum adeo apta, in minimis usque excretoriis ductibus » congesta, atque concreta quæsitam renum structuram pate- » faceret. Paucis post diebus, pullus periit; qui celer interitus » in singulis, in quibus deinceps idem periculum cepimus, » semper evenit.

» Ejus cadavere dissecto, alba terrestris materies conspici- » tur, quæ omnes ferme partes coinquinat, atque membranas » potissimum, inter quas præsertim pericardium, quod gyp- » seum evasisse videtur atque extima hepatis membrana. » Renes vix a naturali magnitudine recedunt, at lobos præ se » ferunt alba materie repletos, quam, non est dubitandum, » urinæ fuisse crassiorem solidioremque partem. » (*Opere edite ed inedite del professore Luigi Galvani.* Bologna, 1841, 4, p. 15.) (J. C.)

TABLEAU DES ANALYSES DES DIFFÉRENTES SOURCES DE VICHY ET DES ENVIRONS.

	VICHY.								HAUTE-RIVE.	ROUTE DE CUSSET.
	Grande-Grille.	Puits Chomel.	Puits Carré.	Lucas.	Hôpital.	Célestins.	Puits de l'enclos des Célestins. Puits Lardy.	Puits Brosson du Parc.	Puits d'Hauterive.	Puits des Dames.
	gr	gr	gr	gr	gr	gr	gr	gr	gr	gr
Acide carbonique libre	0,908	0,768	0,876	1,751	1,067	1,049	1,750	1,555	2,183	1,908
Bicarbonate de soude	4,883	5,091	4,893	5,004	5,029	5,103	4,910	4,857	4,687	4,016
— de potasse	0,352	0,371	0,378	0,282	0,440	0,315	0,527	0,292	0,189	0,189
— de magnésie	0,303	0,338	0,335	0,275	0,200	0,328	0,238	0,213	0,501	0,425
— de strontiane	0,303	0,003	0,003	0,005	0,005	0,005	0,005	0,905	0,003	0,003
— de chaux	0,434	0,427	0,421	0,545	0,570	0,462	0,710	0,614	0,432	0,604
— de protoxyde de fer	0,004	0,004	0,004	0,004	0,004	0,004	0,028	0,004	0,017	0,026
— de protoxyde de manganèse.	traces	traces	traces	traces	traces	traces	traces	traces	traces	traces
Sulfate de soude	0,291	0,291	0,291	0,291	0,291	0,291	0,314	0,314	0,291	0,250
Phosphate de soude	0,130	0,070	0,028	0,070	0,046	0,091	0,081	0,140	0,046	traces
Arséniate de soude	0,002	0,002	0,002	0,002	0,002	0,002	0,003	0,002	0,002	0,003
Borate de soude	traces	traces	traces	traces	traces	traces	traces	traces	traces	traces
Chlorure de sodium	0,534	0,534	0,534	0,518	0,518	0,534	0,534	0,550	0,534	0,355
Silice	0,070	0,070	0,068	0,050	0,050	0,060	0,065	0,055	0,071	0,032
Matière bitumineuse	traces	traces	traces	traces	traces	traces	traces	traces	traces	traces
Total	7,914	7,959	7,833	8,797	8,222	8,244	9,165	8,601	8,956	7,811
Température	40°,6	43°,9	43°,9	29°,5	30°,6	12°,8	23°,3	22°,2	de 14°,4 à 16°,1	froid.

Analyse de l'eau de la source dite Kochbrunnen, à Wiesbaden (Fresenius).

Température, 68° centigr.

	Sur 1000.	Dans la pinte (496gr,896).
		gr
Chlorure de sodium	6,83565	3,39655
— de potassium	0,14580	0,07239
— de lithium	0,00018	0,000084
— d'ammonium	0,01672	0,00828
— de calcium	0,47099	0,23401
— de magnésium	0,20391	0,10132
Iodure de magnésium	traces	traces
Bromure de magnésium	0,00355	0,00174
Sulfate de chaux	0,09022	0,04477
Silice	0,05992	0,03376
Carbonate de chaux	0,41804	0,20768
— de magnésie	0,01039	0,00511
— de baryte / — de strontiane	traces	traces
— de protoxyde de fer	0,00565	0,00278
— de manganèse	0,00059	0,000291
— de cuivre	traces	traces
Phosphate de chaux	0,00039	0,000187
Arséniate de chaux	0,00015	0,000071
Silicate d'alumine	0,00051	0,000252
Matières organiques	traces	traces
Total des matières solides	8,26266	4,105680
Acide carbonique, libre et combiné avec des carbonates	0,50822	0,252526
Azote	0,00200	0,000996

Analyse de la Kaiserquelle (source de l'Empereur), Aix-la-Chapelle.

Température, 57° centigr.

Dans 16 onces fluides (452gr,80) de liquide, il y a :

	gr
Chlorure de sodium	1,3399
Carbonate de soude	0,4276
— de chaux	0,0148
— de magnésie	0,0097
— de strontiane	0,0025
Sulfate de soude	0,1371
Sulfure de sodium	0,0401
Phosphate de soude	0,0090
Chlorure de calcium	0,0304
Silice	0,0349
Matières animales	0,0187
Total	2,0652

	Cent. cubes.
Acide carbonique	131,040
Hydrogène sulfuré	2,129
Azote	303,521

Analyse de la source Sprudel, à Carlsbad.

Température, 75° centigr.

Dans 16 onces de liquide (452gr, 80), il y a, outre un peu d'acide carbonique en dissolution :

	gr
Sulfate de soude	1,2849
Carbonate de soude	0,6269
Chlorure de sodium	0,5156
Carbonate de chaux	0,1453
— de magnésie	0,0879
— de strontiane	0,0004
— de fer	0,0012
— de manganèse	0,0003
Phosphate de chaux	0,00006
— d'alumine	0,00012
Fluorure de calcium	0,0015
Silice	0,0368
Total	2,7096

Analyse de l'eau de la Hauptquelle, la plus riche des sources de Tœplitz.

Dans chaque litre il y a :

	gr
Carbonate de soude	0,0248
— de chaux	0,0026
Chlorure de sodium	0,0036

Traces de fer, de manganèse, de magnésie et de silice.

Analyse de l'eau minérale de la source principale de Wildbad (Würtemberg).

Température, 36° centigr.

Dans 16 onces de liquide (452gr,80), il y a, y compris une faible quantité d'acide carbonique, d'azote et d'oxygène :

	gr
Chlorure de sodium	0,1177
Carbonate de soude	0,0342
— de chaux	0,0219
— de magnésie	0,0045
— de fer	0,0012
— de manganèse	0,0012
Sulfate de soude	0,0258
— de potasse	0,0012
Silice	0,0252
Total	0,2335

Analyse des eaux de Buxton (Playfair).

Le galon impérial (4lit,54345) à la température de 15° cent., contient :

	gr
Silice	0,0430
Oxyde de fer et d'alumine	0,0155
Carbonate de chaux	0,5029
Sulfate de chaux	0,1502
Carbonate de magnésie	0,2939
Chlorure de magnésium	0,0073
— de sodium	0,1563
— de potassium	0,1617
Fluor (à l'état de fluorure de calcium)	traces
Acide phosphorique (à l'état de phosphate de chaux)	traces
Total	1,3314

	Cent. cubes.
Acide carbonique	256,510
Azote	3374,280

Analyses faites pour montrer les effets de l'eau de Wiesbaden sur la sécrétion urinaire (Braun).

Un homme d'environ trente ans et en bonne santé, fut soumis à une alimentation régulière et peu copieuse; on ne lui permit qu'un exercice égal et modéré. — Après quatre jours de ce régime on recueillit son urine et on l'analysa.

La quantité produite dans les vingt-quatre heures s'élevait à	1398 gr.
Urée	7,258
Acide urique	0,850
Chlorure de sodium (sel ordinaire)	11,108

Le lendemain on ajouta à son régime des jours précédents une demi-livre d'eau ordinaire, et l'on trouva :

Quantité d'urine des vingt-quatre heures	1585 gr.
Urée	7,726
Acide urique	0,880
Chlorure de sodium	11,226

Le jour suivant la demi-livre d'eau ordinaire fut remplacée par une demi-livre d'eau de Wiesbaden, et l'on eut les résultats suivants :

Quantité d'urine des vingt-quatre heures	2051 gr.
Urée	14,343
Acide urique	1,341
Chlorure de sodium	13,206

Une seconde analyse dans les mêmes circonstances fournit :

Quantité d'urine des vingt-quatre heures	1958 gr.
Urée	12,093
Acide urique	1,044
Chlorure de sodium	14,318

Dans d'autres analyses la quantité d'urine augmenta de

372 à 621 grammes, et l'urée, l'acide urique et le sel ordinaire augmentèrent dans la même proportion.

Effet des eaux minérales prises à dose plus forte, mais cependant modérée. — On reprit le sujet qui avait servi à l'expérience précédente et on le soumit au même régime; une livre d'eau ordinaire fut ajoutée à son alimentation le quatrième jour; la quantité et la composition de son urine furent les suivantes :

Quantité d'urine des vingt-quatre heures	1893 gr.
Urée	10,799
Acide urique	0,908
Chlorure de sodium	13,050

Le jour suivant une livre d'eau minérale lui fut administrée dans l'espace d'une demi-heure à trois quarts d'heure.

La quantité d'urine des vingt-quatre heures fut	2362 gr.
Urée	15,938
Acide urique	1,533
Chlorure de sodium	16,129

Dans trois autres analyses la quantité d'urine varia de	2175 gr.	à	2641 gr.
L'urée, de	15,980	à	17,145
L'acide urique, de	1,229	à	1,811
Et le chlorure de sodium, de	17,016	à	20,704

Le docteur Braun ne donne les résultats que d'une seule expérience sur l'effet des eaux prises à très-hautes doses. Dans ce cas la quantité d'urine des vingt-quatre heures était de	1491 gr.
Urée	7,382
Acide urique	0,834
Chlorure de sodium	14,828

Dans une autre expérience on ne détermina que la quantité d'urine, qui s'éleva dans un cas à 1647 grammes, et dans l'autre cas à 1585 grammes.

Les effets physiologiques produits par ces mêmes eaux prises sous forme de bains tièdes ou chauds, semblent être analogues à ceux d'un mélange d'eau ordinaire et d'eau de mer; je crois même qu'entre les uns et les autres on ne doit pas pouvoir constater de différence réelle.

Effet des bains tièdes sur l'urine. — Le docteur Braun a également consigné dans son ouvrage les effets de ces bains sur l'urine; il avait pris pour ses expériences un homme préalablement préparé par un régime régulier et un exercice modéré. — Pendant les trois jours que dura ce régime, l'examen des urines donna les résultats suivants :

Quantité d'urine émise pendant les vingt-quatre heures, de	1491 gr.	à	1678 gr.
Urée, de	7,117	à	8,928
Acide urique, de	0,711	à	0,841
Chlorure de sodium, de	10,352	à	11,387

Le lendemain, après avoir pris un bain d'eau ordinaire à la température de 32° centigr. et d'une durée d'une demi-heure, on eut les chiffres suivants :

Quantité d'urine des vingt-quatre heures	1212 gr.
Urée	9,142
Acide urique	0,967
Chlorure de sodium	11,264

Le jour suivant, le sujet prit un bain d'eau minérale à la même température et de la même durée, et voici les effets produits sur l'urine :

Quantité d'urine des vingt-quatre heures	1740 gr.
Urée	11,768
Acide urique	0,841
Chlorure de sodium	10,962

A d'autres reprises, la même expérience a fourni :

Quantité d'urine des vingt-quatre heures	1802 gr.
Urée	7,848
Acide urique	1,035
Chlorure de sodium	15,139

En multipliant les expériences, on eut des résultats quelque peu variables, mais dans tous les cas l'usage de l'eau minérale amena une augmentation dans la quantité de l'urine dans la proportion de quelques onces, et en même temps une notable différence dans la proportion du chlorure de sodium.

Effet des bains chauds sur l'urine. — Quand on éleva la température des bains jusqu'à 36° centigr., les résultats changèrent et furent les suivants : un sujet placé dans des circonstances semblables à celles précédemment indiquées avait fourni pendant trois jours de 1300 à 1400 grammes d'urine.

Le quatrième jour, il prit un bain d'eau ordinaire à la température de 36° centigr.; il y eut une abondante transpiration pendant et après le bain et la sécrétion urinaire fut :

Quantité d'urine des vingt-quatre heures.	1227 gr.
Urée.	10,804
Acide urique.	1,037
Chlorure de sodium.	12,379

On continua le même régime, et le sixième jour on administra un bain d'eau minérale à la température de 36° cent. Il y eut une abondante transpiration :

Urine des vingt-quatre heures.	1149 gr.
Urée.	17,067
Acide urique.	0,738
Chlorure de sodium.	13,004

D'autres expériences fournirent une diminution de 124 à 310 grammes dans la quantité d'urine après la prise d'un bain chaud d'eau minérale, et de 31 à 155 grammes après un bain chaud d'eau ordinaire.

D'après des expériences faites sur la transpiration des malades soumis au traitement thermal de Wiesbaden, il semblerait que ni l'usage interne ni l'usage externe des eaux n'ont pour effet d'augmenter la proportion de sel ordinaire contenu dans la transpiration; ce principe ne paraît donc pas être éliminé par la peau.

Cas de rhumatisme aigu dans lesquels le sang fut

HOM

NOM.	AGE.	PROFESSION.	HABITUDES.	PRÉDISPOSITION HÉRÉDITAIRE.	SANTÉ GÉNÉRALE.	NOMBRE DES ATTAQUES.
G. S.	30	Cocher de fiacre.	Régulières.	Aucune pour le rhumatisme ou la goutte.	Bonne jusqu'à l'époque où il fut atteint de rhumatisme.	Troisième attaque. La première remonte à huit ans environ.
S. S.	31	Commis de magasin.	Régulières.	. . . .	Assez bonne.	Deuxième attaque. La première a eu lieu il y a trois ans.
W. K.	20	Charpentier.	Régulières. Pas d'ivrognerie.	Aucune pour le rhumatisme ou la goutte.	Bonne.	Première attaque.
T. W.	33	Tailleur.	Pas d'ivrognerie habituelle. Boit un peu.	Mère sujette au rhumatisme; frères et sœurs non rhumatisants.	Bonne.	Première attaque.
H. W.	28	Maraîcher.	Inconnues.	Inconnue.	Bonne.	Première attaque.
J. S.	57	Charpentier.	Fait bonne chère; ne se grise pas; boit de la bière et un peu de gin.	Grand-père paternel affecté de rhumatisme.	Bonne.	Première attaque.
J. G.	26	Terrassier; depuis peu de temps garçon chez un marchand de vin.	Non constatées.	Aucune pour le rhumatisme ou la goutte.	Mauvaise depuis quelques années; affection scrofuleuse des genoux.	Première attaque.
S. A.	34	Cocher de fiacre.	Non décrites.	Pas de renseignements.	Bonne jusqu'à ce qu'il fut atteint de rhumatisme.	Deuxième attaque. La première eut lieu il y a huit ans; plusieurs jointures sont prises.

examiné pour rechercher la présence de l'acide urique.

MES.

CAUSES.	SYMPTOMES PENDANT LES ATTAQUES.	ÉTAT DU SANG.
Le froid.	Début dans les genoux, ensuite l'épaule et le coude sont pris. Transpiration assez abondante. Pouls, 72. Langue chargée. Légère péricardite, ancienne affection cardiaque.	Caillot ferme, un peu couenneux; sérum alcalin; densité, 1027,04 à 15°,5 C. Pas de traces d'acide urique.
Aucune appréciable.	Début dans les pieds, puis les genoux, les poignets et les chevilles sont affectés. Pouls, 112, plein, dur. Langue chargée; inappétence, soif. Pas d'affection cardiaque.	Caillot ferme, un peu rétracté, sérum alcalin; densité, 1026,8 à 20°,5 C. Pas de traces d'acide urique.
Aucune, sauf le froid.	Début dans les genoux, puis les poignets, les chevilles et les pieds se prennent à leur tour. Pouls, 84, dur. Langue chargée; peau chaude. Pas d'affection cardiaque.	Caillot normal, peu concave; sérum alcalin; densité, 1028,0 à 17° C. Pas d'acide urique.
....	Attaque débutant dans l'épaule droite, puis dans la gauche, plus tard dans le genou droit. Les jointures ne sont pas affectées d'une manière très-aiguë; appétit modéré. Pas d'affection cardiaque.	Caillot couenneux, non concave; sérum alcalin; densité, 1028,4 à 13° C. Pas d'acide urique.
Le froid.	Début dans la hanche, puis la cheville gauche, les genoux; plus tard les poignets et les mains sont affectés. Pouls, 96, dur. Langue chargée; soif, inappétence. Pas d'œdème. Transpiration assez abondante. Pas d'affection cardiaque.	Caillot ferme; sérum alcalin; densité, 1028,8 à 9° C. Pas d'acide urique.
Le froid.	Début dans le genou gauche et la cuisse; ensuite le pied droit et le cou-de-pied sont pris, plus tard le coude droit. Langue chargée. Pouls, 78. Pas d'affection cardiaque.	Caillot normal; sérum alcalin; densité, 1029,2 à 10° C. Pas d'acide urique. *Sérum du vésicatoire*, pas d'acide urique.
....	Début dans la cuisse droite, puis le genou, le dos, les épaules, le coude gauche, le poignet et la main sont pris. Pas d'œdème sur le dos de la main. Pouls, 108, un peu dur. Langue chargée; sueur; soif. Pas d'affection cardiaque.	1re expérience : caillot un peu couenneux et concave; sérum alcalin; densité, 1030,4 à 9° C. Pas d'acide urique. — 2e expérience : caillot très-légèrement couenneux; sérum alcalin; densité, 1030,4 à 5° C. Pas d'acide urique.
....	Début dans la main gauche, puis le pied, les genoux, les épaules et les hanches, les chevilles et la main gauche sont affectés de même que les doigts. Pouls, 108, dur. Langue chargée; soif; inappétence. Pas d'affection cardiaque.	Caillot un peu couenneux, ferme; sérum alcalin; densité, 1028,0 à 10° C. Aucune trace d'acide urique.

NOM.	AGE.	PROFESSION.	HABITUDES.	PRÉDISPOSITION HÉRÉDITAIRE.	SANTÉ GÉNÉRALE.	NOMBRE DES ATTAQUES.
C. G.	30	Charpentier.	Régulières.	Aucune pour le rhumatisme ou la goutte.	Bonne.	Première attaque.

FEM

NOM.	AGE.	PROFESSION.	HABITUDES.	PRÉDISPOSITION HÉRÉDITAIRE.	SANTÉ GÉNÉRALE.	NOMBRE DES ATTAQUES.
H. M.	27	Domestique.	Régulières.	Le père a été affecté de rhumatisme (mais non de rhumatisme aigu).	Légère hémiplégie il y a un an, et il a six ans paralysie faciale droite.	Première attaque.
A. M.	32	Couturière.	Régulières.	Aucune pour le rhumatisme ou la goutte.	Assez bonne jusqu'à ces derniers temps.	Deuxième attaque. La première a eu lieu il y a quatre mois. La deuxième a été négligée pendant quelques semaines.
E. A.	49	Mariée.	Régulières.	Aucune pour le rhumatisme ou la goutte.	Bonne.	Deuxième attaque. Le première eut lieu il y a quatorze ans; toutes les jointures furent prises.
R. K.	21	Domestique.	Régulières.	Pas de renseignements.	Bonne.	Deuxième attaque. La première eut lieu il y a neuf ans.
S. S.	17	Domestique.	Régulières.	Aucune pour le rhumatisme ou la goutte.	Bonne.	Première attaque.

CAUSES.	SYMPTOMES PENDANT LES ATTAQUES.	ÉTAT DU SANG.
....	Début dans plusieurs jointures des extrémités inférieures d'abord, puis des supérieures ; les deux poignets sont très-gonflés. Pas d'affection cardiaque. Pouls, 100, dur. Langue chargée ; transpiration assez abondante ; soif.	Caillot couenneux, concave ; sérum alcalin ; densité, 1028,0 à 22° C. Aucune trace d'acide urique.

MES.

Le froid.	D'abord amygdalite ; puis quelques jours après, le pied droit et les chevilles furent pris ; puis les genoux, les poignets et les épaules. Légère péricardite. Pas d'œdème. Pouls, 120. Langue chargée ; soif ; inappétence ; transpiration abondante.	Caillot ferme, un peu couenneux, très-concave ; sérum alcalin ; densité, 1026,7 à 17° C. Aucune trace d'acide urique.
Le froid.	Première attaque : début il y a quatre mois, sous forme de rhumatisme aigu ; presque toutes les articulations étaient prises et il y avait un léger degré d'affection cardiaque. (La malade n'entra pas à l'hôpital.) Deuxième attaque : toutes les jointures sont prises comme auparavant ; entrée à l'hôpital huit semaines après ; gonflement des poignets, de la face dorsale des mains et de quelques jointures des doigts ; genou douloureux, ainsi que le coude gauche et l'épaule. Pouls, 84 ; peu de fièvre.	Caillot ni couenneux, ni concave ; densité, 1030,0. Pas traces d'acide urique. *Sérum du vésicatoire*, limpide, d'un jaune pâle ; densité, 1026,0 à 15°,5 C. Pas d'acide urique.
Le froid, l'humidité.	Début dans les épaules, puis dans les chevilles ; plus tard, attaques dans les coudes, les poignets, les genoux. Pas d'affection cardiaque. Pouls, 105, dur. Langue chargée.	L'expérience du fil ne révèle l'existence d'aucune trace d'acide urique dans le sérum du sang.
Pas de renseignements.	Début dans le pied gauche et la cheville, puis la main droite, le poignet et les doigts, plus tard les genoux. Pouls, 100, dur. Langue chargée ; transpiration ; soif. Pas d'affection cardiaque appréciable.	Caillot ferme, légèrement couenneux et concave ; sérum alcalin ; densité 1028,8 à 15°,5 C.
Le froid.	Début dans les genoux, puis presque toutes les jointures : le poignet gauche, le genou droit et la cheville droite surtout sont pris. Pouls, 130, dur. Langue chargée ; transpiration abondante ; endocardite, péricardite.	Caillot couenneux, un peu concave ; sérum alcalin ; densité, 1024,08 à 6° C. Pas d'acide urique.

NOM.	AGE.	PROFESSION.	HABITUDES.	PRÉDISPOSITION HÉRÉDITAIRE.	SANTÉ GÉNÉRALE.	NOMBRE DES ATTAQUES.
S. S.	26	Mariée.	Régulières.	Mère légèrement rhumatisante ; un de ses frères a eu trois attaques de rhumatisme.	Bonne jusqu'à ces derniers temps.	Première attaque.
C. L.	25	Mariée ; blanchisseuse.	Régulières.	Aucune pour la goutte ou le rhumatisme.	Faible.	Première attaque.
M. A. P.	25	Blanchisseuse.	Régulières.	Aucune pour le rhumatisme ou la goutte ; ou prédisposition douteuse pour le rhumatisme du chef de son père.	Bonne	Première attaque.
A. P.	54	Cuisinière ; veuve.	Régulières.	Aucune pour le rhumatisme ou la goutte.	Bonne.	Première attaque. Une attaque peut-être il y a trente ans ; doutes à cet égard. Attribuée à des onctions mercurielles sur les mains.
M. A. R.	17	Domestique.	Régulières.	Aucune pour le rhumatisme ou la goutte.	Faible Hystérie.	Première attaque.
A. C.	30	Domestique.	Régulières.	Aucune pour le rhumatisme ou la goutte.	Bonne.	Première attaque.
L. E.	31	Mariée. Fait son ménage.	Régulières.	Rhumatisme chez le père et la mère.	Assez bonne. Sujette autrefois aux syncopes (hystérie ?).	Troisième attaque.
E. S.	27	Mariée.	Régulières.	Rhumatisme chez la mère et chez deux sœurs.	Santé faible depuis deux ans.	Première attaque.

CAUSES.	SYMPTOMES PENDANT LES ATTAQUES.	ÉTAT DU SANG.
Inconnues; peut-être refroidissement en faisant la lessive.	Début dans les genoux, puis les chevilles et les pieds, ensuite les mains, les coudes et les épaules. Pas d'affection cardiaque. Œdème de la face dorsale des mains. Pouls, 108, dur. Langue chargée; transpiration modérée; soif, etc.	Caillot ferme, un peu couenneux et concave; densité, 1027,6 à 9° C. Aucune trace d'acide urique.
Le froid et l'humidité.	Début dans les chevilles, les hanches et les genoux, puis les articulations des extrémités supérieures sont prises. Pas d'affection cardiaque. Pouls, 116, dur. Langue chargée; soif; anorexie.	Caillot ferme, concave, couenneux; sérum alcalin; densité, 1031,6 à 20° C. Pas de traces d'acide urique.
Le froid.	Début dans les épaules, puis les reins, les pieds et les hanches. Depuis son entrée, les chevilles, les genoux, les coudes et les poignets sont le siége d'une inflammation aiguë. Pouls, 130, non plein. Exaspération des douleurs la nuit; transpiration assez abondante. Langue chargée; inappétence. Péricardite avec épanchement.	Caillot ferme, couenneux, légèrement concave; densité, 1029,5 à 15°,5 C. Pas de traces d'acide urique par l'expérience du fil.
....	Début dans les hanches, puis les genoux, le poignet gauche et le dos de la main sont affectés. Transpiration peu abondante. Œdème des mains et des jambes. Albuminurie au moment de son entrée. Péricardite et endocardite de date incertaine.	Caillot ferme, couenneux, un peu concave; sérum alcalin; densité, 1024,8 à 4° C. Pas de traces d'acide urique.
Le froid.	Début dans les chevilles, puis les genoux, les hanches, les épaules, les coudes et les mains sont pris à leur tour. Pas d'œdème Pouls, 120, dur. Langue chargée, blanche; soif vive; pas d'appétit. Endocardite évidente.	Caillot ferme, normal; sérum alcalin; densité, 1026,32 à 18° C. Aucune trace d'acide urique.
Froid aux pieds.	Début dans les genoux; affection cardiaque peu de temps après; puis les hanches et les épaules. Langue très-chargée; soif vive; inappétence. Pouls, 110 à l'entrée. Souffle d'insuffisance aortique. Transpiration modérée. Endocardite et péricardite intenses.	Caillot ferme, légèrement couenneux; sérum alcalin; densité, 1026,65 à 15°,5 C. Aucune trace d'acide urique.
Aucune affirmée.	Genoux, chevilles, poignets, épaules affectés. Transpiration modérée. Pouls, 96, assez plein. Langue brune, chargée; soif; inappétence. Légère endocardite.	Caillot ferme, légèrement couenneux et concave; sérum alcalin; densité, 1028,5 à 15°,5 C. Aucune trace d'acide urique.
Le froid et l'humidité.	Début dans les genoux, puis les chevilles, les épaules et le dos des mains. Pas d'œdème. Pouls, 105. Langue chargée; soif; inappétence; transpiration modérée. Pas d'affection cardiaque.	Caillot ferme, couenneux, concave; sérum alcalin; densité, 1025,0 à 15°,5 C. Pas de traces d'acide urique.

NOM.	AGE.	PROFESSION.	HABITUDES.	PRÉDISPOSITION HÉRÉDITAIRE.	SANTÉ GÉNÉRALE.	NOMBRE DES ATTAQUES.
E. W.	43	Mariée. Blanchisseuse.	Régulières.	Rhumatisme chez son père et chez une de ses sœurs.	Bonne.	Deuxième attaque. La première à l'âge de seize ans.
E. E.	43	Veuve.	Régulières.	Goutte du côté du père. Deux frères ont eu la goutte, et un a eu un rhumatisme aigu.	Très-débile.	Première attaque.
E. F.	43	Reste chez elle.	Régulières.	Rhumatisme chez sa mère.	Faible.	Cinquième attaque. La première à l'âge de neuf ans.
J. S.	38	Mariée.	Non décrites. Vit mal; alimentation insuffisante.	Pas de tendance à la goutte. Père rhumatisant.	Bonne.	Première attaque.
A. R.	25	Domestique.	Régulières.	Aucune, d'après les renseignements.	Bonne, sauf le rhumatisme.	Deuxième attaque. La première il y a neuf ans; toutes les jointures affectées.
E. W.	34	Mariée.	Régulières.	Pas de renseignements.	Bonne jusqu'à ces derniers temps. Débile depuis sa dernière grossesse.	Première attaque.
M. A. S.	22	Domestique.	A vécu assez bien; excès de travail en général.	Aucune pour le rhumatisme ou la goutte.	Bonne.	Première attaque.
M. B.	16	Domestique.	Régulières.	Aucune pour le rhumatisme ou la goutte.	Bonne.	Première attaque.

CAUSES.	SYMPTOMES PENDANT LES ATTAQUES.	ÉTAT DU SANG.
Aucune cause mentionnée.	Début dans les pieds, puis les genoux, les hanches, les poignets, l'épaule, les muscles d'un côté du cou et de la tête sont affectés. Pouls, 96, dur. Langue blanche, chargée. Œdème du poignet et de la main. Légère endocardite, ancienne probablement.	Caillot couenneux, concave; sérum alcalin; densité, 1029,0 à 10° C. Aucune trace d'acide urique.
Aucune appréciable.	Début dans la hanche gauche, puis la cheville et le genou; plus tard, les poignets, la face dorsale des mains sont affectés. Œdème. Pouls, 108, plein et dur. Langue chargée; soif; anorexie. Pas d'affection cardiaque.	Caillot ferme, volumineux, couenneux, légèrement concave; sérum alcalin; densité, 1026,4 à 12° C. Aucune trace d'acide urique.
Le froid.	Début dans les chevilles, puis dans les genoux, les épaules, les coudes et les poignets, et les jointures des mains. Pouls, 135, dur. Langue chargée; transpiration modérée; peau chaude. Pas d'affection cardiaque.	Caillot couenneux, concave; sérum alcalin; densité, 1028,0 à 17° C. Aucune trace d'acide urique.
Habitation humide; vêtements insuffisants. Allaitant son enfant au moment de son entrée.	Début à la face palmaire des membres; gros orteil fortement pris ainsi que le dos du pied; puis la hanche, le bras droit, la main, etc. Pas d'affection cardiaque. Pouls, 100, dur. Langue chargée; soif.	Caillot ferme; sérum alcalin; densité, 1028,8 à 11° C. Aucune trace d'acide urique.
....	Début avec érythème noueux, puis affection articulaire; les mains, les coudes, les genoux et les pieds sont pris. Pas d'affection cardiaque. Pouls, 108. Langue chargée; soif, etc.	Caillot légèrement couenneux; sérum alcalin; densité, 1030,8 à 14° C. Aucune trace d'acide urique.
Allaite au moment de l'attaque. Pas de refroidissement appréciable.	Début dans les jointures des extrémités inférieures; puis les épaules, les coudes, les poignets sont pris. Pas d'affection cardiaque. Pouls, 92. Langue chargée; soif.	Caillot couenneux, très-concave; sérum alcalin; densité, 1030,0 à 10° C. Pas d'acide urique.
Aucune reconnue.	Début dans le poignet droit, puis dans l'épaule droite. Légère endocardite. Pouls, 116; soif; transpiration.	Caillot couenneux, contracté et excavé; sérum alcalin; densité, 1030,4 à 11° C. Pas d'acide urique.
Aucune reconnue. A Londres depuis un mois.	Début dans le poignet gauche, puis dans le poignet droit, ensuite dans le pied droit. Pouls, 112, assez dur. Langue chargée; pas de transpiration excessive. Un peu d'œdème sur le dos du pied. Pas d'affection cardiaque.	Caillot couenneux, un peu concave; sérum alcalin; densité, 1028,4 à 20° C. Aucune trace d'acide urique.

Cas où les renseignements obtenus furent moins complets.

NOM.	SEXE.	HISTOIRE DU MALADE.	ÉTAT DU SANG.
N. N.	Homme.	Rhumatisme aigu, diagnostic porté par un médecin.	Caillot couenneux; sérum alcalin; densité, 1030,0 à 13° C. Aucune trace d'acide urique par l'épreuve du fil.
M. C.	Homme.	Malade affecté de rhumatisme subaigu. La maladie a débuté il y a environ quinze mois dans un des poignets et une des chevilles, puis les autres jointures ont été affectées. Le gros orteil n'a jamais été pris. Pas de goutte dans sa famille.	*Sérum du vésicatoire* alcalin; densité, 1024,0 à 19° C. Aucune trace d'acide urique par l'épreuve du fil.
A. K.	Homme.	Rhumatisme aigu, diagnostic porté par un médecin.	Caillot ferme, couenneux et un peu concave; sérum alcalin; densité, 1028,0 à 15°,5 C. Aucune trace d'acide urique par l'épreuve du fil.
A. B.	—	Rhumatisme aigu et péricardite.	*Sérum du vésicatoire* alcalin; densité, 1026,64 à 15°,5 C. Aucune trace d'acide urique par l'épreuve du fil.
C. C.	Homme.	Rhumatisme subaigu datant de plusieurs années. Le gros orteil n'a jamais été affecté; ce sont les changements de temps et non les excès de table qui provoquent les exacerbations.	*Sérum du vésicatoire* alcalin; densité, 1023,0 à 15°,5 C. Aucune trace d'acide urique par l'épreuve du fil.

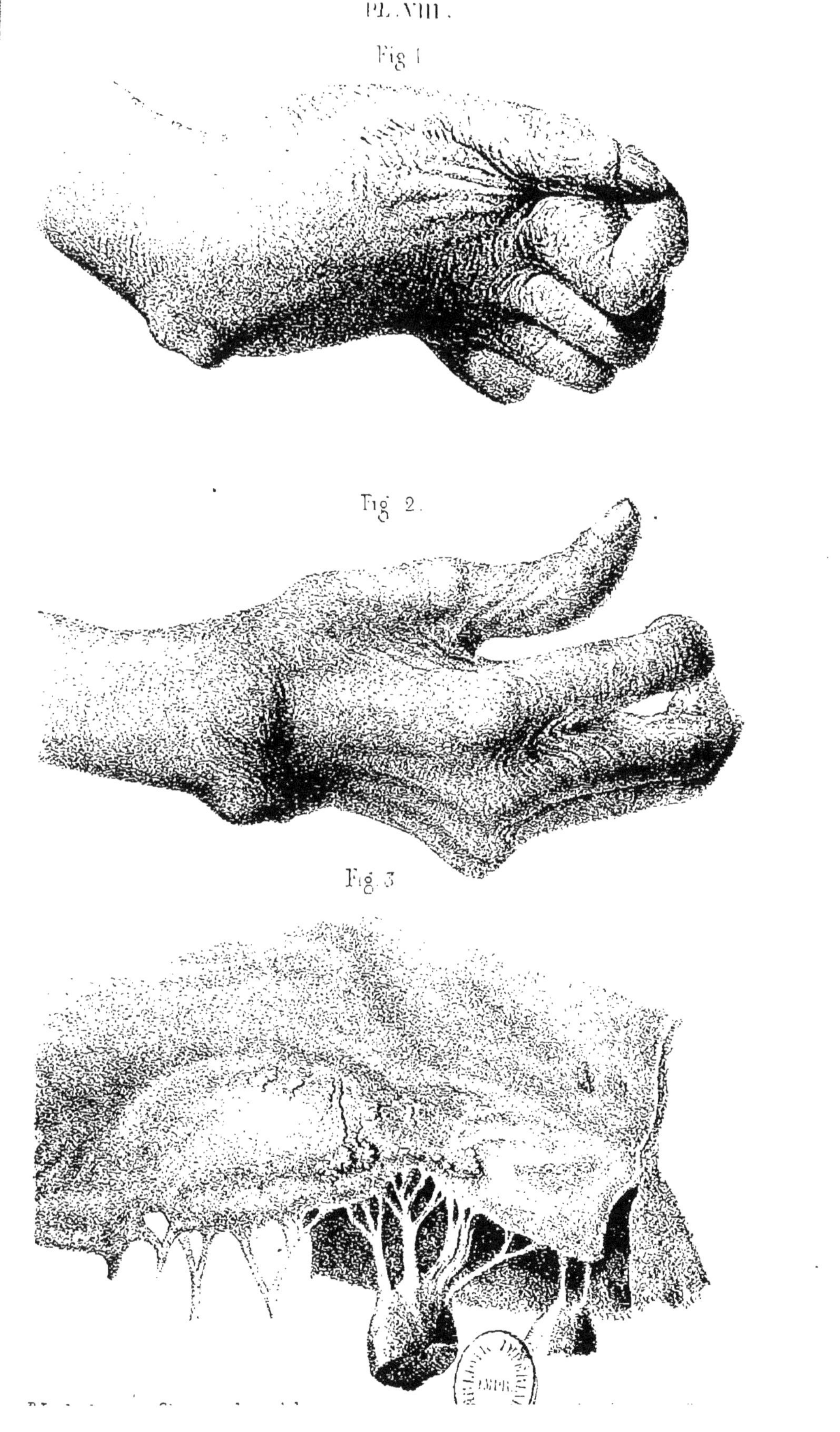
PL. VIII.
Fig. 1
Fig. 2.
Fig. 3

EXPLICATION DES PLANCHES VII ET VIII.

PLANCHE VII.

Fig. 1. — Main droite d'un homme de soixante-neuf ans, atteint de la goutte depuis l'âge de trente-deux ans. — Un tophus volumineux se voit à la base de l'index au niveau de l'articulation métacarpo-phalangienne. Un autre tophus, moins volumineux que le précédent, existe à la base du médius. Cet homme porte sur les oreilles externes de nombreuses concrétions d'urate de soude (voyez la note, p. 81).

Fig. 2. — Main gauche d'une femme de quatre-vingt-quatre ans, goutteuse, morte à l'hospice de la Salpêtrière, en 1863 (voyez l'observation consignée dans la note, p. 78). — Les deux mains étaient affectées symétriquement et au même degré; il n'existait au voisinage des jointures aucune apparence de tumeurs tophacées. On trouve ici l'exacte reproduction de l'un des types de difformités des extrémités supérieures observées le plus fréquemment dans le rhumatisme articulaire chronique progressif. — Les cartilages diarthrodiaux des articulations métacarpo-phalangiennes étaient incrustés d'urate de soude. En outre, sur la face dorsale des têtes métacarpiennes, existaient des dépôts tophacés, qui, placés immédiatement sous la peau et pressés contre les extrémités osseuses, s'étaient aplatis et ne formaient pas, sur le dos de la main, de saillie appréciable ; de telle sorte, qu'avant la dissection, leur existence ne pouvait pas être reconnue.

Fig. 3, 4, 5, 6. — Ces figures sont relatives à l'anatomie des nodosités d'Heberden (voyez page 616, la note). On voit, figure 3, la seconde articulation phalangienne déformée, recouverte encore par les parties molles. Les saillies pisiformes décrites par Heberden sont bien accusées. — La figure 4 montre les extrémités osseuses mises à nu par la dissection : les surfaces articulaires sont élargies dans tous les sens par suite de la formation d'ostéophytes. — Figure 5, la même préparation vue de côté. — Comparez à la figure 4, la figure 6 qui représente l'état normal.

PLANCHE VIII.

Fig. 1 et 2. — Déformations des mains dans le rhumatisme articulaire chronique généralisé. Les caractères du premier type sont bien accusés dans la figure 2. La figure 1 donne une bonne idée des déformations du second type (comparez la note, p. 612).

Fig. 3. — Altérations de la valvule mitrale dans un cas de rhumatisme articulaire chronique primitif généralisé (voyez la note, p. 608).

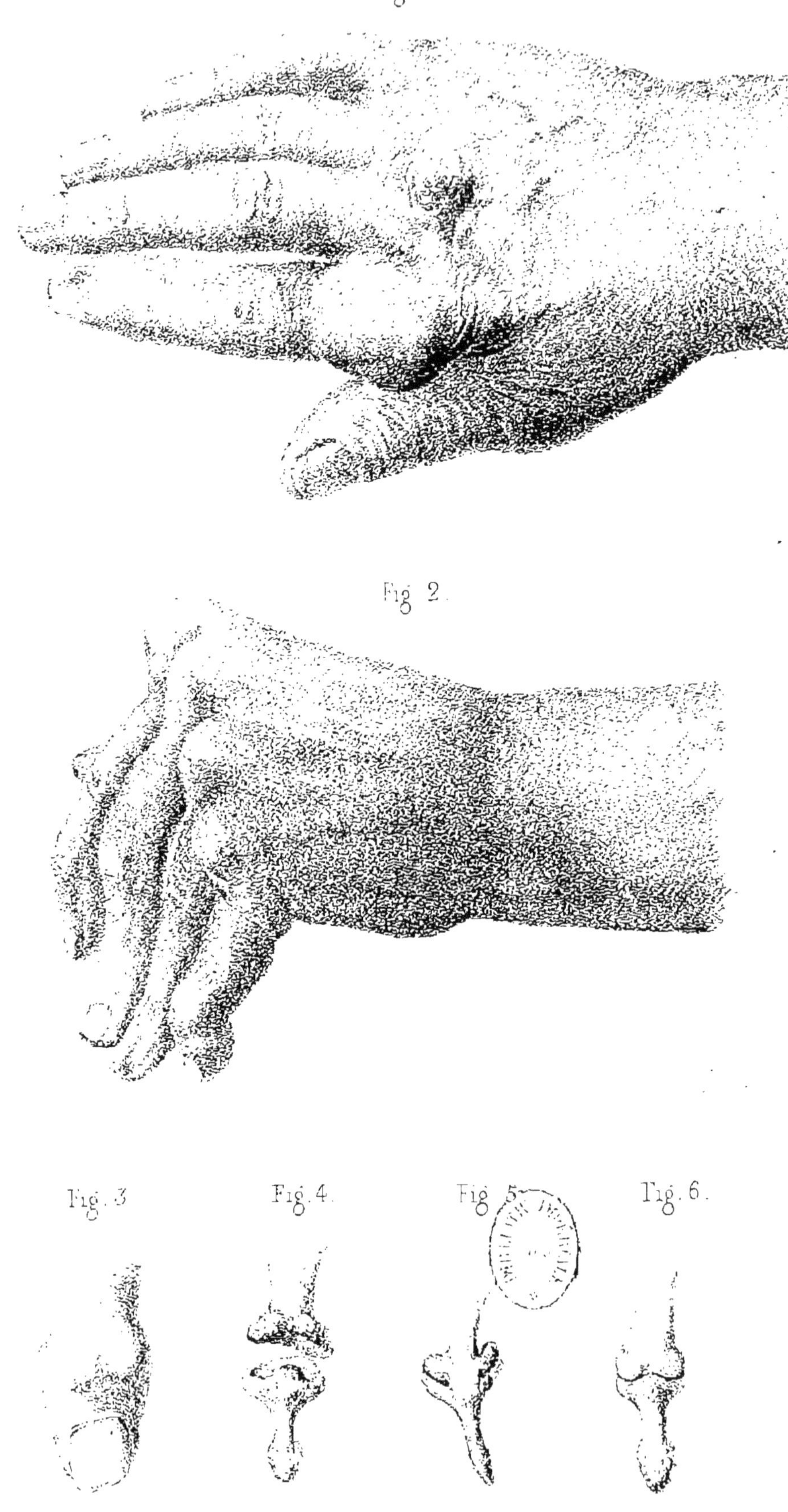
Fig. 1
Fig. 2
Fig. 3
Fig. 4
Fig. 5
Fig. 6

TABLE ALPHABÉTIQUE DES MATIÈRES.

NOTA. — Les astérisques correspondent aux annotations disséminées dans le cours de l'ouvrage.

V

W

Y

FIN DE LA TABLE DES MATIÈRES.

ERRATA.

Page 13, ligne 30, insomnes, *lisez* insomnies
Page 83, ligne 22, a durée, *lisez* la durée
Page 87, ligne 14, dévoppement, *lisez* développement
Page 123, ligne 1 de la note, bains, *lisez* brins
Page 263, légende de la figure 20, médulaire, *lisez* médullaire
Page 287, ligne 7, whiskey, *lisez* whisky.
Page 400, ligne 28, aliment, *lisez* aliments.

PARIS. — IMPRIMERIE DE E. MARTINET, RUE MIGNON, 2.

CATALOGUE DES LIVRES DE FONDS

DE LA LIBRAIRIE

ADRIEN DELAHAYE

ANATOMIE, PHYSIOLOGIE, MÉDECINE
CHIRURGIE, ETC.

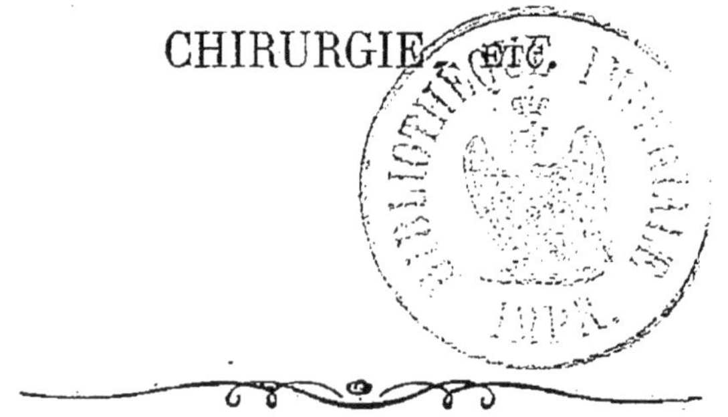

PARIS

PLACE DE L'ECOLE-DE-MEDECINE

Mai 1866.

AVIS

Indépendamment des ouvrages dont le titre figure dans ce Catalogue, nous nous engageons à fournir, aux conditions les plus avantageuses, tous les livres, de quelque genre qu'ils soient.

Nous nous chargeons de faire venir, dans les quinze jours de la commande, tous les ouvrages publiés en Allemagne et en Angleterre.

Nous nous chargeons également de faire les commissions qui nous seront adressées de France et de l'étranger.

— On trouve a la même librairie toutes les Thèses de Doctorat et de Concours, et un grand nombre de Brochures et Mémoires sur les Sciences médicales.

On ne reçoit que les lettres affranchies.

CATALOGUE DES LIVRES DE FONDS

DE LA LIBRAIRIE

ADRIEN DELAHAYE

Paris. — Place de l'École de Médecine, 23.

NOTA. — Tous les ouvrages portés dans ce Catalogue sont expédiés par la poste, dans les départements et en Algérie, *franco* et sans augmentation sur les prix désignés. — Prière de joindre à la demande des *timbres-poste* ou un *mandat* sur Paris.

Agenda-Formulaire des médecins-praticiens, publié sous la direction de M. le Dr Bossu, paraissant tous les ans, du 1er au 10 décembre. 1 vol. in-18 de 400 pages, broché ... 1 fr. 75
Reliures depuis 3 fr. jusqu'à 9 fr.

Almanach général de médecine et de pharmacie, pour la ville de Paris et le département de la Seine, publié par l'administration de l'*Union médicale*, paraissant tous les ans, du 1er au 10 décembre, 1 vol. in-18 d'environ 600 pages ... 3 fr. 50

Annuaire général des sciences médicales, par le Dr CAVASSE, ancien interne des hôpitaux de Paris, médecin adjoint des prisons de la Seine. 5 vol. (années 1857, 1858, 1859, 1860 et 1862). Prix de la collection ... 20 fr.

ALLARD, médecin inspecteur des eaux minérales de Royat et de Saint-Mart, professeur suppléant à l'école de médecine de Clermont, etc. — **De la thérapeutique hydrominérale des maladies constitutionnelles, et en particulier des affections tégumentaires externes**. In-8 de 74 pages. Paris, 1860 ... 2 fr.

ALLARD. **Précis sur les eaux thermales chloro-bicarbonatées mixtes ferrugineuses arsenicales de Royat** (Puy-de-Dôme), suivi du Guide indicateur. In-8 de 96 pages. Paris, 1861 ... 1 fr.

ALLARD. **Du traitement de la phthisie pulmonaire par les eaux d'Auvergne**. In-8 de 56 pages. Paris, 1863 ... 1 fr. 50

ALLARD ET BOUCOMONT. — **Les eaux thermo-minérales d'Auvergne, leur spécialité médicale, leur état actuel et leur avenir**. Grand in-8 de 110 pages. Paris, 1862 ... 2 fr. 50

ALMAGRO, docteur en médecine, ancien interne des hôpitaux de Paris. — **Etude clinique et anatomo-pathologique sur la persistance du canal artériel**. Mémoire accompagné de 3 planches, dont une coloriée. Paris, 1862 ... 3 fr. 50

AUBURTIN, chef de clinique de la Faculté de Médecine de Paris. — **Recherches cliniques sur les maladies du cœur**, d'après les leçons de M. le professeur Bouillaud; précédées de *Considérations de philosophie médicale sur le vitalisme, l'organicisme et la nomenclature médicale*, par le professeur BOUILLAUD. 1 vol. in-8 de 448 pages ... 3 fr. 50.

AUBURTIN. **Recherches cliniques sur le rhumatisme articulaire aigu.** 1 vol. in 8. Paris, 1860 .... 3 fr. 50

AZÉMA, médecin de l'hôpital civil de Saint-Denis (île de la Réunion). **De l'ulcère de Mozambique**, suivi d'un rapport lu à la Société de chirurgie de Paris, par M. Aug. CULLERIER, chirurgien de l'hôpital du Midi. In-8 de 87 pages. Paris, 1863 .... 2 fr.

BAUCHET, chirurgien des hôpitaux de Paris. **Anatomie pathologique des kystes de l'ovaire et de ses conséquences pour le diagnostic et le traitement de ces affections.** Paris, 1859. In-4 de 162 pages .... 3 fr. 50

BAUCHET. **Des lésions traumatiques de l'encéphale.** Paris, 1860. In-8 de 200 pages .... 3 fr.

BAUCHET. **Du panaris et des inflammations de la main.** Paris, 1859. 1 vol in-8, 2e édition, revue et augmentée .... 3 fr. 50

BAUDOT (EDMOND), docteur en médecine. **Examen critique de l'incubation appliquée à la thérapeutique.** 1858. Grand in-8. 1 fr. 25

BAUMÈS (P.). **Précis théorique et pratique sur les diathèses.** Paris, 1853. 1 vol. in 8 .... 2 fr.

BAZIN, médecin de l'hôpital Saint-Louis, etc. **Leçons sur la scrofule**, considérée en elle-même et dans ses rapports avec la syphilis, la dartre et l'arthritis. 1 vol. in-8, 2e édition, revue et considérablement augmentée. Paris, 1861 .... 7 fr. 50

BAZIN. **Leçons théoriques et cliniques sur les affections cutanées parasitaires**, professées à l'hôpital Saint-Louis, rédigées et publiées par POUQUET, interne des hôpitaux, revues et approuvées par le professeur. 2e édition, revue et augmentée. 1 vol. in-8 orné de 5 planches sur acier. 1862 .... 5 fr.

BAZIN. **Leçons théoriques et cliniques sur les syphilides** considérées en elles-mêmes et dans leurs rapports avec les éruptions dartreuses, scrofuleuses et parasitaires, professées à l'hôpital Saint-Louis par le Dr BAZIN, publiées par le Dr DUBUC, ancien interne des hôpitaux, revues et approuvées par le professeur. 2e édition considérablement augmentée. Paris, 1866. 1 vol. in-8 accompagné de 4 magnifiques planches sur acier, figures coloriées. . . . . 10 fr.
Sepia .... 8 fr.

BAZIN. **Leçons théoriques et cliniques sur les affections cutanées de nature arthritique et dartreuse** considérées en elles-mêmes et dans leurs rapports avec les éruptions scrofuleuses, parasitaires et syphilitiques, professées à l'hôpital Saint-Louis par le docteur BAZIN, rédigées et publiées par L. SERGENT, interne des hôpitaux, revues et approuvées par le professeur. Paris, 1860. 1 vol. in-8 .... 5 fr.

BAZIN. **Leçons théoriques et cliniques sur les affections cutanées artificielles et sur la lèpre, les diathèses, le purpura, les difformités de la peau**, etc., professées à l'hôpital Saint-Louis par le docteur BAZIN, recueillies et publiées par le docteur GUÉRARD, ancien interne de l'hôpital Saint-Louis, revues et approuvées par le professeur. Paris, 1862. 1 vol. in-8 .... 6 fr.

BAZIN. **Leçons sur les affections génériques de la peau**, professées à l'hôpital Saint-Louis par le docteur BAZIN, recueillies et publiées par les docteurs BAUDOT et GUÉRARD, revues et approuvées par le professeur. Paris, 1862 et 1865. 2 vol. in-8 .... 11 fr.
Le tome II se vend séparément .... 6 fr.

BECQUEREL (Alfred). **Recherches cliniques sur la méningite des enfants.** In-8 de 128 pages. Paris, 1838 .... 1 fr.

BECQUEREL. **De la métrite folliculeuse ou granuleuse hémorrhagique ou des fongosités utérines**, d'après les leçons professées à l'hôpital de la Pitié. In-8 de 15 pages. Paris, 1860.......... 50 c.

BECQUEREL. **Histoire d'un cas de morve aiguë chez l'homme**, recueillie dans le service de M. le professeur ANDRAL. Paris. In-8 de 18 pages.. 50 c.

BECQUEREL. **Recherches anatomico-pathologiques sur la cirrhose du foie.** Paris, 1840. In-8 de 60 pages............. 1 fr. 50

BECQUEREL. **Relation d'une épidémie d'affections pseudo-membraneuses et gangréneuses**, qui a régné à l'hôpital des Enfants-Malades de Paris pendant le cours de l'année 1851. Paris, in-8 de 61 pages.. 1 fr. 50

BECQUEREL. **De l'empirisme en médecine**. Paris, 1844. 1 vol. in-8 de 82 pages.. 2 fr.

BECQUEREL. **Recherches sur la composition du sang dans l'état de santé et dans l'état de maladie**, par BECQUEREL et RODIER. Paris, 1843. In-8 de 128 pages.......................... 2 fr.

BECQUEREL. **Note** relative à quelques analyses du sang, des vomissements et des évacuations alvines, et des urines des cholériques. Paris, 1849. In-8 de 16 pages.. 50 c.

BECQUEREL. **Nouvelles recherches d'hématologie**, lues à l'Académie des sciences. Paris, 1852. In-8 de 54 pages.............. 1 fr. 50

BECQUEREL. **Recherches sur les conferves des eaux thermales de Néris.** Paris, 1855. In-8 de 44 pages............. 1 fr.

BECQUEREL et RODIER. **De la composition du sang dans le scorbut.** Paris, 1847. In-8 de 12 pages...... .... 50 c.

BECQUEREL. **Recherches sur la nature des lésions élémentaires des reins** dans le groupe d'affections comprises sous le terme générique de *maladie de Bright*. Paris, 1855. In-8 de 31 pages. 1 fr. 25

BECQUEREL. **De l'albuminurie et de la maladie de Bright.** Mémoire présenté à l'Académie impériale de médecine. Paris, 1856. In-8 de 44 pages.. 1 fr.

BECQUEREL. **Des applications de l'électricité à la pathologie.** Leçons faites à l'hôpital de la Pitié. Paris, 1856. In-8 de 52 pag. 1 fr. 50

BECQUEREL. **De l'état puerpéral**; résumé d'une série de leçons cliniques faites à l'hôpital de la Pitié. Paris, 1857. In-8 de 43 pag.. 1 fr. 25

BECQUEREL. **Analyse du lait des principaux types de vaches, chèvres, brebis, bufflesses,** présentés au concours agricole universel de 1859. In-8 de 35 pages.............................. 75 c.

BECQUEREL. **Recherches sur les causes de phlegmasies chroniques de l'utérus**, la nature de l'état général morbide qui les accompagne, et le traitement qui leur convient. Paris, 1859. In-8 de 36 p. 75 c.

BECQUEREL. **Cours de pathologie générale**, fait à la Faculté de médecine de Paris. Paris, 1841. In-8 de 26 pages.............. 50 c.

BECQUEREL. **Des eaux d'Ems.** Études sur les propriétés physiques, chimiques et thérapeutiques de ces eaux. Paris, 1859. In-8 de 45 p. 1 fr.

BÉRENGER-FÉRAUD, docteur en médecine de la Faculté de Paris, etc. **Des fractures en V** au point de vue de leur gravité et de leur traitement. In-8 de 50 pages. Paris, 1864.......................... 1 fr. 50

BERNARD. **Étude sur la fièvre typhoïde**, in-8 de 95 pages. Paris, 1865.. 2 fr.

BERGERON (Georges), docteur en médecine, ancien interne des Hôpitaux, lauréat de la Faculté, etc. **Recherches sur la pneumonie des vieillards** (pneumonie lobaire aiguë). In-8 de 80 pages et un tableau. Paris, 1866. . . . . 2 fr. 50

BERNADET (Ch.), docteur en médecine, ancien interne des hôpitaux de Paris, etc. **Du catarrhe de la vessie chez les femmes réglées.** In-8 de 112 pages. Paris, 1865 . . . . 2 fr. 25

BERTIN, professeur agrégé à la Faculté de médecine de Montpellier. **De la Ménopause**, considérée principalement au point de vue de l'hygiène. In-8 de 179 pages. Paris, 1866. . . . . 3 fr.

BERTIN. **Étude pathogénique de la glucosurie**, in-8 de 90 pag. 2 fr.

BOBŒUF, lauréat de l'Institut. **De l'acide phénique, de ses dissolutions aqueuses et du phénol sodique.** De leurs applications, à l'hygiène, à la thérapeutique et à l'industrie. In-8 de 68 pages. Paris, 1866 . . . . 1 fr 50

BOIS, docteur en médecine de la Faculté de médecine de Paris, etc. **Thérapeutique de la méthode des injections sous-cutanées.** Paris, 1864. In-8 de 32 pages. . . . . 1 fr.

BONNIÈRE, docteur en médecine, etc. **Traité complet iconographique et pratique des maladies contagieuses des organes génito-urinaires.** Traitement sans mercure. Ouvrage illustré d'un grand nombre de figures intercalées dans le texte. Paris, 1866. 1 vol. in-8, publié en livraisons à. . . . . 1 fr. 25

BONNIÈRE. **Essai théorique et pratique sur la blennorrhagie de nature rhumatismale.** In-8° de 48 pages. Paris, 1866. . 1 fr. 50

BOUCHAUD, docteur en médecine, ancien interne de la Maternité de Paris. **De la mort par inanition et études expérimentales sur la nutrition chez le nouveau-né.** In-8 de 128 pages et 4 tableaux. Paris, 1864 . . . . 2 fr. 50

BOUGARD, docteur en médecine de la Faculté de Paris, médecin consultant à Bourbonne-les-Bains, etc. **Les eaux salées chaudes de Bourbonne-les-Bains** (eaux chlorurées, sodiques et bromo-iodurées). Paris, 1863. 1 vol. in-12 de 150 pages. . . . . 2 fr.

BOURCART, docteur en médecine de la Faculté de Paris, etc. **De la situation de l'S iliaque chez les nouveau-nés**, dans ses rapports avec l'établissement d'un anus artificiel. Paris, 1863. In-4 de 40 pag. avec figures. . . . . 1 fr. 50

BOURJEAURD (P.). **De la compression élastique et de son emploi en médecine et en chirurgie.** Gr. in-8. Paris, 1860. 1 fr. 50

BOYER (Jules), ancien chef des travaux anatomiques, etc. **Guérison de la phthisie pulmonaire**, et moyens de prévenir cette maladie à l'aide d'un traitement nouveau. Paris, 1866. In-8 de 112 pages, 6e édit. 1 fr. 50

BRIAU. **Mémoire sur quelques difficultés de diagnostic dans les maladies chroniques des organes pulmonaires.** Paris, 1859. In-8 de 38 pages. . . . . 1 fr.

BROCA (Paul), professeur agrégé de la Faculté de médecine de Paris, chirurgien des hôpitaux, etc. **Etudes sur les animaux ressuscitants.** Paris, 1860. In-8 avec figures gravées. . . . . 3 fr.

CABOT, docteur en médecine, ancien interne des hôpitaux de Paris. **De la tarsalgie ou arthralgie tarsienne des adolescents.** In-8 de 92 pages. Paris, 1866. . . . . 2 fr.

CAISSO (B.), ancien chef de clinique, etc. **Recherches cliniques et anatomo-pathologiques sur la fièvre typhoïde.** 1 vol. in-8 de 335 pages. Paris, 1864.. 5 fr.

CAMPANA, docteur en médecine, ancien interne des hôpitaux de Paris. **Considérations nouvelles sur l'origine de l'hypertrophie** et de la dilatation du cœur. Paris, 1861. In-4 de 78 pages.......... 1 fr. 50

CARESME, docteur en médecine, ancien interne des hôpitaux de Paris. **Recherches cliniques relatives à l'influence de la grossesse sur la phthisie pulmonaire.** In-8 de 151 pages. Paris, 1866.. 3 fr.

CARRE, lauréat de l'Académie impériale de médecine de Paris. **Recherches nouvelles sur l'ataxie locomotrice progressive** (myélophthisie ataxique), considérée surtout au point de vue de l'anatomie et de la physiologie pathologique, 1 vol. grand in-8 de 350 pages, accompagné de trois planches lithographiées. Paris, 1865..................... 6 fr.

CAYRADE, docteur en médecine. **Recherches critiques et expérimentales sur les mouvements réflexes.** 1 vol. in-8 de 185 pages. Paris, 1864.. 3 fr.

CHABRAND, médecin de l'hôpital civil de Briançon, etc. **Du goître et du crétinisme endémiques et de leurs véritables causes,** Paris, 1864. In-8 de 92 pages.. 2 fr.

CHANCEREL, docteur en médecine, etc. **Historique de la gymnastique médicale** depuis son origine jusqu'à nos jours. In-8 de 70 pages. Paris, 1864.. 2 fr.

CHARCOT, médecin des hôpitaux de Paris, professeur agrégé, etc. **De la pneumonie chronique.** In-8 de 67 pages et une planche gravée sur acier. Paris, 1860.. 2 fr.

CHARCOT. **L'intoxication saturnine exerce-t-elle une influence sur le développement de la goutte?** Paris, 1863. 50 c.

CHARLE, docteur en médecine, ancien interne des hôpitaux de Paris, etc. **Des ulcérations de la langue dans la coqueluche.** In-8 de 34 pages. Paris, 1864.. 1 fr.

CHAUVEAU et MAREY. **Tableau sommaire des appareils et expériences cardiographiques.** Une feuille grand in-plano. 1 fr.

CHÈDEVERGNE, docteur en médecine, ancien interne des hôpitaux de Paris, etc. **De la fièvre typhoïde et de ses manifestations congestives,** inflammatoires et hémorrhagiques vers les principaux appareils de l'économie (cerveau, moelle, poumons, etc.), stéatose du foie. 1 vol. in-8 de 238 pages. Paris, 1864.. 3 fr. 50.

CHEDEVERGNE. **Du traitement des plaies chirurgicales et traumatiques** par les pansements à l'alcool (eau-de-vie camphrée). In-8 de 39 pages. Paris, 1864.. 1 fr. 25

CHEREAU, docteur en médecine. **Notices sur les anciennes écoles de médecine** *de la rue de la Bucherie*, lettre adressée à M. le Dr Latour. Gr. in-8 de 32 pages avec un plan et une vue. Paris, 1866. . . . 1 fr. 25.

CHEVALIER (Arthur). **L'étudiant micrographe.** Traité théorique et pratique du microscope et des préparations. Ouvrage orné de planches représentant 300 infusoires et de 200 figures dans le texte, 2e édition, augmentée des applications à l'étude de l'anatomie, de la botanique et de l'histologie, par MM. Alphonse de Brebisson, Henri van Heurck et G. Pouchet. 1 vol. in-8 de 563 pages. Paris, 1865.. 7 fr. 50

CHEVALIER (Arthur). **L'art de l'opticien**, et ses rapports avec la construction et l'application des lunettes. Paris, 1863. In-8 de 28 pages.. 50 c.

CHRISTOT (Dubuisson), docteur en médecine de la Faculté de Paris, ex-prosecteur de l'Ecole de médecine de Lyon, etc. **Recherches anatomiques et physiologiques sur la moelle des os longs.** In-8 de 160 pages. Paris, 1865.................................... 3 fr.

CLAPARÈDE, docteur en médecine. **Étude sur les bains de mer**, conseils aux baigneurs, in-8. Paris, 1865...................... 1 fr. 50

CLERC, docteur en médecine, ancien interne des hôpitaux de Paris. **Du chancroïde syphilitique.** In-8. Paris, 1854................ 75 c.

COLOMBEL, docteur en médecine, ancien interne des hôpitaux de Paris. **Recherches sur l'arthrite sèche.** Mémoire in-4 de 120 pages. Paris, 1862.. 2 fr.

COMMENGE, médecin du bureau de bienfaisance du 4e arrondissement, etc. **Recherches faites à Saint-Lazare sur la vaccination et la revaccination.** Mémoire adressé à l'Académie de médecine, et honoré d'une médaille d'argent. In-8 de 30 pages. Paris, 1862........ 75 c.

CONSTANS, docteur en médecine de la Faculté de Paris, chevalier de la Légion d'honneur, inspecteur général du service des aliénés. **Relation sur une épidémie d'hystéro-démonopathie en 1861.** 2e édition, in-8 de 130 pages. Paris, 1863............................ 2 fr.

COOPER (Samuel). **Traité élémentaire de pathologie chirurgicale.** 1 vol. in-8... 1 fr. 50.

CORNARO. **L'art de vivre longtemps et en bonne santé**, traduit de l'italien de L. Cornaro, sur l'édition de 1646, par le Dr J. Patezon, médecin inspecteur des eaux de Vittel. Paris, 1861. In-8 de 44 pages. 1 fr.

COSTE, docteur en médecine, etc. **Etude clinique sur le cancer de l'œil.** In-8 de 115 pages. Paris, 1866......................... 2 fr. 50

CULLERIER, chirurgien de l'hôpital du Midi, etc. **Des affections blennorrhagiques : Leçons cliniques** professées à l'hôpital du Midi, recueillies et publiées par le Dr Royet, ancien interne de l'hôpital du Midi, suivies d'un Mémorial thérapeutique, revues et approuvées par le professeur. Paris, 1861. 1 vol. in-8 de 248 pages...................... 4 fr.

DANCEL. docteur en médecine, etc. (physiologie appliquée). **Les formes du corps humain corrigées**, et par suite, les facultés intellectuelles perfectionnées par l'hygiène. In-8 de 115 pages. Paris, 1865..... 4 fr.

DANIS, docteur en médecine de la Faculté de Paris. **Etudes sur la dysentérie** au point de vue de l'étiologie, de la nature et du traitement, suivies de considérations générales sur toute une classe de maladies, les septicémies ou maladies par empoisonnement du sang. In-8 de 104 pages. Valenciennes, 1862.. 2 fr.

DANJOY, docteur en médecine, ancien interne des hôpitaux de Paris. **De la phthisie pulmonaire**, dans ses rapports avec les maladies chroniques. In-4 de 61 pages. Paris, 1862........................ 1 fr. 50

DANTON (A.), docteur en médecine, ancien interne des hôpitaux de Paris, etc. **Essai sur les hémorrhagies intra-oculaires.** Grand in-8 de 82 pages. Paris, 1864..................................... 2 fr.

DECLAT, docteur en médecine de la Faculté de Paris, etc. **Nouvelles applications de l'acide phénique en médecine et en chirurgie**, aux affections occasionnées par les microphytes, les microzoaires, les virus, les ferments, etc. 1 vol. in-8 de 200 pages. Ouvrage orné de 6 photographies. Paris, 1865.. 5 f.

DECORI, docteur en médecine, ancien interne des hôpitaux de Paris, etc. **Relation de l'épidémie de choléra de 1865**, à l'hôpital Saint-Antoine. In-8 de 91 pages. Paris, 1866........................ 2 fr.

DEHOUX, docteur en médecine. **Du mouvement organique et de la synthèse animale.** Paris, 1861. In-8 de 132 pages......... 2 fr. 50

DELEAU, médecin en chef de la Roquette. **Traité pratique sur les applications du perchlorure de fer en médecine.** Paris, 1860. 1 vol. in-8 de 272 pages.. 4 fr.

DELERY. **Précis historique de la fièvre jaune**, épidémie de 1849. 1 vol. in-8 de 160 pages. 1859............................... 2 fr. 50

DELSOL, docteur en médecine, ancien interne des hôpitaux de Paris. **Du mal perforant du pied.** In-8 de 67 pages. Paris, 1864..... 1 fr. 50

DEPAUL, professeur de clinique d'accouchements à la Faculté de médecine de Paris, membre de l'Académie impériale de médecine. **Nouvelles recherches sur la véritable origine du virus vaccin.** In-8 de 47 pages. Paris, 1864.. 1 fr. 25

DEPAUL. **De l'origine réelle du virus vaccin.** Réponse aux objections qui ont été faites à mes nouvelles recherches sur la véritable origine du virus vaccin. Paris, 1864. In-8 de 43 pages............ 1 fr. 25

DEPAUL. **De l'opération césarienne.** Paris, 1861. In-8 de 50 pages... 1 fr. 50

DEPAUL. **La syphilis vaccinale** devant l'Académie impériale de médecine. In-8 de 86 pages. Paris, 1865............................ 2 fr.

DEPAUL. **De l'oblitération complète du col de l'utérus chez la femme enceinte**, et de l'opération qu'elle réclame. In-8 de 47 pages. Paris, 1860.. 1 fr. 25

DESLÉONET, docteur en médecine, etc. **Théorie générale des instruments à vent**, thèse présentée au concours pour l'agrégation (section des sciences physiques). In-8 de 80 pages. Paris, 1863.... 1 fr. 50

DESNOS, médecin du bureau central des hôpitaux de Paris, etc. **De l'état fébrile.** In-8 de 112 pages. Paris, 1866....................... 2 fr.

DESPONTS, docteur en médecine de la Faculté de Paris, etc. **Traitement de l'héméralopie par l'huile de foie de morue à l'intérieur.** In-8 de 63 pages. Paris, 1863.................................. 1 fr. 50

DESPRÉS, chirurgien des hôpitaux de Paris. **Traité de l'érysipèle.** 1 vol. in-8 de 224 pages. Paris, 1862......................... 3 fr. 50

DESPRÉS. **De la hernie crurale.** In-8 de 138 pages. Paris, 1863. 3 fr.

DESPRÉS. **Essai sur le diagnostic des tumeurs du testicule.** In-4 de 83 pages. Paris, 1861................................... 2 fr.

DEVALZ, médecin consultant aux Eaux-Bonnes. **De l'action des Eaux-Bonnes dans le traitement des affections de la gorge et de la poitrine**, in-8 de 167 pages. Paris, 1865................. 2 fr. 50

DIDAY (de Lyon). **Sur un procédé de vaccination préservatrice de la syphilis constitutionnelle.** In-8, 1849.......... 1 fr. 50

DODEUIL, docteur en médecine, ancien interne des hôpitaux de Paris, etc. **Recherches sur l'altération sénile de la prostate et sur les valvules du col de la vessie.** In-8 de 108 pages. Paris, 1866 .... 2 fr. 50

DOLBEAU, professeur agrégé de la Faculté de médecine de Paris, chirurgien des hôpitaux, etc. **Traité pratique de la pierre dans la vessie.** 1 vol. in-8 de 424 p., avec 14 fig. dans le texte. Paris, 1864. 7 fr.

DOLBEAU. **De l'emphysème traumatique.** 1860. In-8....... 2 fr.

DOLBEAU. **De l'épispadias,** ou fissure uréthrale supérieure et de son traitement. Paris, 1861. In-4 de 35 pages et 4 planches représentant douze sujets... 5 fr.

DRASCH, docteur en médecine de la Faculté de Vienne. **Maladies du foie et de la rate,** d'après les observations faites dans les pays riverains du bas Danube. 1860. In-8 de 62 pages.................. 1 fr. 50

DUBLANCHET. **Étude clinique sur les plaies du Globe oculaire.** Grand in-8° de 124 pages. Paris, 1866..................... 3 fr.

DUBREUIL, docteur en médecine, prosecteur de la Faculté de médecine de Paris, etc. **Des indications que présentent les luxations de l'astragale.** Mémoire in-4 de 41 pages et 1 planche. 1864........ 2 fr.

DUBUC (Alfred), docteur en médecine, ancien interne lauréat des hôpitaux de Paris. etc. **Des syphilides malignes précoces.** 1 vol. in-8 de 154 pages. Paris, 1864.. 3 fr.

DUMONT (de Monteux), ancien médecin de la maison centrale du mont Saint-Michel, etc. **Testament médical philosophique et littéraire,** ouvrage destiné non-seulement aux médecins et aux hommes de lettres, mais encore à toutes les personnes éclairées qui souffrent d'une manière occulte, publiée par une commission composée de : MM. Davaine, président; docteurs Blatin, Bourguignon, Cabanellas, Cerise, Foissac, Godin, avocat, baron Larrey, docteur Amédée Latour et docteur Moreau (de Tours). 1 beau vol. in-8 de 636 pages. Paris 1865............ 8 fr.

DUMOULIN, médecin-inspecteur des eaux de Salins, etc. **De l'action reconstituante des eaux de Salins.** In-8 de 148 pages. Paris, 1865.. 2 fr. 50

DUMOULIN, **Des conditions pathogéniques de la phthisie au point de vue de son traitement** par les eaux minérales. In-8 de 40 pages. Paris, 1865.. 1 fr.

DUNCAN (M.) **De l'hématocèle utérine,** traduit de l'anglais et annoté par le docteur Verrier. In-8 de 23 pages. Paris, 1864.......... 1 fr. 25

DUPUY, docteur en médecine, ancien interne lauréat des hôpitaux de Paris (médaille d'or), etc. **Essai critique et théorique de philosophie médicale.** Paris, 1864. In-8 de 414 pages...................... 6 fr.

DURIAU, ancien chef de clinique de la Faculté de médecine de Paris. **Hygiène des bains de mer,** précédée de considérations sur les bains en général. In-8 de 40 pages. Paris, 1865....................... 1 fr. 25

DURIAU, **Parallèle du typhus et de la fièvre typhoïde.** 1855. In-8 de 55 pages.. 1 fr. 25

DURIAU, **Étude clinique sur l'apoplexie de la moelle épinière et sur les paralysies des extrémités inférieures.** 1859. Grand in-8 de 24 pages... 75 c.

DURIAU. **Étude clinique et médico-légale** sur l'empoisonnement par la strychnine. In 8 de 19 pages. Paris, 1862................. 50 c.

DURIAU et Maximin LEGRAND. **De la péliose rhumatismale,** ou Érythème noueux rhumatismal. 1858. In-8........................ 50 c.

ESPIAU DE LAMAESTRE, docteur en médecine de la Faculté de Paris, etc. **De l'organisation du service médical et pharmaceutique** dans les Sociétés de prévoyance et de secours mutuels. Projet de statistique médicale. In-8 de 79 pages. Paris, 1861................ 1 fr.

ESSARCO (C.), docteur en médecine de la Faculté de Paris, etc. **Faits et raisonnements établissant la véritable théorie des mouvements et des bruits du cœur.** In-4 de 66 pag. Paris, 1864. 2 fr.

ESTRADÈRE, docteur en médecine de la Faculté de Paris, etc. **Du massage** : son historique, ses manipulations, ses effets physiologiques et thérapeutiques. 1 volume grand in-8 de 168 pages. Paris, 1863..... 3 fr. 50

FABRE, docteur en médecine de la Faculté de Paris, ancien interne des hôpitaux. **Des moyens de progrès en thérapeutique.** Paris, 1861. Grand in-8 de 306 pages.................................. 3 fr. 50

FAJOLE (de), médecin de l'Hôtel-Dieu de Saint-Geniez, etc. **La santé des femmes**, manuel d'hygiène et de médecine domestique, spécialement écrit pour les mères de famille et les personnes qui s'occupent de l'éducation des jeunes filles. 1 volume in-12 de 426 pages. Paris 1864.......... 3 fr. 50

FANO, professeur agrégé à la Faculté de médecine de Paris, etc. **Traité pratique des maladies des yeux**, contenant des résumés d'anatomie des divers organes de l'appareil de la vision, tome 1er. Ophthalmoscopie. Maladies de l'orbite, des voies lacrymales, des paupières et de la conjonctive. Illustré d'un grand nombre de figures intercalées dans le texte et de 20 dessins en chromolithographie. Paris, 1866. 2 vol. in-8... 17 fr.

FERDUT, docteur en médecine de la Faculté de Paris, etc. **De l'avortement au point de vue médical, obstétrical, médico-légal et théologique.** In-8 de 110 pages. Paris, 1865.................. 2 fr.

FERRY DE LA BELLONE (de), docteur en médecine de la Faculté de Paris. **Étude médico-légale sur la commotion du cerveau.** In-4 de 91 pages. Paris, 1864.. 2 fr.

FISCHER, docteur en médecine, ancien interne des hôpitaux de Paris, etc. **Des soins consécutifs à la trachéotomie.** Paris, 1863. In-8 de 40 pages... 1 fr. 25

FISCHER. **De l'exophthalmos cachectique**, 1859. In-8 de 48 pages... 1 fr. 25

FISCHER. **Du diabète consécutif aux traumatismes.** In-8 de 48 pages. Paris, 1862.................................. 1 fr. 50

FISCHER et BRICHETEAU, anciens internes à l'hôpital des Enfants. **Traitement du croup**, ou angine laryngée diphthéritique. Deuxième édition, revue et augmentée. In-8 de 120 pages. Paris, 1863..... 2 fr. 50

FOLLIN, professeur agrégé, chargé du cours de clinique des maladies des yeux à la Faculté de médecine de Paris, chirurgien de l'hôpital du Midi, etc. **Leçons sur les principales méthodes d'exploration de l'œil malade**, et en particulier sur l'application de l'ophthalmoscope au diagnostic des maladies des yeux, rédigées et publiées par Louis THOMAS, interne des hôpitaux, revues et approuvées par le professeur. Paris, 1863. 1 vol. in-8 de 300 pages avec 70 figures dans le texte, et 2 planches en chromolithographie, dessinées par Lackerbauer..................... 7 fr.

FORGET, professeur à la Faculté de médecine de Strasbourg, etc. **Mémoire sur la chorionitis**, ou la sclérostinose cutanée. In-8 de 22 pag. Paris, 1847.. 1 fr.

FORGET, **Doctrine des éléments basée sur les exigences de la pratique.** In-8 de 24 pages. Strasbourg, 1852.................. 75 c.

FORGET. **Journée de l'étudiant.** In-8 de 20 pages. Strasbourg, 1852.. 75 c.

FORGET, **Examen de l'aphorisme** : *Naturam morborum ostendunt curationes.* In-8 de 24 pages. Paris, 1863.......................... 50 c.

FORGET. **Fragment d'histoire contemporaine.** In-8 de 16 pages. Strasbourg, 1863 .... 50 c.

FORGET. **De la péritonite** par perforation de l'appendice iléo-cœcal. Strasbourg, 1853. In-8 de 15 pages.... 50 c.

FORGET. **Recherches cliniques sur l'emploi de la teinture de fleur de colchique** dans le rhumatisme articulaire simple ou goutteux et les névralgies. Paris, 1854. In-8 de 23 pages.... 50 c.

FORGET. **Aperçu clinique sur la phthisie calculeuse primitive (non tuberculeuse).** Paris, 1854. In-8 de 12 pages..... 50 c.

FORGET. **Examen de l'aphorisme :** *Sublata causa tollitur effectus.* Paris, 1854. In-8 de 31 pages.... 75 c.

FORGET. **De l'utilité des observations météorologiques.** Paris, 1854. In-8 de 19 pages.... 50 c.

FORGET. **De la statistique appliquée à la thérapeutique** Strasbourg, 1854. In-8 de 28 pages.... 50 c.

FORGET. **La philosophie médicale devant l'Académie.** Strasbourg, 1855. In-8 de 20 pages.... 50 c.

FORGET. **Études cliniques sur les erreurs en médecine.** Paris, 1859. In-8 de 38 pages.... 1 fr. 50

FORGET. **Études cliniques sur les scrofules.** Strasbourg, 1859. In-8 de 23 pages.... 50 c.

FORGET. **L'inflammation de la saignée.** Strasbourg, 1860. In-8 de 20 pages.... 75 c.

FORGET. **Du traitement de l'ophthalmie,** notamment par l'occlusion des paupières. Paris. In-8 de 31 pages.... 75 c.

FORGET. **Lettres sur les maladies du cœur.** Strasbourg. In-8 de 16 pages.... 50 c.

FORGET. **Recherches historiques et cliniques sur l'état du sang dans l'entérite folliculeuse** (fièvre typhoïde). Paris. In-8 de 28 pages.... 50 c.

FORT, docteur en médecine, ancien interne des hôpitaux de Paris, etc. **Traité élémentaire d'histologie.** Paris, 1863. In-8 de 336 pages.... 5 fr. 50.

FORT. **Anatomie descriptive et dissection,** contenant un précis d'embryologie avec structure microscopique des organes et celle des tissus. 1 fort volume in-12 de 1120 pages, avec 182 figures intercalées dans le texte. Paris, 1866.... 11 fr. 50

FOUCHER, professeur agrégé à la Faculté de médecine de Paris, chirurgien des hôpitaux, etc. **Traité du diagnostic des maladies chirurgicales.** Tome 1er, première partie. Paris, 1866. In-8 de 404 pages, avec figures intercalées dans le texte.... 6 fr.

FOUCHER. **Sur les corps étrangers introduits dans l'urèthre et dans la vessie.** In 8, figures, 20 pages.... 50 c.

FOURCY (Eugène de), ingénieur en chef du corps des mines. **Vade-mecum des herborisations parisiennes,** conduisant par la méthode dichotomique aux noms d'ordre, de genre et d'espèce de toutes les plantes spontanées ou cultivées en grand dans un rayon de 30 lieues autour de Paris. 2e édition. Paris, 1866. 1 vol. in-18 de 277 pages.... 4 fr. 50

FOURNIÉ (Edouard), docteur en médecine. **Physiologie de la voix et de la parole.** 1 volume in-8 de 816 pages, avec figures dans le texte. Paris, 1866 .... 10 fr.

FOURNIÉ (Édouard). **De la pénétration des corps pulvérulents gazeux, solides et liquides, dans les voies respiratoires,** au point de vue de l'hygiène et de la thérapeutique. In-8 de 75 pages. Paris, 1862 .... 2 fr.

FOURNIÉ (Édouard). **Etude pratique sur le laryngoscope et sur l'application des remèdes topiques dans les voies respiratoires.** In-8 de 106 pages, avec fig. dans le texte. Paris, 1863... 2 fr. 50

FOURNIER (Alfred), professeur agrégé à la Faculté de médecine de Paris, médecin des hôpitaux. **De l'urémie.** In-8 de 148 p. Paris, 1863. 2 fr. 50

FOURNIER (Alfred). **Recherches sur l'incubation de la syphilis.** In-8 de 48 pages. Paris, 1865 .... 1 fr. 50

FOURNIER (Alfred). **Recherches sur la contagion du chancre.** Paris, 1857. In-8 de 110 pages .... 2 fr.

FOURNIER (Alfred). **Étude sur le chancre céphalique.** 1858. Broch. in-8 .... 1 fr. 25

FOVILLE (A.). **Déformation du crâne résultant de la méthode la plus générale de couvrir la tête des enfants.** Paris, 1834. 1 volume in-8, avec 12 gravures .... 2 fr.

FRITZ, docteur en médecine, ancien interne lauréat des hôpitaux de Paris, etc. **Étude clinique sur divers symptômes spinaux observés dans la fièvre typhoïde.** 1 vol. in-8 de 186 pages. Paris, 1864.. 3 fr.

FUSTER (J.), professeur de clinique médicale à la Faculté de Montpellier, etc. **Monographie clinique de l'affection catarrhale.** 2e édition. Paris, 1865, 1 volume in-8 de 616 pages .... 7 fr.

GARROD. **Traité de la goutte et du rhumatisme goutteux,** précédé d'une introduction et accompagné de notes par M. Charcot, professeur agrégé à la Faculté de médecine de Paris, médecin de la Salpêtrière, etc. Ouvrage traduit par M. Ollivier, sous-bibliothécaire à la Faculté de médecine de Paris. 1 volume in-8 accompagné de figures dans texte et de planches coloriées. Paris, 1866.

GAULEJAC, docteur en médecine, ancien interne des hôpitaux de Paris, etc. **Du pansement des plaies par l'alcool.** In-8 de 80 pages. Paris, 1864 .... 2 fr.

GAUTIER, docteur en médecine. **Des matières albuminoïdes.** In-8 de 88 pages. Paris, 1865 .... 1 fr. 50

GAYRAUD, docteur en médecine, etc. **Étude sur le prolapsus hypertrophique de la langue.** In 8 de 133 pages, avec 1 planche. Paris, 1866 .... 3 fr. 50

GAYRAUD. **Des perfectionnements récents de la synthèse chirurgicale.** 1 vol. in-8 de 147 pages. Montpellier et Paris, 1866. 3 fr. 50

GENDRIN. **Mémoire sur le diagnostic des anévrysmes des grosses artères.** In-8 de 70 pages .... 1 fr.

GENDRIN. **De l'influence des âges dans les maladies.** In-8 de 108 pages .... 2 fr.

GERME, docteur en médecine de la Faculté de Paris, ex-prosecteur et lauréat de l'Ecole de médecine d'Arras, etc. **Qu'est-ce que l'albuminurie? ou de son analogie avec les sécrétions séreuses, séro-plastiques et les hémorrhagies qui se font soit à la surface, soit dans l'épaisseur.** In-8 de 160 pages. Paris, 1864........................... 3 fr.

GIMBERT, docteur en médecine de la Faculté de Paris. **Mémoire sur la structure et la texture des artères.** In-8 de 68 pages, avec 3 planches. Paris, 1866........................... 3 fr.

GODARD (E.). **Recherches sur les monorchides et les cryptorchides chez l'homme.** Paris, 1856. In-8........................... 1 fr.

GOSSE, docteur en médecine de la Faculté de Paris, etc. **Des taches au point de vue médico-légal.** In-8 de 96 p., avec 3 pl. 1863... 3 fr.

GOSSELIN, professeur de pathologie chirurgicale à la Faculté de médecine de Paris, chirurgien de l'hôpital de la Pitié, etc. **Leçons sur les hernies**, professées à la Faculté de médecine de Paris, recueillies et publiées par le docteur Léon Labbé, professeur agrégé, chirurgien du bureau central. 1 vol. in-8 de 500 pages, avec fig. dans le texte. Paris, 1864. 7 fr.

GOSSELIN. **Leçons sur les hémorrhoïdes.** 1 vol. in-8. Paris, 1866. 3 fr.

GOUGUENHEIN, ancien interne des hôpitaux de Paris, etc. **Des tumeurs anévrysmales des artères du cerveau.** In-8° de 124 pages. Paris, 1866........................... 2 fr. 50

GRAVES. **Leçons de clinique médicale**, précédées d'une introduction de M. le professeur Trousseau, ouvrage traduit et annoté par le docteur Jaccoud, professeur agrégé à la Faculté de médecine de Paris, médecin des hôpitaux. Deuxième édition, revue et corrigée. Paris, 1863. 2 forts vol. in-8........................... 20 fr.

Nous extrayons de la préface de M. le professeur Trousseau les lignes suivantes :

« Depuis bien des années, je parle de Graves dans mes leçons cliniques ; j'en recommande la lecture, je prie les élèves qui savent l'anglais de considérer cet ouvrage comme leur bréviaire ; je dis et je répète que, de toutes les œuvres pratiques publiées dans notre siècle, je n'en connais pas de plus utile, de plus intelligente, et j'ai toujours regretté que les leçons cliniques du grand praticien de Dublin n'eussent pas été traduites dans notre langue.

« Professeur de clinique de la Faculté de Médecine de Paris, j'ai sans cesse lu et relu l'œuvre de Graves ; je m'en suis inspiré dans mon enseignement ; j'ai essayé de l'imiter dans le livre que j'ai publié moi-même sur la clinique de l'Hôtel-Dieu : et encore aujourd'hui, bien que je sache presque par cœur tout ce qu'a écrit le professeur de Dublin, je ne puis m'empêcher de relire constamment un livre qui ne quitte jamais mon bureau.

GRIESINGER, professeur de clinique médicale et de pathologie mentale à l'Université de Zurich. **Des maladies mentales et de leur traitement**, précédé d'une classification des maladies mentales, d'une étude sur la paralysie générale, et accompagné de notes intercurrentes par M. le docteur Baillarger, médecin de la Salpêtrière, membre de l'Académie de médecine ; ouvrage traduit par le docteur Doumic, médecin de la maison centrale de Poissy, etc. 1 fort vol. in-8. Paris, 1864...... 9 fr.

GROS (Léon), ancien médecin en chef de l'hôpital de Sainte-Marie-aux-Mines, et LANCEREAUX, interne des hôpitaux de Paris. **Des affections nerveuses syphilitiques.** Paris, 1861. 1 vol. in-8..... 7 fr.

Ouvrage couronné par l'Académie impériale de médecine.

GUBLER, professeur agrégé à la Faculté de médecine de Paris, médecin de l'hôpital Beaujon, etc. **Des épistaxis utérines simulant les règles** au début des pyrexies et des phlegmasies. Paris, 1863. In-8 de 49 pages........................... 1 fr. 50

GUBLER. **De la paralysie amyotrophique consécutive aux maladies aiguës.** Paris, 1861. In-8 de 56 pages.............. 1 fr. 50

GUENEAU DE MUSSY (Noël), médecin de l'hôpital de la Pitié, professeur agrégé à la Faculté de médecine de Paris, etc. **Causes et traitement de la tuberculisation pulmonaire**; leçons professées à l'Hôtel-Dieu en 1859, recueillies et publiées par le docteur WIELAND, ancien interne des hôpitaux de Paris, revues par le professeur. Paris, 1860. In-8... 3 fr.

— **Deux leçons de pathologie générale.** Paris, 1863. In-8 de 38 pages... 1 fr.

GUÉNIOT, docteur en médecine, chef de clinique de la Faculté de Paris. **Des vomissements incoercibles pendant la grossesse.** In-8 de 127 pages. Paris, 1863.................................. 2 fr. 50

GUÉPIN, docteur en médecine, ancien chef de clinique de M. le docteur Desmarres. **Des kystes de l'iris.** In-4 de 40 pages et 2 figures. Paris, 1860... 1 fr. 50

GUÉRIN (Alphonse), chirurgien de l'hôpital de Saint-Louis, etc. **Leçons cliniques sur les maladies des organes génitaux externes de la femme.** Leçons professées à l'hôpital de Lourcine. 1 vol. in-8 de 530 pages. Paris, 1864....................................... 7 fr.

GUIBERT. **Histoire naturelle et médicale des nouveaux médicaments introduits dans la thérapeutique depuis 1830 jusqu'à nos jours**, 2e édition, revue et augmentée, 1 vol. in-8 de 700 pages. Bruxelles, 1865..................................... 10 fr.

GUILBERT (Alphonse), docteur en médecine de la Faculté de Paris. **De la phthisie pulmonaire** dans ses rapports avec l'altitude et avec les races au Pérou et en Bolivie; du soroche ou mal des montagnes. Grand in-8 de 80 pages. Paris, 1862....................................... 2 fr. 50

GUYOMAR, docteur en médecine de la Faculté de Paris, etc. **Recherches physiologiques et philosophiques** sur le magnétisme, le somnambulisme et le spiritisme. In-8. de 40 pages. Paris, 1865.......... 1 fr. 25

GUYON (F.), professeur agrégé à la Faculté de médecine de Paris, chirurgien des hôpitaux, etc. **Des vices de conformation de l'urèthre chez l'homme, des moyens d'y remédier.** 1 vol. grand in-8 de 174 pages, orné de 4 planches. Paris, 1863...................... 3 fr. 50

GUYON (F.). **Des tumeurs fibreuses de l'utérus.** 1860. In-8 de 139 pages et 1 planche.. 2 fr. 50

HALLÉ, docteur en médecine. **Des phlegmons périnéphrétiques.** 1 vol. in-8 de 152 pages. Paris, 1863.......................... 2 fr. 50

HARDY, professeur agrégé, chargé du cours de clinique des maladies de la peau à la Faculté de médecine de Paris, médecin de l'hôpital Saint-Louis, etc. **Leçons sur les maladies de la peau**, rédigées et publiées par MM. les docteurs MOYSANT, GARNIER et LEFEUVRE, 3 vol. in-8 réunis en 1 vol. cartonné à l'anglaise. Paris, 1860 à 1864...... 12 fr. 50

On vend séparément :

HARDY. **Leçons sur la scrofule et les scrofulides, sur la syphilis et les syphilides**, rédigées et publiées par le docteur Jules LEFEUVRE, revues par le professeur. 1 vol. in-8. Paris, 1864... 4 fr.

HARDY (Charles), docteur en médecine, ancien interne des hôpitaux de Paris, etc. **Mémoire sur les abcès blennorrhagiques.** Paris, 1864. In-8 de 52 pages et 3 planches........................... 2 fr.

HAUGTON (Samuel). **Esquisse d'une théorie nouvelle de l'action musculaire**; ouvrage traduit par le docteur VERRIER. In-8 de 19 pages. Paris, 1864.. 1 fr.

HENNEQUIN, docteur en médecine, ancien interne des hôpitaux de Paris. **Du fongus bénin du testicule et de ses rapports avec la hernie du même organe.** In-8 de 66 pages. Paris, 1865...... 2 fr.

HENROT, docteur en médecine, ancien interne des hôpitaux de Paris, etc. **Des pseudo-étranglements que l'on peut rapporter à la paralysie de l'intestin.** In-8 de 115 pages. Paris, 1865.. 2 fr. 50

HICGUET, docteur en médecine. **De la méthode substitutive, ou de la cautérisation appliquée au traitement de l'uréthrite aiguë et chronique.** Paris, 1862, 1 vol. in-8............. 3 fr. 50

Histoire d'un atome de carbone, depuis l'origine des temps jusqu'à ce jour. 1 vol. in-12 de 102 pages. Paris, 1864.................. 1 fr. 25

HORION, docteur en médecine, ancien chef de clinique à l'Université de Liége. **Des rétentions d'urine**, ou **Pathologie spéciale des organes urinaires** au point de vue de la rétention. Paris, 1863, 1 vol. in-8... 6 fr.

HOUDART (M.-S.). **Examen critique de la vie d'Hippocrate.** Paris, 1851. 1 vol. in-8... 1 fr. 50

IMBERT-GOURBEYRE, professeur de matière médicale à l'Ecole de médecine de Clermont-Ferrand, etc. **Étude sur quelques symptômes de l'arsenic et les eaux minérales arsenifères** (pour servir en outre de démonstration aux doses infinitésimales). Grand in-8 de 108 pages, Paris, 1863... 2 fr.

IZARD. **Choléra, prophylaxie, symptômes**; traitement mis à la portée de tout le monde. In-12. Paris, 1865................... 50 c.

JACCOUD, professeur agrégé à la Faculté de médecine de Paris, médecin du Bureau central, etc. **Etudes de pathogénie et de sémiotique, les paraplégies et l'ataxie du mouvement**, etc. 1 fort vol. in-8. Paris, 1864.. 9 fr.

JACCOUD. **De l'organisation des Facultés de médecine en Allemagne.** Rapport présenté à Son Excellence le ministre de l'instruction publique le 6 octobre 1863. 1 vol. in-8 de 175 pages. Paris, 1864... 3 fr. 50

JAMAIN (M.-A.). **Des plaies du cœur** In-8. Paris, 1857....... 2 fr.

JAUMES, docteur en médecine, etc. **Du glaucome.** 1 vol. in-8 de 264 pages. Montpellier et Paris, 1865........................... 4 fr

JAUMES. **Pathologie et thérapeutique de l'affection calculeuse, considérées dans leurs rapports avec les différents âges de la vie.** 1 vol. in-8 de 148 pages. Montpellier et Paris, 1866. 3 fr. 50

JOBERT. **Entretien sur le mal de mer**, et de l'appréciation des divers moyens de traitement proposés contre cette affection. Brochure in-18 de 22 pages. Paris, 1862.................................. 50 c.

JODIN, médecin du 9e bureau de bienfaisance de Paris. **De la nature et du traitement du croup et des angines couenneuses,** étude clinique et microscopique, etc. Paris, 1859. In-8 de 39 pages.... 1 fr. 25

JOLICLERE, docteur en médecine. **De l'adénite syphilitique, du diagnostic et du traitement.** Brochure in-18, avec une planche coloriée. Paris, 1862.. 1 fr. 50

JONES (W. H.), docteur en médecine de la Faculté de Paris, etc. **Quelques considérations pratiques sur les cas de rétrécissement du bassin,** observés à la Clinique d'accouchements de Paris en 1857, 1858 et 1859. Paris, 1864. Gr. in-8 de 68 pages........... 1 fr. 50

JORDAO, docteur en médecine. **Considérations sur un cas de diabète.** 1857. In-4 de 86 pages et 2 planches................... 1 fr. 50.

JOURDANET, docteur en médecine des Facultés de Paris et de Mexico. **Du Mexique au point de vue de son influence sur la vie de l'homme.** 1 vol. in-8 de 400 pages. Paris, 1861.................. 4 fr.

JULLIARD, docteur en médecine, ancien interne des hôpitaux de Paris **Des ulcérations de la bouche et du pharynx dans la phthisie pulmonaire.** In-8 de 76 pages avec 2 planches. Paris, 1865... 3 fr.

KUBORN, professeur d'hygiène industrielle et professionnelle à l'école industrielle de Seraing, etc. **Etude sur les maladies particulières aux ouvriers mineurs employés aux exploitations houillères en Belgique.** Paris, 1863. 1 vol. gr. in-8 de 300 pages..... 6 fr.

LABALBARY, docteur en médecine de la Faculté de Paris. **Des kystes de l'ovaire, ou de l'hydrovarie et de l'ovariotomie,** d'après la méthode anglaise du docteur Baker Brown, chirurgien en chef de London Surgical Home, etc. In-8 de 82 pages. Paris, 1862............ 2 fr.

LABBÉ (Léon), professeur agrégé à la Faculté de médecine de Paris, chirurgien des hôpitaux, etc. **De la coxalgie.** In-8 de 140 pages, avec 3 planches. Paris, 1863....................................... 2 fr. 50

LABORDE, ancien interne des hôpitaux de Paris, lauréat de la Faculté. **De la paralysie** (dite essentielle) **de l'enfance,** des déformations qui en sont la suite et des moyens d'y remédier. 1 vol. in-8 de 276 pages, accompagné de 2 planches dont une coloriée. Paris, 1864........... 5 fr.

LABORDE. **Le ramollissement et la congestion du cerveau principalement considérés chez le vieillard.** Etude clinique et pathogénique. 1 vol. in-8 de 420 pages, avec planche coloriée contenant 6 figures. Paris, 1866 .... 6 fr.

LACROUSILLE (DE), docteur en médecine, ancien interne des hôpitaux de Paris, etc. **De la péricardite hémorrhagique.** 1 vol. in-8 de 196 pages. Paris, 1865.. 3 fr. 50

LABORDETTE (DE), docteur en médecine, chirurgien de l'hôpital civil de Lisieux. **Note sur le spéculum laryngien.** In-8 de 24 pages. Paris, 1866. . . . . 75 c.

LALLEMENT (P.), docteur en médecine, ancien interne lauréat des hôpitaux de Paris, etc. **De l'élément nerveux dans le croup.** In-4 de 104 pages. Paris, 1864.. 2 fr. 50

LANCEREAUX, docteur en médecine, ancien interne des hôpitaux de Paris, **De la thrombose et de l'embolie cérébrale** considérées principalement dans leurs rapports avec le ramollissement du cerveau. Mémoire in-4 de 138 pages et tableaux. Paris, 1862.................... 3 fr. 50

LANCEREAUX. **Des hémorrhagies méningées** considérées principalement dans leurs rapports avec les membranes de la dure-mère crânienne. In-8 de 74 pages. Paris, 1862.............................. 2 fr.

LANCEREAUX. **Mémoire d'anatomie pathologique** sur les questions suivantes : 1° l'endocardite ulcéreuse; 2° l'infection par produits septiques internes; 3° l'altération des nerfs et des muscles dans la paralysie saturnine. Gr. in-8 de 84 pages. Paris, 1863.................. 2 fr. 50

LANCEREAUX. **Rapport** à la Société anatomique sur un cas d'embolie pulmonaire suivi de mort subite. — **Des cicatrices du foie dans le diagnostic anatomique de la syphilis viscérale.** Paris, 1862. In-8 de 72 pages.. 1 fr.

LANCEREAUX. **Étude sur la dégénérescence graisseuse** des éléments actifs du foie, des reins et des muscles de la vie animale, dans l'empoisonnement par le phosphore. Paris, 1863. In-8 de 16 pages... 75 c.

LANCEREAUX. **De l'amaurose liée à la dégénération des nerfs optiques** dans le cas d'altération des hémisphères cérébraux. In-8 de 42 pages. Paris, 1864...................................... 1 fr. 25

LANGLEBERT (Edm.). **Nouvelle doctrine syphilographique. — Du chancre** produit par la contagion des accidents secondaires de la syphilis, suivi d'une nouvelle étude sur les moyens préservatifs des maladies vénériennes. 2e édition, revue et augmentée du rapport de M. Cullerier à la Société de chirurgie. In-8. Paris, 1862............... 2 fr. 50

LANGLEBERT (Edm.). **Unicisme et dualisme chancreux.** In-8 de 32 pages. Paris, 1864.. 75 c.

LARREY (baron H.) **Compte rendu du service de clinique chirurgicale pendant l'année** 1856, publié par le docteur Gaujot. Strasbourg, 1860. In-8.. 2 fr.

LARROQUE (baron de), médecin par quartier de l'Empereur, etc. **Hydrologie médicale.** Salies de Béarn et ses eaux chlorurées sodiques (bromo-iodurées). Paris, 1864. Gr. in-8 de 76 pages............ 2 fr. 50

LARROQUE. **Étude théorique et clinique des eaux minérales** (chloro-bromo-iodurées) **de Salies de Béarn**, précédée de documents historiques, topographiques, géologiques et chimiques. In-8 de 144 pages. Paris, 1865.. 3 fr.

LAUGIER, professeur de la Faculté de médecine de Paris, etc. **Des varices et de leur traitement.** In-8 de 119 p. Paris, 1842.. 1 fr. 50

LE FORT, professeur agrégé à la Faculté de médecine de Paris, chirurgien des hôpitaux, etc. **Des vices de conformation de l'utérus et du vagin.** 1 vol. in-8 de 107 pages, avec 1 planche. Paris, 1863.... 3 fr. 50

LEFORT (C.), disciple d'Auguste Comte. **La méthode de la science moderne est-elle réellement positive et définitive?** Introduction à la construction du dogme positiviste par la découverte de l'origine organique de l'intelligence. In-8 de 92 pages. Paris, 1864...... 2 fr.

LEFORT (C.). **Découverte de l'origine organique de l'intelligence** et constitution par cette découverte d'un nouveau dogme scientifique, 2e fascicule. In-8 de 100 pages. Paris, 1864................ 2 fr.

LEGROUX, médecin de l'Hôtel-Dieu, etc. **Des polypes artériels.** (Concrétions sanguines.) Paris, 1860. In-8.................... 1 fr. 50

LEGROUX. **Des polypes veineux,** ou de la coagulation du sang dans les veines, et des oblitérations spontanées de ces vaisseaux. Paris, 1860. In-8.. 1 fr.

LEMATTRE, docteur en médecine, ancien interne lauréat des hôpitaux de Paris. **Du mode d'action physiologique des alcaloïdes.** In-8 de 27 pages. Paris, 1865.................................... 1 fr.

LEMAIRE (J.). **Du coaltar saponiné,** désinfectant énergique, arrêtant les fermentations; de ses applications à l'hygiène, à la thérapeutique et à l'histoire naturelle. Gr. in-8. Paris, 1860....................... 2 fr.

LESTAGE. **Dissertation sur quelques maladies.** In-8 de 54 pages. Paris, 1865.. 1 fr. 25

LETENNEUR, professeur à l'École de médecine de Nantes. **De l'opération césarienne après la mort.** Nantes, 1861. In-8 de 59 p. 1 fr. 50

LEVEN. **Parallèle entre l'idiotie et le crétinisme.** Paris, 1861. In-8 de 42 pages.. 1 fr. 25

LEVEN. **Nouvelles recherches sur la physiologie et la pathologie du cervelet.** In-8 de 26 pages. Paris, 1865........... 1 fr. 25

LIÉGEOIS, professeur agrégé à la Faculté de médecine de Paris. **Anatomie et physiologie des glandes vasculaires sanguines.** Paris, 1860. Gr. in-8 avec 2 planches...................... 3 fr. 50

LIETARD. **Études cliniques sur les eaux de Plombières.** Paris, 1860. In-8 de 104 pages....................................... 3 fr.

LINÉ, docteur en médecine, ancien interne des hôpitaux de Paris. **Études sur la narcéine et son emploi thérapeutique.** In-8 de 69 pages. Paris, 1865.. 1 fr. 50

LUTZ, professeur à l'École de pharmacie, pharmacien en chef de l'hôpital Saint-Louis. **Du rôle de l'eau dans les phénomènes chimiques.** 1860. In-8 de 70 pages............................. 2 fr.

MALGAIGNE. **Mémoire sur la détermination des diverses espèces de luxations de la rotule,** leurs signes et leur traitement. Paris, in-8 de 72 pages... 2 fr.

MALGAIGNE. **Leçons d'orthopédie,** professées à la Faculté de médecine de Paris, recueillies par MM. Guyon et Panas, prosecteurs de la Faculté de médecine de Paris, revues et approuvées par le professeur. 1 vol. in-8 accompagné de 5 pl. dessinées par M. Léveillé. Paris, 1862.. 6 fr. 50

Cet ouvrage renferme les chapitres suivants : Déviation des doigts par paralysie. — Déviation des doigts par rétraction musculaire. — Déviation des doigts par brûlure — Déviation du poignet — Des roideurs articulaires du coude. — Traitement des roideurs articulaires de l'épaule — Déviation des orteils par brides fibreuses, brûlures. — Pieds cambrés. — Du pied bot. — Roideur articulaire du pied — Déviation des genoux — Des genoux cagneux. — De l'ankylose complète des genoux. — Roideur articulaire simple des genoux — Des luxations pathologiques des genoux. — Déviation de la hanche, suite de coxalgie. — Luxations congénitales de la hanche. — Déviation du cou et de la tête. — Torticolis. — Déviation de la taille, etc.

MALGAIGNE. **Études statistiques sur les luxations.** Paris, 1841. In-8 de 32 pages... 1 fr.

MALGAIGNE. **Étude sur l'anatomie et la physiologie d'Homère.** Paris, 1842. In-8 de 30 pages.......................... 1 fr.

MALGAIGNE. **Recherches sur les fractures des cartilages intercostaux** et sur leur traitement. Paris, 1841. In-8 de 12 p.. 50 c.

MALGAIGNE. **Mémoire sur la valeur réelle de l'orthopédie,** et spécialement sur la myotomie rachidienne dans le traitement des déviations latérales de l'épine. Paris, 1845. In-8 de 30 pages........... 1 fr.

MARCHAND, docteur en médecine de la Faculté de Paris. **Du croton tiglium,** recherches botaniques et thérapeutiques. Paris, 1861. In-4 de 94 pages et 2 planches.......................... 3 fr. 50

MARCOWITZ (A.), docteur en médecine, ancien interne des hôpitaux de Paris, etc. **Etude sur les différentes espèces d'épanchements pleurétiques et sur leur traitement médical et chirurgical.** In-4 de 103 pages. Paris, 1864...................... 2 fr.

MAREY, docteur en médecine, lauréat de l'Institut et de la Faculté de médecine de Paris, etc. **Physiologie médicale de la circulation du sang** : étude graphique des mouvements du cœur et du pouls artériel; application aux maladies de l'appareil circulatoire. 1 vol. in-8, avec 235 figures intercalées dans le texte. Paris, 1863................ 10 fr.

Ouvrage couronné par l'Académie des sciences.

MARTIN (Ferdinand), chirurgien-orthopédiste des maisons d'éducation de la Légion d'honneur, etc., et COLLINEAU, docteur en médecine de la Faculté de médecine de Paris, etc. **Traité de la coxalgie, de sa nature et de son traitement.** 1 vol. in-8 de 500 pages, accompagné de planches. Paris, 1865................................ 7 fr.

Ouvrage couronné par l'Académie des sciences.

MARTINEAU, docteur en médecine, ancien interne lauréat des hôpitaux de Paris (Médaille d'or). **Des endocardites.** 1 vol. in-8 de 160 pages et 1 planche. Paris, 1866.............................. 3 fr. 50

MASSE, docteur en médecine, etc. **De la cicatrisation dans les différents tissus.** In-4 de 76 pages et 1 planche coloriée. Montpellier et Paris, 1866........................... 3 fr. 50

MASSOL (A.), docteur en médecine de la Faculté de Paris, etc. **Nouvelle méthode de traitement à suivre après l'opération de la cataracte.** In-8 de 16 pages. Paris, 1864................. 75 c.

MATTEI. **Des ruptures dans le travail de l'accouchement et de leur traitement.** Paris, 1860. In-8 de 92 pages.......... 2 fr. 50

MATTEI. **Clinique obstétricale,** ou Recueil d'observations et statistiques. Paris, 1862 et 1863. 4 vol. in-8..................... 16 fr.

MÉNÉCIER, docteur en médecine, etc. **Notice sur la rage,** avec un projet nouveau de police sanitaire sur la rage canine. In-8 de 59 pages. Paris, 1864................................ 1 fr. 50

MERCIER, docteur en médecine de la Faculté de Paris, etc. **La fièvre jaune,** sa manière d'être à l'égard des étrangers à la Nouvelle-Orléans et dans les campagnes; quelques mots sur son passé et son avenir en Europe. 1860. Brochure in-8....... .... 75 c.

METTAIS, docteur en médecine de la Faculté de Paris, etc. **Des associations et des corporations en France.** Nouvelle édition, augmentée d'un appendice sur les associations médicales. 1 vol. in-8 de 198 pages. Paris, 1863........................... 2 fr.

MILLET, docteur en médecine, ancien Interne des hôpitaux de Paris, **Étude statistique sur la maladie syphilitique, le chancre simple et la blennorrhagie.** 1 vol. in-8 de 76 pages. Paris, 1866. . . 2 fr.

MOILIN, docteur en médecine, ancien interne des hôpitaux de Paris. **Leçons de médecine physiologique.** 1 vol. in-8 de 296 pages. Paris, 1866 .... 3 fr. 50

MOITESSIER, professeur agrégé à la Faculté de médecine de Montpellier. **De l'urine.** Thèse de concours pour l'agrégation. 1856. In-4...... 2 fr.

MOITESSIER. **Etudes chimiques des eaux minérales de Lamalou** (Hérault). Montpellier, 1861. In-8 de 130 pages et 2 pl... 3 fr. 50

MORAX, docteur en médecine, ancien interne des hôpitaux de Paris. **Des affections couenneuses du larynx.** In-8 de 156 pages. Paris, 1864.................... 2 fr. 50

MORDRET, lauréat de l'Académie de médecine de Paris, etc. **Traité pratique des affections nerveuses et chloro-anémiques** considérées dans les rapports qu'elles ont entre elles. Paris, 1861. 1 vol. in-8 de 496 pages.................... 6 fr.

Ouvrage qui a obtenu un prix de l'Académie impériale de médecine.

MOURA, docteur en médecine de la Faculté de Paris, etc. **Traité pratique de laryngoscopie et de rhinoscopie**, suivi d'observations. Paris, 1864. 1 vol. in-8 de 200 pages, avec 21 fig. dans le texte.... 4 fr.

MOURIER, docteur en médecine. **Des causes de la stérilité chez l'homme et chez la femme.** In-8° de 128 pages. Paris, 1866. . 2 fr.

MUGNIER, docteur en médecine de la Faculté de Paris. **De la folie consécutive aux maladies aiguës.** In-8 de 98 p. Paris, 1865. 2 fr.

NEGRONI, docteur en médecine, etc. **Aperçu sur l'ovariotomie**, fondée sur 645 observations. In-8 de 34 pages et six tableaux........... 1 fr. 50

NÉLATON (Eugène), prosecteur de la Faculté de médecine de Paris. **Mémoire sur une nouvelle espèce de tumeurs bénignes des os, ou tumeurs à myéloplaxes.** 1 vol. grand in-8 de 376 pages et 3 planches coloriées. 1860.................... 6 fr. 50

NIEMEYER, professeur de pathologie et de clinique médicale à l'Université de Tubingen. **De la leucémie et de la mélanémie**, traduit de l'allemand par le docteur Kuborn, professeur d'hygiène spéciale à l'école industrielle de Seraing. Paris, 1862. In-8 de 53 pages............ 1 fr. 50

NODET (L.), docteur en médecine, etc. **Etudes cliniques et expérimentales** sur les diverses espèces de chancres, et particulièrement sur le chancre mixte, précédées d'une lettre d'introduction par M. le docteur Rollet, chirurgien en chef de l'Antiquaille de Lyon. 2e édition. Paris, 1864 1 vol. in-8 de 149 pages.................... 2 fr.

NONAT, médecin de la Charité, agrégé libre de la Faculté de Paris, chevalier de la Légion d'honneur, etc **Traité pratique des maladies de l'utérus et de ses annexes.** 2e édition, augmentée. 1 fort vol. in-8, avec figures dans le texte. Paris, 1866.

NONAT. **Traité des dyspepsies**, ou Etude pratique de ces affections, basée sur les données de la physiologie expérimentale et de l'observation clinique. 1 vol. in-8 de 230 pages. Paris, 1862.............. 3 fr. 50

NONAT. **Traité théorique et pratique de la chlorose, avec une étude spéciale sur la chlorose des enfants.** In-8 de 211 pages. Paris, 1864 ... 3 fr. 50

OLLIER, docteur en médecine, ancien interne des hôpitaux de Lyon. **De la production artificielle des os au moyen de la transformation du périoste et des greffes osseuses.** 1859. In-8 de 20 p. 75 c.

Mémoire lu à la Société de biologie.

OLLIVIER, sous-bibliothécaire de la Faculté de médecine de Paris, etc. **Essai sur les albuminuries produites par l'élimination des substances toxiques** Grand in-8 de 24 pages. Paris, 1863. 1 fr. 25

PANAS, professeur agrégé à la Faculté de médecine de Paris, chirurgien des hôpitaux, etc. **Des cicatrices vicieuses et des moyens d'y remédier.** In-8 de 134 pages et 1 planche. Paris, 1863 ... 2 fr. 50

PARROT, professeur agrégé à la Faculté de médecine de Paris, etc. **De la mort apparente.** Paris, 1860. In-8 de 80 pages ... 2 fr.

PATEZON, **Etudes cliniques sur les maladies traitées aux eaux minérales de Vittel** (Vosges), par le docteur PATEZON, médecin-inspecteur, etc. Paris, 1862. 1 vol. in-12 ... 1 fr. 50

PÉAN, docteur en médecine, ancien interne lauréat des hôpitaux de Paris, etc. **De la scapulalgie et de la résection scapulo-humérale**, envisagée au point de vue du traitement de la scapulalgie. Paris, 1860. In-8 de 92 pages et 20 dessins intercalés dans le texte ... 3 fr. 50

PENILLEAU, docteur en médecine de la Faculté de Paris, etc. **Etude sur le café au point de vue historique, physiologique et alimentaire.** Grand in-8 de 90 pages. Paris, 1864 ... 2 fr. 50

PERRET. docteur en médecine, ancien interne des hôpitaux de Paris, etc. **Des tumeurs sanguines intra-pelviennes pendant la grossesse normale et l'accouchement.** Grand in-8 de 88 pages. Paris. 1864 ... 2 fr.

PETIT, médecin en chef de l'Asile des aliénés de Nantes. **Examen de la loi du 30 juin 1838 sur les aliénés.** In-8 de 68 pages. Paris, 1865 ... 2 fr.

PÉTREQUIN, ex-président de l'Académie des sciences, belles-lettres et arts, et professeur à l'École de médecine de Lyon, etc. **Mélanges d'histoire, de littérature et de critique médicales** sur les principaux points de la science et de l'art. Paris, 1864. 1 vol. grand in-8 de 476 pages.. 6 fr.

PETREQUIN. **Traité d'anatomie médico-chirurgicale et topographique.** 1 fort vol. in-8. Paris, 1844 ... 2 fr.

PETREQUIN. **De l'emploi thérapeutique des lactates alcalins, dans les maladies fonctionnelles de l'appareil digestif.** 2e édition. In-8 de 24 pages. Paris, 1864 ... 75 c.

PICARD, docteur en médecine, ancien interne des hôpitaux de Paris, etc. **Des inflexions de l'utérus à l'état de vacuité.** 1 vol. in-8 de 200 pages, avec figures dans le texte. Paris, 1862 ... 3 fr. 50

PIORRY, professeur de clinique médicale à la Faculté de Paris, médecin de l'hôpital de la Charité, membre de l'Académie, etc. **La médecine du bon sens. De l'emploi des petits moyens en médecine et en thérapeutique.** 1 vol. in-12. Paris, 1864 .... 6 fr.

PIORRY. **Traité de plessimétrisme**, comprenant une partie pratique, une partie physique et les progrès récents de la médio-percussion, avec de nombreuses planches dans le texte. 1 fort vol. in-8. Paris, 1866.

PLAITE, docteur en médecine, etc. **Nouveaux moyens de prophylaxie infaillible, très-simples et inoffensifs**, applicables chez la femme au moyen d'un nouvel instrument, contre les maladies vénériennes et contre la syphilis, et explication théorique des formes et des phénomènes de la syphilis par un seul virus, agissant comme les ferments. In-8 de 171 pages, avec 1 planche. Paris, 1865 .... 2 fr. 50

POTAIN, médecin des hôpitaux de Paris, professeur agrégé de la Faculté de médecine. **Des lésions des ganglions lymphatiques viscéraux.** In-8. Paris, 1860 .... 2 fr.

POUCHET, docteur en médecine de la Faculté de Paris, etc. **Des colorations de l'épiderme.** In-4 de 52 pages. Paris, 1864......... 2 fr. 50

POUQUET, docteur en médecine, ancien interne lauréat des hôpitaux de Paris. **De la trachéotomie dans le cas de croup, considérations pratiques.** Mémoire in-8 de 88 pages. Paris, 1863........ 2 fr.

PUTEGNAT (E.), docteur en médecine de la Faculté de Paris, etc. **De la stomatite gangréneuse.** In-8 de 32 pages. Paris, 1865.... 1 fr. 25

RANVIER, docteur en médecine, lauréat de l'Académie de médecine, etc. **Considérations sur le développement du tissu osseux et sur les lésions élémentaires des cartilages et des os.** In-8 de 72 pages et 1 planche. Paris, 1865................................ 2 fr.

Recueil de questions posées aux cinq examens de médecine, premier de doctorat. 1re et 2e série, comprenant 1,000 questions. Paris, 1863-64. 2 vol. in-12. Prix de chaque......................... 1 fr. 50

Id. Deuxième et cinquième de doctorat. 1re série, comprenant 500 questions. Paris, 1863. 1 vol. in-12.............................. 1 fr. 50

Id. Troisième de doctorat. 1re et 2e série, comprenant 1,000 questions. Paris, 1865. 2 vol. in-12. Prix de chaque.......................... 1 fr. 50

Id. Quatrième de doctorat. (Sous presse.)

Recueil de questions posées aux examens de médecine sur les accouchements, comprenant 1,000 questions. Paris, 1864. 2 vol. Prix de chaque.. 1 fr. 50

REGNIER (Raoul), docteur en médecine. **Maladies de croissance.** Grand in-8. Paris, 1860.. 2 fr.

RELIQUET, docteur en médecine, ancien interne des hôpitaux, etc. **De l'uréthrotomie interne.** In-8 de 134 pages. Paris, 1865....... 2 fr.

RELIQUET. **Irrigation continue de l'urèthre et de la vessie.** In-12 de 23 pages. Paris, 1866.................................... 50 c.

REVEIL, professeur agrégé à la Faculté de médecine et à l'Ecole supérieure de pharmacie de Paris, etc. **Recherches de physiologie végétale. De l'action des poisons sur les plantes.** 1 vol in-8 de 180 pages. Paris, 1865 .... 3 fr. 50

REVEIL. **Recherches sur l'osmose et sur l'absorption par le tégument externe chez l'homme, dans le bain.** 1 vol. in-8 de 82 pages. Paris, 1865 .... 2 fr. 50

REVILLIOD, docteur en médecine, ancien interne des hôpitaux de Paris. **De l'action de quelques maladies aiguës sur la tuberculisation.** In-8 de 88 pages. Paris, 1865 .... 2 fr.

RIANT, docteur en médecine de la Faculté de Paris. **Difficultés du diagnostic médical.** In-8 de 85 pages. Paris, 1866 .... 2 fr.

RICORD, chirurgien de l'hôpital du Midi, membre de l'Académie de médecine, etc. **Leçons sur le chancre**, professées à l'hôpital du Midi, recueillies et publiées par le docteur A. FOURNIER, ancien interne de l'hôpital du Midi; suivies de notes et pièces justificatives et d'un formulaire spécial. 2e édition, revue et augmentée. Paris, 1860. 1 vol. in-8 de 549 pages .... 7 fr.

ROBERT, médecin de l'Hospice-Asile des vieillards, etc. **Conseils d'hygiène et de médecine usuelle.** 1 vol. in-18 de 216 pages. Paris, 1864 .... 1 fr. 25

ROBERT (A.). **Des vices congénitaux de conformation des articulations.** Paris, 1851. 1 vol. in-8 .... 2 fr.

ROBERTET, docteur en médecine, ancien interne lauréat des hôpitaux de Paris, etc. Essai sur l'encéphalite. In-8 de 50 pages. Paris, 1865. 1 fr. 50

ROBIN (Ch.). **Les théories des mouvements du cœur**, suivi d'un Mémoire sur les capacités des oreillettes et des ventricules, par le docteur HIFFELSHEIM. in-8 de 36 pages. Paris, 1864. .... 1 fr.

ROBIN-MASSÉ, docteur en médecine de la Faculté de Paris, etc. **Des polypes naso-pharyngiens** au point de vue de leur traitement. Grand in-8 de 92 pages et 6 planches. Paris, 1864 .... 3 fr.

ROCHARD, médecin adjoint de la prison des Madelonnettes, etc. **Traité des maladies de la peau.** Paris, 1863. 1 vol. in-8 .... 6 fr.

ROCHARD. **Nouveau mode de traitement des dartres.** In-8 de 36 pages. Paris, 1865 .... 1 fr.

RODET, docteur en médecine de la Faculté de Paris, etc. **De la trichine et de la trichinose.** 2e édition. Paris, 1866. In-8 de 50 pages et 1 planche .... 1 fr. 50

RONDEAU, docteur en médecine, ancien interne des hôpitaux de Paris. **Des affections oculaires réflexes et de l'ophthalmie sympathique.** In-8 de 132 pages. Paris, 1866 .... 2 fr. 50

ROTTENSTEIN. **Considérations sur le développement et la conservation des dents**, et quelques mots à propos de leurs maladies et de leur prothèse. Paris, 1861. In-8 .... 2 fr.

ROUBAUD, médecin-inspecteur des eaux minérales de Pougues, etc. **Eaux minérales de Pougues**, troubles de la digestion, maladies des voies urinaires. In-8 de 87 pages. Paris, 1865 .... 2 fr.

ROUET, docteur en médecine de la Faculté de Paris **Influence du système nerveux sur les phénomènes physico-chimiques de la vie de nutrition.** In-8 de 52 pages. Paris, 1865.... 1 fr. 25

ROUYER, docteur en médecine. **Études médicales sur l'ancienne Rome.** Les bains publics de Rome, les magiciennes, les philtres, etc.; l'avortement, les eunuques, l'infibulation, la cosmétique, les parfums, etc. Paris, 1859. 1 vol. in-8............................ 3 fr. 50

ROUYER. **Des tumeurs de la région palatine** formées par l'hypertrophie des glandes salivaires. In-8 de 24 pages.............. 1 fr.

ROUYER. **Du traitement des kystes de l'ovaire par les injections iodées.** In-8.. 1 fr.

ROUYER. **Études cliniques sur les fongosités de la muqueuse utérine,** et sur leur traitement par l'abrasion et la cautérisation, 1858. Brochure in-4 de 50 pages................................ 1 fr. 50

ROYET, docteur en médecine, ancien interne des hôpitaux de Paris, etc. **Considérations sur quelques tumeurs abdominales.** Grand in-8 de 86 pages. Paris, 1861........................... 1 fr. 50

SALES-GIRONS, médecin-inspecteur des eaux minérales. **Étude médicale sur les eaux minérales de Pierrefonds-les-Bains;** application des eaux sulfureuses pulvérisées au traitement des maladies de poitrine. Paris, 1864. 1 vol. in-12 de 194 pages, avec figures intercalées dans le texte.. 2 fr.

SALVA, docteur en médecine de la Faculté de Paris. **Du gaz acide carbonique comme analgésique, et cicatrisation des plaies.** In-8 de 42 pages. Paris, 1860................................ 1 fr. 25

SANDRAS, docteur en médecine, ancien interne des hôpitaux de Paris, etc. **Etude sur la digestion et l'alimentation, et sur la diathèse urique.** 2e édition. In-8 de 64 pages. Paris, 1865............ 1 fr. 25

SAPPEY, chef des travaux anatomiques, directeur des musées et professeur agrégé à la Faculté de médecine de Paris, etc. **Traité d'anatomie descriptive,** avec figures intercalées dans le texte. 2e édition entièrement refondue, t. 1er, 1re partie. **Ostéologie,** 1 vol. in-8, avec 171 fig. Paris, 1866. Prix du tome 1er complet.... .... 12 fr.

SAVALLE (de Freneuse), docteur en médecine de la Faculté de Paris, etc. **Étude sur l'angine de poitrine.** In-8 de 83 p. Paris, 1864.. 2 fr.

Mémoire présenté au concours pour le prix Civrieux, et récompensé par l'Académie impériale de médecine.

SCHNEIDER, docteur en médecine, médecin de l'hospice de Thionville. **Préparation à l'exercice de la médecine.** Ouvrage destiné spécialement à initier les jeunes médecins aux réalités de la carrière. 1 vol. in-12 de 216 pages. Paris, 1861.................................. 2 fr.

SEGALAS (P. S.). **De la lithotritie considérée au point de vue de son application** Paris, 1856. In-8......................... 2 fr.

SÉRÉ (de). **Du relâchement du pylore, son influence sur la digestion de l'estomac en un certain nombre de maladies chroniques,** 2e édition, revue et augmentée. In-8 de 68 pages. Paris, 1865... 1 fr. 50

SICARD, docteur en médecine de la Faculté de Paris. **Essai sur la douleur au point de vue physiologique.** Paris, 1863. In-8 de 38 pages.. 1 fr. 25

SOLARI, docteur en médecine, ancien interne des hôpitaux de Marseille. **Maladies de matrice (utérus).** Conseils pratiques sur les moyens de prévenir ces maladies et sur leur traitement. Paris, 1863. Gr. in-8 de 71 p. 2 fr

SOLARI. **Choléra de 1865,** sa marche, son mode de transmission, moyens de le faire disparaître ou d'en arrêter la propagation. In-8 de 45 pages. Paris, 1865 .... 75 c.

SPERINO, professeur d'ophthalmologie à l'Université de Turin, etc. **Études cliniques sur l'évacuation répétée de l'humeur aqueuse dans les maladies de l'œil.** 1862. 1 vol. gr. in-8 de 496 pages. 6 fr.

SPIESS, docteur en médecine, ancien interne des hôpitaux de Paris. **De l'intervention chirurgicale dans la rétention d'urine.** 1 vol. in-8 de 90 pages. Paris, 1866 .... 2 fr.

STOKES, professeur royal de médecine à l'Université de Dublin, etc. **Traité des maladies du cœur et de l'aorte,** ouvrage traduit par le docteur SÉNAC, médecin consultant à Vichy, ancien interne des hôpitaux de Paris, etc. 1 vol. in-8 de 746 pages. Paris, 1864 .... 10 fr.

SOTTAS, docteur en médecine, ancien interne des hôpitaux de Paris. **De l'influence des déviations vertébrales** sur les fonctions de la respiration et de la circulation. In-8 de 71 pages. Paris, 1865.... 1 fr. 50

SUCQUET (J. P.), docteur en médecine de la Faculté de Paris, lauréat de l'Académie des sciences. **Anatomie et physiologie.** Circulation du sang. D'une circulation dérivative dans les membres et dans la tête chez l'homme. Mémoire approuvé par l'Académie impériale de médecine, séance du 18 juin 1861. In-8 et Atlas de 6 pl. in-folio, dessins d'après nature par Lackerbauer. Paris, 1862 .... 8 fr.

SUCQUET. **De la conservation des traits du visage dans l'embaumement.** In-8. Paris, 1862 .... 1 fr. 50

THOMAS, professeur à l'Ecole de médecine de Tours, chirurgien en chef de l'hôpital, etc. **Eléments d'ostéologie descriptive et comparée de l'homme et des animaux domestiques,** à l'usage des étudiants des écoles de médecine humaine et des écoles de médecine vétérinaire. 1 vol. in-8 accomp. d'un atlas de 12 pl. dess. par Lackerbauer. Paris, 1865. 12 fr.

THOMAS (Louis), docteur en médecine, ancien interne des hôpitaux de Paris. **Du pneumatocèle du crâne.** In-8 de 89 pages. Paris, 1865 .... 2 fr.

THOMAS (Pierre-Frédéric), docteur en médecine de la Faculté de Paris, etc. **Traité pratique de la fièvre jaune observée à la Nouvelle-Orléans.** Paris, 1 vol. in-8 de 246 pages .... 2 fr.

THULIÉ, ancien interne de Charenton. **Étude sur le délire aigu sans lésions.** 1 vol. gr. in-8 de 124 pages. Paris, 1865 .... 2 fr. 50

TIRMAN, docteur en médecine, ancien interne des hôpitaux de Paris, etc. **Recherches sur le traitement de l'étranglement herniaire** et en particulier sur le taxis progressif. Paris, 1863. In-8 de 90 p.... 2 fr. 50

TRASTOUR, professeur adjoint de clinique médicale à l'Ecole de médecine de Nantes. **Du développement imprévu des tubercules et de la phthisie.** In-8 de 95 pages. Nantes, 1864 .... 2 fr.

TRÉLAT, médecin de la Salpêtrière, etc. **La folie lucide, considérée au point de vue de la famille et de la société.** 1 vol. in-8. Paris, 1861 .... 6 fr.

TRÉLAT, professeur agrégé à la Faculté de médecine de Paris. **De la nécrose causée par le phosphore.** 1857. In-8 de 120 pages. 2 fr. 50

TRIADOU. **Des grossesses extra-utérines.** 1 vol. in-8 de 131 pages. Montpellier et Paris, 1866 .... 3 fr. 50

TRIQUET, médecin et chirurgien du Dispensaire pour les maladies de l'oreille. **Leçons cliniques sur les maladies de l'oreille**, ou Thérapeutique des maladies aiguës et chroniques de l'appareil auditif. 1 vol. in-8 de 439 pages, avec figures dans le texte. Paris, 1866............ 6 fr.

TROUSSEAU, professeur de la Faculté de médecine de Paris, etc. **Conférences sur l'empirisme.** Paris, 1862. In-8 de 58 pages..... 1 fr. 50

VALETTE, professeur de clinique chirurgicale à l'école de médecine de Lyon, etc. **De la méthode à suivre dans l'étude** et l'enseignement de la clinique, vitalisme et organicisme. In-8 de 99 pages. Paris, 1864 .... 2 fr.

VAN HEURCK, professeur de botanique, etc. **Le microscope**, sa construction, son maniement et son application aux études d'anatomie végétale. 1 vol. in-12 de 108 pages avec 35 figures dans le texte. Paris, 1865 .... 3 fr.

VANIER, docteur en médecine. **Cause morale de la circoncision des Israélites**, institution préventive de l'onanisme des enfants et des principales causes d'épuisement. Réhabilitation et réforme. 1 vol. in-8. Paris, 1847 .... 1 fr. 50

VAQUEZ, docteur en chirurgie de la Faculté de médecine de Paris. **Chirurgie conservatrice du pied.** Mémoire sur l'amputation de M. le professeur MALGAIGNE (désarticulation astragalo-calcanéenne, ou amputation sous-astragalienne des auteurs); quelques mots sur l'extirpation du calcanéum (opération de Monteggia). Paris, 1859. 1 vol. in-4 de 179 pages, 2 planches lithographiées et 5 figures dans le texte............ 3 fr. 50

VAURÉAL, docteur en médecine. **Essai sur l'histoire des ferments**; de leur rapprochement avec les miasmes et les virus. 1 vol. grand in-8 de 194 pages. Paris, 1864 .... 3 fr.

VAURÉAL. **Esquisse des effets physiologiques et thérapeutiques de l'eau.** In-8 de 18 pages. Paris, 1865................. 1 fr.

VELPEAU, clinique chirurgicale de la Charité. **Leçons sur le diagnostic et le traitement des maladies chirurgicales**, recueillies et rédigées par A. REGNARD, interne des hôpitaux, revues par le professeur. In-8 de 60 pages. Paris, 1866.................. 1 fr. 50

VERLIAC, docteur en médecine, ancien interne des hôpitaux de Paris. **Remarques sur le diagnostic des épanchements pleurétiques et les indications de la thoracentèse chez les enfants.** In-8 de 116 pages. Paris, 1865.................................... 2 fr.

VERNEUIL, professeur agrégé à la Faculté de médecine de Paris. **Éloge d'Alph. Robert**, chirurgien honoraire des hôpitaux de Paris, professeur d'anatomie, etc. 1864. In-8 de 96 pages.......................... 2 fr.

VERRIER, docteur en médecine de la Faculté de Paris, etc. **Du forceps-scie des Belges.** Mémoire précédé de quelques considérations sur l'embryotomie et l'opération césarienne. In-4 de 59 pages. Paris, 1863.. 1 fr. 50

VERRIER. **Quelques indications de l'opération césarienne**, suivies de l'accouchement prématuré artificiel. In-8 de 46 pages. Paris, 1864 .... 1 fr. 50

VERRIER. **De la mort subite des enfants nouveau-nés.** In-8 de 10 pages. Paris, 1864 .... 75 c.

VERRIER. **Du pronostic et du traitement de la pneumonie pendant la grossesse.** In-8. Paris, 1865.................. 75 c.

VERRIER. **Quelle doit être la conduite de l'accoucheur lorsqu'il est obligé d'intervenir dans les positions occipito-postérieures.** In-8 de 19 pages. Paris, 1865.................. 1 fr.

VIELLE, docteur en médecine de la Faculté de Paris. **Essai sur le rôle social de la médecine.** In-8 de 50 pages, Paris. 1866....... 1 fr. 50

VIRCHOW, professeur d'anatomie pathologique à la Faculté de médecine de Berlin, membre correspondant de l'Institut de France. **La syphilis constitutionnelle.** Traduit de l'allemand par le docteur Paul PICARD; édition revue, corrigée et considérablement augmentée par le professeur. Paris, 1860. 1 vol. in-8, avec figures dans le texte.................. 4 fr.

VULPIAN, médecin des hôpitaux de Paris, professeur agrégé à la Faculté de médecine. **Des pneumonies secondaires.** 1860. In-8......... 2 fr.

VULPIAN. **Recherches expérimentales relatives aux effets des lésions du 4e ventricule et spécialement à l'influence de ces lésions sur le nerf facial.** In-8 de 68 pages et 12 figures. Paris, 1861.. 2 fr.

WECKER, professeur de clinique ophthalmologique. **Traité théorique et pratique des maladies des yeux.** Tome Ier. Paris, 1864. 1 fort vol. in-8 orné de 6 planches et de 61 figures dans le texte.......... 15 fr.

Tome IIe, 1er fascicule. **Maladies du cristallin, du corps vitré de la rétine et du nerf optique** (ophthalmoscopie). 1 vol. in-8 de 412 pages avec 3 planches gravées et 38 figures intercalées dans le texte. Paris, 1866.. 6 fr.

WECKER. **De la conjonctivite purulente, et de la diphthérite de la conjonctivite,** au point de vue du diagnostic différentiel et de la thérapeutique. In-4 de 87 pages. Paris, 1861.................. 1 fr. 25

YGONIN, docteur en médecine, ancien interne de la Maternité de Lyon. **Des obstacles que le col utérin peut apporter à l'accouchement.** In-8 de 127 pages. Paris, 1863......................... 2 fr.

ZIMMERMANN. **Traité de l'expérience en général, et en particulier dans l'art de guérir,** par LEFEBVRE DE V....., 3 vol. in-8. Montpellier, 1818.. 3 fr. 75

Quelques exemplaires des ouvrages suivants :

ABEILLE MÉDICALE (l') 1844 à 1858. **Revue hebdomadaire de médecine et de chirurgie pratiques,** etc. 15 vol. in-4, rel.... 20 fr.

Annales de la chirurgie française et étrangère, par MM. BEGIN, MARCHAL (de Calvi), VELPEAU et VIDAL (de Cassis). Paris, 1841-1845, 15 vol. in-8, fig.. 40 fr.

ANTOMMARCHI. **Planches anatomiques du corps humain,** exécutées d'après les dimensions naturelles. 1 vol. grand in-folio de 48 planches, avec un vol. de texte, demi-reliure chagrin................ 60 fr.

Archives générales de médecine. Collection complète jusqu'à ce jour, en demi-reliure veau. 116 vol........................... 750 fr.

— La même demi-bas.............................. 700 fr.

Art médical (l'), journal de médecine générale et de médecine pratique. Paris, 1855-1864. 20 vol. in-8.................................. 100 fr.

BAILLON. **Étude générale du groupe des euphorbiacées.** Recherche des types. — Organographie. — Organogénie. — Distribution géographique. — Affinités. — Classification. — Description des genres. Paris, 1858. 1 vol. grand in-8, avec atlas cartonné................ 30 fr.

BALLONII (G.). **Opera omnia medica.** Venetiis, 1734, quatre tomes en 2 vol. rel. . . . . . 15 fr.

BERZELIUS. **Traité complet de chimie minérale, végétale et animale.** 2e édit., traduite par MM. ESSLINGER et F. HŒFFER. Paris, 1846-1852. 6 vol. in-8. . . . . . 40 fr.

Bibliothèque choisie de médecine, par PLANQUE. Paris, 1748. 10 vol. in-4, avec planches, rel. . . . . . 30 fr.

BORSIERII. **Institutionum medicinæ praticæ.** Editio nova, curante HECKER. Berolini, 1826. 4 vol. in-8, rel. . . . . . 20 fr.

BOUCHARDAT. **Archives de physiologie, de thérapeutique et d'hygiène,** Paris, 1854. 2 vol. in-8. . . . . . 4 fr.

BOURGERY. **Traité complet de l'anatomie de l'homme,** comprenant la médecine opératoire, dessiné d'après nature par Jacob, 1830-1855. 8 vol. in-folio, demi-reliure chagrin, fig. col. . . . . . 750 fr.

— Le même, relié en 14 vol., demi-reliure, fig. col. . . . . . 800 fr.

— Le même, relié en 8 vol., demi-reliure, fig. noires. . . . . . 500 fr.

— Le même. **La médecine opératoire.** 2 vol. en feuilles, figures coloriées. . . . . . 250 fr.

BOURGERY et JACOB. **Anatomie élémentaire,** en 20 planches, format grand aigle, avec un texte explicatif in-8, formant un manuel complet d'anatomie physiologique. Paris, 1834-1842, colorié. . . . . . 150 fr.

— Le même, noir. . . . . . 80 fr.

BOYER. **Traité des maladies chirurgicales.** 11 vol., demi-rel. chagrin. 2e édition. . . . . . 25 fr.

— Le même, 4e édition, demi-reliure chagrin . . . . . . 50 fr.

— Le même, 5e édition, publiée par P. BOYER. Paris, 1844-1853. 7 volumes in-8, demi-reliure chagrin. . . . . . 30 fr.

Bulletin général de thérapeutique médicale et chirurgicale. Paris, 1831-1864. 67 vol. in-8. . . . . . 150 fr.

CABANIS. **Œuvres complètes,** accompagnées d'une notice sur sa vie et ses ouvrages. Paris, 1825. 5 vol. in-8. . . . . . 10 fr.

CLOQUET (Jules). **Anatomie de l'homme,** ou description et figures lithographiées de toutes les parties du corps humain. 5 vol. grand in-folio, reliés en 2 vol., demi-chagrin. . . . . . 120 fr.

Congrès périodique international d'ophthamologie, rédigé par MM. les docteurs GIRAUD-TEULON et WECKER. 2e session. Paris, 1863. Vol. grand in-8. . . . . . 12 fr.

COOPER (Astley). **Œuvres chirurgicales,** trad. de l'anglais, avec des notes par E. CHASSAIGNAC et G. RICHELOT. Paris, 1837. In-8. . . . . 5 fr.

COOPER (S.) **Dictionnaire de chirurgie pratique.** Paris, 1862. 2 vol. in-8, demi-reliure. . . . . . 12 fr.

CUVIER (Georges). **Le règne animal.** 10 vol. de texte et 10 atlas montés sur onglets; ensemble 20 vol., dos et coins en maroquin, tranche supérieure dorée. . . . . . 800 fr.

DALECHAMPS. **Histoire générale des plantes.** Lyon, 1815. 2 vol. in-folio, reliés . . . . . . 15 fr.

DELPECH. **De l'orthomorphie par rapport à l'espèce humaine** Paris, 1828. 2 vol. in-8 et atlas in-folio de 78 planches. . . . . . 25 fr.

— **Chirurgie clinique de Montpellier.** 1823 à 1828. 2 vol. in-4, figures. . . . . . 20 fr.

— **Précis élémentaire des maladies réputées chirurgicales.** Paris, 1816. 3 vol. in-8, reliés. . . . . . 18 fr.

Dictionnaire des sciences médicales. 60 vol. . . . . . . 50 fr.
— Le même, demi-reliure basane. . . . . 90 fr.

Dictionnaire de médecine et de chirurgie pratiques. 1829 à 1836. 15 vol. in-8, reliés, demi-veau. . . . . 50 fr.

Dictionnaire de médecine, ou Répertoire général des sciences médicales. 30 vol. in-8, demi-reliure chagrin. . . . . 100 fr.
— Le même, broché. . . . . 80 fr.

Dictionnaire pittoresque d'histoire naturelle et des phénomènes de la nature, rédigé par une société de naturalistes, sous la direction de F. E. Guérin. 9 vol. in-4, avec 720 pl. noires, carton. 45 fr.

D'ORBIGNY. **Dictionnaire d'histoire naturelle.** 13 vol. in-8 et atlas de 288 planches coloriées, demi reliure chagrin. . . . . . . 220 fr.

DUCHESNE (E.). **De la prostitution dans la ville d'Alger** depuis la conquête. Paris, 1853. 1 vol. in-8. . . . . 2 fr.

DUMAS (J.-B.). **Traité de chimie appliquée aux arts.** Paris, 1828, 1846, 8 vol. in-8 et atlas in-4, broch. . . . . 90 fr.

FLEURY (H.). **Le Progrès,** journal des sciences et de la profession médicale, annales de l'hydrothérapie rationnelle. Paris, 1858-1860. 5 vol. grand in-8, rel. . . . . 25 fr.

FODÉRÉ (E.). **Traité de médecine légale et d'hygiène publique,** Paris, 1813. 6 vol. in-8, demi-reliure veau. . . . . 12 fr.

FRANCK (P.-J.). **Traité de médecine pratique,** traduit du latin par Goudareau, docteur en médecine, etc. 2e édition. Paris, 1842. 2 volumes grand in-8, rel.. . . . . 20 fr.

GALENI. **Operum.** Lugduni, 1550. 4 vol. in-folio, rel. . . . . . . 40 fr.

GALET. **Le corps de l'homme,** Traité complet d'anatomie et de physiologie humaine, 4 vol. avec 400 fig. coloriées, demi-reliure chagrin. . 80 fr.

GALL. **Sur les fonctions du cerveau.** Paris, 1825. 6 vol. in-8, cart. . . . . 30 fr.

GALL. **Recherches sur le système nerveux** en général, et sur celui du cerveau en particulier. Paris, 1809. In-4, fig., relié. . . . . 5 fr.

GAMELIN. **Nouveau recueil d'ostéologie et de myologie,** dessiné d'après nature pour l'utilité des sciences et des arts. Toulouse, 1779. 2 part. in-8° avec 100 planches. 15 fr.
Ouvrage à l'usage des artistes.

Gazette hebdomadaire de médecine et de chirurgie de Paris, dirigée par le docteur A. Dechambre. Paris, 1854-1863. 10 vol. in-4, demi-reliure chagrin. . . . . 200 fr.

GRISOLLE. **Traité élémentaire et pratique de pathologie interne.** 7e édit. Paris, 1857. 2 vol. in-8. . . . . 10 fr.

HALLER (A.). **Elememta physiologiæ corporis humani.** Lausanne, 1757. 9 vol. in-4, veau. . . . . 40 fr.

HALLER (A.). **Disputationes ad morborum historiam et curationem facientes.** Lausanne, 1757-1766. 7 vol. in-4, rel., fig. . 25 fr.

HALLER (A.). **Bibliotheca anatomicæ.** Zurich, 1774. 2 volumes in-4. . . . . 15 fr.

HEISTER (L.). **Institutiones chirurgicæ.** 2 vol. in-4, rel. . . 6 fr.

HOFFEMANNI (F.). **Opera omnia physico-medica.** Denuo revisa, correcta et aucta cum supplemento. Genevæ, 1748-1753. Onze tomes en 4 vol. in-folio, rel. veau. . . . . 40 fr.

HUNTER (W.). **Anatomia uteri humani gravidi, tabulis illustrata (anglice et latine).** Birmingham, 1774. Grand in-fol., avec 34 planches gravées, reliure pleine, veau écaille, doré sur tranches. 35 fr.

JAMAIN. **Archives d'ophthalmologie.** Paris, 1853-1856. 6 volumes in-8. . . . . 15 fr.

Journal de médecine, de chirurgie et de pharmacie, rédigé par BACHER VANDERMONDE et ROUX. Paris, 1754-1793. 95 vol. in-12, reliés, et table in-4. . . . . 70 fr.

Journal (nouveau) de médecine, chirurgie et pharmacie, par BÉCLARD, CHOMEL, CLOQUET, MAGENDIE, ORFILA ET ROSTAN. Paris, 1818 à 1828. 15 vol. in-8, reliés. . . . . 30 fr.

Journal des connaissances médico-chirurgicales, ou Revue de thérapeutique médico-chirurgicale, publié par MM. J. LEBAUDY, H. GOURAUD, TROUSSEAU et MARTIN-LAUZER. Paris, 1833 à 1857. 24 vol. grand in-8. . . . . 50 fr.

Journal des progrès des sciences et institutions médicales en Europe, en Amérique, etc. Paris, 1827 à 1830. 21 vol. in-8, rel. 30 fr.

Journal hebdomadaire de médecine, par MM. ANDRAL, BLANDIN, etc. Paris, 1828-1830. 8 vol. in-8, reliés. . . . . 15 fr.

LAMARCK et DE CANDOLLE. **Flore française.** 6 vol. in-8, demi-reliure basane. . . . . 50 fr.

LARTIGUE (A.). **Encyclographie médicale,** ou Résumé analytique complet de tous les journaux de médecine et de pharmacie publiés en France. Paris, 1842 à 1846. 8 vol. in-8, cart. . . . . 15 fr.

LEBERT. **Traité d'anatomie pathologique générale et spéciale.** Paris, 1855-1861. 2 vol. in-folio en demi-reliure veau . . . . 500 fr.
— Le même, broché en livraison. . . . . 475 fr.

LEPECQ DE LA CLOTURE. **Collection d'observations sur les maladies et les constitutions épidémiques.** Paris et Rouen, 1776-1778. 3 vol. in-4, reliés. . . . . 40 fr.

LISFRANC. **Clinique chirurgicale de l'hôpital de la Pitié.** Paris, 1841-1843. 3 vol. in-8. . . . . 10 fr.

MALGAIGNE. **Journal de médecine et de chirurgie, et Revue médico-chirurgicale.** Paris, 1843-1855. 26 vol. in-8. . . . . 50 fr.

MALGAIGNE. **Journal de chirurgie.** 4 vol. gr. in-8. Paris, 1843-1846. . . . . 10 fr.

Mémoires et prix de l'Académie royale de médecine. Paris, 1747-1797. 10 vol. in-4, rel., fig. . . . . 40 fr.

Mémoires de l'Académie royale de chirurgie, précédés d'une analyse par M. le professeur MARJOLIN, et suivis de trois mémoires inédits. 3 vol. in-8. . . . . 6 fr.

Mémoires de l'Académie impériale de médecine de Paris. Paris, 1828-1862. 25 vol. in-4, avec planches, reliés. . . . . 150 fr.

Mémoires de l'Académie royale de chirurgie. Paris, 1781. 15 vol. in-12, reliés. . . . . 10 fr.

Mémoires de la Société médicale d'émulation. Paris, 1798-1826. 9 vol. in-8, reliés. . . . . 20 fr.

MONNERET et FLEURY. **Compendium de médecine pratique.** 8 vol., demi-rel. basane. . . . . 100 fr.
— Le même, broché. . . . . 90 fr.

PARISEL. **L'Année pharmaceutique.** 4e année 1863. Paris, 1864. 1 vol. gr. in-8 . . . . 1 fr. 50

PELOUZE et FREMY. **Traité de chimie générale.** 2e édit. Paris, 1854. 6 vol. in-8, et atlas in-8 de 53 pl., br . . . . 35 fr.

PLOUCQUET. **Litteratura medica**, sive Repertorium medicæ practicæ, chirurgicæ, atque rei obstetricæ, cum supplemento. Tubingæ, 1808-1813, 5 vol in-4, rel. . . . . 45 fr.

POMET. **Histoire générale des drogues simples et composées.** Paris, 1735. 2 vol. in-4, rel.. . . . . 6 fr.

RANKING. **The half-yearly abstract of the medical sciences.** London, 1845-1861. 34 vol. in-12, cart. . . . . 100 fr.

RAYER. **Archives de médecine comparée.** Paris, 1842-1843. 1 vol. in-4, avec 9 planches.. 20 fr.

Revue médicale française et étrangère. Paris, 1820 à 1865. 154 vol. in-8, rel.. . . . . 200 fr.

RICHERAND (le baron). **Nouveaux éléments de physiologie,** 10e édit.. revue et augmentée par l'auteur et par le professeur BÉRARD aîné. Paris, 1833. 3 vol. in-8. . . . . 6 fr.

RICORD. **Clinique iconographique de l'hôpital des Vénériens.** Recueil d'observations suivies de considérations pratiques sur les maladies qui ont été traitées dans cet hôpital. 1 vol. gr. in-4, avec 66 planches coloriées et portrait de l'auteur, relié en demi-chag.. . . . . 100 fr.

SAPPEY (P. H. C.), chef des travaux anatomiques, directeur des musées, et professeur agrégé à la Faculté de médecine de Paris, etc. **Traité d'anatomie descriptive.** 3 vol. in-12, rel., avec de nombreuses figures dans le texte (ouvrage complet). . . . . 45 fr.

SENNERT (D.). **Opera medica.** Paris, 1641. Six tomes, rel. en 3 vol. in-folio, reliés. . . . . 15 fr.

SICHEL (J.). **Iconographie ophthalmologique, etc.** Paris, 1852-1859. 2 vol. gr. in-4.. . . . . 150 fr.
— Le même, dem.-rel. . . . . 160 fr.

SPRENGEL. **Histoire de la médecine,** depuis son origine jusqu'au XIXe siècle, avec l'histoire des principales opérations chirurgicales, traduite de l'allemand par A.-J.-L. JOURDAN. Paris, 1815-1820. 9 vol. in-8, demi-rel., veau.. . . . . 60 fr.

SPRENGEL. **Institutiones medicæ.** Amstelodami, 1809. 9 vol. in-8, brochés. . . . . 15 fr.

TARDIEU (A.). **Dictionnaire d'hygiène publique et de salubrité,** etc. Paris, 1852-1854. 3 vol. grand in-8, rel. . . . . . . 20 fr.
— Le même, broché. . . . . 12 fr.

TOURNEFORT. **Institutiones rei herboriæ.** Paris, 1719. 3 vol. in-4, rel.. . . . . 10 fr.

Union médicale (L'). Journal des intérêts scientifiques et pratiques, moraux et professionnels du corps médical; rédigé par MM. LATOUR et RICHELOT. 1re série. Paris, 1847-1858. 12 vol. in-folio. 2e série, 1859-1865. 28 vol. grand in-8. 200 fr.

VALLEIX. **Guide du médecin praticien.** 3e édition. Paris, 1853. 5 vol. in-8 . . . . 20 fr.

ZACHIÆ (P.). **Questiones medico-legales.** Lugduni, 1726. 3 vol. in-folio, rel.. . . . . 12 fr.
— Le même, relié en 1 vol. . . . . 8 fr.

Paris. — A. PARENT. Imprimeur de la Faculté de Médecine, rue Monsieur-le-Prince, 31.

www.ingramcontent.com/pod-product-compliance
Ingram Content Group UK Ltd.
Pitfield, Milton Keynes, MK11 3LW, UK
UKHW021836190726
13855UKWH00001B/19